陈士铎医书全集

清·陈士铎 著

【下】

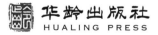

华龄出版社
HUALING PRESS

目 录

下 册

全集六　洞天奥旨

洞天奥旨自序 …………………………… 1120

洞天奥旨陶序 …………………………… 1122

洞天奥旨跋 ……………………………… 1125

凡　例 …………………………………… 1126

卷之一 …………………………………… 1128

　疮疡标本论 …………………………… 1128

　疮疡辨脉论 …………………………… 1129

　疮疡阴阳论 …………………………… 1130

　疮疡善恶论 …………………………… 1131

　疮疡经络论 …………………………… 1132

　疮疡内外论 …………………………… 1133

　疮疡火毒论 …………………………… 1134

　疮疡肿溃虚实论 ……………………… 1135

　疮疡顺逆论 …………………………… 1136

卷之二 ·············· 1138

疮疡死生论 ·············· 1138

疮疡呕吐论 ·············· 1139

疮疡口渴论 ·············· 1140

疮疡秘结论 ·············· 1141

疮疡痛痒麻木论 ·············· 1142

疮疡寒热论 ·············· 1143

疮疡辨脓血论 ·············· 1144

疮疡险地论 ·············· 1145

疮疡死肉论 ·············· 1146

卷之三 ·············· 1148

疮疡生于富贵论 ·············· 1148

疔疮形症论 ·············· 1149

疮疡阴阳真假论 ·············· 1150

妊娠疮疡论 ·············· 1151

疮疡肥瘦人不同论 ·············· 1152

疮疡随症用药论 ·············· 1152

疮疡开往论 ·············· 1153

疮疡火灸论 ·············· 1154

疮疡刀针论 ·············· 1155

卷之四 ·············· 1157

疮疡敷药论 ·············· 1157

疮疡治法论 ·············· 1158

疮疡调护论 ·············· 1158

舍痛从症论 ……………………… 1159

舍脉从痛论 ……………………… 1160

舍时从痛论 ……………………… 1161

疮疡用金银花论 ………………… 1162

疮疡不可纯委鬼神论 …………… 1163

产妇生疮疡宜用补阴论 ………… 1164

疮疡不必随经络用药论 ………… 1164

卷之五 …………………………… 1166

背　发 …………………………… 1166

泥丸发 …………………………… 1169

脑后发 …………………………… 1170

耳后耳下发 ……………………… 1171

耳前发 …………………………… 1172

鬓　发 …………………………… 1173

脸　发 …………………………… 1174

对口发 …………………………… 1174

目锐眦下发 ……………………… 1175

颐　发 …………………………… 1176

唇　发 …………………………… 1177

肩臑发 …………………………… 1178

肾俞发 …………………………… 1179

腰下发 …………………………… 1180

卷之六 …………………………… 1181

胸乳上发 ………………………… 1181

胸　发 …………………………… 1181

额　发 …………………………… 1182

两胁双发 ………………………… 1183

流注发 …………………………… 1184

环项发 …………………………… 1185

肾阴发 …………………………… 1185

对脐发 …………………………… 1186

尻　发 …………………………… 1187

手背发 …………………………… 1188

足背发 …………………………… 1189

肺痈　肺痿 ……………………… 1190

肠　痈 …………………………… 1192

臀　痈 …………………………… 1194

卷之七 ………………………… 1195

骨　痈 …………………………… 1195

腰　痈 …………………………… 1196

臂　痈 …………………………… 1197

膝　痈 …………………………… 1197

腋　痈 …………………………… 1198

乳　痈 …………………………… 1199

箕门痈 …………………………… 1200

眉　疽 …………………………… 1201

蠹　疽 …………………………… 1201

手足指疮 ………………………… 1202

　筋疽　瘰疽　啮疽 …………… 1203

　中庭疽　井疽 ………………… 1204

　合阳疽 ………………………… 1205

卷之八 ………………………… 1206

　疔 疮 ………………………… 1206

　骨羡疮 ………………………… 1212

　骨毒滞疮 ……………………… 1212

　骨痿疮 ………………………… 1213

　陈肝疮 ………………………… 1214

　赤炎疮 ………………………… 1214

　血胤疮 ………………………… 1215

　天疱疮 ………………………… 1216

　瘰疬疮 ………………………… 1216

　内外臁疮 ……………………… 1219

　人面疮 ………………………… 1220

　血风疮 ………………………… 1221

卷之九 ………………………… 1222

　杖 疮 ………………………… 1222

　秃 疮 ………………………… 1223

　鱼脐疮 ………………………… 1223

　阴包毒疮 ……………………… 1224

　燕窝疮　羊胡疮 ……………… 1224

　胎毒疮　恋眉疮 ……………… 1225

　肺风疮　齇鼻疮 ……………… 1225

粉花疮　裙边疮 ……………………… 1226

脏毒痔漏疮 …………………………… 1226

阴囊破裂漏水疮　胞漏疮 …………… 1230

雌雄狐刺疮 …………………………… 1230

水流麻根疮 …………………………… 1231

肥粘疮 ………………………………… 1232

千日疮 ………………………………… 1232

时毒暑疖 ……………………………… 1232

齿　踞 ………………………………… 1233

白壳疮 ………………………………… 1233

卷之十 ……………………………… 1235

鼻瘜　鼻痔 …………………………… 1235

嵌　指 ………………………………… 1236

鹅掌风 ………………………………… 1236

疥　疮 ………………………………… 1237

坐板疮 ………………………………… 1238

喉闭蛾疮 ……………………………… 1238

大麻风 ………………………………… 1240

蛇窠疮 ………………………………… 1241

蜘蛛疮 ………………………………… 1241

阴阳湿痰破疮 ………………………… 1242

杨梅痏疮 ……………………………… 1243

杨梅圈疮 ……………………………… 1244

杨梅结毒 ……………………………… 1244

翻花杨梅疮 ……………………… 1245

阴阳杨梅疮 ……………………… 1246

杨梅癣疮 ………………………… 1247

杨梅痘子 ………………………… 1248

齿䘌疮 …………………………… 1248

胎㵿皮疮 ………………………… 1249

卷之十一 ……………………… 1251

风热疮 …………………………… 1251

黄水疮 …………………………… 1251

伤守疮 …………………………… 1252

手足丫毒疮 ……………………… 1253

胎窬疮 …………………………… 1254

湿毒疮 …………………………… 1254

火丹疮 …………………………… 1255

内 丹 …………………………… 1256

飞灶丹 …………………………… 1257

吉灶丹 …………………………… 1257

鬼火丹 …………………………… 1258

天火丹 …………………………… 1258

天灶丹 …………………………… 1259

水激丹 …………………………… 1259

胡次丹 …………………………… 1260

野火丹 …………………………… 1260

烟火丹 …………………………… 1261

胡漏丹 …………………………… 1261

粉瘿瘤 …………………………… 1262

筋瘤　骨瘤　石瘤 ……………… 1263

气　瘤 …………………………… 1264

血瘤赘 …………………………… 1265

肉瘤赘 …………………………… 1265

卷之十二 ……………………… 1267

走马牙疳 ………………………… 1267

口　疳 …………………………… 1268

鼻　疳 …………………………… 1268

喉　疳 …………………………… 1269

月蚀疳 …………………………… 1270

旋指疳 …………………………… 1270

袖手疳 …………………………… 1271

臊　疳 …………………………… 1272

阴　疳 …………………………… 1272

妒精疳 …………………………… 1273

无辜疳伤疮 ……………………… 1273

洇尻疮 …………………………… 1274

落脐疮 …………………………… 1275

脐漏疮 …………………………… 1275

金刃疮 …………………………… 1276

火烧疮 …………………………… 1277

汤烫疮 …………………………… 1277

含腮疮 …………………………… 1278

皴裂疮 …………………………… 1279

漆　疮 …………………………… 1279

冻　疮 …………………………… 1280

箭毒疮 …………………………… 1280

卷之十三 …………………………… 1282

跌打损伤疮 ……………………… 1282

日晒疮 …………………………… 1283

虎噬疮 …………………………… 1283

犬咬疮 …………………………… 1284

鼠啮疮 …………………………… 1285

马汗疮 …………………………… 1285

火瘢疮 …………………………… 1286

灸火疮 …………………………… 1286

汗淅疮 …………………………… 1286

独骨疮 …………………………… 1287

竹木签破伤水生疮 ……………… 1287

蛇咬疮 …………………………… 1288

蜈蚣叮疮 ………………………… 1288

蝎伤疮 …………………………… 1289

蜂叮疮 …………………………… 1289

蛶虫伤痛 ………………………… 1289

蠼螋尿疮 ………………………… 1290

人咬伤疮 ………………………… 1290

砒霜累疮 …………………… 1290

水渍手足丫烂疮 …………… 1291

手足麻裂疮 ………………… 1292

眼丹胞 ……………………… 1292

偷针眼 ……………………… 1292

卷之十四　奇方上 ………… 1293

疮疡肿溃诸方 ……………… 1293

卷之十五　奇方中 ………… 1310

卷之十六　奇方下 ………… 1330

全集七　本草新编

本草新编吕序 ……………… 1348

本草新编张叙 ……………… 1349

本草新编岐伯序 …………… 1350

本草新编金序 ……………… 1351

凡例十六则 ………………… 1353

劝医六则 …………………… 1355

七方论 ……………………… 1357

十剂论 ……………………… 1364

辟陶隐居十剂内增入寒热二剂论 ……… 1373

辟缪仲醇十剂内增升降二剂论 ………… 1375

卷之一　宫集 ……………… 1377

人　参 ……………………… 1377

黄　芪 ……………………… 1386

甘 草 …………………………………… 1390

白 术 …………………………………… 1392

苍 术 …………………………………… 1396

熟 地 …………………………………… 1397

生 地 …………………………………… 1403

当 归 …………………………………… 1405

牛 膝 …………………………………… 1408

远 志 …………………………………… 1410

石菖蒲 …………………………………… 1412

卷之二　商集 …………………………… 1414

天门冬 …………………………………… 1414

麦门冬 …………………………………… 1416

五味子 …………………………………… 1420

菟丝子 …………………………………… 1422

甘菊花 …………………………………… 1424

薏苡仁 …………………………………… 1426

山 药 …………………………………… 1427

知 母 …………………………………… 1430

金钗石斛 ………………………………… 1432

肉苁蓉 …………………………………… 1433

补骨脂 …………………………………… 1434

羌 活 …………………………………… 1436

柴 胡 …………………………………… 1437

升 麻 …………………………………… 1441

车前子 ……………………………… 1443

蒺藜子 ……………………………… 1444

青　黛 ……………………………… 1446

天　麻 ……………………………… 1446

蒲　黄 ……………………………… 1447

何首乌 ……………………………… 1447

益母草 ……………………………… 1449

续　断 ……………………………… 1450

金银花 ……………………………… 1451

巴戟天 ……………………………… 1453

五加皮 ……………………………… 1454

川　芎 ……………………………… 1455

芍　药 ……………………………… 1457

黄　芩 ……………………………… 1462

黄　连 ……………………………… 1464

桔　梗 ……………………………… 1466

栝蒌实 ……………………………… 1468

紫　菀 ……………………………… 1471

贝　母 ……………………………… 1471

款冬花 ……………………………… 1473

广木香 ……………………………… 1473

卷之三　角集 ……………………… 1475

香　附 ……………………………… 1475

益　智 ……………………………… 1476

砂　仁 …………………………… 1476

肉豆蔻 …………………………… 1477

白豆蔻 …………………………… 1478

藿　香 …………………………… 1479

高良姜 …………………………… 1479

紫　苏 …………………………… 1480

防　风 …………………………… 1481

防　己 …………………………… 1482

荆　芥 …………………………… 1483

白　芷 …………………………… 1484

细　辛 …………………………… 1485

麻　黄 …………………………… 1485

葛　根 …………………………… 1489

威灵仙 …………………………… 1491

秦　芃 …………………………… 1491

薄　荷 …………………………… 1492

香　薷 …………………………… 1493

葳　蕤 …………………………… 1494

蛇床子 …………………………… 1495

龙胆草 …………………………… 1496

泽　泻 …………………………… 1497

元　参 …………………………… 1500

沙　参 …………………………… 1503

地栗粉 …………………………… 1505

丹　参 …………………………… 1505

白　薇 …………………………… 1506

茵　陈 …………………………… 1507

青　蒿 …………………………… 1509

仙　茅 …………………………… 1510

附　子 …………………………… 1511

天南星 …………………………… 1515

半　夏 …………………………… 1515

蓬莪茂 …………………………… 1517

骨碎补 …………………………… 1518

泽　漆 …………………………… 1518

三七根 …………………………… 1519

万年青 …………………………… 1519

两头尖 …………………………… 1521

柘木枝 …………………………… 1521

蜀　漆 …………………………… 1522

白头翁 …………………………… 1522

牡丹皮 …………………………… 1523

大蓟、小蓟 ……………………… 1526

刘寄奴 …………………………… 1527

延胡索 …………………………… 1527

郁　金 …………………………… 1528

艾　叶 …………………………… 1528

地　榆 …………………………… 1529

枲耳实 …………………… 1530

茜　草 …………………… 1530

夏枯草 …………………… 1531

百　部 …………………… 1532

百　合 …………………… 1532

旋覆花 …………………… 1533

大　黄 …………………… 1534

连　翘 …………………… 1537

射　干 …………………… 1537

苦　参 …………………… 1538

牵　牛 …………………… 1539

卷之四　徵集 ………… 1541

泽　兰 …………………… 1541

萆　薢 …………………… 1541

豨　莶 …………………… 1542

海　藻 …………………… 1543

甘　遂 …………………… 1544

白　芨 …………………… 1546

白附子 …………………… 1547

王不留行 ………………… 1547

蒲公英 …………………… 1548

旱莲草 …………………… 1550

灯心草 …………………… 1550

山慈菇根 ………………… 1551

贯　众 …………………………… 1551

山豆根 …………………………… 1552

羊踯躅 …………………………… 1552

淫羊藿 …………………………… 1553

没食子 …………………………… 1554

肉　桂 …………………………… 1555

桂　枝 …………………………… 1559

柏　实 …………………………… 1562

黄　柏 …………………………… 1563

楮实子 …………………………… 1564

淡竹叶 …………………………… 1565

茯　苓 …………………………… 1566

槐　实 …………………………… 1569

枳　实 …………………………… 1570

女贞子 …………………………… 1571

厚　朴 …………………………… 1572

桑白皮 …………………………… 1573

山栀子 …………………………… 1575

枸杞子 …………………………… 1577

辛　夷 …………………………… 1578

酸枣仁 …………………………… 1578

杜　仲 …………………………… 1580

使君子 …………………………… 1581

山茱萸 …………………………… 1582

接骨木 ……………………… 1585

蔓荆子 ……………………… 1585

猪 苓 ……………………… 1586

南烛枝叶 …………………… 1587

蜀 椒 ……………………… 1589

吴茱萸 ……………………… 1589

钩 藤 ……………………… 1590

大腹皮 ……………………… 1590

槟 榔 ……………………… 1591

五倍子 ……………………… 1592

皂 荚 ……………………… 1593

乌 药 ……………………… 1594

血 竭 ……………………… 1594

沉 香 ……………………… 1595

乳 香 ……………………… 1595

丁 香 ……………………… 1595

阿 魏 ……………………… 1596

没 药 ……………………… 1596

雷 丸 ……………………… 1596

麦 芽 ……………………… 1597

赤小豆 ……………………… 1598

白扁豆 ……………………… 1599

乌芝麻 ……………………… 1599

巨胜子 ……………………… 1600

火麻子 ····················· 1601

神　曲 ····················· 1601

酒 ····················· 1602

醋 ····················· 1602

冬葵子 ····················· 1603

生　姜 ····················· 1603

干　姜 ····················· 1604

白芥子 ····················· 1606

莱菔子 ····················· 1607

瓜　蒂 ····················· 1608

葱 ····················· 1609

韭 ····················· 1609

蒜 ····················· 1610

卷之五　羽集 ····················· 1611

橘　皮 ····················· 1611

桃核仁 ····················· 1612

杏　仁 ····················· 1613

木　瓜 ····················· 1614

乌　梅 ····················· 1615

大　枣 ····················· 1615

龙眼肉 ····················· 1615

榧　子 ····················· 1616

枇杷叶 ····················· 1616

郁李仁 ····················· 1617

莲　子 …………………………… 1617

芡　实 …………………………… 1618

甘　蔗 …………………………… 1619

覆盆子 …………………………… 1619

金樱子 …………………………… 1620

木　通 …………………………… 1621

山　楂 …………………………… 1621

胡桃肉 …………………………… 1622

橄　榄 …………………………… 1623

白　果 …………………………… 1623

丹　砂 …………………………… 1624

阳起石 …………………………… 1625

禹余粮 …………………………… 1627

石　膏 …………………………… 1627

硫　黄 …………………………… 1633

赤石脂 …………………………… 1634

寒水石 …………………………… 1634

石钟乳 …………………………… 1635

代赭石 …………………………… 1636

滑　石 …………………………… 1636

朴　硝 …………………………… 1638

花蕊石 …………………………… 1639

矾　石 …………………………… 1640

磁　石 …………………………… 1640

铅 …………………………………… 1641

盐 …………………………………… 1642

虎　骨 ……………………………… 1643

象　皮 ……………………………… 1645

白马茎 ……………………………… 1646

牛　黄 ……………………………… 1647

山羊血 ……………………………… 1648

驴　溺 ……………………………… 1648

阿　胶 ……………………………… 1649

熊　胆 ……………………………… 1650

鹿　茸 ……………………………… 1650

犀　角 ……………………………… 1652

羚羊角 ……………………………… 1653

麝　香 ……………………………… 1653

驴　鞭 ……………………………… 1654

獭　肝 ……………………………… 1655

膃肭脐 ……………………………… 1655

猬　皮 ……………………………… 1657

雀　卵 ……………………………… 1657

鼠　骨 ……………………………… 1657

伏　翼 ……………………………… 1658

蜜 …………………………………… 1659

蝉　蜕 ……………………………… 1659

五灵脂 ……………………………… 1660

蜗　牛 ……………………………… 1660

蝎 …………………………………… 1661

九香虫 ……………………………… 1661

蜚　虻 ……………………………… 1661

僵　蚕 ……………………………… 1662

晚蚕蛾 ……………………………… 1662

桑螵蛸 ……………………………… 1663

白头蚯蚓 …………………………… 1663

蟾　酥 ……………………………… 1664

蝌　蚪 ……………………………… 1664

白花蛇 ……………………………… 1665

鱼　鳔 ……………………………… 1665

龟　甲 ……………………………… 1665

鳖　甲 ……………………………… 1667

蛤　蚧 ……………………………… 1669

蝼　蛄 ……………………………… 1669

鳗　鱼 ……………………………… 1669

鳝　鱼 ……………………………… 1670

螃　蟹 ……………………………… 1670

海　马 ……………………………… 1671

文　蛤 ……………………………… 1671

牡　蛎 ……………………………… 1671

真　珠 ……………………………… 1672

水　蛭 ……………………………… 1673

龙　骨 ……………………… 1674

海螵蛸 ……………………… 1675

紫河车 ……………………… 1676

人　乳 ……………………… 1678

胎　发 ……………………… 1680

童　便 ……………………… 1680

浣裤汁 ……………………… 1682

月　水 ……………………… 1682

全集六

洞天奥旨

洞天奥旨自序

医不穷理，不可谈医；药不执方，不可用药，以医药之难精也。铎性喜刀圭，然而获效者半，每致慨于无师也。康熙丁卯秋，遇岐伯天师于燕市，谈医者五阅月，凡脏腑经络、阴阳色脉、气血顺逆、邪正虚实、寒热异同，罔不尽言无隐，且遍传方术，试之多奇验。铎信师之深，退而著述，若《素问》，若《灵枢》，若《六气新编》，若《辨证录》，俱已告竣，计八千编有奇，亦可谓书之富焉。癸亥冬，再游燕市，所遇者皆疮疡坏症，铎执方疗之，病家怀疑，弃而不用，反信任世医刀针割裂，变出非常，复以琐细轻剂救援，卒至死亡不悟。铎痛悯久之，因再著兹编，名曰《洞天奥旨》。谈医用药，无非本诸洞天之传也。又虑证多方略，附祖父家传，采古今验方列于后，无证不备，无方不神，总不忍使千百世人因疮疡而夭丧也。或曰：子著述甚富，《灵》《素》各书，穷理甚晰，今又传外科，毋乃太多难执乎？铎谢之曰：《灵》《素》之谈疡疮，仅论营气未调耳，未尝遍传方法也。且疮疡之论，非一二言可罄，其证实多，其变实异，而其祸实大。病已成而后药之，必非轻小剂可药也；乱已成而后治之，必非因循常法可治也。今世治疮疡者，不姑息养痈，必鲁莽尝试，害相等也。而其咎皆本于不学。然而学亦非易，天下读外科者比比也，往往用之败绩，因传书术之未可师也。铎之书术传诸洞天之师，其理渊微，其方秘奥，即间采家传世传之方，百试百验，可信可师，传之千百世而无误者也。或又曰:古人治疮疡者,多用刀针成名,吾子医精穷理,药善执方,何独刀针略之?吾恐子有师而无师也。嗟呼!铎岂无师者哉?疮疡之尚刀针者,古人不得已而用之。盖疮疡宜急治而不可少缓,宜重治而不可过轻。治之早且重,则毒且尽散,毒散则肌肉顿生,何必又尚刀针乎?凡用刀针者,皆救败之法也,天师所最忌,故方中无传。铎诚恐未备,采前代名医用刀针之法入之,以佐诸方之不逮。然而割肉损皮,无神方以辅之,未有不颠覆者也。是刀针可以救败,而不可以成功,何若专用验方,转败尤速,而取胜更神,万无一失之为得乎?然则,铎之穷理执方,乃善于得师也。书成因弁之首。

　　　　山阴陈士铎字敬之号远公别号朱华子题于燕市
　　　　时康熙甲戌仲冬望后三日也

洞天奥旨陶序

人身一小天地也,莫不能言之,然而知之者鲜矣。夫风日晴和,雨旸时若,寒暑得宜,而灾变不作,天之常也;日月薄蚀,雷电晦冥,殒霜害稼,旱涝频仍,春夏而行秋冬之令,天之变也。若地之常,则五谷丰稔,庶物蕃滋,川流不息,堤崖永固者是也;地之变,则山崩川竭,海沸陆沉,禾苗枯槁,瘟疫流行者是也。然则天地之常变,人孰能知之?知之者,其惟圣人乎!人身亦其一小天地,常则耳聪目明,手持足履,饮食起居,不异于人,早作夜息而无有疾痛之患。变则内而气血损匮,脏腑壅滞,百病丛生,与死为邻;外而痈疽疮毒,轻重不齐,血气腐溃,寒热交进。是人身之常变,与天地之常变等。而求其起死回生,转败为功,如逭日回天之手,固非庸众之流所能知也。第内科自《素问》《难经》《灵枢》而下,历代高贤著书,已等于五车之富,间有窥见一斑,而以之骛名逐利者,效则归功于己,不效辄委之于命,良足深慨也。至于外科,其书原不及内科之什一,患者谓与内科无涉,而专委于外科。业外科者以为不关脏腑,而未尝诊视其脉之虚实,审辨其症之阴阳,动辄滥用刀针,妄施败毒攻伐之剂,致虚弱者轻变为重,重变至危而不可收拾,乃至于死,伊谁之咎与?更有奸险贪诈之徒,处心不良,乘机射利,本属轻症,而故作危言,以恐吓病者,勒券索谢,然后用药。殊不知疽毒之发,变生不测,本非高手,而延挨迟误,至不能施其伎俩,于是委之病原深重,以卸其罪。此等之受天谴鬼责，吾知必不能免也。然则先圣先贤，著书立说以垂救后世，必为上圣高真，位谪仙果，其在天际，俯视下土苍生之罹灾遭患，而莫之拯济，宁不隐恻于衷，而欲现身说法，以度世为事哉。吾老友陈远公先生，至诚恺恻，慈悯为心。读书挽道，不得行其志，而客游燕市旅舍，凄其知遇莫逢，拊膺增叹。有同寓二人，怜其抑郁无聊，询其行止，知其异乡落魄，无以为资身计，乃曰：时际艰难，曷若以青囊之术问世乎？远公敬谢不敏，谓固所愿也，顾无名师指授，恐不能自信，何敢以人之性命相尝试，而人亦不我信也。二人曰：子苟有志，吾当不靳所蕴。于是相与共数晨夕者五浃旬，讲求讨论，尽传其秘。临当别去，始问其姓氏。一曰：吾黄帝师岐伯也。一曰：吾汉武时张仲景也。陈君惊愕下拜，殊悔询问之晚，而仙踪莫可挽矣。盖京师帝里，往往有仙真异人混迹市廛，其意原欲度人，而人无可度，人亦莫之识。陈君夙根深厚，道气渊源，故得与仙灵相遇，耳提面命，诚为千古奇缘。是上圣高真，欲托以援救世人之凶厄，故不惮混迹市廛，而现身说法者也。远翁前后著书，录二仙真口授之秘，已得八千余纸，业已付梓行都门矣。兹更悯外科之贻误于患者实非浅鲜，特著《洞天奥旨》一书，无非二仙秘密真传，迥异于时医之治法者。夫痈疽之患，虽在肤肉之间，然莫不由脏腑不和，受病于内，而形诸外者，余再四展读此书，或攻补兼施，或纯用补剂，置刀针而不用。譬之狂寇窃发，踞险负隅，皆由饥寒所迫，亦有善良被胁者，是犹痈疽之气血内虚所致也。必攻破其寨栅，夷捣其巢穴，既已歼厥渠魁，胁从即宜罔治。若必尽得其余孽。宁保无玉石俱焚之弊，寇虽荡平，而地方无噍类矣。是犹痈疽既溃，而犹欲攻其余毒，必至元气颓败，而身命与之俱殒者也。倘属阴症，皆由脏腑内匮，九死一生，急宜大补真元，庶可追救于垂危。譬之黄河天堑已漏，唯当填筑补塞，庶保无虞；妄施锹锸，则立见崩决矣。至滥用刀针，即如小寇初聚，上官苟能开诚布公而慰抚之，何难使其解散，地方仍归安堵。若轻动官兵，则必挺而走险，招集滋蔓，依附强寇，而成大敌，善良受蹂躏之害矣！是犹痈疽初发，本可内消，乃以刀针伤其筋络肌理，致好肉亦成溃腐。苟力不能以参、芪补救，久而不能收口，至于尪羸而成坏症者比比也。远公乃凤世药师，故得遇仙真指点而尽传其奥，诚救人之宝笈，万世之慈航也。余垂髫慕道，千里从师，身执洒扫之事，而空山习静，虔叩位局，特以慈帏之望子心切，复涉世缘。不意滥叨仕籍，遂失故吾。然梦寐依依，犹不忘慕道求师之志，奈俗染深重，仙真莫遇，兹于陈君有不胜扼腕感慨而徒羡者也，因敬为之序。时康熙戊寅菊月谷旦。

赐进士出身文林郎广西道监察御史年家眷
弟陶式玉顿首拜撰

洞天奥旨跋

　　曾祖远公，自少习举业，以数奇，屡试辄蹶，已而出游京师，复不得志，遂究心于医学焉。一日夜深独坐，忽有二老者扣扉而进，衣冠整肃，所与谈皆青囊之术，情意真切，指示详明，盘桓两月余。临别时谓公曰：子可出而救世矣。言讫不见，公始识其为仙子也。由是闭户著书，阐发医理二十余种，所著《素》《灵》《本草》《伤寒》《六气》《外经微言》《石室秘录》《辨证录》《脏腑精鉴》《脉诀阐微》《辨证玉函》等书，付梓行世已历有年所矣。第前所刊者俱系内科，而外科不与焉。不知疮疡之症，其险更甚于内科，尝见世之患疮疡而不救者，何可胜数。要其所以不救之故，皆由于症候不明，治之不得其法耳。今本集所载，其辨症也备而晰，其用法也妙而神，毋论奇名怪症，处万死一生之候，按法治之，无不可转死为生，屡试屡验。诚为有济于民生，有功于后世矣。故特付诸剞劂，以公海内，庶二仙秘术得以不朽，而先大人著书苦心亦不虚欤！

时乾隆庚戌花朝曾孙凤辉谨跋

凡 例

一铎遇天师岐伯,首讲《灵》《素》二书,俱载有痈疽之篇,论之甚详。铎悯近今人患疮疡者众,加意讯质,天师娓娓言之,铎记忆不敢忘,今汇成全书云。

一天师传方甚富,试之罔不奇效,铎不敢秘,尽传无隐,以广师仁。

一先大父安期公,生平颇好方术,游蜀遇峨嵋山羽士,传有秘方,效验如响,亦登此编。

一外科诸家,皆执方治病,经络未明,阴阳未识,往往贻误,变出非常。是编辨晰甚精,凡我同人,幸细览,用药庶不致再错也。

一铎著《辨证奇闻》,曾将各疮痈施治成效,先论列问世,然略而不详,不若兹编之备也。

一铎自遇圣师已历年所,所著医书约八千余纸,颇倦命笔。伏思圣师传我异术,秘而失宣,难逃罪谴,而救济心怀。故振兴惰气,再肆文澜,续成兹编云。

一外科坊刻诸书,杂而不纯,铎采其论之至正,方之最验者,各附于天师传方之后,以备临症之采择也。

一外科专尚刀针,用之当,则免养痈溃败之害。然天师惟主内消,不喜外刺,故编中方法,内消居多,实遵师训,非怯用利器也。

一外科灸法,素称神奇,然自颈以上,万不可轻灸,灸之多致死亡。愿我同人，各宜遵守，勿谓艾炷细小，即可灸也。

一疮疡成于火毒，自宜用攻泻之药，然而一味攻泻，则气血大伤，未溃者火毒难于消化，已溃者肌肉艰于敛收。必用补为主，而佐之攻泻之味，则转易奏功。故天师所传之方，补多于攻，即鄙人所采之方，亦攻轻于补云。

一外科疮疡，贵在急治。盖正气未伤，邪气易散，天师与诸真所传，皆急治良方也。万勿因循畏怯，反致败坏。

一疮疡外发，皆由脏腑内虚也。故各门经络，备载无遗，亦便人察外知内也。

一痈疽疔毒，非疥癣可比。世人于初起之时，漫不经心，往往变出非常，甚可畏也。故无论小疮细疖，俱当慎重治之。

一阴痈、阴疽，多生于骄恣郁怒之人，或纵酒贪花之子，与频服热药燔炙之客。故治法必须大剂化毒，细小汤丸不中病情，医家、病家各宜知之。

一外科治病，贵识阴阳；阴阳既明，则变阴变阳之异，何难辨别？故篇中各论，辨阴阳颇精，勿诮其言之太激也。

一天师恶用刀针，然疮势大横，溃烂瘀肉，不急用刀针刺割，则恶毒冲溃，又反害肌肉，恐成败坏。铎采前贤善用刀针良法附诸篇后，佐天师之未逮也，非过炫奇。

　　　　　　　　　　　　　　　大雅堂主人远公识

卷之一首载经络图穴

疮疡标本论

凡病皆有标本之异，而疮疡亦宜知之。苟不知标本，轻妄施药，不中病情，往往生变，是标本不可不辨也。二者之中，本重于标，知本而标无难治也。世人皆谓疮疡生于肌肤，何必问其脏腑。谁知外生疮疡，皆脏腑内毒蕴结于中，而发越于外也。苟不治内而惟事外攻，则内毒未散，外毒安能化乎？故必先看其生疮于何处，系何经部位。如生在头额，则是太阳之病，生在胁肋，则是厥阴之疾，所谓本也。次察其痛痒，痛则阳症，痒则阴疴，所谓标也。标本分明，自然用药无误。生在阳经而作痛，此纯病于阳也，内外俱用泻味，自易成功。倘生于阳而作痒，此阳虚而病阴也，补阴以化毒，而不可损阳以耗气也。生在阴经而作痒，此纯病于阴也，内外俱用补剂，无难奏效。倘生于阴而作痛，此阴虚而病阳也，补阳以化毒，而不可损阴以亏血也。盖耗阳之气，亏阴之血，俱能损伤营气。夫营气最忌损伤，疮疡之生，原因营气之逆也，营气之逆者，又因于胃气之逆也。人生以胃气为本，乌可使之逆乎？胃气逆于前，而经络不通，脏腑壅塞，以致结成痈疽。倘再逆于后，又何以化毒哉？是胃气之断不可逆也。而胃气之所以逆者，何故乎？损之甚者逆之甚，伤之至者逆之至也。故治疮疡者，总以顾胃气为主。有胃气则本病阴而能生，无胃气则标病阳而亦死。治疮疡者，辨明标本而加意于胃气，何患术之不神哉！

薛新甫曰：若病急而元气实者，先治其标病；缓而元气虚者，先治其本；若病急而元气又虚者，必先治本而兼以治标。大约肿高焮痛，脓水稠黏，元气未损也，治之则易；漫肿微痛，脓水清稀者，元气虚弱也，治之则难；不肿不痛，或漫肿黯黑不溃者，元气虚甚，治之尤难者也。愚意薛氏所言元气者，即胃气也。

疮疡辨脉论

诊脉所以治内病也。若疮疡，则辨症而不必辨脉，以疮疡之病在外也。虽然有诸中必现于外，安在诊其里不可以知其表哉，况疮疡之毒，皆出诸脏腑乎。既是脏腑内病，乌可徒辨症而不辨脉乎？惟是疮疡之变症多端，而疮疡之变脉亦不一状，吾又何能尽示之乎？然不可尽示之中，而实有简要之法在。大约疮疡未溃之先，脉欲其有余；而疮疡已溃之后，脉欲其不足。有余者，火毒旺也；不足者，正气虚也。未溃而现有余之脉，乃宜盛而盛，顺之象也；已溃而现不足之脉，乃宜虚而虚，亦顺之象也。倘已溃而现有余，不宜盛而盛也；未溃而现不足，不宜衰而衰也。不宜盛而盛，乃火毒之大炽；不宜衰而衰，乃火毒之甚深，皆逆之象也。顺吉而逆凶，又何疑哉？而有余不足之脉，何分顺逆乎？夫浮也、芤也、滑也、实也、弦紧也、洪长也、大散数也，皆有余之脉；微也、沉也、缓也、涩迟也、伏软也、弱结细也，皆不足之脉也。有余之脉宜现于未溃之先，而不宜现于已溃之后；不足之脉宜现于已溃之后，而不宜现于未溃之先。治之法，未溃而现不足，须补阳以发其毒,而人参、黄芪不可缓用也;已溃而现有余,须补阴以化其毒,而熟地、当归所当亟投也。更有秘诀者,毋论有余不足,各脉倘无断续之形,皆可用大补之味,而佐之消毒之品,同群共用,亦能转危为安,反败为福,未可以脉之不顺,即弃之而不治也。

疮疡阴阳论

疮疡最要分别阴阳,阴阳不分,动手即错。或谓阴阳者,分于气血也。不知气血亦分阴阳之一端,而不可执之以概定阴阳也。盖疮疡有阴症,有阳症,有阴热阴寒,有阳热阳寒,有阴滞阳滞,有阴陷阳陷,有先阴变阳,有先阳变阴,各各不同也。病不同而何以辨之?阳症必热,阴症必寒;阳症必实,阴症必虚;阳症之形必高突而肿起,阴症之形必低平而陷下;阳症之色必纯红,阴症之色必带黑;阳症之初起必疼,阴症之初起必痒;阳症之溃烂必多其脓,阴症之溃烂必多其血;阳症之收口身必轻爽,阴症之收口身必沉重。阴热者,夜重而日轻;阳热者,夜轻而昼重。阴寒者,饮温汤而作呕;阳寒者,饮冷水而欲吐。阴滞者,色紫黑而不变也;阳滞者,色微红而不化也。阴陷者,色黯黑而不起也;阳陷者,色红黄而不起也。先阳变阴者,始突而不平,初害痛而后害痒也;先阴后阳者,初平而溃,始患热而后恶寒也。阳中之阴者,似热而非热,虽肿实虚,若黑而非淡,欲痛而无脓,既浮而复消,外盛而内腐也;阴中之阳者,似冷而非冷,虽虚而实肿,虽淡而似赤,若燥而寒痛,既平而实突,外浅而内横也。阳变阴者,其人多肥;阴变阳者,其人多瘦。阳变阴者,服凉药之过也;阴变阳者,服热药之骤也。然阳变阴者多死,阴变阳者多生。以此消息之，万不失一。苟以气血分阴阳，或以痈为阳，疽为阴，未为通论。盖痈疽各有阴阳，必气血兼补而佐之消毒，始能奏功甚速。倘执阳病是气，而不敢用补气之药，毋论未溃之前，火毒不能遽散，即已溃之后，肌肉何能骤生，单一味补血，无济于事也。必补气以生血，则气血两旺，气得血而流通，亦血得气而充足，何俱火毒之不星散哉？倘执阴病是血，而不敢用补气之味，尤为不可。总之，气血不可失治，而疮疡必当兼用之也。惟是阴阳之症，不可不分。知是阳症，可少用金银花化毒之品，而轻佐之补血补气之味；知是阴症，可多用金银花化毒之品，而重佐之补气补血之味，自然阴变为阳而无陷滞之虞，阳不变阴而有生化之妙也。更有以阴阳分寒热者，杀人必多矣。夫病分寒热，是人素禀之偏，岂可以阳为热、阴为寒耶？故浮、洪、弦、数，本阳脉也，然阳乃气虚而非热。沉、细、弱、涩，本阴脉也，然阴乃血虚而非寒。辨其阴阳，而不可分为寒热，以疮疡之阴阳，无非正虚邪实，故气血可以共补也。

疮疡善恶论

疮疡不论大小，专论善恶。盖大者有生之机，小者有死之兆也。惟是大小易见，而善恶难知。不知善恶者，安知吉凶乎？故善恶必须辨也。大约善有五，恶有七。吾先言其善者：起居安适，无躁动之状，一善也；大小便如常，无诸痛苦，二善也；凡服药饵，随手奏效，肿易平复，无脓血之多，三善也；神清气爽，言语响亮，四善也；饮食健旺，易于消化，口不大渴，五善也。有此五善，虽疮疡形大，而病实轻吉之征也。吾再言其恶者：口大渴呼饮，烦躁不常,腹中时痛,口中时咳,大便作泻,小便成淋,此恶之一也;脓少血多,不肿而痛,皮肉腐坏,臭气难闻,疮口低陷,沿开广阔,此恶之二也;喘粗气短,不足以息,恍恍惚惚,如见鬼祟,此恶之三也;黑睛紧小,白睛青赤,长多斜视、上视,此恶之四也;手足无措,神气昏暗,面目炭色,此恶之五也;见食厌恶,服药呕吐,不能饮食,此恶之六也;声哑面肿,鼻黑唇青,此恶之七也。有此七恶,虽疮疡形小,而病实重凶之征也。凶者多死,吉者多生,虽然生死何常之有,往往吉变为凶,生变为死,大约皆酒色害之也。夫吉兆既可变为凶,岂凶征独不能变为吉?生兆既可变为死,岂死征独不可变为生?要在人善于悔悟,而调理又得其宜,亦可挽回于万一也。夫调理者,慎劳绝欲居其半,节食择药亦居其半也。倘病人心自悔悟,而药饵乱投,恐非转凶起死之法。大约疮疡恶症,脉无止歇而有胃气者,必可救援。故一现恶征,急用参、芪以救之,则胃气不亡,可变凶为吉,转死为生也。惟是恶征之现,皆胃气欲绝也,吾欲使绝者不绝,参、芪必宜多用,断不可畏首畏尾,而些少用之也。

疮疡经络论

五脏七腑各有经络,脏腑之气血不行,则脏腑之经络即闭塞不通,而外之皮肉即生疮疡矣。然经络隐皮肉之内,何从知之?然内有经络,外有部位,部位者,经络之外应也。如疮疡生于头顶,即属足太阳经之病,盖头顶乃膀胱之部位也。生于面,即属足阳明经之病,面乃胃之部位也。生于颈项,即属足厥阴经之病,盖颈项乃肝之部位也。生于肋,即属足少阳之病,盖肋乃胆之部位也。生于手足心,即属手少阴经之病,盖手足心乃心之部位也。生于背,为诸阳。生于腹,为诸阴。臂膊即手之三阴三阳经之所行,股胫即足之三阴三阳经所属。七窍者,五脏之窍也。生于目,乃肝经病也。生于耳,乃肾经病也。生于鼻,乃肺经病也。生于舌,乃心经病也。生于口,乃脾经病也。不可据之外部位,以知内之经络脏腑乎?虽疮疡因气血之凝滞而生,原无定位,然凝滞于何经,即生于何经之部位,安可不即治于是经乎?或曰:跌仆刀伤,虫兽爪损,亦能成疮,岂皆经络之凝滞耶?然既伤损于是经,别治他经,恐难奏效,何如专治是经之为亲切乎。独是经络有气血多少之异,气血多者,易于成功,气血少者,难于建绩,又当分别之也。若三焦、若心经、若肺经、若胆经、若肾经、若脾经,此六经,皆气多而血少,非补血,则未溃不能化,已溃不能消也。若胞络、若小肠、若膀胱、若肝经,此四经,皆血多气少,非补气,则未溃不能散,已溃不能生也。若胃经,则气血俱多,初可用消,而终亦必佐之以补气血,则收功自速矣。部位既明,经络无错,自然用药得宜,无忧孟浪之误治也。

疮疡内外论

疮疡之生,《内经》虽言营卫之气血不行也,然而营卫之气血不行,实有其故。有外伤而气血不行者,有内伤而气血不行者,有不内不外之伤而气血因之不行者,亦不可不辨也。夫外伤者,伤于风、寒、暑、湿、燥、火之六气;内伤者,伤于喜、怒、忧、思、惊、恐、悲之七情也。一有所伤,则脏腑之气血不从,逆于肉理,变生痈肿矣。但天地之六气,无岁不有,人身之七情,何时不发,乃有病有不病者,何也? 盖气血旺而外邪不能感,气血衰而内正不能拒,此所以六气之伤,伤于气血之亏,而七情之伤,亦伤于气血之乏也。然而,伤于外者轻,伤于内者重。轻者其势反重,重者其势反轻,疑似之间,最难辨识。吾何从而辨之乎? 吾一辨之于脉,轻而反重者,阳症也,右手寸脉必浮大而洪数;重而反轻者,阴症也,左手寸脉必沉实而细数。吾再辨于形,轻而反重者,表症也,其疮口必掀突于外;重而反轻者,里症也,其疮口必平陷于内。似乎阳与表易治,而阴与里难治也。然而,疮疡总宜急散,散之急则阳、阴、表、里皆能速愈也。至于不内不外之伤,较六气之伤、七情之伤为少差等耳,宜乎不药有喜。然而世人之气血,未必皆有余者也,况加之损残其肌肤,戕贼其肢体,则已伤复伤矣。吾恐损者不易续,而缺者不易全矣。必须补其气血,使营卫之调和,滋其脏腑,俾经络之安逸,即有毒气,自然消化于乌有矣。

疮疡火毒论

疮疡之症,皆火毒症也。但火有阳火、阴火之不同,而毒有阴毒、阳毒之各异。夫既曰火,则火势燎原,救之乌可缓乎? 惟是阳火骤而烈,阴火缓而酷。夫火虽有骤缓,而至于炎烧,其祸则一也,故救焚俱不可迟。一见人生疮疡,无论是阳是阴,当速为扑灭,则随手奏功。无奈世人视为平常,因循懈怠,以至轻变为重,阳变为阴,往往溃坏决裂而不可救疗。或曰阳火骤,似乎难遏,阴火缓,似乎易图,何其酷烈反胜于阳火乎? 盖天下阳毒易防,而阴毒难防,疮疡火毒,又何独不然。且亦知疮疡之火毒为何毒乎? 乃龙雷之火,郁而出于木中也。夫龙雷之火,藏于地中,天气郁勃,火不能藏,往往发越于外。然而,龙雷之火又藏于木中,非破木焚林,而火不得外泄,其所出之处,有焚烧屋庐者,有殛死人物者,苟撄其锋,多成灰炭,其毒为何如乎?人之生疮疡者,虽因气血之不和,而不和者,乃气血之郁也。五脏六腑之气血,皆能成郁而生疮疡,其实无不因肝肾二经之郁以成之也。肝肾二经属阴,皆有龙雷之火,火郁之极,必变蕴而为毒,火为阴火,则毒亦阴毒也。阴毒不发则已,发则冲击祸害,有不可胜言者,此毒之所以酷烈也。夫阳毒尚有养痈之患,而阴毒尤禁养痈者,以其溃坏决裂,有百倍于阳毒也。可见阴阳疮疡,俱宜急早治之。但治法不同,又不可不分而治之也。大约治阳毒之疮疡,宜散重而补轻;治阴毒之疮疡,宜散轻而补重。总之,阴阳火毒,非补则火不肯灭,而毒不易消也。但分轻重以用药,而万不可单用散剂以治疮疡,苟不辨别其阳火阴火与阳毒阴毒,而止用攻坚表邪之味,吾恐火未必退而气先失,毒未必化而血先涸矣,安得不夭人性命哉!

疮疡肿溃虚实论

夫疮疡宜分虚实,未可漫然用药也。虽治疮疡之法俱宜用补,然不知虚实,孟浪治之,亦难速效。故必审其虚实之重轻,以酌量其补泻之多少,始为上工也。惟虚实何以辨之乎?亦于初肿已溃时而辨之也。初肿之时,肿面高突,焮赤作痛,是阳邪毒盛,病在表实也。如肿而坚硬深痛,亦阳邪毒盛,病在里实也。表实可散,里实可攻,攻散之中,略兼用补,则在表者不至入里,而在里者必易发表矣。倘肿不甚高突,虽焮赤作痛而少衰,此阳邪毒衰,病在表虚也。如肿虽坚硬,痛不甚深,此阳邪毒衰,病在里虚也。表虚不可纯散,里虚不可纯攻,攻散之中,重于用补,则表虚者力能托外,里虚者力能出内矣。若已溃之后,犹然肿硬焮痛,发热烦躁,大便秘结,疮口坚实,此阳毒未化,乃邪实也,尚宜补而兼散。倘脓大出而反痛,疮口久而不敛,发热口干,脓水清稀,肿下软漫,此阳毒已尽,乃正虚也,切戒散而必补。以上治法,犹论阳症之疮疡也。若阴症之疮疡,毋论未溃之前与已溃之后,皆宜用补。岂特必宜用补,尤宜大补为急,而不可用些小之补药也。盖阴症疮疡,其毒最深,其火最烈,非用大补之剂,则火不肯遽灭,而毒不易骤消也。或曰:毒深火烈,反用大补,不助热以增横乎?不知疮疡之火毒,因虚而成者也,不比他症之火毒,得补而添其炎。惟疮疡阴火,愈补而愈衰,疮疡阴毒,愈补而愈化也。或曰:然则竟不消其火毒乎?曰是又不然。药品之中,有补味而兼攻者,吾采而用之,名为补,而仍是攻散之也,又何惧哉?

疮疡顺逆论

疮疡最宜知者,阴阳也,其次宜知顺逆。大约阳症多顺,阴症多逆。顺者生,逆者亡。故知顺逆,即知阴阳,知阴阳,即知生死矣。然而顺逆不易知也。其顺逆之中,有顺而实逆,有逆而反顺,此即阳症似阴,阴症似阳之说也。苟不知顺逆之真,何知顺逆之假乎?余有辨顺逆之真法:如疮疡之初起,顶高根活,色赤发热,焮肿疼痛,日渐突起,肿不开散者,顺也;若顶平根散,色暗微肿,不热不疼,身体倦怠者,非逆而何?如疮疡之已成,疮形献起焮痛,皮薄光亮,易脓易腐,饮食知味,二便调和,身温者,顺也;若肿坚色紫,不作脓,不腐溃,疮顶软陷,口干作渴,心多烦躁者,非逆而何?如疮疡之已溃,脓稠色鲜,不臭,腐肉自脱,焮肿易消,身轻痛减者,顺也;若皮烂,肉坚不腐,肿仍不消,痛仍不减,心烦卧不宁者,非逆而何?如疮疡之溃后,脓厚稠黄,新肉易生,疮口易敛,饮食渐进,无有痛楚作痒者,顺也;若脓水清稀,腐肉虽脱,新肉不生,色败臭秽,饮食不进者,非逆而何?倘逆而变顺,生之机也,逆而不顺,死之兆也。

卷之二

疮疡死生论

出生入死,半是疮疡,生死不知,终难治疗。知其死而早为谢绝,固失好生之心,不知生而浪为医治,亦非起死之法。所贵生死了然于胸中,而后因症用药,即或功不能成,命不可夺,亦可告无罪于病人,求免祸于上帝也。然而疮疡生死,最难分晓,我举其大概言之:阴病见阳色,腮颧红赪者,死兆也;阳病见阴色,指甲呈青者,死兆也;身热脉细,唇吻反青,目珠直视者,死兆也;面如涂脂,色若黄土,油腻黑气涂抹者,死兆也;唇舌焦干,鼻生烟煤,眼神透露者,死兆也;形容憔悴,精神昏短,身形缩小者,死兆也;喘粗气短,鼻掀睛露,语言谵妄者,死兆也;循衣摸床,遗尿失禁,撮空者,死兆也;头低项软,眼视无神,吸吸短气者,死兆也;皮破无血,内绽斓斑,麻木不知痛痒者,死兆也;齿黄色如煮豆,唇白反理无纹,耳黑焦枯不听,人中缩而坦平,口张气出无回闭,鼻煽相随呼吸行,汗出如珠不散,痰若胶而坚凝,白血红如肺色,指甲弯而带青,神昏、神浮、神乱、神离,缯衣生满面,黑气惨天庭,以上皆死兆也。死症外见,断无生理。于必死之中,而求其再生之法,舍人参、芪、术、当、熟、金银花、附子,别无仙丹也。至于可生之症若何?肿高势大而易烂易腐,此生之机也;奇疼奇痛而有神气,此生之机也;脓臭而能进食,败中而有红肉,此生之机也。有生机者,用补药而渐能奏功;无生机者,用补药而终难建绩。然亦有大用补气补血之药,而益之化毒之品,亦能夺命于须臾,又不可委而弃之,使疮鬼泣于夜台,怨医生之失救也。

又曰:痈疽别死有数症,其一在伏兔;其二在腓腨,即足肚也;其三在五脏之俞穴;其四在顶;其五在脑;其六在阴;其七在耳之虚处;其八在玉枕;其九在舌本;其十在垂膺,即喉管也。此十处最忌,其余或生或死,未可必也。

疮疡呕吐论

凡治疮疡,皆宜顾其胃气。盖有胃气则死症能生,无胃气则轻症变重,重则与死为近矣,可不急顾其胃气乎?惟是疮疡之生,多伤胃气,其故何也?盖火毒侵犯之也。夫火毒犯胃,何以胃气即伤?以胃乃心与胞络之子也。火毒外不得遽发,往往内攻于心,而胞络为心之相臣,护卫甚力,不许火毒之内侵,未免号召五脏六腑同来救应。胃乃心与胞络之子,见君父有难,奋不顾身,首先勤王。火毒甚炽,其锋难犯,自然受创而败,而火毒乃舍胞络,而直入于胃矣。胃入火毒,胃不自安,乃上越而作呕,甚即大吐,皆火毒祛之也。夫同是火毒之相祛,何以有呕吐之别?盖呕者有声无物,乃火毒之伤胃气也;吐者有物有声,乃火毒之伤胃血也。虽呕吐分气血,总之皆伤胃气耳。胃气既伤,自宜补胃矣。然又不可纯补胃也,当观其喜恶何如,而佐之解毒之味,则万不失一也。如呕吐而大便闭结,喜冷饮者,宜降火清中。喜热饮而恶寒,便利如常者,宜养其胃。如呕而肠鸣,腹痛作泄者,宜托里温中。如呕吐后饮食顿进者,宜大补气血。如疮疡未溃作呕及恶心者,乃毒气内攻,而胃气素虚,竟补胃而不必散邪。如疮疡已溃而作呕及恶心者,或不食痞满,肠鸣腹痛,大便利而作呕,及哕声不绝,不得安然,宜托里温中。是皆治呕吐之枢机,治疮疡者,不可不细心而审问之也。以上分别治法,无非顾其胃气也。胃气安宁,服药自然奏效,何患变症之生哉?彼阳变阴,生变死者,多是损伤胃气耳。夫火毒原能伤胃,况加败毒之药,一味呆攻,禁已虚而重虚乎。毋怪败坏决裂,竟至于不可救已也,谓非医杀之乎?是可深痛也。

疮疡口渴论

夫口渴之症,未有不是火之作祟也。而疮疡口渴,尤是火毒无疑。但火有阳火、阴火,阳火可以外水止之,而阴火不可用外水也。盖愈饮外水,其渴愈甚。然而疮疡之症,口渴甚多,大约阳火居其七,阴火居其三。阳火之口渴必不甚,以阳火之症,内有阴水以济之也。若阴火口渴,既无内水之滋,惟有内火之烁,故其渴更甚于阳火。夫火非水不制,何以饮外水而渴甚?岂水不可以制火乎?不知真水可以制邪火,外水非真水也,安得不加横乎。所以阳火宜用寒凉以少止其口渴,阴火宜用温补以止其口渴也。而阴症、阳症,何以辨之?大约阳症口渴者,其脉必洪大而数实;阴症口渴者,其脉必细数,即或洪大,按之必无力。然而不可拘也,吾又辨其舌之燥滑也,阳症舌必燥,阴症舌必滑也。

燥用寒凉以泻火,滑用温补以解毒,又何疑乎?然更须分已溃未溃而治之。未溃而作渴者,多是火毒之盛;已溃而作渴者,尽是气血之虚。故未溃之前,可用泻于补之中,而已溃之后,但可补而不可泻也。虽古人治法止论已溃未溃,皆用加减八味丸治之大效,然此乃治阴痛之法也。倘是阳症,其中有肉桂在内,吾恐反济其火矣。虽六味丸多是补水之味,水足自能制火,然而星星之火,能烧万顷之山。万一火盛,水不足以济之,未必不转助其焰,而动其祸也。是加减八味丸以治痈疽之初发,尚非法之善也。盖阴症可用热剂,而阳症断不宜遽用热剂,又在人临症以变通之耳。

疮疡秘结论

疮疡之发,发于火也。火发必犯于心,火即移其热于大肠,而闭结之病生矣。夫心与小肠为表里,宜移其热于小肠,何故移热于大肠乎?不知大肠虽不与心为表里,而实与肺为表里也。心得火毒,未有不转移于肺者也,刑肺即刑大肠矣。况火毒最烈,肺自难受,自分其焰与大肠,而大肠属金,最畏者火也,且火又甚酷,其烁金也必甚,则干燥可立而待矣。或曰:疮疡之火既分阴阳,阳火宜刑大肠矣,若阴火之疮疡,宜无犯于大肠,而何以偏多闭结耶?夫阴火者,虚火也。虚火者,半出肾肝。肝肾之火,乃雷火也,雷火最能烁水。试看浓阴大雨之时,一闻雷震,而云收雨止,正烁水之明验。故雷火不动即已,动则引心包之火而沸腾,引阳明之火而震荡,火多则水涸,水涸而大肠何能润泽乎?

惟是疮疡之阴火，乃邪火也，何肾肝之雷火助之乎？不知邪火出于肝肾，则雷火与邪火相合，竟不能分孰为邪火，孰为雷火矣。但火有阴阳之分，而成闭结则一，治法亦可相同乎？而不可同也。大约阳火闭结，可用攻以通之；阴火闭结，可用补以润之也。阳火未溃之前，于攻之中而顾其脱；阳火已溃之后，于补之内即防其通。阴火未溃之前，不妨化毒以润肠；阴火已溃之后，切戒攻毒以伤胃。盖老幼之虚实不等，少不谨慎，便至死亡，乌可妄用驱逐峻利之药哉！

疮疡痛痒麻木论

经云：诸痛为实，诸痒为虚。实者，邪实也。虚者，正虚也。邪实多是阳症，正虚多是阴疴。凡疮疡之生，肿而大痛者，阳邪之大实也；肿而微痛者，阳邪之差实也，小痛而大痒者，阳中之阴大虚也；大痛而微痒者，阳中之阴少虚也。大痒而不痛者，阴大虚而无阳也；微痒而不痛者，阴微虚而无阳也。更有麻木而不知痛痒，为阴虚而不能通于阳，阳虚而不能运于阴也。论其轻重，似乎痛重于痒与麻木也，而孰知不然。盖疮疡最重者，莫过于痒，其次则在麻木。凡阴痈初发，多起于痒。人见皮肤之痒，手爬搔之为快，往往痒变为痛，遂至败坏决裂而不可治。盖痛乃阳毒，而痒乃阴毒也。夫同是火毒，胡为阴毒烈于阳毒？大约阴痈之生，半成于鬼祟之缠人，祟凭人身，未敢骤侵，先以痒试之，故初发之时，每每作痒，及至人自爬搔，鬼无所畏，乃大肆其侵凌，故大痒而转变为痛矣。治之法，宜于大痒之时，即用大补之药，而佐之化毒之品。重剂以治之,则火毒随手而散,万不可待其大痛而后治之也。以阴痈之生,虽成于鬼祟之缠身,然必正气大虚,邪始得而入之也。设正气不虚,邪将安入? 故救大痒之阴痈,必须大补气血为主。盖阳毒可用攻毒之剂,而阴毒必须用补正之药也。或曰:疮疡初起,虽发大痒,而所痒之部位不大,未必皆鬼祟之缠身,何必以补气补血之大剂治之? 然古人云:外大如豆,内大如拳;外大如拳,内大如盘,未必单言背痈也。吾以为凡生疮疡而大痒者,皆当作是想,岂可以所痒之部位甚小而轻视之乎? 至于麻木,则非大痒可比,不妨缓缓治之,然亦宜分已未溃也。未溃之先而麻木者,邪毒壅于经络;已溃之后而麻木者,正气耗于肌肤,无难审量而用药也。

疮疡寒热论

疮疡初起,轻者不发寒热,重则未有不发寒热者也。但发热于未溃之前者轻,发热于已溃之后者重,恶寒于未溃之前者重,恶寒于已溃之后者轻。盖火毒发越,邪正交战,阴弱则生热,阳微则恶寒。似乎未溃发热,乃阴血之衰,其阳气正旺也,阳旺则火毒必炽,而吾以为轻者,以阳旺不至于变阴耳。未溃恶寒,乃阳气之虚,其阴血正胜也,阴胜则疮肉易生,而吾以为重者,以阴胜必至于耗阳耳。已溃发热,或疑阴变阳也,谁知乃阴虚而不能济阳乎,故病重。已溃恶寒,或疑阳变阴也,谁知乃阳虚而不能济阴乎,故病轻也。既知寒热之重轻,见其寒而补其阳,见其热而补其阴,何疮疡之难治乎? 然而寒热无常,有昼寒而夜热,有昼热而夜寒,有日夜恶寒而不发热,有日夜发热而不恶寒。又将何法以治之哉？嗟乎！恶寒者,非寒也;恶热者,非热也。见其寒,峻补其阳气,而不必泄其阴;见其热,峻补其阴血,而不必泄其阳,自然热者不热,而寒者不寒也。或曰:疮疡之生,皆火毒也,不消火毒,而但补其阴阳,毋乃不可乎？讵识正旺而邪自退也。况补阳之味,未尝无消毒之味也,补阴之品,未尝无散火之品也。否则,于补气补血之中,而寓之消毒散火之剂,又未为不可耳。惟是常症易治,变症难治。倘发热而痛,恶寒而躁,又不可拘热用补阴、寒用补阳之法,恐有寒盛格阳、热盛拒阴之症,别当用从治之药,寒因热用、热因寒用之为得也。

疮疡辨脓血论

疮疡治法,断不可因循失治,致养成脓,往往火毒势大,烂成如盆之大,而不可救疗。所贵于未成脓之先,而急内消之也。然既已成脓,乌可无辨之法乎？辨法奈何？疮有生熟,脓有深浅多少,按其疮头之痛与不痛、软与不软而知之也。微按之而辄痛者,脓浅也;大按之而痛者,脓深也;按之坚厚不甚热痛者,未成脓也;按之软薄而即起者,有脓也;不复起者,无脓也。有脓可针,无脓不可针也。脓深者,可深刺,脓浅者,宜浅刺,岂可一概刺乎？近世外科医工,动谓火毒在内,若不开刀,侵溃好肉。如肘膝枢纽关切之所,筋骨败坏,必成废人,断须外泄,毋论可刺不可刺,轻用刀针。每有无脓之痈,一开疮口,鲜血逆流,立时厥去,皆不审其脓之有无耳。夫疮痈有阴阳之异,阳症可以刀刺,阴症切戒轻易动刀。盖阳症之毒浅,阴症之毒深。毒浅,一举刀而毒易泄,必走于外;毒深,一举刀而毒难出,反攻于内矣。及至攻于内而烂筋坏肉,则内外两败,艰于收拾,卒至死亡。医者病家皆叹疡痈之横也,讵知祸成于轻易之动针乎。吾非禁人之用刺法也,刺之当则死症可以变生,刺之不当则轻病必至变重。余亲见数人,皆因刺而危,几至不救,后用参、芪、金银花之类,大剂煎饮,始得收功,故引此为戒也。

铎又曰:辨脓之法,既已尽知,而辨血之法,又不可不知也。无脓而流血者,皆五脏之气不充也,五脏之气不充,则阴虚而火动矣,安得无血乎。虚火动者,疮必流血,当审其经以救之。故肝虚而火动者,血必妄行也。心虚而火动者,血必无主也。脾虚而火动者,血必难统也。肺虚而火动者,血必上行也。肾虚而火动者,血必浮游也。此脏气之虚火如此,若六腑虚火之动,何独不然?然治其脏而腑亦安,补其脏而腑亦戢。然安腑不能安脏,补脏必能补腑,故补气即是补血,补血难以补气。盖气补即是血补,气安即是血安也。

疮疡险地论

经言:五脏不调致生疽,六腑不和致生痈。有二三日即杀人者,有十余日杀人者,有一月杀人者,有数月杀人者。盖火毒轻则杀人缓,火毒重则杀人急也。大约杀人之疮疡,皆生于险地。夫痈疽之生,原无定位,生于平地,虽大而无危,生于险地,虽小而必死。险地者,一在脑户,一在舌本,一在悬雍,一在喉节,一在胡脉，一在五脏俞穴，一在五脏系脉，一在两乳，一在心鸠尾，一在两手鱼，一在肠屈之间，一在小道之后，一在九孔，一在两腨肠，一在神主之舍，一在伏兔，一在两鬓，一在两颐，一在股胻，一在两胁，一在于尻，一在两腋，此皆至险之处也。生此部位，十人九死。然初发之时，急用补气补血之味，而佐之散火消毒之品，亦可立时而愈，转祸为祥。无如世人初发之时，皆不以为急，往往养成大患，卒至于不可救也。夫天下何人不以性命为重，安于因循而失治者，亦有其故。盖痈疮发于险地者，每小痛而不甚大痛，每大痒而不甚小痒，或发如米粒之泡，或起如疥疮之头，其状似微小而不足介意，讵知乃至凶至恶之兆乎！古人云：见有小异，即须大惊。正言险地之疮疡也。吾愿世人，险地初生凶恶之兆，忙急早治，即服补气补血、泻火败毒之剂，未必不救。然亦须忏悔绝欲，始能祟去身安，否则正未可知也。

疮疡死肉论

夫疮疡治法，无非护其生肉，不至于同死也。然未死之肉，可以护之不死，未闻已死之肉，可以养之重生。岂特不可重生，且当使之速去？盖死肉不存，而后生肉可长也。如痈疽各疡，如杨梅结毒、臁疮便毒、疔肿溃烂等疮，其中多有死肉，存蚀好肉，苦痛难禁，以致新肉不长。徒用生肌之药，彼此两停，不胜臭腐之侵，愈加败烂。毋论断者不可复续，譬毒如狼虎蛇蝎，岂可共处一室，自然畏避之而不敢祛，况敢和合而复聚乎？无怪其久而不生肉也。必须用刀针割去死肉后，以生肌之散敷之，内助之以补气补血之药,不必又用败毒散火之汤,自然死肉去而新肉易生,外毒亡而内易补。世人不知,惟以敷贴膏药为神奇,全不晓存留败腐为凶恶,为可叹息也。更有疮疡溃后,不加谨慎,动生气恼,虽死肉已无,而忽长胬肉,亦宜用刀割去,不可谓是新肉而戒用刀针也。盖胬肉胀满,礌高形突,其状难观,倘生于面目手足之间,亦甚丑态,故必须去之也。或疑恼怒不戒,何便至胀生胬肉?盖怒气伤肝,肝伤必至克脾,脾主肌肉,脾伤则疮口肉胀。倘畏用刀针,疮口平复,必有高突之象,或用乌梅烧灰,少加轻粉,一上即平,且无痕迹,又治法之巧者也。

卷之三

疮疡生于富贵论

疮疡之生，无分富贵贫贱。然而贫贱之人，往往易治，富贵之家，每每难治，其故何也？盖富贵之家，所食者燔熬烹炙之物也，居处安逸，姬妾众多，未免逸则思乐，乐则思淫，淫则泄精必甚，泄精既甚，则肾水亏涸，水去而火必动，火动而水更衰，必至阴阳两亏，临炉不振。于是服热药以助之，又嫌药力之微也，复修合金石等药，以博其久战之欢。然而，金石之药，止可助火而不能助气。夫助气之药，舍人参无他味也。惟是富贵之人，贪欢者多，而吝惜者正复不少。用热药以助火，非多加人参，不足以驾驭其猛烈之威。无奈人参价高，方士劝多用人参，富贵人必有难色，乃迁就而改用他味，未免力薄势衰，火旺无制，而肾火沸腾矣。火胜则外势坚举而不肯倒，自必多入房以快欲，愈战愈酣，火益炽而水益干，水干则难以伏火，而热乃化毒，结于肠胃矣。久之水涸火炎，阳易举而亦易泄，心甚贪欢，或有忍精强战之时，火毒乃变为脓血，每于不可思虑之处，而生痈生疽也。故贪贱之人所生者，半是阳毒，而富贵之人所生者，尽是阴疮，以其结毒在于阴处，故所发亦在阴之部位。阳毒易消，阴毒难化，又何疑乎？虽然阴阳之毒总贵早治，治若早，皆可速愈。但阳易清补以消毒，阴宜温补以化毒也。

疔疮形症论

疔疮之症,其形多端,近人有分三十四种者,亦象形而名之也。其实,分五色以配五脏,庶足以包之,不必多立名色也。如疔生于心经,其色赤,其形生于心脏之俞、募、经、井之端,或手之小指,身热心烦,睡卧不安,口干燥,其痛应心,小便短赤,面红紫,舌上有裂纹,或有珠子。如疔生于肝经,其色青,其形生于肝脏之部位,或在胁肋,或在足之大指之端,其症寒热,头项痛,眼中发火光,口苦胁痛,小便难而清。如疔生于脾经,其色黄,其形多生脾脏之部位,其症不食,多呕吐。如疔生于肺经,其色白,其形多生肺脏之部位经络,或生于手之大指,其症发热咳嗽。如疔生于肾经,其色黑,其形多生于肾脏经络部位,足之小指、涌泉等穴,其症寒热,面色黯。此五脏之疔也。凡见色黑者,即治其肾。凡见色白者,即治其肺。凡见色黄者,即治其脾。凡见色青者,则治其肝。凡见色红者,即治其心。而佐之解毒托里之药,何疔之不尽愈乎?况因其形色,而察其经络,尤百不失一也。此古人所以止言五疔,而不多其名目者,诚得其要也。然吾更有兼治之法。一见诸般疔毒,除头项之上,开手即用艾火灸之,痛者灸至不痛,不痛者灸至痛而止,随用金银花三两、紫花地丁一两、白矾三钱、生甘草三钱、当归一两、水煎服之,则各疔无不尽愈。倘人畏灸,即单以此方煎服二剂,亦无不尽愈者也,虽有缓急之分,生死之异,皆不必问,惟色欲则断断宜忌,犯之不可救疗,非吾方之不神也。

痈疡疽疔,但有阴阳、内外、虚实之分,无大小之别,《外科精要》之书,乃谓二寸至五寸为痈,五分至一寸为疽者谬,以小者为疔,尤谬之谬也。灸法,上头项禁灸,余疗无不可灸也,但服前方,实救死之法,人宜知之。

疮疡阴阳真假论

经曰:诸疡痛痒,皆属心火,似乎疮疡痛疽,无非阳火也。谁知阳能变阴,阴难济阳,无有一定之规乎,夫阳火之旺,乃阴水之亏也,本是阳症,亦宜补阴以济之。况原是阴症,反用消耗之药,必至损阳而更涸其阴,安得不变生偏胜之祸哉?如疮毒初起,筋挛骨痛,此寒气之肿,八风之变也,非阴症似阳乎。不用温散,而妄用寒凉,或食生冷之物,使疮毒内陷,遂至阴极似火,甚而烦闷之症生。苟不用温暖之药,则阴不能退,而阳不能回也。如疮毒初起,色紫皮赤,肿突作痛,恶寒喜暖,非阳症似阴乎。不用寒散,而妄用辛热,或食燔炙之味,使疮毒外腐,遂至阳极似火,甚而昏愦之祸作。苟不用冷泻之药,则阳不能制,而阴不能生也。然而阳似阴者易疗,阴似阳者难医。世有疮疡大烂,洞见腑脏,或见筋骨,疮口黑陷,身不能卧,口不能食,人认为阳症之败坏也,讵知是阴虚而不能变阳乎。夫溃烂而至于脏腑、筋骨之皆见,此从前不用补剂,使毒过于沿烧,将好皮肉尽化为瘀腐耳。口不思食,本不可救,然用参、芪、归、熟,佐之化毒之品,亦往往有得生者。倘日以解毒为事,绝不去补气血之阴,则阴不能变阳,又安能死变为生哉。更世有疮疡将愈而不收口,百药敷之,绝无一验,人以为余毒之未净也,讵知是阴虚而不能济阳乎。夫独阴不生,而孤阳亦不长也,疮疡致脓血已净,则阴必大虚,止补其阳，则阳旺阴虚，阳虽有济阴之心，而阴实无济阳之力，所以，愈补阳而阴愈虚，阴愈虚而疮口愈难合也。倘错疑毒之未净，用败毒之剂，则已虚益虚，不特损阴，而兼损阳矣。助阳尚难补阴，况攻毒又安能济阳哉。此皆不识阴阳之真假，毋怪施治之误也。大约未溃之前，多有阴症似阳之病，若已溃之后，虽阳症亦作阴症治之。故俱宜用补而不可用散，此实不传之秘决也。

妊娠疮疡论

孕妇亦往往有生疮疡者，不可与无孕妇人一概轻治之也，盖妇人怀孕，宜护其胎，一有损伤，其胎立堕，轻则杀子，重则并其母而亦亡矣，可不慎哉！或曰：孕妇既生疮毒，岂可以不治，治之不知妇女既已怀孕，其气血半已荫胎，若再用败毒之药重伤气血，安得不堕胎乎？虽有故无损，略消化其毒，亦正无害，然亦宜于补气补血之中，而少佐之以泻火败毒之味，则在腹之胎无损，而在肤之疮亦易散也，至于已产之后，毋论泻火败毒，万不可施，即少少内托，亦宜禁绝，盖产后亡血过多，血室空虚，止存游气，一用消耗之药，辄有头晕眼花之症，况禁消耗之乎。如夺命、返魂诸丹，其名则美，其实则恶，恐有砒、硼、硝、黄、巴、麝等味在内，其性暴悍，安禁其攻击乎？每每有下喉而辄亡者，治之法，惟大补其气血，而不必兼治疮疡，盖产妇生疮，尽是阴疡，而非阳疡也。阴疡在常人，尚纯用补剂，产妇阴虚，更无疑也，不补其阴，又将何补哉？惟是产妇阴寒，补阴恐不能济阳也，必须补阳以生阴，而补阳之中，更宜用温暖之味，使荣卫通行，气血流转，则毒气不必攻而自散矣，否则，恐致虚损成瘵，甚或疮口不敛，卒至败坏而不可救也。

疮疡肥瘦人不同论

古人云：肥人多湿，瘦人多火。湿多则痰盛而气虚，火多则液干而血少。倘生痈疽疮毒，亦可同治之乎？论理，气虚者补气以消火毒，血虚者补血以消火毒，似乎深得病机也。然而，气非血以相养，则气虚不能遽旺也；血非气以相生，则血虚不能骤盛也。盖肥瘦之人，分火多湿多则可。分气虚血少则不可。夫气虚之人，岂即血之旺乎？血少之人，岂即气之盛乎？愚意气血必须兼补，当略分轻重。如肥人而生疮疡也，补阳气之虚，消痰化毒，而不可耗其血。如瘦人而生疮疡也，补阴血之亏，消火败毒，而不可散其气，如是则血足以助气，气旺而火毒易发，自发于表而不至遁入于里，有阳或变阴之祸。气足以生血，血旺而火毒易消，既消于里而不至留滞于表，有阴难济阳之忧。倘肥人但攻其毒，补阳而不补阴；瘦人但攻火毒，补阴而不补阳，皆非治法之善也。必气虚者，重补其气而轻补其血；血虚者，重补其血而轻补其气，则阴阳两平，而肥人瘦人之疮疡，无难速效也。

疮疡随症用药论

疮疡之症，有阴有阳。大约痛者为阳，痒者为阴也。未溃之前多是阳症，间有阴症，未有不先痒者。阳症初起，其痛异常，其形高突，当用内疏之药，使阳火之毒外散，而不遁入于里也。阳症已成，其皮必红，其头必软，当用内托之药，使阳火之毒内溃，而尽出于表也。阳症已溃，其肉必腐，其脓必多，当用大补之药，使毒散而不留，火泄而不陷，长肉生肌，而和活其表里也。若阴症则不然，阴症初起便虚，即当用大补之药，不比阳症因脓溃而始虚也。故内疏亦必大补以疏之，内托亦必大补以托之，不必待其脓血已溃而后补之也。然而，阳症之变甚多，而阴症尤甚，既有变症，岂可无变法以治之乎？夫变症蜂起，每在已溃之后，而不在初起之时。如溃后头疼，托里方中不妨加川芎、蔓荆子；溃后惊悸，必宜加人参、茯神、朱砂；寒热往来，加柴胡、地骨皮；口渴不止，加花粉、玄参；大便秘结，加大黄、麻仁；小便不通，加茯苓、琥珀、木通、车前子；心虚烦闷，加天冬、远志；四肢厥冷，加附子、干姜；或呕或吐，加生姜、半夏；脓多者，加川芎、当归；血多者，倍人参、芪、术；口不收者，加白蔹、白芨；皮肉陷者，加肉桂、芪、附；风痒痛者，加防风、天麻；肌肉死者，加独活、肉桂；疼痛极者，加没药、乳香。此皆治阳症之变法也。若阴疡变症，惟有大用人参、芪、术，多加金银花、肉桂、附子之类，庶可定变于非常，万不可执阳症治法，以治阴变之疡也。

疮疡开往论

疮疡阳症，其成脓之后，必决窦而出，或刀开其头，脓血迸流，皆火一泄而即住，必不走开沿烂无底止也。有一等疮，不大突，㵱肿痛疼，或重或轻。轻者麻木而不知，倘生于背上，如山之重；重者宛如刀割刺戳，五七日后，或一头从上开发，或两头开发，或左右上下开发，侵展不住。虽《内经》谓不善调养，乃七情之扰，房劳之变，秽气所撞，恶气所袭也。然而所言亦言其阳症，而非兼指阴症也。大约开发不住，阴症居多，非大补气血之剂以托于内,非至妙收敛之药以敷于外,则内必冲突,而外多腐烂也。肌肉腐烂,则气血倍伤,将来收口,自然艰难。而目前脓血,何以止遏,势必溃坏而不可救矣。故疮口不开,则毒必留中,恐有奔心入脏之惧。然疮口大开,则毒又沿外,恐有烂肤坏肉之虞。夫奔心入脏与烂肤坏肉相较,似乎少间,谁知烂肤坏肉一发而不住者,皆毒气奔心之变也。所以用大补以卫其脏腑,兼用收敛以护其肌肤,盖两相顾而两相治也。或曰:专补其内,则气血流动,何畏腐坏乎?不知火毒正炽,其冲决之势甚横而且烈,所到之处,生肉即变为瘀肉矣。肉既变瘀,安能不开发而外出乎?故必须内补而外敷,则生肉有保守之资,可恃无恐,而火毒内难存留,自然尽发于外,并作一窍而出,断不至再为开发也。

疮疡火灸论

近人治疮疡,动尚艾灸,谁知疮疡亦有宜灸、不宜灸之分乎。大约阳疮之痈疽不宜灸,而阴症之痈疽必宜灸也。盖阳症之痈疽发于外也,若用灸法,则毒入于内而不出,反多变症之生。阴症之痈疽陷于内也,若不用灸法,则毒难发外而居中,自多丧亡之祸。而灸法若何?先用白纸一张,口含水喂湿,铺于疮面之上,看其何处先白,即疮痈之总口也。以墨笔点定其穴,用大蒜切片,如一分之厚,贴于穴上,隔蒜灸之。世有用附子片者,有用生姜片者,皆可用,总不若蒜片之更胜。初灸即痛,必灸至不痛始止。初灸不痛,必灸至痛始止。自一痏至数十痏,或至数百痏,不可半途即撤。若初灸麻痒者,亦必灸至痛而止。盖毒随火化,自然内之火毒,随外之艾火而宣散也,实至奇至神之法,不可视为寻常而轻忽之。然而，阴症之痈疽亦有不可灸者，又宜知之。阴症痈疽在颈以下者，无不可灸，而生在颈以上者，即是阴症，断断忌灸。盖颈之上，头面也，六阳之首，而顶通于脑，一用火攻，则火毒无内藏之处，必遁入于泥丸而不能出，转成不可救之症矣。世人误认灸法神奇，毋论可灸不可灸，一概用艾火灸之，灸之不效，归咎于疮疡之拙也，而不知是误灸之故也。更有肾俞一穴，在两腰脊旁，系内肾命根，此处亦断不可灸。盖因水亏火动，故尔发疮，若再加火灸，愈添火炽，其水益涸，必致疮口黑陷，昏闷而死，可不戒与？大约阴虚之人，毋论生疽在首、在腰，俱不可灸，往往有因灸而犯虚虚之禁。世人竞尚灸法，余特著此篇，与疮家共商之云。

疮疡刀针论

疮疡之发，发于脏腑，非发于肌肉、皮肤也。善治者，五日之内原可内消。因内消蹉跎，以致发越于外，五日内急用内治，尚可消化于无形也。不意仍复因循，八九日，遂成高突之势，疼痛作脓，不得不用刀针，去其脓而泻其火，败其毒而全其肉也。若危恶之症，发于致命之所，祸在反掌，不得不刺。故砭石、镵针、刀镰之类，皆古人所制，为决疮毒之器也。古人岂好为忍心，诚有所不得已耳。然则刀针之类，古人不得已而用之，今人不论可刺不可刺，动用针以去脓，动用刀以割肉，往往有无脓而进血，割肉以损肌，疮疡不愈，而变症蜂起，归咎于刀针，岂不冤哉！我今商一用刀针之法：见有脓，急用针而不可缓，否则宁少迟也；见瘀肉，急用刀而不宜徐，否则宁少延也，何至于误用乎？或人畏用刀针,而疮口已软,脓血已多,急宜割刺,又有代针、代刀之药,服之顷刻,皮破而脓溃,敷之须臾,肉化而肌生,亦仁心神术也。愿医工留意而亟施之也,万勿归咎于不肯刺割而不可救,遂坐以待毙也。变通之法,原在乎人,救疗之方,岂止一术,亦贵临症者善用耳。

或曰:疮疡既可内消,何必又尚刀针?不知迟用内消之药,则火毒内攻,暗烁肌肉,外口虽小,其内之窟正宽广也。譬如贼居深山之中,无官兵攻散,巢居穴处,将辟土自王,而外边关隘,过作细小,彼惟恐人知,聊以掩饰耳。倘不破其关隘,则其势日张,延蔓无已,罔所顾忌,呼朋引党,势必民化为盗,而好肉变为腐肉矣。故必须用刀针,刺其外边疮口之皮,决其内中弥漫之势,则内无隐藏,毒可星散。然后外用膏药、末药,呼其脓而护肌,内复用汤剂,散其毒而还元,此剿抚并施之妙法也。倘专尚刀针,而略去膏、末、汤剂,亦未为十全耳。

又曰:人有畏用刀针,有用蚂针者,亦变法也。法用笔一个,入蚂蟥一条,以管口对疮头,使蚂蟥吮疮之脓血,其毒既散。如疮大,须换三四条,若吮正穴,蟥必死矣,累效之法也。但可施于血实毒浅之症,而不可施于阴症毒重之人,徒竭其血于外,而内实无益也。

又曰:人身有太乙人神,在各穴中,最宜忌之,如逐年尻神、遂日人神之类,查历本书之颇详,偶一犯忌禁,其疮疡难愈。

卷之四

疮疡敷药论

疮疡内散,第一善法也。至疮口已溃,内不能散,必须外治之矣。外治之法最多,大约敷法为佳。敷者,化也、散也。乃化散其毒,使不壅滞耳。然疮疡之缓急不同,火毒之冷热亦异,必须敷得其宜,而后效验始速。如赤肿燉痛,此阳火之毒也,宜用寒性化毒败火之药敷之;如不变色,而肿势深暗者,此阴火之毒也,宜用温性化毒败火之药敷之;如不热不凉,此半阴半阳之火毒也,宜用和解化毒败火之药敷之。自然肌肉不坏,而毒随药散,火随药消,脓易熟而肉不败也。倘宜寒而用热,愈增其外炎;倘宜热而用寒,益添其内陷;倘宜和解而用攻击,自至于败坏而不止也。总之,疮疡贵内外兼治,而敷药亦不可孟浪轻忽,要贵用得宜耳。

又曰:疮疡既以阴阳辨之矣,而阴阳之中,俱用敷药贴之。如阳症用寒药贴之,期其必散也,后用热药散之,不可竟用寒药也;如阴疮初起,即用热药,后不必又用寒药也;如半阴半阳,以敷药和之,杂用温药散之,不可先用寒后用热也。故不必论其皮之厚薄,或先或后,或干或湿,或生或死,或香或臭,惟以三者消息之,断不爽也。

疮疡治法论

疮疡治法甚多,针灸之外,有用渫浴之法者,有用熏炙之法者,有用点照之法者,有用追蚀之法者,有用蒸之法者,有用吸之法者,有用烙之法者。用之得宜,皆可奏功,用之失宜,皆能败绩,余所以一概弃而不用也。古人创造诸法,未尝不效,故留法以示人,而无如后人不善用之,反至取败耳。夫有效有不效,尚非万全之法,况无功而有败,又何取哉?余近得异人之传,皆以内治收功,并不见有败坏之时,间有败坏之症,多是垂成别用以上外之治法,而变迁之也。故余益信渫浴、熏炙、照点、追蚀、蒸、吸、烙尽非良法也。宇宙之大,铎何敢谓诸法尽可废弃,或别有仙传制度得宜,奏效如响,亦未可知,而铎实未遇之也。以上诸法之内,追蚀而用水蛭以吮血,吸治而用蟾蜍以收火,无害有益,似可用之,余则未敢信其皆善也。总之,争先之法,莫妙用内治为良。内治必须急早治之,盖治之早,则必散之速,治之缓,则必散之迟,何苦因循懈怠,必俟成脓出毒后,用诸法之纷纷哉。

疮疡调护论

疮疡火毒,亦甚大矣哉,而世人往往轻视,自以性命为儿戏也。大痈恶疗,至危至险,出生入死,多在呼吸之际,必宜谨慎。即小疮细疖,亦不可轻忽。盖七情犯之,十恶冲之,或食异禽野兽之味,未溃者忽变为深陷,已溃者倏易为黑紫,终年累月,医疗不转,可不慎乎!无如世人,偏易相犯。其间诸忌之中,尤宜慎者,恼怒与色欲耳,然而犯恼怒者,不过疮口有疼痛开裂之虞,若一犯色欲，则瘀肉有冰冻之苦，新肉有流水之害，然此犹阳症之疮疡也。苟是阴症，一犯色欲，多至暴亡，非大用人参、芪、术、归、熟，而重加金银花、桂、附之品，以急救之，断无生理，万不可仍治其毒，而夭人性命也。世人何苦贪片刻之欢愉，受长夜之疼痛乎。或谓疮口开裂流水，毕竟有火毒留于其中，恐纯用大补，终非救疗之法。不知疮疡已溃之后，原作阴虚治疗，况已结痂而复碎，况已止血而流水，又有何火何毒，可已虚而重虚乎，毋怪顷刻之骤亡也。吾愿行医者，时将危语陈说于病人之前，庶几少知畏惧，不至轻蹈色欲之戒乎。说知故犯，罪在病人，自取速亡，与医者何尤哉！或曰：先生既云犯色欲之禁者，必用大补，乃用金银花，独非泻毒之物乎，何所取而用之？不知金银花虽曰化毒，实亦补气血之品也，诚恐余毒犹存，故尔用之。取其补而能敛，非取其泻而去火也，倘真信其无毒，而单用补剂，尤治疗之神，铎又何敢议哉。

又曰：疮疡饮食之间，最宜细慎。如食驴马、驼骡、猪狗、鱼虾、蟹鳖自死之属，如鹅鸭、鸿雁、鹰雀、鸳鹭、鸠鸦、鸡雉能言之类，如獐鹿、狐兔、虎豹、熊豺毒死之辈，如黄瓜、茄子、胡荽、生姜、蓼芥、葱蒜、薤韭之物，如桃杏、枣粟、梨梅、樱柿未熟之品，如馒首、蒸饼、馄饨，及燔熬煎炙、油腻饱食，均宜忌之。惟羊肉、蔓萝卜与黄白米粮可用。

舍痈从症论

疮疡之症，变怪百端，然皆因火毒之盛也。但火毒在未溃之前，其势甚凶，其祸少缓，而火毒当已溃之后，其势大衰，其祸更速。夫势凶则祸速宜也,何故势衰而祸转不缓乎?不知痈疽与各恶疮,当脓血崩泄之余,其邪火,热毒尽行外越,所存余血尽化为脓,且随之而同败,惟一口正气留恋于躯壳之中,又有何实之有。譬如强贼久居村庄,一旦变乱,劫人资财,掳人妻女,将各家金钱尽行席卷,驱少壮良民皆为盗党而去,而城市空虚,所存父老子弟,非孱弱幼小,即疮痍杀伤之辈,自救不遑,安能重整戈矛,再图争战乎?且寇盗虽去,而无衣无食,何以度日。自然枵腹难熬,变生疾病,疗生之不暇,又乌能修我墙垣,葺理茅舍乎?其捉襟露肘之苦,有不可言语形容者,于是痛定思痛,窘迫之状,百倍于强梁,现在之日,往往民欲不从,而不可得者。故疮疡已溃之祸,较未溃之前而更速也。所以未溃之前,变止在于攻突之内,而已溃之后,变每出于败坏之余,实有意想之所不到者。当观其所变以治症,而不可执其经以治病也。倘执经以治变,未有不速之死者矣。然则治变之法奈何?大补其胃气,而不必问其火毒之存与不存者,此舍痈治症之法,即定变救痈之法也。名为舍痈,正所以疗痈耳,愿与同人共商之焉。

舍脉从痈论

疮疡之脉,未有不紧数洪大者,或浮而弦,或细而数,或涩而紧,或滑而洪,种种不同,必须辨其阴阳。大约细涩者,阴也;紧、数、洪、大、浮、滑,皆阳也。然阴阳之脉,更须分别已、未溃观之,未溃之时,脉见紧、数、洪、大、浮、滑、弦、实者,乃顺之脉也;若见细涩等脉则逆矣。已溃之时,脉见浮、沉、迟、细、软、弱、涩,乃顺之脉也;若见洪大等脉则逆矣。然而顺逆不常,虚实宜别,脉可执而不可尽执也。脉既不可尽执,而痈则可见矣。往往有未溃之前,脉现洪大而得生,已溃之后,脉现细涩而反死。盖攻补之异也。大约痈疡各症,未溃宜补以用攻,已溃宜补而不可散,而脉之或洪大,或细涩,可不论也。

铎又曰:痈疡有变换之时,脉随痈疡之变换而迁改也。故疮可据之以辨阴阳,而脉不可据之以辨虚实。以可据者可信脉,而不可据者岂可信脉哉。余素信脉者也,但人生痈疡者,有时脉不可全信,所以从痈疡而舍脉也,非脉不可信,而全不信。有如此人,亦宜善看痈疡,参酌于二者之间而已。

舍时从痈论

凡四时之际,多发疮疡,非因时而发乎?然疮疡之发,多缘于火热,夏天之时,正火热时也。疮疡生于夏天,谓非火热之极乎?然夏天疮疡是火热也,若秋冬之时,其火已散,其热已解,火散热解,其毒已消,不比春天之郁正炽也。故疮疡生于四时,不可与夏天同论,以时有不同也。是以疮疡生于夏日,与生于四时有异。盖夏日可据时以论症,而四时不可因症以论疴,以夏日有火热,而四时无火热也。夫夏日之火热,随外而动,四时之火热,随内而生,内无火热,则外之火热何以引之?苟外不必引,而内之火热自动者,以内之火热自甚也。故疮疡生于夏日者,内之火热,因于外之火热相逼也。疮疡生于四时者,内之火热,不因于外之火热相逼也。所以生于四时者,较夏日而更重。舍时从痈,又何疑哉。然则,肿赤烦躁,发热饮冷,便秘作渴,脉洪数而实,虽在严寒之时,皆火热也。必用苦寒之药,泻其阳而救其阴,则火热自散,乌可因时冷而用热药哉。若脉细皮寒,泻利肠鸣,饮食不入,呕吐无时,手足逆冷,虽在盛暑之时,皆寒冷也。必用辛热之剂,散其阴而回其阳,则火热自解,乌可因时热而用寒药哉!诚以夏日不可与春日并断,而尤不可与秋冬并论也。四时五虚五实之不同,而疮疡不可拘也,若泥而执之,则误之甚矣。

又曰:五实之症,如肿赤烦躁、发热引冷、便闭作渴、脉洪数者是也。虽生于严寒,必用大苦寒之药,泻其阳以救阴也。五虚之症,如脉细皮寒、泻利肠鸣、饮食不入、呕吐无时、手足逆冷者是也。虽生于盛暑,必用大辛热之剂,散其阴以回阳也。若寒时治寒,热时治热,鲜不误矣。

疮疡用金银花论

疮疡必用金银花者,以金银花可以消火毒也。然毒实不同,有阴毒、阳毒之分。其毒之至者,皆火热之极也。金银花最能消火热之毒,而又不耗气血,故消火毒之药,必用金银花也。以金银花可以夺命,不分阴阳,皆可治之。盖此药为纯补之味,而又善消火毒,无奈世人以其消毒去火,而不肯多用,遂至无功,而且轻变重而重变死也。若能多用,何不可夺命于须臾,起死于顷刻哉。诚以金银花少用则力单,多用则力厚而功巨也。故疮疡一门,舍此味无第二品也。所以疮疡初起,必用金银花,可以止痛;疮疡溃脓,必用金银花,可以去眩;疮疡收口,必用金银花,可以起陷,然此犹补阳症之疮疡也。若阴症初生,背必如山之重,服金银花而背轻矣;阴症溃脓,心如火焚,必服金银花而心凉矣,阴症收口,疮如刀割,必服金银花而皮痒矣,然此犹阴症而无大变也。苟痛痒之未知，昏愦之罔察，内可洞其肺肝，外可窥其皮骨，饮之而不欲，食之而不知，惟金银花与人参大剂治之，亦可以夺命而返魂也，谁谓金银花岂小补之物哉。而世人弃之者，因识其小而忘其大，是以他药可以少用，而金银花必须多用也。知金银花之功力若此，又何患哉？

疮疡不可纯委鬼神论

疮疡昏愦，多是虚症。其见神见鬼者，人谓是前愆夙债耳。夫前愆可以晓，盖夙债可以今偿，每用银钱以买命，弃珠玉以续怨，亦有得生者，世遂谓有鬼神，可以诚求，可以哀告耳。而孰知不然，盖疮疡之鬼神，因虚而自作，不补其虚，而惟求鬼神之解结，鬼神其肯去乎？况鬼神之现，必非无由，因虚自召，非真有鬼神也。故补虚而鬼神自绝，不补其虚，虚且难回，鬼神何以去乎？苟能察其自虚，而大用金银花之类，佐之参、芪、归、术，则鬼神自去，正归而邪自散也。及至疮疡渐愈，而鬼神暗失，始信前非。谓是无鬼无神之论，而仍不信者，谓之何哉？

铎又曰：世有生疮疡两召鬼神者，亦有不生疮疡而多集鬼神者，是鬼神不因疮疡而有也。余医疮疡者有年，往往见危困之时，每遇鬼神，痛哭呼号，暗击重责而不已者，是疮疡确有鬼神也。及至大用参、芪之后，渐复其元，而佐之消毒去火之剂、健脾和胃之品，正气日旺，邪气日退，不必逐鬼而鬼自走，不必祛神而神自归，岂药可祛逐鬼神乎？可见人虚自召，补虚正祛鬼神之法，非鬼神之果无也。

铎又曰：言鬼而神在其中。尼山云：敬鬼神而远之。远之者,敬之也,非无鬼无神之论。补虚者,正远鬼神也。人能常敬鬼神,断不戕贼身体,致生疮疡,以召鬼神,暗击重责耳。

产妇生疮疡宜用补阴论

古人云:产后必大补气血为主,其他俱从末治。可见产妇未有不虚者,虚则必用补气补血之味。气不补则气衰,血不补则血少。气血衰少者,阴不足故耳。故产妇必以补阴为先,以亡血过多,必至失阴耳。或谓阴不可以骤生,必先补气,以气能生血,气旺则血旺,血旺则气益旺矣。不知产妇之生疮疡者,不可徒补气也,补气必至生血,血旺而疮疡同旺者奈何?况疮疡之生,皆血亏耳。血亏则阴愈亏,补阴而疮疡自失。盖阴能制夫阳也,阳受制则阴日旺矣。阴旺而疮疡之间,有血以润肠胃,有血以荫筋骨,又何火毒之不尽散乎?若补其阳,有不增疮疡之势哉?故补阴于产妇,胜补阳于产妇也。是以补阴于阳中,不若补阴于阴中也。大约补阳者四,补阴者六,断无阳旺而阴消矣。

铎又曰:产妇生疮疡,当分别生产与未生产。未生产之前,胎不崩堕,血未亏也,止补阳以生气,不必补阴以生血,少佐之消毒败火药则得矣。已生产之后,血大亏也,惟补阴以生血,兼且补阳以生气,而消毒败火之剂,不必佐之也。若虑疮疡之害,而不顾产妇之虚怯,一味消毒败火,鲜不误矣。

疮疡不必随经络用药论

疮疡之生,宜分经络,既有经络,乌可不分哉?吾以为不必分者,以疮疡贵去其火毒,不必逐经逐络而用药也。以疮疡之生,有经络之分,而用药之妙,单以消火毒为主,以火毒去而疮疡自失,经络不必分而自分也。试思解火毒之药,不外金银花与蒲公英之类,若必随经随络而分之,亦凿之甚矣,用药胡可杂哉。

铎又曰:疮疡之生,不在一处,若不分别经络,则五脏七腑何以清,头面手足何以辨? 不识不知,何所据以治痛痒哉? 虽金银花、蒲公英之类,皆可散消火毒,然无佐使之药,引之以达于患处,亦不能随经而入之,是经络之药不可不用,亦不可竟用之耳。

卷之五

背　发

诸痈疡发于背者,无非危症,不可谓背属阳,信是阳症而轻视之也,然背之穴道甚多,苟不分言之,则经络舛错,未必能直中病情也。如生于大椎、陶道、身柱之穴,是发于脊之上也;生于神道、灵台、至阳之穴者,是发于脊之正中也;生于脊中之穴者,是发于脊之中下也,皆属督脉之经络。生于肺俞、厥阴俞、心俞、膈俞、肝俞之穴者,是发于背中之两旁也;生于膈关、阳纲、胞肓、秩边之穴者,乃发于背后之两旁也,皆属足太阳膀胱之经络。夫既是膀胱之经络,似与督脉无甚相干。然而背脊乃河车之正路,正路之气不通,则边旁歧路尽行秘塞,势必至水火无既济之欢,脏腑有各顾之苦,则周身前后筋脉拘急,其害有不可胜言者。故治太阳之经,必须兼治督脉,以督脉之气可顺而不可逆也。凡气皆自上而下行,惟任督之气自下而上。自下而上者为顺,自上而下者为逆矣。且督脉,阳脉之海也。足太阳之经,原为督脉之所统领,通足太阳之气,正通督脉之气也。然而,督脉气通,而足太阳之气亦通矣,故治之必须兼也。以上诸疡有头向上者,有头向下者,有上下各有头而开发者,或如莲子,或如蜂窠。莲子言其头少,不过一二十也,蜂窠言其头多,不止五六十也。此等痈疡,阳症少而阴症多,总贵拥护心君,不可使火毒内攻。无奈背近于心,最易腐肉穿膜,及至穿膜,百不救一。必须于五日之前急早治之,以大剂醋饮,庶可夺命于垂危,返魂于将死也。凡疮头开展,止遏不住,不论向上、向下、向左、向右,亟宜用收毒等药,敷而围之,自不冲突也。如此救疗,胃气大开,断不至死。

急消汤　岐天师传。治背心之间先发细癗,后渐渐红肿,高突大痛。

忍冬藤二两　茜草三钱　紫花地丁一两　贝母三钱　甘菊花三钱　黄柏一钱　天花粉三钱　桔梗三钱　水煎服,一剂轻,二剂又轻,三剂全消。

神散阳痈汤　伯高太师传。治背疽阳痈初起。

天花粉五钱　生甘草五钱　茯苓五钱　车前子五钱　贯众五钱　羌活二钱　黄芩三钱　紫菀三钱　生地一两　柴胡一钱　水煎服,一剂即消大半,二剂全消。若已溃后,不可用矣。

变阳汤　岐天师传。治背心初发小泡,痒甚,已而背重如山,隐隐发红晕,如盘之大,谵语胡言,断阴疽阴痈也,以此方救之。

人参二两　黄芪二两　金银花半斤　附子一钱　荆芥炒黑三钱　柴胡二钱　白芍一两　天花粉五钱　生甘草五钱　水十余碗,煎汁二碗,先服一碗,后再服一碗。服后阴必变阳而作痛,再用一剂而痛亦消,再服数剂痊愈。

锦庇汤　伯高太师传。治阴痈初起。

黄芪三两　肉桂三钱　生甘草一两　荆芥炒三钱　天花粉三钱　贝母二钱　锦地罗五钱　茯苓一两,水煎服,一剂即散大半,三剂全消。

转败汤　岐天师传。治背痈溃烂,洞见肺腑,疮口不收,百药敷之,绝无一验,此方治之神效。

麦冬一两　熟地二两　山茱肉一两　人参五钱　肉桂一钱
当归一两　忍冬藤一两　白术五钱　水煎服,五剂痊愈。

收肌饮　伯高太师传。治同前。

熟地二两　白术二两　山茱肉一两　人参一两　当归一两
生甘草三钱　甘菊花三钱　肉桂三钱　天花粉二钱　水煎
服,一连四剂,疮口自合。必须节守房事一月,否则无功。

定变回生汤　岐天师传。治背疽长肉,疮口已平,偶犯色欲
恼怒,开裂流水,色变紫黑,肉变败坏。

人参四两　黄芪三两　当归二两　北五味二钱　麦冬二两
肉桂三钱　白术二两　山茱萸五钱　忍冬藤二两　茯苓一两
水煎服,四剂平复。或疑药料太重,然变出非常,不如此多用
补剂,万难救死也。倘愈后再犯色欲,万无生机。

补缝饮　伯高太师传。治背痈愈后开裂。

人参二两　白芍五钱　当归一两　白术炒,二两　麦冬一
两　肉桂二钱　附子一钱　熟地二两　北五味三钱　山药五钱
水煎服,十剂可安。

助阳消毒汤　岐天师传。治夏生背痈,疮口不起,脉大无
力,发热作渴,自汗盗汗,用参芪补剂,益加手足逆冷,大便不实,
喘促呕吐,阴症似阳,此方主之。

人参半斤　黄芪一斤　当归四两　白术四两　陈皮一两
附子五钱　水煎膏,作二服。连服数剂乃愈。此舍痈从症之法,
盖症出非常,不可以平常细小之药以从痈也。

起陷神丹　伯高太师传。治症同前。

人参二两　　白芍五钱　　当归一两　　麦冬一两　　白术二两　肉桂二钱　　附子一钱　　熟地二两　　北五味三钱　　山药五钱　　水煎服,十剂可安。

归花汤　秦真人传。治痈疽发背初起。

金银花半斤　　水十碗,煎二碗,入当归二两　　同煎一碗,一气服之,一日即散绝,神方也。世人亦有用此者,不能多耳。不拘阴阳之毒,饮之立愈。但过四五日,则减半效,然亦无性命之忧。对口与无名肿毒亦可用,或略小其剂可也。

泥丸发

泥丸宫在头顶之上,痈疽发于此处,九死一生。其状如火燎浆泡,大如钱形,色似葡萄之紫,其疮口不一,或如碎粟。倘四围坚硬,疮顶色红赤不黑,尚可医疗,乃阳痈而非阴也;倘色紫而黑黯无光,神情闷乱,不知人事者,乃阴痈而必死也。盖泥丸宫属足太阳膀胱之经,近于玉枕,乃督脉之路也。肾经之气,由督脉而上透玉枕,入于泥丸而化精,乃从额而下降于玉楼。若肾精不足,而泥丸内涸,无精以养,乃化为火毒,此无阴水以制阴火也。脑既无阴,又加生痈,髓海煎熬,其精愈竭,又何以救乎?故往往有更变形容,改换声音,烦躁口干,随饮随渴,甚至脑骨俱腐,片片脱下而亡。人生此痈,得于房术者居多,兴阳涩精,尽是丹石燥烈之品,或洗或嚼,或噙于舌,或封于脐,霸阻精道,久战博欢,真精枯竭,髓尽火发,遂发于顶而不可救,为可痛也。必须于五日之前,以大剂煎饮,尚有生机。倘五日后救之,则生死未可定也。

五圣汤　岐天师传。治脑痈生于头顶之上者。若对口偏口,俱非脑痈也。急以此方救之。

金银花八两　玄参三两　黄芪四两　麦冬三两　人参二两

先用水十大碗,将金银花煎汤六碗,再煎前药至二碗。一日服二次,连服四日。用四剂,其痈渐愈,改用十全大补汤,重四两与之;又服四剂,又改用八味地黄汤,恣其酣饮,可获痊愈。此等治法,乃九死一生之法也。然舍此法,惟蔓花汤乎。

蔓花汤　伯高太师传。治脑疽初发。

川芎一两　玄参二两　金银花二两　山茱萸一两　麦冬一两　贝母三钱　蔓荆子二钱　水三大碗,煎服之即消。如尚未消者,二剂痊愈。万勿候其溃败而始救之也。盖溃败之时,则不可救矣。

脑后发

脑后乃玉枕、风府之穴道也。玉枕为督脉之关。盖督脉有三关,玉枕其一也。督脉由命门而上至玉枕,乃河车之路也,透过玉枕始达泥丸。若玉枕、风府生痈,如何能达肾气至泥丸而化精乎?虽泥丸为髓海,内原有髓在也,然肾气无一日不上通泥丸者也。肾气因生痈而不能上达,则泥丸之髓源断矣,何能化精以分布于各脏腑乎?此处生痈,虽少轻于顶,然是阴非阳,则与顶发无殊,故治疗亦可通用,如五圣散、蔓花汤大剂吞服,无不可救,不比顶发于泥丸者,十死而一生也。或曰:玉枕、风府系足太阳膀胱之经,且阳维之脉所绕,未必不是阳症。谁知膀胱火毒发动,由于肾火之先动也。况阳维之脉,随督脉而上行,是阴非阳,又何疑哉?故可以治顶发者同治之也。

三星汤　岐天师传。治阳症对口,其形高突红肿,服之即消。

金银花二两　蒲公英一两　生甘草三钱　水三碗,煎八分,服二服即消。阳症已破者,必三服,脓尽肉生。

圣神汤　岐天师传。治阴症对口,或生于偏旁,无数小疮,先痒后痛,随至溃烂,肿不甚高突,色必黑黯,身体沉重,困倦欲卧,呻吟无力,此方救之。

人参一两　生黄芪一两　当归一两　金银花二两　白芥子三钱　肉桂一钱　白术炒,一两　水煎服,一剂血止,二剂肉生,三剂口小,四剂皮合,又二剂痊愈。

三花汤　伯高太师传。治对口初起,神效。

当归二两　川芎一两　生甘草五钱　天花粉三钱　紫花地丁一两　甘菊花五钱　水煎服,二剂全消。

耳后耳下发

耳后发者,发于左右耳畔,乃角孙、颅息二穴之上下也。发则耳聋、嗌肿、项痛,手之小指、肩肘俱因之而疼,盖手少阳三焦经之火毒也。三焦经多气少血,是经生疮,最难奏效,况又生于耳后。未免耳属肾经,单治三焦而不兼补夫肾,则水不足以济火,其火毒未必不更炽也,虽消风抑火、内疏内托,随症施治,俱是良法,而不大补其血与重填其精,恐未易遽愈也。又有发于耳下者,乃翳风、瘈脉之穴也,名曰首疽,亦系三焦之经,实系致命之所,尤宜早治。然早治而不大补气血,徒用化毒败火之剂,少少轻疗,治阳症尚有变阴之害,况原是阴虚火发之症,又何以济哉?凡生此疽,多憎寒壮热,七八日可刺,脓水黄白色可治,以其属阳也。如黑色稀水，乃阴症也，大恶。若发渴者即死。以上数症，皆起于积想在心，谋虑不决，郁怒不已，致火旺蕴结，日久乃发也。故形多坚硬，头多隐伏，未溃先黑，未脓先腐，不得外发，内攻而死也。

护耳散毒汤 巫真君传。治左右耳后阴阳疽痈。

金银花二两　当归一两　麦冬一两　蒲公英三钱　甘草三钱　桔梗二钱　半夏二钱　川芎五钱　水煎服，二剂轻，六剂痊愈。未溃者，三剂全散。如是阴虚，色紫黑者，加人参五钱、生黄芪二两，一剂即散。已溃者，十剂痊愈。

耳前发

耳前发者，发于两耳之前，乃悬厘、客主人之穴也。虽曰耳发，实生于耳之外，非生于耳之中。按：二穴属足少阳胆经，是经多气少血。且二穴又在面之旁，尤少血之处，故生痈最难愈。且穴虽属少阳，而地近于耳，岂有耳不连及之理？况耳为肾之窍，悬厘、客主人乃胆之经，而胆乃肾之子也。子为火毒所烧，肾母宁忍坐视，必求相援，而胆子畏火毒之逼，必遁入母经络以避其害，未必不遗祸于母家也。故治之法，泻胆之火毒，尤宜补肾之精水。倘疮口高突，乃阳火阳毒尽发于外也，不必忧虑。设五六日后，渐长渐大，形如蜂窝，皮紫疱黑，痛如火灸。十日内刺之，有脓者尚可望生。或刺之无脓，惟有纯血流而不已，本少血而又伤其血，则木必克土，脾胃大坏，不思饮食，或食而不知其味，此入阴之兆也。二十四日之后，恐不能保其生也。此症或发于左，或发于右，其危险同之。能于初发时急救之，皆可庆生也。

顾耳汤　巫彭真君传。治耳前初发恶疽。

柴胡二钱　白芍二两　金银花二两　熟地二两　当归一两　天花粉五钱　生甘草三钱　水数碗,煎一碗半,饥服,一连二剂全散。若十日之后,此方救之亦可生。然脾胃一坏,恐难救矣。

鬓　发

鬓发者,发于左右之两鬓,乃头维、下关之穴也。鬓疽属手少阳三焦相火,薛新甫云是肝胆之火,或风热也,不可为训。但忌用灸,尤忌见脓。查头维、下关之穴,本属足阳明胃经之穴。初起之时,大如疖子,次后渐大,四围高突,头面、眼、鼻俱浮,此阳症也。且两鬓又近于太阳,乃阳之位也,似宜作阳症治之。但虽是阳症,往往有变为阴症者,所以治阳又宜加入阴分之药,以预防其变。若已溃破烂,更须阴药倍多于阳药,则阴之正旺,自然阳之邪难变也。倘睡中恍惚,或吐逆不止,此阳症变阴,亦死症耳。不可谓胃经是多气多血之腑,而轻用散剂也。

理鬓汤　岐天师传。治两鬓生疽,无论已未溃烂,皆可治之。

金银花三两　白芷二钱　川芎一两　当归一两　夏枯草三钱　水煎服。未溃者,二剂即消;已溃者,四剂痊愈。

蒿草饮　伯高太师传。治鬓疽。

青蒿一两　玄参一两　生地一两　川芎一两　夏枯草一两　细辛一钱　蔓荆子一钱　水煎服,一剂轻,二剂愈。

脸发

脸发者,发于面上左右,四白、巨髎之穴也。有生于鼻柱上者,虽属于肺,亦风热也。按:四白、巨髎,在泪堂之下,鼻之两旁。此二穴虽属足阳明之部位,然阳明之经,最易动火,使无阴相济,则其火一发,多有不能止遏之时,往往变生不测。故此二穴生痈,亦大可畏。倘初起之时,色似葡萄,其形渐大,或生子母之疮,八九日即有亡者。可见,此疮亦宜急治,补阴以济阳,内托而兼化毒,实善治之法也。

护颜汤 巫彭真君传。治脸旁鼻外生疳。

玄参一两 当归一两 金银花二两 栝蒌半个 生地一两 石膏三钱 白芷二钱 半夏二钱 黄芩二钱 水六碗,煎一碗服,五日内即散。

对口发

对口发者,发于风府、哑门之穴也。正对于前唇口,故以对口名之,乃督脉之火毒也。夫督脉何以有火毒乎？盖督脉起于尻骨,过命门,夹脊而上,透于玉枕,玉枕之穴近于泥丸,泥丸之穴,最恶肾火之烧,最喜肾水之润也。玉枕之穴,与泥丸性正相同,乃唇齿之穴也。玉枕知泥丸喜水而不喜火,遇水则引而上升,遇火则闭而不纳,肾火至玉枕而不纳,势必停留于玉枕之外,而风府、哑门正其穴也,故久留而不散,遂结成火毒而生痈矣。此症之生,本是凶症,然而生于对口者犹轻,生于偏旁发际天柱穴间者为更重。初发之时,急宜救之。盖天柱属足太阳膀胱之经,虽多血少气,然其地上近于脑,不可作阳痈治之。况此处生痈,多现无数小疮口,以惑世人,不知从何处觅头。急宜消之,若少迟,恐毒入于脑,邪热上攻,不可救矣。夫阴阳二毒,俱可内消,何可迁延等待,令其皮破肿溃而后治之乎? 迨于疮口赤肿,或变为紫黑,发寒发热,毒势大横,动刀而无脓,用针而流血,通喉落首,追悔不亦迟乎? 故吾愿人于二三日前而早用大剂,于补血补气之中,益之散毒散火之药,以急治之也。

加味三星汤　巫彭真君加。治阳疽。

金银花二两　蒲公英一两　生甘草三钱　玄参一两　水数碗,煎八分服,二服即消。阳症已破者,三服脓尽生肉。

加减圣神汤　巫真君加。治阴疽。

人参一两　生黄芪一两　当归五钱　金银花三两　白芥子三钱　附子一钱　一二剂止血生肉,六剂痊愈。

加味三花汤　巫真君加。治对口初起。

当归二两　川芎一两　天花粉三钱　紫花地丁一两　甘菊花五钱　水煎服,二剂全消。

或用生甜菜一把,捣,加酒酿少许,同敷疮口,干即易之,亦颇效。然可治阳症也,若阴症难痊。吾以为甜菜非四时之物,不若前三方可频得也。世有奇方,非余所知。

目锐眦下发

目锐眦下发者,发于瞳子髎左右之穴也。瞳子髎属足少阳胆经,下循听会、上关,上抵于头角,乃胆经之尽穴也。胆经气多血少,生痈本难速愈,况逼近于锐眦,未有毒火不上炽于目者,况目乃肝之窍也,胆与肝为表里,胆病则肝亦病,肝病则目有不病者乎?目病则肝益病矣。胆肝两病,非阴阳皆病乎?倘是阳非阴,则疮口必赤肿有脓而痛。倘不痛而作痒,口中大渴,心中闷乱,疮口虽破,有血无脓,颜色青黑,疮作蛀孔状,血出不止,此阴疽也。阳主生而阴主死,然早治之亦可救也。

二甘散 巫真君传。治瞳子髎穴生阳疽。

黄连二钱 龙胆三钱 葳蕤二钱 白芍五钱 天麻二钱 荆芥二钱 甘菊花三钱 甘草三钱 忍冬一两 水煎服,食后服二剂,急治可散。

葳蕤金银散 巫真君传。治目锐眦下生阴疽。

葳蕤二两 芍药二两 当归一两 金银花二两 人参五钱 肉桂一钱 玄参五钱 麦冬五钱 车前子三钱 熟地一两 水数碗,煎一碗急服。早治则危可变为生。

颐 发

颐发者,发于颊车、大迎之穴也。或发于右边,或发于左边,或左右两边同发。单发似轻,双发似重。然而双发而软者,虽重而反轻。单发而硬者,虽轻而反重。盖软则尚可饮食,硬则牙关紧闭,食物难进也。论颊车、大迎之穴,乃足阳明胃经之穴也。人生以胃气为本,凡病有胃气者,俱可望生。况原是胃经之病,而胃可自病乎?胃不自病,则颊车、大迎之间断不生痈。因其胃中之火过盛,而毒不自安于下,乃上腾于面而生疮。及至生痈生疮,而腑内之火少息,则胃气有生发之机,尚不至于殒灭也。否则,火不息而毒益炽,见食则恶,或得食则呕,皆死兆也。倘肿破无脓,牙关硬如石,艰于进食,疮口状似蜂窠,涓涓惟流黄水,则十无一生,以其胃气之绝也。

连翘野菊散 巫真君传。治颐生痈初起。

连翘五钱 野菊三钱 栝蒌二钱 石膏三钱 地榆三钱 当归五钱 甘草二钱 玄参一两 金银花二两 水煎服。

唇 发

唇发者,唇上生疮毒也。或生于口角之旁,或生于上下唇之际,不必问其大小,总皆脾胃之火毒也。治宜急而不宜缓,治之早则易散,治之迟则难痊。以毒久炽炎,两唇肿大,艰于进食,往往有腐烂而亡,故治之必须急也。然急泻火毒,而不附之健脾益胃之药,则脾胃损伤,虽散毒而毒转不散。此护吻汤之神,以其散毒消火,而仍不损伤脾胃之气,故建功特奇。至于茧唇,治法少轻,其形似茧,然亦脾之病也。经云:脾气开于口,脾之荣在唇。干燥开裂,白皮皱揭,宛如蚕茧。始起小瘤如豆大,随消随生,渐渐肿大,合而为一。原有寸许,或如杨梅,或如芝菌,虽本于七情六气,总因肾火枯而脾火炽也。用归脾养荣治于内,以金银烙于外,亦易愈也。此症妇人多生之,用四物汤、逍遥散合治为佳,外先以苋茶散搽之,后以生肌散掺之,自瘥。

甑汗方 《准绳》。治唇疮。

以甑上滴下汗敷之,累效如神。

又方

以白荷花瓣贴之,神效。如开裂出血者,即止。

护吻散 治唇吻生疮毒。

紫花地丁一两　麦冬一两　玄参一两　夏枯草一两　生甘草三钱　水煎服，一剂轻，二剂愈。

归脾养荣汤　世传治茧唇。

当归　川芎　白芍　生地　茯苓　陈皮　柴胡　甘草　麦冬　升麻　山栀子　桔梗　黄芪　白术　防风　牡丹皮　黄柏　知母　妇女加泽兰　香附　玄胡索　水煎服。

苋茶散　外治唇茧。先用烙铁艾火内燃烧通红，烫患处五六次，后敷此药。

苋菜阴干，烧灰，三钱　铜青二钱　枯矾二钱　轻粉一钱　雄黄一钱　鸡内金二钱　麝香二分　孩儿茶二钱　为细末，麻油调搽。明日再用甘草煎汤洗净，再烙，以平为度，后用生肌散。用烙铁时，要择吉日，不犯尻神。烫毕，随药搽之，不再生，除根矣。

生肌散

花蕊石醋煅，二钱　孩儿茶二钱　鸡金二钱　飞丹煅，水飞，一钱　乳香二钱　血竭二钱　红绒灰一钱　黄连一钱　为细末，加冰片一分，干即掺之。

肩髃发

肩髃发者，发于肺俞、魄户之间。《灵枢》曰疵疽，俗名之搭肩也。此处属手足太阳之经，有疮无串者易治，有串者难治。盖发于左者多串，发于右亦有。无串而左右同发者，与发于背之正中者，不相上下也。当观善恶以定吉凶，与发背治法相同，亦须分阴阳而托里疏下之法。倘是阴症，以治阴之法治之，不可误也。要在临症之时辨别之明，而用药之断也。

红消散　巫彭真君传。治肩臑生阳痈。

红内消三钱　秦艽二钱　苍耳子三钱　紫花地丁五钱　石韦二钱　天花粉三钱　天门冬三钱　羌活二钱　炙甘草三钱当归一两　水煎服。初发者，二剂即消。已溃者，不可服。

治阴散毒汤　巫公传。治肩臑生痈已溃阴症。

生黄芪一两　当归一两　熟地二两　金银花三两　生甘草三钱　附子一钱　水煎服，连用数剂。倘口健思食、夜卧能安即生，否则死也。

肾俞发

肾俞发者，发于腰之上，命门之旁，乃膀胱之经穴也。然其穴逼近肾堂，虽膀胱之部位，实即肾之部位也。此处断不可生痈，而痈之生者，无不由于多服金石热药，及膏粱厚味，又不忍轻易泄精，遂忍耐而战，及至精欲下走之时，或提气缩龟，不使其遽泄，肾精不得出于精管，欲仍回旧宫而肾不受，乃壅于皮肤，变为毒而成痈也。凡痈俱不可轻用攻剂，况肾有补而无泄，更宜用补。盖肾得补而气旺，气旺则火毒难留而易散也。设于补之中，而益之托里解表之味，谁谓肾痈即不可治哉？惟因色而成痈，复成痈而犯色，未有不死者矣。至于气恼，亦须同忌。以肝为肾之子，肝有怒气，必耗肾水，肾虚复耗，疮必难痊，然终不及犯色欲之凶，为更烈也。

补肾祛毒散　巫真君传。治肾俞生痈。

忍冬藤四两　熟地三两　豨莶草三钱　天花粉二钱　草乌头二钱　肉桂二钱　水煎汁一碗，空腹服。未破者，二服即消；

已溃者,即去黑烂,十服乃愈。

腰下发

腰下发者,发于两腰之下,乃膀胱中脊之腧穴也。初起时,发热焮痛,百节疼痛,昏沉不知人。盖膀胱与肾有别,毒发于膀胱,与毒发于肾经,其轻重必异。然膀胱之气,一遵肾之气而行,膀胱中脊之腧穴生痛,必肾中先自有火毒也。火之有余,必水之不足,邪之甚旺,必正之大亏。水不能济火,正不能祛邪,恐有倒陷之祸。倘有脓无血,此正足以敌邪,水足以济火也,无难治疗。如无脓出,血水流而不收口者,此无阴之兆也,必大补其精而内托之,始有生机,否则难治。

九灵汤　伯高太师传。治腰眼生疽疼痛。

熟地二两　山茱萸一两　白术二两　防己一钱　紫花地丁一两　荆芥炒黑三钱　生地五钱　丹皮五钱　生甘草三钱　水数碗,煎一碗服。一剂轻,四剂痊愈。

两治散　岐伯天师传。治腰下发痈,昏沉疼痛。

白术一两　杜仲一两　当归一两　金银花三两　防己一钱　豨莶草三钱　水数碗,煎服。一剂轻,二剂痛止,五六剂痊愈。若已溃甚者,多服自愈。

卷之六

胸乳上发

胸乳上发者,发于彧中、神藏、灵虚等穴也,其穴俱属足少阴肾经。其症多心悬若饥,饥不欲食,舌干咽肿,乃心热而不能下交于肾,以致肾经之气遏抑于外,故生痈疡于胸乳之上偏也。有生于左者,有生于右者,甚则左右俱生,皆肾水不能济心火也。必须大补其水,而佐之内疏心火之药,则水生而火毒易散也,倘不早治,则毒攻于心,去生便远矣。

十州散　巫真君传。治胸乳上生痈。

人参二钱　熟地二两　山茱萸三钱　生甘草二钱　远志二钱　麦冬一两　金银花一两　茯神三钱　黄连一钱　蒲公英四钱　水五碗,煎服八分,连服数剂自散。

柑仁散　治妇人里外吹乳。

柑子核一岁,一粒,阴阳瓦焙干枯,为末,热陈酒,送下,即盖被出汗而愈。

胸　发

胸发者,发于玉堂、膻中、中庭、鸠尾之四穴也。又有发于胸者,名曰井疽。此症初起如豆,肉色不变,必须早治,若不早治,下入于腹,必至死矣。属任脉之经络,四穴在心之外郭。凡邪不可犯心，一犯心辄死。夫脏腑邪远，苟若犯心，尚有下堂之走，岂四穴逼近心君，而反得逍遥无虑乎？自然直入脏中，亦势之甚便而甚利也。即曰经络专属任脉，然任脉名阴脉之海，周流诸阴，循环无已，一有痛毒，则阴不能行。况未生痈之前，亦因阴脉不行，而火毒乃结聚不散，以致成痈。矧既已生痈，又何望其周流诸阴而无滞耶？自然滞者益滞，而结者益结矣。苟不速为星散，则火毒归心，死亡顷刻。

救心败邪汤 巫彭真君传。治正胸生疽。

人参一两　茯苓五钱　麦冬五钱　熟地一两　山药一两　芡实一两　甘菊花五钱　芍药五钱　忍冬藤二两　远志三钱　天花粉二钱　王不留行三钱　水数碗，煎一碗，一气饮之，火毒不结而散矣，二剂必愈。倘已溃烂，必须多服始愈。

额　发

额发者，发于额上攒竹之穴也。夫曲差、攒竹，虽属太阳之经，然近于督脉之旁，亦阴阳双合之处也。初发之时，必然头痛，憎寒恶热，项似拔，腰如折，正显太阳之症。然太阳膀胱与少阴肾经为表里之脏腑也，发太阳之火，即顾少阴之水，则膀胱不燥，内有滋润，自易发汗，汗出而火毒随之而尽散于表矣。否则，单以托表为事，倘阴虚之人，禁再发其汗乎？吾恐因汗而愈虚，反不肯遽消其火毒耳。

藤葛散 巫彭真君传。治额上生痈。

忍冬藤二两　麻黄一钱　茯神三钱　香附子二钱　白芷二钱　当归一两　川芎一两　蒲公英五钱　干葛三钱　天花粉三

钱 水数碗,煎一碗,食后服。初发者,二剂即散。如阴虚之人,此方不可用,另用转败汤。

两胁双发

胁发者,发于期门、章门之穴也,古名败疵。谓是女子之疾,其实男女皆有之。或发于左,或发于右,此足厥阴肝经之部位也,然亦有上至渊腋、辄筋之穴者。虽二穴属足少阳胆经,然肝胆为表里,肝病必及胆,故不可舍肝而治胆也。夫胆多气少血,肝多血少气,总宜气血双补,决不可孟浪用热剂也。天下人恼怒居多,一有拂抑,便即动气,两胁胀满,因而成痈。痈生于皮外者,犹痈之轻者也。更有生于胁之内者。夫胁内生痈,古人未谈,世多不信,谁知胁痛而手不可按者,肝叶生痈也。肝之生痈,半成于气恼,半成于忧郁。忧郁而得之者,其病缓;气恼而得之者,其病骤。忧郁气恼皆能烁干肝血,肝血既干,则肝血大燥,无血养肝,而忧郁气恼之无已。欲不蕴结愤恨而成痈,乌可得乎?但痈生于内,不可见也,而外则可征。其胁之外,必现红紫之色,而痛亦必在左而不在右,其舌必现青色。世有胁痛数日辄死者,正因生痈,毒败而死。治之法,以平肝为主,而佐之泻火去毒之味,万勿因循时日,令其内溃而始救之,卒至于无功也。有胁下生疽者,在于京门、带脉之穴间,痛痒彻心,如针刺之痛,渐溃至脐者死。初肿胁不能转动,面垢,百节骨痛,痛则连心,又名传心疽。治法亦照治胁痛治之。

化肝消毒汤 岐公传。治两胁胀满,发寒发热,痛极生痈。

白芍三两 当归三两 炒栀子五钱 生甘草三钱 金银花

五两　水煎服,十剂愈。

锦草汤　伯高太师传。治胁上生痈,并治肝痈。

白芍一两　当归一两　炒栀子三钱　生甘草五钱　锦地罗一两　水煎服,数剂愈。

宣郁化毒汤　岐公传。治脾郁生胁痈。

柴胡二钱　白芍一两　香附二钱　薄荷二钱　当归一两　陈皮一钱　枳壳一钱　天花粉二钱　生甘草三钱　金银花一两　水煎服,十剂愈。

金银平怒散　伯高真君传。治胁痛生痈。

金银花二两　白芍五钱　当归一两　柴胡一钱　白芥子三钱　生甘草三钱　炒栀子三钱　丹皮三钱　水煎服,一剂即消,二剂全痊。

流注发

流注发者,即子母之发也。先发于背后,流串散走于四肢,或来或去,无有一定之部位。此等疮疡,多是阳症。盖风热之毒也,如母之生子,辗转靡已。本是太阳风热所生,倘能直攻太阳,用去风去火之剂,而兼散其毒,何至流串于四肢乎?惟其因循失治,或治之不得法,使余毒未净,邪气逆传于脾,流于臀臂手足,遂成不可疗也。

攻邪遏流汤　巫彭真君传。治子母流注疮毒。

升麻一钱　当归五钱　黄芩二钱　栝蒌二钱　金银花一两　炙甘草二钱　连翘三钱　秦艽二钱　苍耳一钱　马兰根一钱　牛膝一钱　牵牛一钱　水三碗,煎八分,半饥服,数剂自愈。

环项发

环项发者，发于颈也，环颈围项，无一空隙地完肤，甚则痛大赤黑，俗名落头痈，《灵枢》所言夭疽也。必须急泻其火。盖头颈乃手足少阳经穴，而又足阳明之经穴也，不急泻三经之火，则火束于颈项咽喉之间，其热不能急散，则热毒必下走渊液，将从外以入内也。及至入内，则前伤任督，内熏肺肝，发热发寒，拘倦闷乱，恐怖不食，有至十余日而即死者，可不慎乎？故必须及早治之也。

释项饮　巫彭真君传。治环项生痈疮。

白芷一钱　葛根一钱　柴胡一钱　川芎三钱　枯梗三钱　生甘草二钱　山豆根一钱　麦冬三钱　天冬三钱　紫苏一钱五分　紫花地丁五钱　天花粉三钱　蒲公英五钱　水数碗，煎一碗服。初发者，用数剂即散。必须此方早治为妙。

肾阴发

肾阴发者，发于肾囊，乃生于囊之下，粪门谷道之前，乃任督脉所起之处也，俗名囊痈。若生于阴囊左右横骨、阴廉之穴者，则名便毒。便毒易治，而囊痈最难治也。以囊之下皮肉，与他处迥别。盖他处皮肉或横生，或直行，俱易生肌。惟悬痈之处，横肉中有直理也，直理中有横纹也，最艰合口，一有损伤，不易收功。此处生痈，虽因湿热，然皆贪色好酒以成之也。夫贪酒好色，亦人之常也，节饮戒色，安在不可收功乎？不知肾囊乃冲任脉所会之处，又诸筋所聚之处也，其囊空虚，最易凝聚气血，故易肿易大,所以艰于收功耳。症重者多胞腐,有腐烂而止存睾丸,亦有俱腐落而不死者,以用药调理之善也,方用逐邪至神丹最奇,已未溃俱可用。若八仙丹虽亦神奇,然止可用之于囊痈未溃之前,而不可施之已溃之后也。

逐邪至神丹 治便毒初起,或左或右,并治囊痈。

金银花四两 蒲公英二两 人参一两 当归二两 生甘草一两 大黄五钱 天花粉二钱 水煎服,一剂即消,二剂痊愈。

八仙丹 治囊痈。

大黄二钱 金银花四两 当归尾一两 玄参二两 柴胡三钱 炒栀子三钱 黄柏三钱 贝母三钱 水煎服,一剂轻,二剂痊愈。若已出毒,此方不可用矣。

治便毒方 张真人传。

大黄一两 当归一两 金银花二两 蒲公英一两 水五碗,煎八分,空腹服,一剂即消。

治骑马痈初起方 鬼真君传,神效。

金银花八两,煎水两碗,入 大黄一两 车前子五钱 当归一两 牛膝三钱 地榆五钱 生甘草五钱 煎半碗,空腹服之,服即睡,睡醒病如失,不睡熟亦不妨,过一日微泻而愈。奇法也。忌房事一月。

对脐发

对脐发者,发于背下命门之穴也。命门之穴,正与脐对。夫命门为十二经之主宰,主宰不明,则十二宫危矣。况生痈疽,则命门之中无非邪火,又安有生机哉? 不知命门之中,原藏真火,真火衰,而后邪火之毒始得留于内矣。然真火喜居穴中,而邪火喜发穴外。命门之外生痈疽,正邪火外出也。治之得法,转有生机,不比肾俞之生毒也。虽然邪火虽出于外,而真火非水以养之,则正火益虚,邪火未必不出于外者,仍入于内,况邪火炽盛,亦须以水折之,非大补真水,则邪火不散,邪火不散,则毒亦难消。况命门之穴,又督脉之经也,督脉亦非得肾水,则河车路断不通,真火反助邪火矣。亦看五善七恶,审症而照前论以治之也。倘出血流清水,心神恍惚,睡中见鬼,谵语,大发渴者,俱无真水之恶症也,难于治疗耳。

散火援命汤 巫彭真君传。治命门生疽。

金银花五两 豨莶草五钱 熟地一两 白术一两 黄柏三钱 车前子三钱 水十碗,先煎金银花,取水四碗。先将二碗汁,煎前药一碗,空腹饮之,少顷,再将前汁二碗,又煎药渣,煎水一碗再服,一连二服。如治初发之疽,即毒散而愈。倘已溃败流清水,此方不可复用。改煎。

援命救绝汤 巫彭真君传。治命门溃痈。

人参三两 白术四两 肉桂三钱 附子一钱 山茱萸一两 北五味三钱 金银花三两 茯神三钱 水十碗,煎汁一碗服之。变善则生,变恶则死。

尻 发

尻发者,《灵枢》名曰锐疽。其状赤坚,发于尾闾之间也,此穴乃督脉之经穴。夫尻乃足太阳之部分,夫肾与膀胱为水脏、水腑。肾为阴而主骨,腑为阳,而太阳之气主于肤表。此处生疽,虽是太阳膀胱之火毒起发于外，亦缘少阴水气虚耗，不能制之于内也。不能制火而督脉之路干燥，故火升于尾闾，而水不能由尾闾而上溉，故生锐疽。锐者，言其火毒之甚猛也，痛最难忍，艰于得脓，正无水之验也。宜大补肾水，而加托里之药，少益之乳香、没药，以排脓止痛，庶几有瘳乎？至于气恼色欲，尤宜戒绝，苟一犯之，轻则成漏，重则丧亡，可不慎哉！

制火润尻散 巫彭真君传。治尻上锐疽。

金银花二两　玄参二两　苦参五钱　生甘草三钱　熟地八钱　山茱萸三钱　白芥子三钱　茯苓三钱　乳香一钱　没药一钱　水煎服。

手背发<small>附手心发</small>

手背发者，发于中渚、液门之二穴也。二穴乃手少阳三焦经之脉，三焦无腑之形，而经脉实有形也，其脉起于关冲，而中渚、液门，即关冲之第二穴与第三穴也。是三焦既无腑，而脉即其府也。此处生疽，即近于腑之谓也，故亦至重。况手少阳又多气少血之府，无血以化脓，往往阳变为阴。初起之时，令人憎寒发热，及变阴时，或作呕吐，则可危矣。须审五善七恶，以定吉凶，治法详照篇中之论治之。至发于手心者，乃发于劳宫之间也，其经属胞络。初发时，红肿高突，变成一疽，疼痛非常，昼夜无间，俗名擎疽也。多是冤孽相寻，然亦因素有火热，蕴毒于中，乘机而窃发也。然火盛由于水衰，不大料滋水，惟小剂灭火，未易救疗。用释擎汤、蕊珠汤重剂煎饮，则未溃者自消，已溃者自生肌而愈。

蕊珠汤 伯高太师传。治手背生疽。

熟地一两　生地一两　麦冬一两　甘菊花一两　金银花一两　四碗水,煎一碗服,连服四剂。未溃者自消,已溃者亦生肌而愈。

释擎汤　岐伯天师传。治手心生擎疽。

玄参二两　生地一两　金银花二两　当归一两　紫花地丁五钱　贝母二钱　水数碗,煎八分服,渣再煎服。一剂轻,二剂痛止。已溃者,再服四剂;未溃者,再服一剂,无不痊愈。

足背发<small>附足跟疽、足心发</small>

足背发者,发于冲阳、陷谷、内庭之间,乃足阳明胃经之穴也。论胃经乃多气血之府,疽生胃经,似乎少轻。然冲阳、陷谷、内庭,乃足阳明经穴发仞之始,其气血尚未旺也,况穴又在足之下,而尚未升于身之上,府为气血之多,而经穴中之气血,未可以多言也。故此处生疽,不可以多气多血论,而任用败毒攻火之药也。初发之时,令人发热作呕,痛痒麻木,俱宜照前论治之。大约于补之中,以行其散之功则得耳。又云:足背者,即足跗也。足跟生疽,又名兔啮,属足太阳申脉,阴阳二跷发源之所,皆由脏腑积热也。又足心发毒者,名穿枚疽,由于肾虚,以补肾为要。

青紫饮　巫彭真君传。治足背生痈疽,疼痛高突。

牛膝三钱　青蒿三钱　紫花地丁一两　玄参五钱　蔷薇根五钱　当归五钱　炙甘草二钱　茯苓二钱　水三碗,煎一碗,空腹,连服数剂必消。此方初起、已溃俱效。

肺痈 肺痿

肺痈者,痈生于肺叶也。其初起之时,胸膈必痛;咳嗽之时,更加痛极,手按之处,更增气急,其脉紧数,此肺痈将溃也;咽喉之间,先自闻腥臭之气,随吐脓血,其脉但数而不紧,此肺痈已溃也。夫未溃者易消,已溃者难疗,然治之得法,亦有生者。大约肺之生痈,由于肺中有火,而火成于肺气之虚也。治之法,乌可舍补肺而别求方法乎?然肺乃娇脏,药食之所不受者也。肺不能直补其气,补胃土之气,则肺金之气自旺。虽火盛则毒生,火盛则毒亦盛,似未可竟置泻火泻毒之味。然不补肺气,则肺金气怯,而火毒更不易散也。于补气之中,而行其攻散之法,则正气无伤,而火毒自难存留也。方用全肺汤内消,不令其毒结,此治未溃前之良法也。用完肺散补胃以益肺,而急救其败坏,此治已溃后之神方也。至于消风散、太乙膏,皆可同治,然总不若全肺、完肺二药之更神也。

更有久嗽之后,肺管损伤,皮肤黄瘦,毛悴色焦,咽嗌雌哑,自汗盗汗,眠卧不得,口吐稠痰,腥臭难闻,必忍气须臾,轻轻吐出。倘少重,必大痛不已,气息奄奄,全无振兴之气,此肺痿生疮,非同肺痈也。肺痈生于火毒,治宜速;肺痿生于劳伤,治宜缓。火毒宜补中用泻,劳伤宜补中带清。故治肺痈宜大剂,治肺痿宜小剂。如养肺汤、延生汤最妙,可选择而用之也。外有生疽于胸之上者,乃紫宫、玉堂之穴也,属于任脉,不比生于肺内。然阳症易治,阴症亦有死者。治法又不可单治肺经,当合肾与肺共治之。盖任脉非肾水相滋,则火不肯散,而毒不宜消也。肺痈生于肺之上,多不可救。按:吐痰必疼痛欲死。胃痛亦不可救。按:但吐痰转觉少宽,惟重服散火解毒汤可救也。

全肺汤　岐天师传。治肺痈。

玄参三两　生甘草五钱　金银花五两　天花粉三钱　茯苓三钱　白芍三钱　麦冬二两　水煎服,一剂痛减,再剂内消。

完肺散　岐天师传。

人参一两　玄参二两　蒲公英五钱　金银花二两　天花粉三钱　生甘草三钱　桔梗三钱　黄芩一钱　一剂脓必多,二剂后脓少,十剂脓血止,又六剂痊愈。

地罗甘桔玄冬汤　伯高太师传。治肺痈胸膈作痛,咳嗽尤痛,手按气急。

玄参二两　麦冬二两　锦地罗一两　生甘草一两　桔梗五钱　贝母五钱　水煎服,一剂消半,二三剂痊愈。

养肺去痿丹　岐天师传。治肺痿久嗽,皮肤黄瘦,毛悴色焦,膈上作痛,气息奄奄。

金银花三钱　生甘草五分　生地二钱　麦冬三钱　紫菀五分　百部五分　百合二钱　款冬花三分　贝母三分　白薇三分　水煎服,服二十剂而膈上痛少轻者,便有生机,再服二十剂更轻,服五十剂痊愈。

清金消毒汤　岐天师传。治肺经痈疡。

玄参一两　生甘草一两　金银花八两　当归二两　麦冬一两　白芍三钱　水煎服,二剂愈。

玄天散　南阳张真君传。治同前。

玄参八两　天门冬四两　桔梗二两　炙甘草一两　水十五

碗　煎二碗,再用蒲公英五钱、金银花五钱,饱食后服之。初起者即消,日久者即化毒生肌。凡人生肺痈者,初起之时,咳而两胁疼痛者,是即宜速用此方,神效。

肠　痈

肠痈者,痈生于大小肠也。其症口渴,小便如淋,时时汗出,小腹痛,一定而不移,手皆不可按,恶寒,身皮错,腹皮急如肿。此痈生于大小肠,所同然也,吾何以辨之乎? 屈右足者,大肠痈也;屈左足者,小肠痈也。世谓大肠之痈易治,小肠之痈难医。然而,大肠之痈,可泻其火从糟粕而出;小肠之痈,可泄其火从溲溺而泄也。虽然大小肠生痈,亦有不屈足者,盖生于肠内者,必屈其足,而生于肠外者;皆不屈足也。痛在左而左中不移,小肠生痈也;痛在右而右不移,大肠生痈也,以此辨症,断断不爽。惟是肠内生痈,可听其溃破,而肠外生痈,必不可使之溃破者,以肠外无可出之路,一溃破出脓,脓将何往? 毒留在腹,无不死者。故治法必须亟消之,万不可因循失治,至溃破而始治之,以丧人性命耳。

清肠汤　治大肠生痈,手不可按,右足屈而不伸。

金银花三两　当归二两　地榆一两　麦冬一两　玄参一两生甘草三钱　薏仁五钱　黄芩二钱　水煎服,四剂全消。

开胃救亡汤　治大肠生痈,右足不伸,腹痛,便脓血,肛门如刀之割,此肠溃也。

人参一两　金银花二两　山药一两　生甘草三钱　薏仁一两　玄参一两　白术一两　山羊血研末,一钱　水煎调服,十剂愈。

泄毒至神汤　治小肠生痈,左足不伸,痛不可忍。

金银花一两　茯苓一两　薏仁一两　生甘草三钱　车前子三钱　刘寄奴三钱　泽泻三钱　肉桂一分　水煎服,六剂愈。

内化丹　治小肠生痈,足不屈而痛在左,不可手按。

金银花四两　当归二两　车前子五钱　生甘草三钱　茯苓一两　薏仁一两　水煎服,十剂愈。

三真汤　仲景张真君传。治大小肠痈,俱神效。

地榆一斤　水十碗,煎三碗,再用生甘草二两、金银花一两,同煎一碗服,一剂服完则消,不须两服也。

救肠败毒至圣丹　岐天师传。治大小肠痈。

金银花八两煎水二碗　当归三两　地榆一两　薏仁五钱水十余碗,煎二碗,同金银花分作二服,上午一服,临睡一服,二剂愈。肠痈必须内消,而火邪甚急而甚大,非杯水可救,必须大剂始效。然大剂败毒,恐伤元气,惟金银花败毒而又补阴,故可重用也,若少少用之,反无效矣。

花草汤　雷真君传。治痈疽初起。

生甘草五钱　金银花三两　当归一两　玄参五钱　天花粉三钱　白矾一钱　附子一片　水煎服,初起者,一剂即消。肿起者,二剂即消。

又方　孙真君方。治背痈初起,兼治各痈。

白矾一两　金银花三两　水煎服,一剂即消。

臀 痈

臀之上乃足太阳膀胱之所属也。本经多血少气,而臀上尤气之难周到者也,故不生痈则已,一生痈则肉必大疼,以气少不及运动耳。故初起即宜用补气以生血,而佐之化毒去火之品,痈自易散。倘不补其气,而专攻火毒,则气虚而血耗,火毒虽去,而肌肉内空,转难收口也。倘痈少向胯骨之间,近于环跳、承扶之穴者,又足少阳之部位也。足少阳为少血多气之府,似与足太阳相反,然补中用攻,则二经相同。兼补气血而佐之化毒去火,未尝不共建奇功也。

木莲散痈汤 巫真君传。治臀痈神效。

生黄芪五钱 当归五钱 木莲三个 豨莶草一钱 苍耳子一钱 紫花地丁五钱 生地三钱 玄参三钱 牵牛一钱 柴胡一钱 赤芍二钱 水煎服,服二剂即散。如已溃者,此方不可服,照背痈方法治之。

卷之七

骨　痈

痈生之后，其口不收，腐烂之中，忽长一骨，疼痛难熬，俗以为多骨痈也，谁知乃湿热之毒所化乎。夫多骨之痈，随处能生，不止长强之穴也。其先起于过餐水果生冷之物，其终成于因循失治，使湿壅而添热，热盛而化骨。往往有一二年而不愈，常落骨一片，或一细骨，或有蛀蚀之眼，或三五月落骨一片，以铁铗取出，而口仍不生肉，已而又生骨，终朝呼号，望其痊可，杳无期也。此其故何欤？盖徒知外治，而不知内治也。外治难化而内治易化者，以多骨之痈疽，无形之所化也，非肉中真有骨在，乃似骨而非骨耳。真骨非内治可化，似骨而非骨，内治又何难化乎？内用五神汤，或九转神丹，利其湿热而又不耗其气血，不必化骨而骨自化。倘必欲奏功甚速，外用飞过密陀僧，桐油调膏摊贴，亦相得益彰，而取效尤捷也。

五神汤　统治多骨痈。

茯苓一两　车前子一两　金银花三两　牛膝五钱　紫花地丁一两　水煎服，六剂骨消，再服十剂愈。

九转神丹　治多骨痈。

白矾二钱　茯苓一两　车前子五钱　黄柏三钱　紫花地丁五钱　连翘三钱　牛蒡子三钱　穿山甲一片　草薢五钱　水煎

服,四剂骨消,再用加四君子汤调理。

加味四君子汤

人参五钱　茯苓一两　生甘草二钱　金银花一两　牛膝五钱　炒白术一两　水煎服,以疮口生满日为度。

腰　痛

腰痛者,发于软肋下近腰带脉,乃玉枢、维道之穴也,属足少阳之经。初长之时,疼痛呼号,似乎阳症,然而腰肾乃至阴之地,未可作阳症治之。此症本生于过忍其精,欲泄不泄,以酿成火毒,似乎纯阴之症也。但火发毒成,则阴中有阳矣,未可以纯阴法治之,法宜阴阳并治为佳。倘不补阴而单治火毒,则肾气愈伤,而火毒难化。即补阴而不补阳,则阴无阳不生,火毒且深藏于肾宫,而不得外泄矣。惟合补阴阳,庶免偏胜之虞,而有解纷之妙也。

两治汤　治腰眼生疽,疼痛呼号,毋论阳症、阴症,俱神效。
白术一两　杜仲一两　当归一两　金银花三两　防己一钱　豨莶草三钱　水煎服。

九灵汤　治腰痛。
熟地二两　山茱萸一两　白术二两　防己一钱　紫花地丁一两　荆芥炒黑,三钱　生地五钱　丹皮五钱　生甘草三钱　水煎服,一剂轻,四剂痊愈。

臂　痈

　　两臂生痈,乃肩贞、臑俞之穴也。其经属手太阳小肠,似非阴之部位,较颈、对口、背上少轻。然治之不得法,亦能杀人,故亦宜辨其阴阳也。痛而高突者,阳也;痒而平颇者,阴也。阳用三星汤,阴用消痈还阳汤。不可谓手足非腹心之疾,但有阳症,而无阴症也。手主动,动处而生阴疽,则动变为静矣。动变为静,即阳趋于阴矣,阳趋于阴,非生近于死乎?虽《内经》云:汗之则疮止。手臂生痈,似可发汗,使毒从汗出而散也。然阳痈可以汗散,而阴痈必须补散也,故吾特表而出之。

　　消痈还阳丹　治两臂生痈,变成阴疽。

　　人参三钱　白术一两　甘草三钱　天花粉三钱　生黄芪一两　金银花二两　肉桂一钱　当归五钱　乳香末一钱　水煎调服,一剂痒变痛,二剂痛如失,三剂全消。

　　转功汤　治臂痈。

　　黄芪二两　当归一两　生甘草三钱　肉桂二钱　白术一两　远志五钱　紫花地丁五钱　贝母三钱　水煎服,一剂而疮口反痛,二剂而痛轻,三剂长肉,又用二剂痊愈。

膝　痈

　　膝之上不能生痈,膝痈者,生于膝之内外也。膝之内外,经穴各别。膝外生痈者,乃阳关、阳陵泉之穴也,是足少阳胆经之部位,名曰托疽。膝内生痈者,乃血海、阴陵泉之穴也,是足太阴脾经之部位也。二经虽分,而多气少血则彼此同之。总以补血为主,而佐之补气以败毒,则血旺而毒易散也。倘一味泻火,反伤气血,何能建功收口乎?盖膝乃至动之处,又骨节之枢纽也,气血旺而后能行动,可置气血于不治乎?吾所以殷殷致戒也。大约肿焮作痛,半月有脓黄白者可治,不痛或出鲜血者死,出脓青黑及长出头渐多者,或无定处者不治。

全生散 治膝痈不论内外,神效。

生黄芪四钱 当归一两 金银花一两 茯苓三钱 薏仁五钱 牛膝三钱 地榆一钱 白术三钱 萆薢三钱 天南星一钱 生地黄五钱 水数碗,煎一碗,空腹服之。不论已溃、未溃俱效。倘是阴症,本方加肉桂一钱,去地榆,多加熟地。

腋 痈 附马刀挟瘿

腋痈者,发于腋下天池之穴也。天池属手厥阴心胞络,是经多血少气。此处发生痈疽,令人寒热大痛,掌热臂急,面赤,俗名挟痈,以手臂挟痈毒而称之也。《灵枢》谓:坚赤者,名曰米疽。可浅刺之,使火毒之外泄也。以其火毒之气不深,在于皮肤之间,故可外刺之而瘥也。若因循养痈,其势日大,恐火毒入脏,必至难治。入脏者,入于肝脾之二经也。肝经血滞,脾经气凝,非补气血而佐之内疏外托之味,未易奏功耳。若坚而不溃者,为马刀挟瘿,亦须急治,则毒能消化。否则,年深日久,一发而不可疗也。

金钱鼠黏汤 巫彭真君传。治腋痈、挟痈效甚。

鼠黏子一钱 黄连二钱 当归一两 生甘草三钱 天花粉三钱 柴胡一钱五分 连翘二钱 红花一钱 玄参三钱 白芍

三钱　金银花一两　水煎服,初起之时,二剂全消,无令其日久溃败也。若已溃败,此方不可服,当看阴阳治之。

消坚汤　巫彭真君传。治马刀挟瘿疮。

当归五钱　白芍五钱　金银花五钱　蒲公英五钱　柴胡二钱　天花粉三钱　炙甘草一钱　全蝎三个,研末　桔梗一钱五分　鼠黏子一钱五分　水煎汁一碗,调全蝎末服,十剂自消。如尚未破,四服可消。如日久未破,本方加附子三分,连服数剂亦消。

乳　痈

乳肿最大者,名曰乳发;肿而差小者,名曰乳痈;初发之时即有疮头,名曰乳疽。以上三症,皆令人憎寒壮热,恶心作呕者也。受孕未产而肿痛者,名曰乳吹;已产儿而乳肿痛者,名曰奶吹。三症皆宜急散,迟则必至出脓,转难愈也。老妇郁结,乳中有核不消,天阴作痛,名曰乳核。因循失治,破而内溃,脓水淋漓,日久不愈,名曰乳漏。妇人无子,爱养螟蛉,强将双乳与儿吮咂,久则成疮腐烂,乳头状似莲蓬,名曰乳疳。无故双乳坚硬如石,数月不溃,时常疼痛,名曰乳岩。乳上赤肿,围圆无头,名曰乳疖。以上乳症,约有十种,大抵皆阳症也。不比他痈有阴有阳,不必别分阴阳以定治法,但当别先后为虚实耳。盖乳痈初起多邪实,久经溃烂为正虚。然补中散邪,实乃万全之道也。按,乳房属足阳明胃经,乳头属足厥阴肝经,况生乳痈,则阳明之经未必能多气多血,厥阴之经未必不少气血也。不补二经之气血,乳痈断不能痊。不可谓是阳而非阴,一味止消火毒,致肌不能生,筋不能续耳。

和乳汤 治乳上生痈,初起发寒热,先痛后肿。

贝母三钱　天花粉三钱　蒲公英一两　当归一两　生甘草二钱　穿山甲一片,为末　煎服,一剂即消。

消化汤 治乳房作痛生痈。

金银花二两　紫背天葵五钱　天花粉三钱　当归一两　生甘草三钱　通草一钱　水煎服,一剂即消。

化岩汤 治乳痈已愈,因不慎房事,复行溃烂,变成乳岩,现成无数小疮口,似管非管,如漏非漏,状若蜂窠,肉向外生等症。

人参一两　白术二两　黄芪一两　当归一两　忍冬藤一两　茜根二钱　白芥子二钱　茯苓三钱　水煎服,四剂肉生脓尽,十剂痊愈。

箕门痈

箕门痈生在大腿股内冲门穴之下、血海穴之上也。此处属足太阴脾经,乃湿热之毒所生。是经多气少血,宜内托,黄芪柴胡汤,加苍术、防己等味治之,外宜敷贴,随症施治,无难奏功。若不慎疾,一犯房劳,则变为阴毒,便宜温补法疗之耳。若生于箕门穴之上,乃冲门穴也,名曰勇疽,赤肿作硬,八日得溃,可刺。如脓黄白色者,乃阳疽也,可治。其疮孔如鸡子大者,俗称鱼口,有单有双,年久不收口,是阳变阴矣,非大补不可。

蒲柴饮 巫真君传。治箕门痈、勇疽,神效。

柴胡二钱　丹皮三钱　苍术二钱　茯苓三钱　白术五钱　白芍药五钱　蒲公英五钱　天花粉三钱　远志一钱　黄芩一钱

水煎服,三剂即消。若已溃者,去黄芩,加黄芪五钱、当归五钱治之,亦神效。

眉 疽

眉疽生于眉间,在阳白二穴之分,从眉至额,赤肿焮高。阳白本属胆经,然胆与肝为表里,胆病而肝亦病,未有胆藏火毒而不遗害于肝者也。胆经多气少血,肝经多血少气,二经有火毒,必烁干气血,故宜气血兼治也。坚硬如石者可刺,刺之无脓,黄水自出,痛甚,闷乱吐逆者,阳毒兼阴也,治之渐减者生,甚者死。女子七日即死,男子二十四日死。又曰:眉疽或生于两眉左右,或生于眉心,即攻入眼,或下入太阳,属足太阳膀胱之经,然专属肝胆为是,最忌无脓吐逆也。

肝胆两揽汤 巫彭真君传。治眉疽神效。

龙胆草二钱　柴胡一钱　当归五钱　金银花一两　炙甘草二钱　甘菊二钱　半夏一钱五分　白芍五钱　丹皮三钱　黄葵花一钱五分　白蒺藜二钱　水煎服。一生眉疽速治,数剂即消,久则无效矣。

蠹 疽

蠹疽者,疽生于缺盆之穴也。缺盆属足阳明胃经也,胃乃多血多气之腑。缺盆生疽,阳症居多,苟不慎疾,不戒恼怒,不断房劳,必变阴症,不可信为阳症,而妄用消火败毒之药也,俗名历发疽。十日可刺,刺之有脓者,阳疽也;刺之无脓者,阴疽也,俗称之曰石疽。言其如石之坚,刺之不应也。更有一头未已,再生四五头,子母大小不等,又名历疮,其势虽轻,其毒更重,生至心者死。倘有白脓赤肿,疮不黑陷,饮食知味者生。治法总不外补以化毒也。

消蛊汤 巫彭真君传。治蛊疽。

金银花一两 蒲公英五钱 人参一钱 生甘草三钱 玄参五钱 青蒿五钱 天花粉三钱 葛根一钱 生地三钱 水煎一碗服。初起者,二剂即消,断宜断欲戒怒,否则祸生不测。

手足指疮 附脱疽

手足指生疮,有生于指尖之旁也,名曰敦疽。有生于手足指上丫者,名曰伏鼠疽。大约高肿而痛,乃阳症;平肿而痒,乃阴症也。阳症必有脓,阴症必无脓也。有脓者,刺之而愈;无脓者,刺之而转重也。无脓而色红者生,无脓而色黑者死,正不必黑过节也。有一种黑过节者,生在手足之指上,名曰脱疽,言必须去其指也。此症多得之膏粱之客,而又用丹石房术之药,或噙舌下,或纳脐中,或涂阴户,或搽阳器,淫火猖狂,烁干骨髓,日积月累,乃发为此疽。夫脚乃四余之末,宜毒之所不至,谁知毒所不到之处,而毒聚不散,出于指甲之间,其毒更凶,较寻常之处尤甚十倍也。然则治之法,必以割去其指为上乎?而亦不尽然也。人身气血,周流于上下,则毒气断不聚结于一处,火毒聚于一处者,亦乘气血之亏也。脱疽之生,正四余之末气血不能周到也,非虚而何?大补气血,益之泻毒之品,往往奏功如响,何必割指始能存活乎?诸方既无痛楚之伤,而又获生全之妙,愿人信心用之耳。

消湿散火汤 巫彭真君传。治敦疽、鼠伏疽阳症,神效。

生甘草二钱　地榆二钱　茯苓三钱　蓝汁二钱,如无汁,用青黛二钱代之　马齿苋三钱　红花二钱　蒲公英五钱　白术三钱　天花粉三钱　车前子三钱　薏仁五钱　水煎汁一碗,服即消,阴疽阳疽俱可治。

顾步汤　岐天师传。治脱疽,脚趾头忽先发痒,已而作痛,趾甲现黑,第二三日连脚俱青黑者,黑至脚上,过胫即死,急服此方可救。

牛膝一两　金钗石斛一两　金银花三两　人参三钱　黄芪一两　当归一两　水数碗,煎服,一剂而黑色解,二剂而疼痛止,三剂痊愈。若已溃烂,多服数剂亦可救。

六丁饮　伯高太师真君传。治脚趾生疽。

紫花地丁一两　甘菊花一两　生甘草五钱　牛膝一两　天花粉三钱　水煎服,二剂痊愈。若已破烂,多服为妙。

筋疽　瘰疽　啮疽

筋疽生于两足后跟,乃昆仑之穴也。瘰疽生于足小趾后,乃京骨、金门之穴也。生于昆仑之后,又名足疽。皆属足太阳膀胱之经,是经多血少气。瘰疽五六日得溃,有脓黄白色不多者安,如黑色痒甚者难治,以其变阴也。筋疽初起三五日,如虫蚀过,久则生虫,经年不瘥,一名曲疽,又名冷疽,皆阴疮也。用大补气血之药,益之去湿化毒之品,亦有生者,然不能责其近功也。足疽又名啮疽,如初起赤肿有头可刺,乃阳症也,刺之有脓黄白者易瘥;如初起便破,黑烂,即是阴症,最重,久则足堕落,急宜治之,否则不能生也。

二紫蒲公汤　巫彭真君传。治筋疽、瘰疽、足疽之阳症者，神效。

茯苓三钱　薏仁一两　紫花地丁五钱　牛膝三钱　蒲公英五钱　贝母二钱　紫背天葵三钱　当归五钱　生甘草二钱　水煎服，初起者，三剂即愈。

萆薢金银散　巫彭真君传。治筋疽、瘰疽、足疽之阴症黑烂者。

黄芪五钱　当归五钱　金银花一两　豨莶草三钱　萆薢五钱　茯苓三钱　肉桂一钱　水煎，急服之，亦能生。

中庭疽　井疽

中庭疽生于乳之中央，在膻中之下也。井疽生于鸠尾之穴，又在中庭之下也。二穴皆属任脉之经，任脉乃奇经八脉之一也。任脉发于会阴，而二穴又逼近心与胞络。此心与胞络之火炎烧，而肾水不足以济之，故久而生疽也。状如大豆，亟宜内托，三四日间若不早治，十日必死，外发出者易痊，内发入者伤膜，主死。

薜荔散　巫彭真君传。治中庭疽、井疽神效。

人参二钱　茯苓四钱　白果十个　蒲公英五钱　薜荔藤一两　天花粉三钱　山药四钱　黑芝麻三钱　生甘草二钱　连翘二钱　水数碗，煎一碗服。二疽必须急服则易散毒轻者，二剂即散；重者，四剂始散也。

合阳疽

合阳疽生于腨内委中之下、承筋之上,乃合阳之穴也。合阳属足太阳膀胱之经,因感湿热,蕴结成毒,久而生疽也。初宜托里、除湿、清热,以发其汗,使毒从汗出也。若已成形,发汗又非所宜,当排脓止痛,以生新肉也。

二金泻热汤　巫彭真君传。治腨上生疽。

金钗石斛三钱　茯苓五钱　泽泻二钱　白术二钱　车前子二钱　牛膝一钱　金银花二两　黄柏二钱　生甘草二钱　贝母二钱　防己五分　水数碗,煎一碗,空腹服,数剂愈。

卷之八

疔　疮

　　疔疮之生,膏粱人居其半,皆因营卫过滞,火毒外发也,非独节候寒温之失令,肃杀瞬息之违和得之,故所生之处,无一定之部位。其症颇多,古今称名不一,孙真人分一十五种,李东垣分二十三种,申启玄分三十四种,其实华元化分五种尽之矣。五种者,分五脏也。称名多者,乃象形而名之也。名多反无一定治法,不若遵元化五疔为要。大凡疔形色赤者,心疔也;色白者,肺疔也;色青紫者,肝疔也;色黄者,脾疔也;色黑者,肾疔也。以五色辨五脏,以五脏别五疔,以五疔分治疔,又何误乎?虽然各疔之形色病状,亦不可不细晰之也。如心疔者,俗名火焰疔,生于心脏之俞、募、经、井之端,或生于唇口、手之小指掌中。初生一点红黄小泡,振动痒痛非常,左右肢体麻木,重则发寒发热,心烦意乱,头晕眼花,睡卧不安,言语昏愦,小便短少,面红口渴,舌上有珠,此乃发于心经之病也。如肝疔者,俗名紫燕疔,生于肝脏部位、足大趾之端、胁肋之次、筋骨之间,初生便作青紫之泡,次日破流血水,三日后串筋烂骨,疼痛苦楚,重则眼红目昧,指甲纯青,寒热交作,头项皆痛,口苦胁疼,小便艰涩,舌强神昏,睡语惊惕,此乃发于肝经之病也。如脾疔者,俗名黄鼓疔,生于脾脏之部位,或生于口角腮颧,眼胞上下及太阳正面之处,初生黄泡,光亮明润,四边红赤,缠绕不散,或麻或痒,绷急硬强,其症不食,寒热交作,重则恶心呕吐,肢体木痛,烦闷干哕,此乃发于脾经之病也。如肺疔者,俗名白刃疔,生于肺之部位经络,手之大指,初生白泡,顶硬根突,破流脂水,痒痛难熬,易腐易陷,其症发热咳嗽,重则腮损咽焦,毛耸肌热,口吐浓痰,鼻掀气急,此乃发于肺经之病也。如肾疔者,俗名黑靥疔,多生于肾经部络,或耳窍,胸腹腰肾偏僻之间,或生于足之小趾、涌泉等穴,初生黑斑紫泡,毒串皮肤,渐攻肌肉,顽硬如石,痛入骨髓,其症寒热不常,日轻夜重,面色黔黑,重则手足青紫,惊悸沉困,软陷孔深,目睛透露,此乃发于肾经之病也。故见色之黑者,即知为肾疔,治肾而加解毒去火之味;见色之黄者,即知为脾疔,治脾而加解毒去火之味;见色之白者,即知为肺疔,治肺而加解毒去火之味;见色之青紫者,即知为肝疔,治肝而加解毒去火之味;见色之红赤者,即知为心疔,治心而加解毒去火之味,何疔之不易散哉?犹虑五疔之色未可尽据,更将各疔之名开列于后,以便世人之辨症云。

麻子疔 其状肉起,头如黍麦之多,色稍黑,四边微赤,多痒,此亦肾疔也。

石疔 其状皮肉相坚,色如黑豆,甚硬,刺之不入,微痛,忌针砭,亦肾疔也。

雄疔 其状疱黑,四畔仰,疱浆起,有水出,色黄,大如钱孔,形顶高突,亦肾疔也。

雌疔 其状稍黄,向里靥,亦似灸疮,四面疱浆起,心凹,色赤,如钱孔之形,此脾疔也。

火疔 其形如汤火烧烫,疮头黑靥,四边有烟浆,又如赤粟米状,忌灸烙,此心疔也。

烂疔 其形色稍黑,有白斑,疮溃流脓,有大小如匙面,此亦肾疔也。

蛇头疔 又名蛇眼疔。其形头如蛇头,有二目似蛇眼,大痛,苦甚,多生手足指头上,宜取去其眼系,而后上药,亦肾疔也。

盐肤疔 其状如匙面,四边皆赤,有黑粟粒,忌食盐,此心疔也。

水洗疔 其状如钱形,有孔,疮头白,里黑腐汁出,中间硬,忌饮水及水洗,此肺疔也。

刀疮疔 其状阔狭如蕹叶大,长一寸,左侧肉黑如烧烙,忌针刺、刀割,宜药治之,此亦肾疔也。

浮沤疔 其状曲圆,少许不合,长面狭,如蕹叶大,内黑外黄,黑处刺之不痛,黄处则痛,此亦肾疔也。

牛拘疔 其状肉色疱起,掐不破,无忌,纵不治,亦不杀人,此乃脾疔也,乃疔之最轻者。

猪疔 其形圆而小,疮口内有油,忌食猪肉,此肝疔也。

牛疔 其形圆,疮口内无油,疱起掐之不破,发寒发热,忌食牛肉,此肺疔也。

狗疔 其形长而带尖,色赤,发寒热,忌食犬肉,此心疔也。

羊疔 其形长而色白,有寒热,忌羊肉,此肺疔也。

驴马疔 其形三角,顶上有黑点,根脚赤色,凸顶,有寒热,忌食驴马肉,此亦肾疔也。

瓜藤疔 不计其数,其形圆长如瓜形,因食瓜毒而生,忌食瓜,亦肾疔也。

豆腐疔　其状白疱,三日内顶陷,因食豆腐,内有人汗所生,面筋亦然,此肺疔也。

气疔　其形或大或小,疱白,如有气于内,因感怒恚之气而生,忌气怒,此亦肺疔。盖肺中有毒,以制肝木也。

鬼疔　其形亦大小不一,色青,因中邪毒之气而生,异于诸疔,此气疔,夜甚,令人言如见鬼状,此肝疔也。

红丝疔　其形缕缕如丝线,周身缠扰,如手足上,则入心即死。宜松针刺去血,忌食热物,此心疔也。

内疔　言其疔生于内,脏腑上,胫里面,喉口内,与外疔更不同,尤为利害,此五脏之疔也。

蒲桃疔　其形黑而兼紫,如水晶光亮,故名之。疱内黑血毒水宜去之,此亦肾疔也。

杨梅疔　其形黑紫,如熏梅状。如遍体有梅疮,内有一二疔疮,则遍身梅疮皆不发矣,须针刺,其毒外泄,而梅疮始不陷内,此亦肾疔也。

鱼脐疔　其形如鱼肚脐之状,多生胳膊肚、小腿肚上,乃手足太阳经分,此肺疔也。

痘疔　有小大之不同,出痘之时,忽生此小疔,则遍身痘疮皆不起发,看其色之何如,以分五脏之疔也。

蜈蚣疔　其形长如蜈蚣,亦有头足,发寒发热。虽因食蜈蚣所游之馔而得之,亦火毒在肺之故耳。治肺而加解毒去火之味,外用雄黄定子,或蜓蚰涂之,则自安然矣。

满天星疔　其形黑浮,起如黑豆,四畔起赤色,今日生一颗,明日生二颗,一日增至三十六,不再生,此亦肾疔也。其毒最横,其疗最凶,必须早治。着生至三十六数,虽有仙丹,亦无可如何也。

以上各疗,皆忌房事。倘一犯之,轻变重,重变死矣。

拔疗散 岐天师传。统治诸疗。

紫花地丁一两 甘菊花一两 水煎服,六剂痊愈。

慈菇汤 巫彭真君传。统治诸疗,神效。

山慈菇二钱 苍耳子三钱 当归一两 白芷二钱 王不留行三钱 天花粉三钱 水二碗,煎水一碗,加酒一杯再煎,共一杯服之,必出汗而愈。

散疗汤 伯高太师传。治诸样疗疮。

紫花地丁一两 连翘三钱 夏枯草一两 水煎服,一剂即消,二剂痊愈。

仙菊饮 巫彭真君传。治疗疮痛甚,无论各疗,治之皆验。

菊花根叶共用二两 生甘草为末三钱 将菊花根叶捣汁,取白布绞汁,再用滚水冲在菊花根内,仍用布沥出汁,调生甘草末饮之,入口即愈。

桑花饮 巫彭真君传。治各疗神效。

干桑叶五钱 生甘草三钱 栝蒌二钱 当归五钱 榆树皮二钱 荆芥二钱 紫花地丁五钱 水煎汁一碗,饥服,服后饮酒,微醉即散。

二仙散 管勾传。外治一切疗肿恶疮。

生矾、黄丹等分 临时以三棱针刺血,待尽敷之,不过三上决愈。

山海丹 太仓公传。专治疗疮恶疮。

海马一对,酒炙黄　穿山甲土炒,三钱　水银一钱　雄黄三钱　儿茶三钱　麝香一分　黄柏五钱　为末,同水银再研,不见水银星为度,遇疮生处,将药井水调涂,即出毒,神效。

秋叶散　岐天师传。治疗毒初起。

丝瓜叶十片　明矾二钱　雄黄二钱　先将丝瓜叶捣极烂,取汁调二味药末,以鹅翎敷疗疮上,随干随润,一日即消。

葱矾丸　《卫生宝鉴》。治各疗肿毒。

雪白矾石取末,五钱　葱白煨熟,捣和成丸用　当归五钱　干菊花五钱　煎汤送丸五钱,即愈。孕妇不可服。

掖回散　专治疗毒,起死回生。

乳香一钱,生研　胆矾一钱,生研　儿茶一钱　冰片一钱　麝香一钱　龙骨一钱　共为细末,瓷器盛之。遇疗疮初起,挑破头,将末入些须,即解。

防丁散　治疗疮势不甚横者,即消。

防风一钱　生甘草八分　金银花一钱五分　连翘一钱　紫花地丁一钱五分　天花粉一钱　生地二钱　玄参一钱　赤芍五分　水二碗,煎八分,温服。

化疗汤

生荠苨三两　生甘草三钱　水煎服一碗,顿服之,三剂痊愈。

《集简》方　治疗疮肿毒。

端午采豨莶草日干,为末　每服半两,热酒调下,汗出即愈,极有效验。

又方　治疗肿初起。

王不留行子为末五钱　蟾酥三分为末　水丸如黍米大，每三丸，酒下，汗出即愈。

蒺藜散　治一切疔毒。

蒺藜子一升熬，捣，以醋和，封头上，拔根。载《外台秘要》。

骨羡疮

骨羡疮生于神堂二穴，或膈关、膈俞之穴上也。虽穴属太阳膀胱之经，似乎阳经之病，然而，此疮不发则已，发则未有不痒者也。夫疮之痛乃毒发于阳，疮之痒乃毒发于阴也，痒之极者，阴之极矣。骨羡疮之痒，正患其痒之极也，痒极则不可忍，必抓搔而少已，而无如愈搔而愈痒，愈痒而愈搔，抓搔不已，必至皮肉损破，久而抓搔，乃见骨矣。此疮虽是阴虚而生，亦生于祟也。祟之来也，原非无故，大约乃冤家债主耳，急为祈祷，庶几易救。但既已祈祷，而无神方治之，恐亦难痊也。我有仙传之方，不忍秘隐，公传万世，以救之也。

救祟汤　巫彭真君传。治骨羡阴疮。

人参五钱　黄芪一两　当归一两　金银花二两　茯苓三钱贝母三钱　草乌一钱　水数碗，煎一碗半，饥服，服效剂即不痒而渐愈。

骨毒滞疮

骨毒滞疮，生于两腿之内，箕门之穴也。腿上箕门之穴，原属足太阴脾经也。脾旺则气血流通，虽有火毒，必然易散，即或不散，而生疮亦必轻而易愈。大约轻者必痛，重者必痒。如生疮不痛而发痒,必难治也,一名腿发。十二日可刺,如脓黄赤色可治,清稀腐臭者不治。其疮赤白色,是毒发于骨,本是难治之症,倘毒发于外,十日之内未脓必死。

完足汤　巫彭真君传。治骨毒滞疮。

白术一两　当归一两　金银花二两　牛膝五钱　贝母三钱
水数碗,煎一碗服,连服效剂无脓,有脓可以不死。

骨痿疮

骨痿疮生于两胯骨之上,乃环跳之间也。先小后大,筋骨俱疼,瘘开流水,水尽则死。如胯相对并有疮肿者,十无一生。勿谓疮不若痈,即可轻视之也。此处生疮,左右俱难侧卧,用大马屁勃垫睡,不令磨着,内服补中益气药治之。

补中益气汤　祖传。治骨痿疮。生于腿上胯骨间。

人参五钱　白术一两　生黄芪一两　当归五钱　柴胡一钱
升麻五分　陈皮一钱　生甘草二钱　半夏二钱　茯苓三钱
水煎服,数剂愈。

加味参芪汤　祖传。治脚腿生疽,或忽然肿起一块不痛者,并治各疮。

黄芪一两　人参五钱　荆芥三钱　当归五钱　天花粉三钱
附子三分　生甘草一钱　牛膝三钱　金银花一两　水煎服,多服自愈。

陈肝疮

陈肝疮,即蚕疽也。生于左右臂上三五处,如疖毒肿痛,痛不可忍,擦挨难忍。如有头,二七可刺,刺之有脓者生;刺而无脓,身热虚硬,面赤者,二八日便有归阴者;痒甚者,一月后死。然大补气血,亦有变死为生者矣,未可信是死症,而听其必死也。

加味参芪汤 祖传。治两臂生陈肝疮,神效。

黄芪一两　人参五钱　荆芥三钱　当归五钱　天花粉三钱　附子三分　牛膝三钱　金银花一两　白芍药五钱　白术五钱水煎服数剂,亦不至死。

赤炎疮

赤炎疮,遍身有赤点子,乃手太阴肺经受风热而生者也。肺主皮毛,肺经气有余而血不足,风热在肺,难于抒泄,无血以润之,故留恋于皮毛而不散矣,又名赤炎风。因肺热而心火又侵,则火以助火,血愈耗矣,血耗则肺气更热,此赤点所以更现,或有或无,久而不愈,变为疠风者有之,故治法必须消风退热,而疮自愈也。

润肺化炎汤 巫彭真君传。治赤炎风疮。

桔梗三钱　桑白皮三钱　炙甘草二钱　黄芩二钱　玄参五钱　麦冬三钱　天门冬三钱　贝母二钱　陈皮五分　生地三钱　升麻一钱　水二碗,煎八分,食后服,数剂自消。倘左寸脉旺大,乃心火也,本方去黄芩,换黄连一钱可也,亦服数剂自愈。

血胤疮

血胤疮,生胁肋渊腋之间也。此处本是足少阳胆经所属,胆经属木,木气若舒,何至生此疮乎。胆木之气不舒,则木难摅泄,多生此疮。论理妇女郁多,男子郁少,男之郁易解,女之郁难开。故男生此疮易于散,女生此疮难于痊。往往有结成腋疬,数年不化,忽至肿突崩溃,流黑水而死矣。所以此疮必须将忧愁顿释,后服药饵为妙。盖疮虽成于胆经之郁,然胆郁则肝亦郁矣,肝胆同郁,则肝胆同病也。夫肝之气最宜通达,而不宜闭塞,肝气闭塞,则肝血必至腾越,肿突崩溃,非气之通达,乃血之溃坏也。是以治此疮,必当先用舒胆舒肝之药,而佐之生血生气之品,则肝胆相宜,而郁结自散,疮亦愈矣。苟不知治法,而妄用败毒之剂,则疮必现于肉中,隐然作痛,或忽长大至胸,发于期门而成腋疬矣,可不慎哉!

解郁散毒汤　巫彭真君传。治血胤疮、腋疬神效。

白芍四钱　白芥子三钱　香附二钱　郁金二钱　柴胡一钱五分　茯苓二钱　蒲公英三钱　陈皮五分　生甘草一钱　白矾一钱　当归三钱　野菊花根二钱　薏苡仁三钱　乳香末一钱水数碗,煎一碗,连服八剂自化。如已溃者,本方倍加当归,少加附子二分,去郁金、野菊花、白矾,加黄芪三钱、白术五钱,多服自愈。

天疱疮

天疱疮,生于头面、遍身手足之间,乃毒结于皮毛,而不入于营卫。论理尚轻,然治之不得法,疼痛难忍,不啻如火烙炎烧矣。此疮乃肺气虚,而火毒结于肺本,是暑热湿蒸之气,因肺气虚而犯之也。其症燎浆白疱,皮破赤沾,小儿生于夏日居多。故治法必须用解暑散火之药。然单散火而不补肺,则火不能去,而气益虚,疮难速愈矣。补气而佐之解暑,则火毒自消,而疮亦易愈。外用丝瓜叶捣烂,调定粉敷之,尤易奏功也。

香薷补气饮 内治天疱疮。

香薷一钱 天花粉一钱 生黄芪一钱 白术二钱 炙甘草一钱 黄芩一钱 茯苓二钱 人参五分 厚朴五分 麦冬二钱 陈皮三分 桔梗一钱五分 水煎服,数剂愈。

定粉散

定粉五钱,火煅,为末 丝瓜叶捣汁,半茶钟 轻粉五分,为末 雄黄三钱 将定粉、雄黄、轻粉共研细末,将丝汁调搽疮上,即效应如响。

仙炉脂 治小儿天疱疮。

香炉盖上烟脂三钱 黄连二钱 青黛二钱 冰片二分 各为细末,鸡子清调,或猪汁调敷,甚妙。

瘰疬疮

瘰疬之病甚多,名状不一。大约得病有九:一因怒而得;一因郁而得;一因食鼠食之物而得;一因食蝼蛄、蝎、蝎所伤之物而得;一因食蜂蜜之物而得;一因食蜈蚣所游之物而得;一因大喜,饱餐果品而得;一因纵欲伤肾,饱餐血物而得;一因惊恐失枕,气不顺而得。初生之时,每现于项腋之间,或牵蔓于胸胁之处。其形之大小,宛如梅核,或动或静,或长或圆,或连或断,及至溃烂,或流水、流脓、流血之各异。未破之先易于医疗,已破之后难于收功。盖未破虽虚,而不至于五脏之损;已溃渐亏,而难救夫七腑之伤。故必须补其虚而救其伤,始为妙法也。然病虽有九,而治法止有三也。其一,治在肝胆;其二,治在脾胃;其三,治在心肾。治肝胆者,其左关之脉必涩,而右关之脉必滑者也。盖肝胆之郁不开,必下克脾胃之土,土气受制,难化水谷,必至生痰以助结,而瘰疬不化矣。治其肝胆,而消化其痰涎,则瘰疬易化矣。治脾胃者,其右关之脉必浮而无力,或滑而有力也。明是脾胃之中,无非痰气之升腾,土气萧索,不健脾则痰不能消,不健胃则涎不能化,痰涎日盛,瘰疬难开,何能治乎? 故必大补脾胃以消化痰涎,然后佐之败毒之味,则病去如扫矣。治心肾者,切其左寸之脉必滑,右尺之脉必涩者也。明是心肾两开,不能既济,而肝胆脾胃各不相应,故痰块不消,瘰串更甚。补其心肾则阴阳和合,而少佐之去毒破坚之味,则取效益速矣。倘不明三治之法,而妄用刀针,愈亏其根本,安得济事乎? 必至与死为邻,不重可惜哉!

开郁散　巫彭真君传。治肝胆郁结之瘰疬,神效。

白芍五钱　当归二钱　白芥子三钱　柴胡一钱　炙甘草八分　全蝎三个　白术三钱　茯苓三钱　郁金二钱　香附三钱　天葵草三钱　水煎服,连服十剂自愈。

培土化毒丹　巫彭真君传。治脾胃多痰,瘰疬难消,治之神效。

人参二两　白术十两　茯苓六两　炙甘草一两　紫苏八钱　半夏二两　僵蚕二两　陈皮六钱　白芷七钱　木通一两　金银花十两　天花粉三两　各为末,蜜为丸,饭后吞服三钱,早晚各一服,一料痊愈。然必须断色欲三月。

神龟散　巫彭真君传。治心肾不交,瘰疬久不愈者,神效。

大龟二个,一雌一雄　远志一两　麦冬三两　山茱萸四两　肉桂一两　白术炒五两　苍术二两　熟地十两　玄参十两　茯神四两　何首乌十两生用　桑椹四两　紫花地丁四两　夏枯草五两　各为细末,将大龟饭锅蒸熟,火焙干为粉同用,蜜为丸,每日早晚,白滚水各于饭后送吞三钱,一料必痊愈。

治瘰疬肿硬疼痛久不瘥

猫头、蹄骨一具酥炙黄,为末　昆布一两五钱　海藻一两五钱,二味酒洗,去盐水,晒干　连翘一两　黄芩一两　金银花一两　穿山甲一两　皂角五钱　枳壳一两　香附一两,用醋煮干　为细末,将玄参煎膏为丸如桐子大。每服七八十丸,一日三服,以姜汁三匙调入,好酒下,能收全功。

消愁破结酿　岐天师传。治瘰疬。

僵蚕炒,五钱　全蝎五个,不去头、尾、足　白芷一两　白芥子炒,一两　白术土炒,二两　附子二分　紫背天葵根八两　先将前六味各为末,将天葵煮汁一碗,同入在黄酒内,用酒二十斤,煮三炷香,三日后,日服三杯,以面红为妙。

樟脑丹　《活法机要》。治病疮溃烂,牵至胸前、两腋,块如茄子大，或牵至两肩上，四五年不能疗者，皆治之，其效如神。

　　樟脑三钱　雄黄三钱，为末　先用荆芥根下一段剪碎，煎沸汤，温洗良久，看烂破处紫黑，以针一刺去血，再洗三四次，然后用樟脑、雄黄末，麻油调扫上，出水，次日再洗再扫，以愈为度，专忌酒色。

　　葛真君汤　治瘰疬，载在末卷十五卷内。

内外臁疮

　　臁疮有内外之殊，内臁属足厥阴肝经之部位，外臁属足阳明胃经之部位也。似乎外臁轻于内臁，以胃为多气多血之腑，以肝为多血少气之脏耳。然而，臁疮虽分内外，而脏腑无湿毒，则左右内外俱不生也。惟是臁疮自感湿气，因而生疮者居多，但亦有因打扑抓磕，或遇毒虫恶犬咬破损伤，遂至成疮。苟非胃肝原有湿毒，未必日久而不愈也。故治法活血以去湿，未必骨腐。无如世人不知禁忌，久占房事，以致皮黑肉烂，臭秽难当。若夫妇人女子经期血散，亦往往肉黑肌坏，故经年累月而不愈也。所以男妇苟生内外臁疮，必当节欲慎房，始易奏功耳。内用补中解毒之剂，外用隔纸神膏贴之，不须数个，便可速愈矣。

　　补中益气加味散　祖传。治内外臁疮神效。

　　人参二钱　白术三钱　茯苓三钱　生甘草一钱　当归三钱　生黄芪三钱　金银花五钱　陈皮五分　柴胡一钱　升麻五分　半夏一钱　水煎服，连用四剂。外用葱二条，将疮口洗净之后，再用水同煎药渣，煎好洗疮口一次，日用隔纸膏贴一个，日日如此，不过数个痊愈。然必须绝欲一月，不再发。

疳瘑膏药 治内外臁疮。隔纸膏、杏霜丹、敛疮丹，俱载在十五卷。

治一切臁疮膏方 将膏药用温水浸捏成为饼，如疮口大，用带扎紧，不可行走，一昼一夜，如前换之。

黄蜡二两五钱，水提过 陈松香一两，水提过 人参六分 铜青五钱 赤石脂五钱 黄连一钱五分 红花三钱 飞矾一钱五分 龙骨五钱，研末 先将黄蜡、松香煎熟后，将前药研末齐下，不住手搅，以滴水成珠就好。如若太老，再加麻油少许，一煎可用，要忌鹅、糟、发物。

人面疮

人面疮，非生膝上，即生于肘上也。疮形颇象人面，重者有口、有鼻、有眼，多是鬼物凭之。然口鼻眼虽具，多不能言，未尝不能动也。动者，状似愁苦，口中与之以肉食，则实能化，古人谓其能食，信不诬也。有一种口眼皆不能动，似非鬼物凭之。但既非鬼物，何疮中生有口眼乎？不知人面之疮，原有生死二种。生者能食、能动，死者则不能动、不能食也。其实二种皆有祟也，非天谴之罚，即冤孽自到耳。必须省察祷谢，而后用药治之，始能愈也。

轻雷丸 岐伯天师传。治生死人面疮，神效。

雷丸三钱 轻粉一钱 白茯苓一钱 各为绝细末，研匀，敷上即消。盖雷丸最能去毒而逐邪；轻粉深入骨髓，邪将何隐；茯苓不过去其水湿之气，共成奇功耳。倘更加忏悔祈祷。尤为善后之福也。

血风疮

血风疮，多生在两腿里外之臁，上至膝，下至踝骨，前人谓是血受风邪而生也。谁知皆好饮之徒，过饮于酒，以至湿滞于下腿而不散，血气一衰，而疮渐生矣。其疮初生之时，必小小而痒，久则大痒，非手抓搔，则痒不可止。然过于抓搔，则肌皮必伤，而纵饮如故，则痒又加甚，皮破难于收，酒湿难于散，烂皮腐肉，终无已日，久之而肉中带湿，则必生虫，虫多则更痒矣。治之法必须断酒，然后用内药补其气血，而兼消风湿，外用膏药敷贴，则水去虫死自愈。

补气分湿汤　巫彭真君传。治血风疮。

白术五钱　茯苓三钱　当归五钱　黄芪一两　柞木枝五钱　薏仁五钱　生甘草二钱　萆薢二钱　肉桂一钱　红花一钱　泽泻二钱　水煎服，多服为妙，外用十神膏贴之。

十神膏　治血风疮。

蚯蚓粪一两　血竭三钱　马齿苋一两　黄柏五钱　轻粉一钱　乌桕根三钱　银硃四钱　胡粉三钱　潮脑二钱　麝香三分

各为末，同猪油调为膏，贴在油纸上，照疮之大小贴之，另用布包好，缚定，听其出水，连用数个，则水干矣。换膏药时，用金银花一两煎汤温洗疮口，再另贴此膏。若无水流出，不必频换，再用数个，必然奏功，然不断欲戒酒，不必为彼治之也。

卷之九

杖疮

杖疮,受官刑而成疮也。气血有余,易于生合,气血不足,难于化消。倘受刑少者,血不凝滞,受刑多者,血必秽瘀;受刑轻者,气不萧索,受刑重者,气必败残。盖刑轻刑少,忍痛而断不叫号,刑重刑多,悲伤而自多涕泣,此气血所以愈亏也。倘受刑之先,身体原弱而不强,则恶血奔心,往往有死者。必须活其血而补其气,败其毒而消其火,然后外用膏药贴之,或末药敷之,不至死亡也。

调中化瘀汤 巫彭真君传。内治杖疮神效,服之无性命之忧。

当归五钱 生地五钱 三七根末三钱 丹皮二钱 白芍三钱 生黄芪三钱 生甘草一钱 大黄一钱 枳壳三分 虚极者加人参三钱 水一碗,童便一碗,同煎服,二剂瘀血即散,外用末药、膏药贴之即愈。

仙花散 外治杖疮。

凤仙花叶捣汁 马齿苋捣汁 黄蜡二两 葱白捣汁 松香二两 五倍子为末一两 乳香二钱 将凤仙、葱、苋先捣取汁二碗,将黄松香熬膏,入五倍子末,摊膏贴之自愈。

秃疮

秃疮,乃是太阳膀胱、督脉二经受湿热,故生虫作痒。其实亦因父母生儿之前,不节色欲,或服热药浪战,频频泄精,以致胎中受毒,不能即散,而小儿之首受之。毒轻者疮轻,毒重者疮重。既生之后,小儿或食煎炒之味,或多餐水果,或多受暑风,而头上秃疮因而生虫,痂高堆起,白屑满盈,终年累月而不愈矣。疮轻者,外治即痊;疮重者,必须内外兼治,庶易愈也。世人多不急治,所以多累,竟至虫蚀发尽,成为秃子耳。

蜗蜂丹 外治秃疮。

蜗牛十只 黄蜂窠二钱 生甘草一钱 白矾一钱 将蜗牛捣烂,涂秃遍透后,将下三味研为细末,猪油调敷。如用熊油调搽更妙。

清首汤 内治秃疮。

玄参三钱 生甘草一钱 茯苓二钱 白芷一钱 山豆根五分 紫草一钱 黄柏一钱 蔓荆子一钱 白蒺藜一钱 半夏五分 水煎服,四剂后,以前方外治,无后患也。此方以十岁为准,年小减之。

鱼脐疮

鱼脐疮生于肘肚,乃手少阴心经也,此处属少海、灵道之穴。生于小腿肚者,乃足太阳膀胱经也,此处属承山、飞扬之穴。上下二处之疮,其疼痛皆甚。初起一二日,先用灸法,最易解散。心经多气少血,膀胱经多血少气。少血者,宜补血以消毒;少气者,宜补气以消毒。然气血双补,而佐之消毒之药,更佐以引经之品,何疮之不速愈乎?俗名鱼脐疔,治法正同耳。

化鱼汤 巫彭真君传。治鱼脐疮疔,不论肘腿俱效。

金银花一两　当归五钱　生甘草二钱　青黛二钱　地榆二钱　白矾一钱　生黄芪五钱　水煎服。

阴包毒疮

阴包毒疮生于大腿内廉之上,乃足肝经风热之毒也。肝本多血少气之经,若生此疮,必然疼痛。治法必须补气以解风热,则已溃未溃,尤易散也。外用膏药贴之,更效如神。

黄芪散阴汤 治腿内外股疮毒疽疖。

生黄芪五钱　柴胡一钱五分　白芍五钱　炒栀子一钱五分大力子一钱　甘草二钱　连翘一钱　金银花一两　肉桂三分薏仁五钱　半夏一钱　水煎服。

燕窝疮　羊胡疮

燕窝疮生于脑后项之窝,乃足太阳兼督脉之经也。羊胡疮生于下唇下巴骨之处,乃任脉之经承浆地阁穴道也。两处生疮,多是感犯湿气,湿久则热,热久则毒难化矣。于是气血不通,湿热不散,而疮有经月不愈者,在小儿尤多。倘内服除湿清热之味,以消太阳、任督之毒,外用药掺之或搽之,则疮即结靥而愈矣。

除湿清热散 家传。内治燕窝疮、羊胡疮神妙。

茯苓二钱　炙甘草一钱　白术一钱　白芷五分　蒲公英二

钱 泽泻一钱 猪苓一钱 苍术一钱 羌活五分 天花粉一钱五分 水煎服。

神异丹 巫真君传。外治燕窝疮、羊胡疮最妙。

轻粉一钱 儿茶三钱 黄丹二钱 炒黄柏三钱 枯矾五分 冰片三分 各为末，湿则干掺，干则用麻油调敷，数日即愈。

胎毒疮 恋眉疮

疮生于头上、眉上，终年终月而不愈，皆受母胎之毒也。似与秃疮相同，然而秃疮止生于头，而不生于眉也。今头与眉俱生，尤胎毒之重者也。故秃疮可以外治，而恋眉之疮必须内外兼治。倘疮止生头上，用清首汤妙矣。或儿畏汤剂，不肯吞服，亦可止用蜗蜂丹外治，无不愈者。若头眉俱生，必须先服清首汤，另用释眉丹外搽，不至淹缠岁月也。

清首汤 治胎毒疮。载秃疮门。

释眉丹 治恋眉疮。

黄连五分，油调涂碗内，艾烟熏过，入 皂矾一分为末 轻粉一分末 冰片半分末 麻油少许再调涂之，数次痊愈。或用胶髓膏，亦神效。载在奇验方门。

肺风疮 齇鼻疮

肺风、齇鼻疮，生于鼻面之间，乃肺经之病也。夫肺开窍于鼻，肺气不清，而鼻乃受害矣，鼻既受害，遂沿及于面。世人不知肺经有病，或冷水洗面，使热血凝滞，因结于面而生疮矣。治之法必须清肺气，而兼消其风，活肺血而再祛其火，然后用搽药外治,未有不速痊者也。

加味甘桔汤 治肺风齄鼻疮。

桔梗三钱 甘草一钱 甘菊二钱 青黛二钱 茯苓三钱
白附子八分 天花粉二钱 白芷五分 水煎服。

杏黄散 载后。

粉花疮 裙边疮

粉花疮生于人面,窠瘘生痒,乃肺受风热也。此疮妇女居多,盖绞面感冒寒风,以致血热不活,遂生粉刺,湿热两停也。裙边疮者,亦妇女生于内外足踝之骨,或裙短而不能遮风,又不慎房帷,乃致足寒,而湿热不行,凝滞而生疮也。粉花疮轻于裙边,以上湿易散,上热易化,而下之湿热未易消也。故粉花疮止消外治,若裙边疮必兼内治始妙也。

二粉散 载后。
大风膏 载后。
五色汤 巫彭真君传。内治裙边疮。

茯苓三钱 薏仁三钱 黄柏一钱 黄芪三钱 荆芥一钱
红花一钱 乌柏根三钱 白矾一钱 水煎服,服数剂,外用大风膏调搽自愈。

脏毒痔漏疮

痔疮生于谷道肛门之边,乃五脏七腑受湿热之毒而生者也。故疮亦甚多,形亦不一。有状似菱角者,有状以莲花者,有状似穿肠者,有状似鼠奶者,有状似花瓣者,有状似蜂窠者,有状似悬珠者,有状似钩肠者,有状似核桃者,有状似栗子者,有状似鸡冠者,有状似珊瑚者,有状似担肠者,有状似垂珠者,有状似鸡心者,有状似牛奶者,有状似羊奶者,有状似申臀者,有状似翻花者,有状似气突者,有状似血射者,更有外无形而内苦者,有内外俱无形而齐苦者。总之,初生之时形小,久则形大矣。初有形之时,痛尚可忍,久则痛不可忍矣。虽痔之形状甚多,而犯湿热则一也。夫湿热亦易消之病,何愈消而愈痛乎? 皆因不守禁忌,贪色欲而不止,饕食味而无穷,遂至痔变为漏矣。痔易治而漏难治也。盖痔有诸形之异,而各无孔窍之破,服药尚无漏卮之虞。一至成漏,服饮食则泄气矣,吞药饵则损血矣,血损气泄,何能成功哉? 况好色者多,断欲者少,欲奏异绩,实非易事。且肛门粪口,上通大小之肠,前达任脉,后达督脉,其皮肉横中有直,正中有斜,一经破损,难于生合,且成漏卮,损伤皮肉,尾闾不闭,其何能合乎? 人肯节欲,则漏犹未甚,而无如明知故犯者,又甚多乎。所以漏病之轻重,专分于欲事之多寡。大约漏病有八:一曰气漏;二曰风漏;三曰阴漏;四曰冷漏;五曰色漏,俗名痔漏;六曰血漏,俗名热漏;七曰偏漏,俗名蝼蛄漏;八曰痿漏,俗名痿腮漏。气漏者,时肿时消,疼胀难忍也。风漏者,孔窍作痒也。阴漏者,男妇阴内疼痛出水也。冷漏者,孔内出白脓也。色漏者,犯色流脓流精也。血漏者,时流鲜血也。偏漏者,肛门之外生孔窍,出脓血也。痿漏者,疮口黑烂,出黄黑水也。世人治法,多用刀针、挂线,益增疼痛,反耗气血,若不节食断色,未有能生之者。或用熏洗点搽之药多有愈者,然内无药饵疗之,亦虚岁月矣。人能绝嗜欲、慎气恼、淡滋味,内服丸散,外用洗敷,虽老人尚易奏绩,矧中年者哉？漏疮多生于肛门谷道，然亦有生于身上、面上、手足之上者，此皆生他疽他毒，久已收口，不慎色欲，泄精以伤化气血，一泄不已，又泄又不已，至于三泄，而疮乃成管，终年流水流脓，变成漏矣。此等漏疮，较谷道肛门者少轻，惟生于胸膈者颇重，必须大补气血，断欲半载，加之补漏神丹，服之则愈。

榆羊丸 仲景张真君传。治痔疮，各痔无不神效。

地榆二两 当归三两 羊蹄后壳三副，土炒 共为末，饭为丸。日三服，于未饮食饭前服之，每服三钱，一月即愈，不再发。地榆出脏之湿热也，当归补新血也，羊蹄壳直达于直肠，故用此为使，且此物亦去湿热，故相济成功。

墙苔散 秦真人传。治痔漏久不愈者，神效不测。

绿苔要墙上生者，刮下五钱，火焙干，为细末 羊爪壳五副，用后蹄，不用前爪 炒白术二两 茯苓二两 槐花五钱 白芷一两 共为细末，米饭为丸。每日临卧，先服一钱，后压之美膳，一月即内消，管化乌有矣。

参龟丸 鬼真君传。治各痔漏神效。

人参一两 瓦松干者，三钱 此物最不肯干，佩身半月即干，妙在取人之气 茯苓五两 活龟一个 将前药各为末，以棉纸同龟包之十余层，则龟不能出。微火焙之，龟死则用武火焙之，龟死则将药末取出另包，惟焙龟干，捣碎再焙干，全身用之，同药蜜为丸。每日只消服三十丸，不必服一料，半料而漏管俱消而愈。此方至神至圣，但服此方，至须忌房事三月，鹅肉则终身忌之。犯则痛生，急以瓦松数条，加皮硝数钱，煎汤热熏温洗，可救。前方不可妄自加减，一加减则不效矣。用纸包龟者，取龟闻药而死也。尤善消痔漏也，否则功减半矣。

补漏神丹　南阳张真君传。治胸膈漏疮，并头面、手足漏疮，俱神效。

人参五两　白术三两　炙黄芪八两　金银花四两　当归二两　人指甲三钱　各为细末，蜜为丸。每日服三次，每服五钱，一料必愈。忌鹅肉一载，房事三月。如面漏，加白芷四钱；头上，加川芎一两。

熏涂法　《医方摘要》。治痔疮肿痛。

皂角三挺　火烧烟先熏之，后以鹅胆汁调白芷末涂之即消。用郁金末水调涂亦消也。

墨汁散　《保寿堂方》。治痔漏疮发。

旱莲草一把，根须洗净，用石白擂如泥　以极热酒一盏冲入，取汁饮之，滓敷患处，重者不过三服即安。

传家秘方　治肠风痔漏。

萆薢　贯众去土，等分为末，每服三钱，温酒空心服之。

四圣丹　治痔漏如神。

蜂房一个，净，全用。去虫，将食盐填于孔内，阴阳瓦焙干，为末　地龙去泥净，阴阳瓦焙干，为末，五钱　蛣蜋取米头者佳，阴阳瓦火焙干，为末，三钱　广木香末三钱　象牙三钱　乳香去油，三钱　爪儿血竭净，末，五钱　飞矾末三钱　槐子炒黄，为末，三钱　没药三钱　提净黄蜡八两，滚化　入前药和匀，为丸。每日清晨洒服三钱。如不能饮，清汤下。

狗肠丸　治漏疮神效。

黑狗肠一副煮烂，加象牙末四两、细茶末四两、倍子末四两，连肠为末如梧子。每服淡盐汤饥服三钱。如不能丸，少加煎蜜为丸，一料必愈。忌煎炒热物，尤忌房事。狗肠乃直也，象牙脱管也。

阴囊破裂漏水疮　胞漏疮

阴囊之外，破裂漏水，此非痔漏之漏也，乃杨梅毒气未散，结于囊中也。然而，杨梅疮生于身上，既已痊愈，何外囊独留毒乎？盖服败毒之药过多，必伤元气，则膀胱之气难化，而毒尚存于囊中矣，所以破裂漏水也。治之法必须补气以健膀胱，益之分消之药为妙。断不可更服祛毒之味，重伤元气也。胞漏者，囊中起窠子作痒，乃搔抓破损，而水遂外滴，尚不至破裂而漏水，此乃肝经湿热，非膀胱受毒也。分消肝经之湿热，亦易奏功耳。

土茯苓散　家传。内治阴囊破裂漏疮。

土茯苓一两　白茯苓三钱　薏仁五钱　肉桂三分　金银花一两　人参二钱　白术二钱　车前子二钱　水煎服数剂。外用炒黄柏一钱、轻粉三分、儿茶三钱、冰片一分，各为末，掺之即愈。

逐湿汤　治胞漏。

牵牛一钱　大黄一钱　木通一钱　黄柏一钱　芍药五钱　牛蒡子一钱　茯苓三钱　茵陈一钱　水煎服，二剂渐愈，再用前末掺之即痊。

雌雄狐剌疮

狐剌疮生于手上，有雄有雌，雄者单而雌者偶。前人谓雄者止生一个，雌者生有五七个，误也。疮内生有乱丝，疮外生有小刺,雌雄无异,正不必过分也。大约生雌雄疮者,无不疼痛,无非受竹木签伤,破皮破肉而成之也。治法先用生甘草、枸杞根等物煎汤洗之,后用桑粉丹敷之即愈。

桑粉丹　治雄雌狐刺疮,神效。

桑条烧灰存性,三钱　轻粉一钱　雄黄一钱　贝母一钱

各为末,先以甘草、枸杞各三钱,煎汤一碗,洗疮口净,多浸一会,后以此四味研,入米醋少许调稀,入疮口满,频频换之,待刺去自生肌矣。

水流麻根疮

麻根疮生于足后跟之下,色赤皮烂,内有肉丝缕缕,状似麻根,故以麻根名之。足跟本属足太阳之经,多血少气。而人又好色者多,节欲者少,必至气亦伤矣,不止血之不足也。况房事不节则精既耗散,血不更损乎?是气血两亏,尤难医疗也。治法必须用十全大补汤补其阴阳,更用肾气丸以填其精髓,则气血齐足,而疮毒易散。然后用外治末药敷之,始得奏功。更宜绝欲为妙。否则毒不能去,肌不能生,亦可畏也。

十全大补汤　载后。

肾气丸

轻粉三分　生甘草五分　黄柏一钱　铜绿三分　乳香五分

冰片一分　黄丹五分　没药三分　各研绝细末。先用苎麻根一把,苦参二钱,煎汤一碗,洗疮臭腐,后用此方药末,掺之而愈。

肥粘疮

肥粘疮多生于小儿头上,俗名肥疮。头上乃太阳经也,身感风热不散,而毒乃浮于头上,遂生此疮。初生之时,多黄脓暴出,流粘发根,与秃疮无异。然秃疮乃胎毒,而肥粘非胎毒也。以小儿好餐水果,湿气留中,一遇风热,聚而外出,或油手抓头,或剃刀传染。初生一二,久则遍头皆是,盖湿热生虫也。治法先用槐条煎汤洗净,后用末药外治,不数日即愈也。

菊粉散 巫真君传。治肥粘疮。

黄菊花五钱,烧灰　烟胶二钱　轻粉一钱　枯矾一钱　黄丹二钱　各为末,湿则干搽,干则用猪油熬熟,搽之神效。

千日疮

千日疮生于人之手足上,一名疣疮,一名瘊子,一名悔气疮。状如鱼鳞排集,层叠不已,不痛不痒,生千日自落,故又以千日疮名之。或用鸡胫皮擦之自愈。初生时,艾灸第一个,即落不再生。或用蜘蛛丝,采来缠于根下,不数日亦落也。

齿垢散 治疣子神效。

用人齿上垢,不拘多少,先用手将疣子抓损,后以人齿上垢敷之,日数次,数日自落。

时毒暑疖

身生疖毒,乃夏天感暑热之气,而又多饮凉水冷汤,或好食生果寒物,以致气不流通,血不疏泄,乃生毒疖矣。虽痈疽疮疖多是相同,而感生疮疖则少轻也。小儿多生此疮,然重者身必发寒发热,作脓而痛,尽是阳疮。半发于头上,间发于身体、手足,不若痛疽之症,有七恶之险。内用清暑解火,外用活血生肌膏药、末药,审而治之,何难速效哉?

解暑败毒饮

香薷二钱　蒲公英二钱　青蒿二钱　茯苓二钱　甘草一钱　归尾一钱　黄芩五分　黄连五分　大黄八分　天花粉一钱五分　水煎服。十岁小儿如此,大人增半,小儿五岁者减半,服后用膏药可也。

齿踞

齿踞者,齿龈上长出如鸡足踞,长一二寸者有之,初生之时微痛,后则痛渐重矣,往往有触之而痛难忍者。夫齿之上龈,本属足阳明胃经也,胃经有毒,故长齿龈也。齿之下龈,又手阳明大肠经也,倘龈下长出,属大肠经矣。总用芫花二钱,煮丝线系之,二日即落,更用分经之药以泄其毒,则踞落不再长也。

白壳疮

白壳疮,生于两手臂居多,或有生于身上者,亦顽癣之类也。如风癣、花癣、牛皮癣、杨梅癣,皆因毛窍受风湿之邪,而皮肤无气血之润,毒乃附之而生癣矣。此等之疮,非一二剂补气补血可以速愈也,故必须外治为妙。更有一种小儿,食母之湿乳,流落唇吻,积于两颊间,亦生癣疮,名曰湿奶癣,与前疮少异。盖风、花、牛皮、杨梅癣,多是风燥之疮,而奶湿疮实湿症也。惟疮皆白壳,无他异耳。故皆以白壳名之。大约白壳疮,俱用治顽癣方多效,独湿奶疮,用粉霜散而效速,不必用顽癣之方耳。

顽癣方 岐天师、张真君传方。载后。治白壳疮癣。

粉霜散 治湿奶白壳疮。

羊蹄根三钱 轻粉一钱 白矾一钱 天花粉二钱 冰片一分 儿茶一钱 各为末,醋调搽之,一二次即效。

卷之十

鼻瘜　鼻痔

鼻瘜者,生于鼻孔之内,其形塞满窍门,而艰于取息。故名曰鼻瘜也。鼻痔者,亦生鼻内,略小于鼻瘜,状如樱桃、枸杞。皆肺经受毒气不能消,湿热壅滞而生此二病也。内治必须清肺为主,而佐之除湿降火之味,外用药点搽,亦易愈也。

分消汤　内治鼻瘜、鼻痔

黄芩一钱　炙甘草一钱　青黛二钱　桔梗三钱　天花粉二钱　麦冬二钱　天冬二钱　连翘三钱　苦丁香五分　水煎服四剂。

硇砂散　外治鼻瘜、鼻痔。

硇砂一钱　轻粉二分　冰片五厘　雄黄三分　共为细末,用桔梗咬毛蘸,勤点瘜痔上,日五六次,自然渐化为水,然必须戒色欲始愈。

《千金方》　治鼻中息肉。

明矾一两　蓖麻仁七个　盐梅肉五个　麝香一字　杵丸,棉裹塞之,化水自下也。《圣济总录》用青蒿灰、石灰各等分,淋汁,熬膏点之,亦效。

嵌 指

嵌指者,虽生脚趾甲上,此盖因踢感伤损,或靴鞋短窄,屈其甲而不得伸,以致蜷踊不安,致甲长于肉内,内无可容,破而流水,未免步履更艰,已伤益伤而作痛,甚至于不可忍也。百治不痊者,误认趾疳,妄用败毒之药,反耗气血,而不能愈耳。须令修脚人轻轻修去肉内之甲,然后以生肌散敷之,未有不愈者矣。

《肘后方》　治足趾甲入肉作疮,不可履靴。

矾石烧灰,细细割去甲角,用矾石末敷之,蚀恶肉,生好肉,旬日即愈,神效。

二黄矾香散　《医方摘要》。治妇人趾甲生疮,恶肉突出,久不愈。

皂矾,日晒夜露,每以一两煎汤浸洗,仍以矾末一两,加雄黄二钱、硫黄一钱、乳香、没药各一钱,研匀搽之。

鹅掌风

鹅掌风生于手掌之上,古书云:人生杨梅疮时,贪食鹅肉,因生鹅掌之风。然亦有不慎房事,泄精之后,或手洗凉水,或足犯雨露,皆能感生此疮。不独犯于手掌,而兼能患于足面。白屑堆起,皮破血出,或疼或痒者有之,乃心肾二经乘虚而受毒也。内治用六味地黄汤,加柴胡、麦冬、白芍、菖蒲之类,治其心肾最神。外用熊脂膏涂而烘之,不一二次即愈。

加味地黄汤　祖传。内治鹅掌风、足癣。

熟地八两　山茱萸四两　山药四两　丹皮三两　泽泻三两

柴胡一两　麦冬三两　当归三两　白芍三两　肉桂一两　菖蒲五钱　茯苓三两　各为末,蜜为丸。每日早晚,空腹,滚水送下各五钱,一料即愈。

熊脂膏　治数十年鹅掌风。

熊油一两　瓦松三钱　轻粉一钱　樟脑一钱　各为末,先以甘草三钱、桂枝二钱,煎汤洗之,烘干,以熊油调各末搽而烘之,一日三次,一连三日即愈。

疥　疮附脓窠疮

疥与脓窠疮,多生于两手、两足,然亦有遍身俱生者。脓窠疮痒多于痛,若疥疮但痒而不痛者也。故疥之病轻,而脓窠之病重。大约疥疮风热也,脓窠血热也。风热者湿少,血热者湿多。二症俱有湿,故皆有虫也。使气血两旺,断不生虫。故治此等之疮,必须补气补血,佐之去风去湿,则虫且自亡,安能作祟乎?正不必妄用熏洗之药也。洗法尚无大害,倘气血大衰之人,轻用熏药,必伤肺矣。外疮虽愈,而火毒内攻,往往有生肺痈者,不可不慎也。

加减八珍汤　治疥疮、脓窠。

人参一钱　当归三钱　白芍二钱　生甘草一钱　茯苓三钱　白术五钱　黄芪三钱　熟地五钱　生地五钱　柴胡一钱　川芎八分　天花粉二钱　水煎服,先用六剂,去柴胡,加北五味子十粒,再服六剂,无不尽愈。如有火者,加黄芩二钱。

轻桃丸　岐天师传。治疥疮。

轻粉一钱　白薇二钱　防风一钱　苏叶一钱　各为细末,

用油胡桃肉三钱,捣碎,研绝细,同猪板油再捣,成圆弹子大,擦疮处,一二日即愈。

坐板疮

坐板疮生于两臀之上,臀乃脾经之所属也。脾属至阴,而臀又至阴之地,脾经血少,血少则易生热矣。血少而热,又加湿气侵之,则湿热两停,郁久不宣,臀乃生疮矣。此疮最痒而兼痛,治宜健脾以生气,使气旺则血易生,气血渐生,则湿自下行,从膀胱而分散,水湿既利,而热又何存?毒又何在乎?外用药治之,奏效更速。倘气血不甚虚者,不须内治,惟外治可也。

加味五苓散 内治坐板疮。

白术五钱 茯苓三钱 泽泻二钱 猪苓一钱 肉桂二分黄柏一钱 水煎服。

湿热两治散 外治坐板疮。

萝卜子一两 火煅存性,为末,敷于新瓦上,煨微热,坐于其上,数次自愈。或以灰苋烧为末,掺于疮上,数天即愈。

松黄散 治坐板疮。

松香五钱,研细 雄黄一钱,研细 湿痒加苍术三钱 各为末,绵纸捻成条,蜡猪油浸透,烧取油,搽上立愈。

喉闭蛾疮

此生于咽之上也,其疮有二:一双蛾,一单蛾也。双蛾单蛾之症亦有二:一阴症,一阳症也。二症虽异,而火则一也。然而火有阳火、阴火之分。阳火者,实火也;阴火者,虚火也。咽喉乃至命之关,此处生蛾疮,俱是危症。然阳火势若重而实轻,阴火势少轻而反重。盖实火可以寒散,而虚火必须温散也。倘治之得其道,效应如响。

破嗌汤 治阳症双蛾、单蛾喉痹等症如神。

桔梗三钱 甘草二钱 柴胡一钱 白芍五钱 玄参三钱麻黄一钱 天花粉三钱 山豆根一钱 水煎服,一剂咽喉宽,再剂尽消。

引火汤 治阴症双蛾、单蛾喉痹等症。

熟地三两 巴戟天一两 茯苓五钱 麦冬一两 北五味子二钱 水煎服,一剂火下归,二剂痊愈。二方已破、未破俱可用,不必用针、吹药点治之也。

两地汤 伯高太师真君传。治喉肿大作,吐痰如涌,口渴求水,双蛾缠喉风疮。

熟地一两 生地一两 玄参一两 肉桂三分 黄连三钱天花粉三钱 水煎服,下喉即愈。

再生丹 治双蛾、单蛾初起、久患以及喉痹等症。

桔梗一分 硼砂一分 山豆根一分 生甘草一分 牛黄一分 荆芥一分 研绝细末,用鹅翎插药五厘,吹入蛾处,日六次,痰涎出净即愈,神方也。

治单蛾、双蛾。

雄黄、明矾各等分,研绝细末,吹入喉中,俟痰涎流净,不必吹药矣。

大麻风

大麻风,感受火毒杀物之风气而结成之者也。初生之时,头面身体先见红点,后变红斑,渐渐皮破汁流而成疮矣。须眉尽落,手足指脱,眼瞎鼻崩,毛竖身紫,遍体腐烂,流脓流血,臭秽难闻,最可怜之病也。此病南粤最多,以地近炎荒,蛇虫蟠结,湿热之毒一犯,则裹结于皮肤,湿蒸之气一侵,则藏遏于肌骨,终年不散,内外交迫,遂生麻风之疮。然而,此疮亦有不在南粤而生者,别感火邪酒湿之毒气,而又房事不慎,则毛窍尽开,易于侵犯。治之不得法,皆与麻风症相同。可见麻风之病,南北俱有,必以解毒为先。然而,近人元气虚者甚众,止泻其毒,而不兼补气血,则毒败而真精随耗,何能全活乎?倘惟事补正,而不急败其毒,又恐引邪入内,致崩脏腑,亦可畏也。故当补正散邪,兼而治之,始易奏功。

扫疬丹 岐天师传。治头面身体先见红点斑纹,流水成疮,发眉堕落,遍身腐烂臭秽。

苍术三钱　熟地一两　玄参一两　苍耳子三钱　车前子二钱　金银花二两　薏仁五钱　水煎服,二十剂必愈。

黄金汤 伯高太师传。治初起大麻风。

大黄五钱　金银花半斤　水煎汁三碗,分作三次,一日服完,必然大泻恶粪,后单用金银花三两,连服十日痊愈。

解疬仙丹 治酒湿感毒而生大麻风,神效。

茯苓三钱　白术五钱　薏仁五钱　黄连一钱　玄参一两金银花三两　柞木枝三钱　水煎服,连服二十剂,已烂、未烂俱愈。

漆甲散

穿山甲一副，全明雄黄四两，为末，真生漆和匀，刷在甲上，微炙微刷，以尽为度，将穿甲分记上、中、下，左右共作六块，各另研细末，用四年陈醋、冬米饭为丸。每服五钱，白滚汤送下，患左用左，患右用右，上服上，中服中，下服下，须记分白。如在通身，一起制服，神效。

蛇窠疮

蛇窠疮，生于身体脐腹之上下左右，本无定处，其形象宛如蛇也。重者烂深，轻者腐浅。亦有皮肉蠕蠕暗动，欲行而不可得也。此疮或穿着衣服弃于地上，为蛇所游，或饮食之中蛇涎沾染，其毒未散，因人气血尚壮，不伤脏腑，乃发于皮肤耳。重者毒重而痛甚，轻者痛犹可受。治法不必问其重轻，总以解毒为神也。前人用松针刺其初起之疮头，尚非治之善者。大约以蜈蚣浸油频搽，以雄黄、白芷佐治，实得法也。

蜈蚣油　巫彭真君传。治蛇窠疮，兼治蛇咬伤成疮，俱神。

蜈蚣十条，为末，不可经火　白芷三钱，为末，白者佳　雄黄三钱为末　生甘草末三钱　香油二两　将四味浸之三日，或随浸调搽，皆能建功也。

蜘蛛疮

蜘蛛疮生于皮肤之上，如水窠仿佛，其色淡红，微痛，三三两两，或群攒聚，宛似蜘蛛，故以蜘蛛名之。此疮虽轻，然生于皮肤,终年不愈,亦可憎之疮也。或谓霑濡蜘蛛之尿而生者,其说非是。大约皆皮肤之血少,而偶霑毒气、湿气,遂生此疮耳。方用苎麻在疮上搽搓,使其疮破水出后,用药搽之,自易愈也。

解蛛丹 治蜘蛛疮。

苎麻根灰三钱　冰片二分　轻粉五分　抱出鸡蛋壳烧灰,一钱　灯草灰二分　白明矾三分　共研细,掺疮上即痊。然必须用苎麻揉搽,皮破掺药,效之神也。

阴阳湿痰破疮

阴阳湿痰疮,皆伤寒失汗,寒热郁而生痰,痰不能骤消于脏腑,留而不散,久之结于肌肉,遂成痰块,块久则肿,肿久则痛,痛久则溃,溃则成疮矣。但其疮有阴阳之分。阳疮多生于两手,阴疮多生于两足;阳疮则热,阴疮则寒;热者病在阳腑,寒者病在阴脏也。故治手上之疮者,宜治其阳之热经,而佐之去湿化痰之品;治足上之疮者,治其阴之寒经,而佐之去湿化痰之味,无不收功也。前人专用艾火灸之,尚非正治耳。

通阳消毒汤 巫彭真君传。治阳湿痰破疮在手者。

茯苓三钱　神曲一钱　硝砂一钱　甘草一钱　麻黄五分白术三钱　黄柏一钱　天花粉三钱　黄芪五钱　蒲公英三钱水煎服。如已溃者,用冲和膏贴疮口,自愈。

治阴化湿汤 巫彭真君传。治阴湿痰破疮在足者。

白术五钱　茯苓五钱　肉桂二钱　附子一钱　黄芪一两半夏三钱　水煎服。如已溃破者,用玉龙膏外敷之,内外兼治,则易愈也。

伤寒有大渴之症，贫家无力买药，或富家误用药饵，惟以饮水止渴为事，虽火为水折，胸膈之炎热少除，而水多难化，末免留滞下焦，停积成瘀。而两足之气不通，湿热生疮，久则破烂，筋弛肉腐，而两足堕落矣。此等之疮，非寻常药味，此小分两可以保全者。

全活汤　巫彭真君传。治伤寒愈后，两足生疮，流水流脓，神效。

白术三两　苍术二两　肉桂一钱　薏仁二两　车前子五钱

人参一两　如贫家用黄芪二两　水煎服，一连服十日，不特两足之烂可除，而余生亦可全活。

杨梅疳疮

杨梅疳疮，生于龟头之上者多，生于谷道玉茎上者少，生于鼻内者更少，皆热毒之气也。风流子弟何忽生此疮？平日所食者肥甘，所衣者轻暖，何伤此热毒乎？盖得之于嫖妓与有毒之女，两相酣战而中毒也。妓女何毒重如此？亦遇毒感毒耳。泄精之时，自觉马口之间如针刺痛，此毒气来犯矣。重则生鱼口，轻则生疳疮，疳疮乃杨梅先兆也。当酣战之时，本难中毒，然而鼓勇而斗，内火沸腾，及至泄精，元气亏损，毒气即乘虚而入，内火与毒气之火，两相和合而不化，故生疳疮。不补虚而惟事败毒，则已虚益虚，无异下石，未有不满身生疮者矣。治法内用二生汤，外用保身散，治之即愈。苟或不然，变出非常，非玉茎烂落，即鼻柱塌陷，破坏面目，可畏哉！

二生汤　岐天师传。治初生疳疮。

生黄芪三两　土茯苓三两　生甘草三钱　水煎服,外用药敷之。

保身散　巫彭真君传。外治疳疮。

轻粉一钱　黄柏五钱　乳香一钱　水粉三分　孩儿茶三钱百草霜一钱　冰片三分　各为末,猪胆调搽。

杨梅圈疮

杨梅圈疮,此杨梅疮发已久,将要结痂,而复犯房事,以致作痛生圈。此等治法,必须大补气血,气血足而精生,精生则脏腑还元,而疮自结痂矣。不可误认毒之未净,而仍用败毒之剂也。一用败毒,更伤损气血,终无奏功之日矣。惟内用大补之药,外用调搽之末,便易收敛,且庆安全也。

加味十全大补汤　祖传方。内治杨梅圈疮。

人参二钱　当归三钱　白术三钱　茯苓二钱　生甘草二钱黄芪三钱　肉桂三分　川芎一钱　熟地五钱　柴胡五分　土茯苓五钱　水煎服十剂。虚甚者,多服为妙。

粉霜神丹　外治杨梅圈疮。

粉霜一钱　人参一钱　生甘草一钱　冰片三分　轻粉一钱丹砂一钱　石膏二钱　槐米一钱　各研细末,猪胆调搽愈。

杨梅结毒

杨梅之疮,多生于嫖妓,闻人毒气而生者,其毒即发,不生于玉茎马口之间也。惟嫖妓而得之,必从玉茎始,以毒自此入,则疮亦自此兴。倘初生下疳,即用遍德汤大剂吞服,不特疳疮顿愈，而杨梅之疮亦必不生，即生亦轻少，断无结毒之祸。无奈世医不知此方之妙，妄用药饵，惟识败毒，不杂用补气补血之味，以致难于收功。而风流子弟厌恶生疮，且归咎医生，亟请收敛，医生贪图厚谢，不补气以祛邪，不补血以化毒，竟用轻粉之类，以收敛之，毒入骨髓，不敢外发，一时疮净，亦为可喜。子弟甘谢而无怨言，医生乐酬而生德色。苟仍补其气血，而加之暗消之品，终年累月而服之，则元精既足，元气自旺，毒难内存，犹能外泄。无如子弟既苦于服药，而医生亦倦于防危，彼此相忘，竟置之不论不议之天。谁知收敛之后，不知保守，纵欲如故，而毒难久留，或半年，或二三年，乘何脏腑之虚，乃突而外功矣。大约毒结脏腑之虚，俱是难救之疮，而结于鼻与玉茎者，尤为难救。

遍德汤 伯高太师传。治下疳杨梅。

当归二两　白术二两　生甘草五钱　土茯苓一两　金银花四两　天花粉三钱　水煎服，连服十剂，而遍身之疮如扫矣。

寒水再造丹 伯高太师传。治结毒至鼻烂、茎烂者皆效。

麦冬三两　生甘草一两　桔梗三钱　黄芩三钱　连翘三钱　贝母三钱　土茯苓二两　寒水石研细末，三钱　夏枯草二两水煎汁二碗，调寒水石末服。倘鼻尚未落，一剂不烂落也。如已烂落，一剂不再烂也，二剂痊愈。倘结毒生于他处，减半多服，无不奏效。

翻花杨梅疮

此疮亦感淫毒之气也。视其疮势若重，其毒反轻，盖毒欲尽情出外也。古人云是湿热表虚。表虚则有之，不可全归于湿热也。总皆毒气外发,因表虚而反炽。谁知因炽而补其表,则表实而毒难藏,转易收功也。惟是表虚,不可再贪色欲,不独传其毒而害人,且虚其虚而自害。故必须节饮食、戒恼怒而断房帏,断无意外之虞,外用点药敷之,自奏功如神矣。

黄芪外托散　家传。治翻花杨梅疮。

黄芪一两　当归三钱　人参三钱　茯苓五钱　土茯苓二两　白芍五钱　生甘草三钱　白矾二钱　水煎服四剂,重者十剂,外用药调搽即愈。

地龙粉霜丹　祖传方。外治翻花杨梅疮。

粉霜二钱　蚯蚓粪一两,火焙干　百草霜三钱　轻粉二钱　黄丹三钱,飞过　生甘草二钱　冰片二钱　黄柏炒,二钱　胡粉二钱　各为细末,点搽自愈。

阴阳杨梅疮

杨梅疮有阴阳之分,古人以阳属气虚而感毒,阴属血虚而感毒,实为有见,非无稽之语也。阳必高突,阴必低陷,阳必痛,阴必痒,而其色皆红也。故阳宜用补气之药,而佐之化毒之味;阴宜用补血之药,而辅之消毒之品,然后外以来药调搽,岂难速愈乎?

六君加味汤　治阳杨梅,色红作痛而高突者,神效。

人参五钱　白术五钱　半夏一钱　生甘草三钱　茯苓三钱　陈皮五分　土茯苓一两　金银花一两　水煎服,十剂愈。

加味四物汤　治阴杨梅,色红不起,不破作痒者,神效。

熟地五钱　川芎二钱　当归五钱　白芍一钱　白茯苓二钱　生甘草二钱　金银花一两　天花粉二钱　土茯苓一两　水煎

服,二十剂愈。

丹砂敛毒丹　外治阴阳杨梅疮,兼治疳疮。

丹砂一钱　雄黄二钱　粉霜一钱　孩儿茶三钱　露蜂房烧灰,五分　冰片三分　生甘草一钱　轻粉一钱　各为细末,猪胆调搽自愈。

杨梅癣疮

此乃女子感染男子余毒而生者也,或前已生疮,用药既痊,偶食牛肉,或洗浴当风、抓痒,或行房事,以虚其皮肤,毒结不散,乃生癣矣。或血干而起白屑,或肉碎而流红水,以致淋漓臭秽者有之,用蜗牛柏霜散原易奏功,然内不服药以补虚,则气血双亏,外难即愈。必须内外兼治,否则日久不痊,必生虫蚀,反难速瘥也。

双补化毒汤　岐天师传。内治杨梅癣。

天花粉二钱　当归五钱　黄芪五钱　柴胡一钱　生地三钱　麦冬三钱　天冬三钱　荆芥一钱五分　威灵仙二钱　白藓皮一钱　胡麻二钱　槐角二钱　乳香末一钱　生甘草二钱　水煎十剂,外用末药搽之,必愈。

蜗牛柏霜散　岐天师传。外治杨梅癣。

黄柏三钱　没药一钱　轻粉一钱　粉霜一钱　雄黄二钱　冰片三分　丹砂五分　孩儿茶三钱　枯矾一钱　蜗牛十个　各为末,猪胆调搽,日数次,搽三日渐愈。神效。

杨梅痘子

其疮细小，亦是淫毒，与大者相较，其毒尚轻。盖其人气体壮实，感毒不重，故疮亦不恶也。急用内托之药十数剂，则毒易散，而痘亦易回。倘恃强而仍然渔色，则气血双耗，必至轻变为重矣。轻既可以变重，安在重而不可以变危乎？总之，杨梅之疮，毋论轻重，必须速治，加之绝欲，则病去如扫。无如世人好色甚多，服药甚倦，遂至变生不测也。铎有神方，因载于后，听世采取耳。

早夺汤　岐天师传。治初出杨梅疮痘，神效。

人参一两　生黄芪一两　茯苓一两　当归一两　远志三钱　生甘草三钱　金银花一两　大黄一两　石膏一两　柴胡二钱　白术一两　天花粉三钱　水煎服，一剂大泻恶物，臭秽不堪；再服二剂，毒尽去矣；去大黄、石膏，加土茯苓二两，同前药再服四剂，必有疮影发于满身，在皮之内，而出于皮之外也；再服二剂痊愈。

外表汤　治杨梅痘子。

黄芪一两　当归五钱　麦冬五钱　金银花一两　天花粉三钱　木通一两　泽泻二钱　柴胡二钱　黄芩二钱　生甘草二钱　水煎服。

齿窟疮

齿窟疮，因伤损齿牙，其齿堕落而成者也。盖人齿最深，其窟甚大，气血盛而易于长满，气血虚而艰于生合。其症高年老人尤多,夫齿虽有脏腑之分,而根实出于肾也,高年老人肾精耗竭,无不虚者,所用饮食止可生气生血,不能生精。精少则肾气不生,而肾血又何易生乎?此齿窟之更难填实也。况兼贪饕,或用硬物磕破,少合而重伤,略满而再损,疼痛切骨连心者,往往然也。内用加味地黄丸以填其精,外用填齿散修之,自然精不涸而气血相助,则齿窟不至空缺也,即不生齿,而生肉必速矣。

加味地黄丸　内治齿伤成窟。

熟地五钱　山药三钱　山茱萸二钱　茯苓二钱　骨碎补二钱　补骨脂二钱　丹皮二钱　当归五钱　麦冬三钱　泽泻一钱五分　气虚甚者,加人参五钱。水煎服,以齿满为期。

填齿散　外治齿窟。

人参一钱　骨碎补一钱　三七末一钱　同川蒺藜二钱　乳香一钱　鼠脊骨末一钱　各为末,用黄蜡化开,团成丸,如齿窟大,填入隙,数日即愈。如蜡化,频填自愈。

胎漏皮疮

胎漏皮疮,初生婴儿所长之疮也。有肉无皮,视之可痛。盖母食五辛之味,或餐燔熬炙煿等物,或父母有疮而坐孕,往往生无皮之子。然而伤热而生之者,其病轻;受毒而生之者,其病重。重者,母子必须同服化毒之药,则皮生而儿无死亡之祸,否则无不夭者。若因食热物而生者,虽半体头面皆无皮,不必母子同服解毒之药,但用白芨雄黄散敷之自安也。

全蝎生皮散　岐天师传。治父母生疮,因产胎漏皮疮之子者,此方主之。

全蝎一两　生黄芪四两　金银花八两　生甘草一两　麦冬四两　各为末,蜜为丸。每日服五钱,子服三丸,一料痊愈。

白芨雄黄散　岐天师传。治食五辛热物,子生溻皮疮,神效。

白芨一两　雄黄末三钱　各为末,掺之,自然生皮且又不痛,最神。

卷之十一

风热疮

风热疮，多生于四肢、胸胁。初起如疙瘩，痒而难忍，爬之少快，多爬久搔，未有不成疮者。甚则鲜血淋漓，似疥非疥。乃肺经内热而外感风寒，寒热相激而皮毛受之，故成此症也。世人以防风通圣散治之，亦有愈者，然铎更有治其外而自愈，纪之以便不愿服药之男妇也。

三圣地肤汤　岐天师方。

地肤子一两　防风二钱　黄芩三钱　煎汤一大碗，加猪胆二个，取汁和药同煎，以鹅翎扫之，即止痒，痒止而疮亦尽愈。

黄水疮

黄水疮，又名滴脓疮，言其脓水流到之处，即便生疮，故名之也。此疮生在皮毛之外，不在肌肉之内。虽是脾经湿热，亦由肺经干燥，脾来顾母，本以湿气润母也，谁知此湿有热，热得湿而生虫，欲救母而反害母之皮肤也。治法内服除湿清热之药，而佐之凉血之味。血凉而热退，热退而水更清，亦易行也，湿热两除，何虫不死？又得外治以解其郁，毒又何能长存乎？故随洗而随愈也。

安体散　岐天师方。内治黄水疮。

茯苓三钱　苍术二钱　荆芥二钱　防风一钱　黄芩一钱
当归五钱　蒲公英二钱　半夏一钱　水煎服四剂。

舒解丹　岐天师传。外治黄水疮,神效。

雄黄五钱　防风五钱　荆芥三钱　苦参三钱　水煎汤,取
二碗,洗疮即愈。

粉黄膏　章云樵传。治黄水疮。

蛤粉一两　石膏五钱　轻粉五钱　黄柏五钱　共为细末。
暑天用无根水,秋冬用麻油调敷。

伤守疮

伤守疮者,言不守禁忌也。凡生疮毒,必须坚守房帷,无论
大小,皆宜如此。大疮毒而不守禁忌,必致丧亡;小疮毒而不守
禁忌,必至痛苦。今名伤守者,犹言小疮疖也。医生错云伤手,
岂搔抓能害之乎? 凡犯色欲,其疮口必黑黯,痛如刀割,腐烂必
深,非大补精血神气,万难奏效。内服加味补中益气汤,或加味
十全大补汤以补之,外用末药敷之,始可转危为安,变死为生也。

补中益气加金银花汤　祖传。治不慎色欲。

人参五钱　黄芪一两　柴胡一钱　升麻五分　生甘草一钱
当归五钱　陈皮五分　白术五钱　金银花一两　加枣二枚,
水煎服。如虚极者,倍加参、芪、归、术;寒虚者,加附子、肉桂各
一钱,余不必加。

加味十全大补汤　祖传。治伤守疮。

熟地一两　川芎二钱　当归五钱　生黄芪一两　白术五钱
茯苓二钱　甘草一钱　肉桂一钱　白芍二钱　人参二钱　金

银花一两　水煎服。

救败丹　岐天师传。外治伤守。

人参二钱　三七根末三钱　孩儿茶三钱　乳香一钱　白僵蚕二钱　轻粉一钱　发灰二钱　各为细末,掺于膏药内贴之。若不用膏药者,干掺妙,猪油调搽亦妙。

手足丫毒疮

手足丫毒疮,虽生于手足,名同而丫宜辨也。生于手丫者,属手经;生于足丫者,属足经。然手足亦宜辨也。生于手足之背丫者,是三阳经;生于手足之掌丫者,是三阴经。看其何经,而用何经之药,托里调中,更加引经之味,则计日可以奏效矣。倘内既服药,而外复加敷药以箍其毒,则毒不走散,一出脓而即安,尤治法之神也。手足丫毒近于丹穴,最宜早治,万勿因循,至轻变为重也。

全消饮　岐天师传。治手足丫毒疮。

当归三钱　生黄芪三钱　红花二钱　生地三钱　荆芥叶一钱五分　贝母一钱　茯苓二钱　黄柏二钱　地骨皮三钱　菊花根一把　水煎一碗,急服数剂,无不内消。若失治,一至溃烂,多费时日矣。然肯服此方,亦不大溃。

箍毒神丹　岐天师传。外治手足丫毒疮。

地榆二钱　天花粉一钱　菊花根一把　生甘草一钱　芙蓉叶十四叶　蒲公英鲜者一把　将干研末,捣鲜药取汁,调之敷上,则毒不走开,内自化矣。

胎窬疮

胎窬疮,乃初生小儿背上或有一二孔也,此等小儿,明是脏腑不足,少气少血,以长皮肉也。倘虽有孔窬,而肉膜遮护,犹有生机,急用气血峻补汤,大剂与母吞服,儿食其乳,尚有生机。再嚼人参三七之片数,分填于孔窬之内,则气血壮旺,生皮亦速也。苟孔窬之中无有脂膜,洞见脏腑,数日即死,救之亦无益也。总补母之气血,一时填隙,而儿之先天大缺,仅可延数年之日月,不能享百岁之光阴也。

气血峻补汤 治儿生胎窬疮。

黄芪一两 当归一两 白术五钱 川芎五钱 红花五分益母草一钱 水煎服二十剂,至月余后,可服补中益气汤数十剂。

湿毒疮

湿毒之疮,多生于两足,非在足胫,即在足踝,非在足背,即在足跟,其故何也?盖湿从下受,而两足亲于地,故先受之也。夫水湿之气寒冷者多,而一入人身之内,则人气熏蒸,必变为热,湿热相合,内必生虫,故初起之时微痒者,正虫之作祟,非止气血之不和也。治之法,必须去湿为主,而少加杀虫之味,则愈病甚速,转不必解其热也,盖湿解而热自散。况生疮既久,流脓流水,气血必虚,安在热存乎。此除湿之所以神也。

除湿解毒汤 祖传。治湿毒足疮。

白术五钱 山药五钱 薏仁五钱 金银花一两 肉桂三分

泽泻二钱　乌桕根一把　水煎服,十剂自愈。如未愈者,再用龙马丹敷之,妙。

龙马丹　岐天师传。统治湿毒疮。

马齿苋二钱　黄柏五钱　陈年石灰二钱　轻粉一钱　地龙粪三钱　伏龙肝二钱　黄丹三钱　赤石脂三钱　各为细末,蜜调敷之,一二次即愈。

火丹疮附赤白游风

火丹疮,遍身俱现红紫,与发斑相同。然斑随现随消,不若火丹,一身尽红且生疮也。发斑,热郁于内而发于外;火丹,热郁于外而趋于内。发于外者,有日散之机;趋于内者,有日深之势,故发斑轻而火丹重。然而火丹有二种:一赤火丹,一白火丹也。赤色皮干,白色皮湿,似乎各异。而热郁于皮毛之外,由外而入内,则赤白无异也。大约赤者纯是肺经之火热,若色带白,乃是脾经之火热也。故赤者竟解肺经之热,补水之不足,以散火之有余,此消丹饮之为妙也。白者解脾经之热,利水湿之气,从膀胱而下走,不必又去外逐皮毛。盖湿气之盛,在脾而不在肺耳,此桑白分解散之所以妙也。更有一种赤白游风,往来不定,小儿最多,此症有似发斑,但发斑有一定之根,而赤白游风无一定之色,此胃火郁热不解,故亦结疮而不愈。治之法必须清热,而清热又必须凉血。盖血寒则凝滞不行,虽火得血而可止,终不能散火,此清火消丹汤所以妙也。三症分而治之,自有奇验,正不可混耳。

消丹饮　岐天师传。治红紫火丹。

玄参三两　升麻二钱　麦冬一两　桔梗二钱　生甘草一钱

水煎服,一剂丹化为无矣。小儿减药之半。

桑白分解散　伯高太师传。治白火丹。

薏仁二两　泽泻三钱　升麻一钱　天花粉三钱　桑白皮三

钱　神曲三钱　水煎服,小儿减药之半。

清火消丹汤　岐天师传。治赤白游风丹。

生地一两　丹皮三钱　甘草一钱　玄参三钱　牛膝二钱

赤芍三钱　天花粉一钱　水煎服,二剂消半,四剂全消,小儿减

半。赤游丹又可外治,用积年胞衣所化之水,和金汁涂之即消,

神效。

经验方　外治小儿丹毒,皮肤热赤。

寒水石五钱　白土一分　为末,米醋调涂之。

内　丹

内丹者,生赤色于皮毛之内,而外不十分显出也,点灯照之,

若用纱裹朱砂而透明,故以内丹呼之。此等之丹,得于胎热。其

母受胎之后,不忌热物,信口贪食,或感夏天风热,或好色浪战,

皆能助火,火邪内攻,胎受其毒,而传气于小儿,乃发为丹毒也。

此火欲出而不得遽出,隐隐外突于皮毛。倘发于腰脐而作痛,或

大小便闭结不通,皆死症也。苟生于渊液、京门等穴,或左或右,

尚非死症,以热在胆经而不在肾经也。方用荆芥祛风汤,实可救

治。然救之亦必须早,盖内丹不早治,亦必死耳。

荆芥祛风汤　伯高太师传。治内丹。

荆芥二钱　甘草一钱　半夏五分　麦冬五钱　当归三钱
白芍三钱　水煎服,数剂愈。

散丹汤　岐天师传。治火丹。

当归三钱　生甘草一钱　赤芍药三钱　大黄一钱　丹皮二
钱　柴胡八分　黄芩一钱　水煎服,二剂愈。

飞灶丹

小儿丹毒有十种:一飞灶,二吉灶,三鬼火,四天火,五天灶,
六水激,七胡次,八野火,九烟火,十胡漏也,皆父母胎毒所成。
治症必须辨明,不可混治。丹症原是难治之病,况又辨之不明,
妄用药饵,安得十全。且各丹不依症早治,攻入肠胃,十无一生,
可不慎乎!飞灶丹者,从头顶上红肿起,此火毒在泥丸也,本是
难救,然急用葱白捣自然汁,调白芨,炒黄柏,涂之即消,又不可
不知也。

芨柏散

白芨三钱　黄柏三钱炒　各为细末,急用葱白捣烂,取自然
汁,涂在泥丸顶上,一昼夜即消。

吉灶丹

吉灶丹,从头上向脑后红肿者是。亦有肿而作疼者,尤为可
畏。是足太阳膀胱风热,故作痛也,更有浑身作热者。内宜服防
风通圣散加减治之,外宜用紫荆散调搽自愈。

防风通圣散　世传方。

防风　荆芥　连翘　麻黄　薄荷　川芎　当归　白芍　白术　山栀子　大黄　芒硝　黄芩　石膏　桔梗　甘草　滑石等分　水煎服。

紫荆散

紫荆皮一钱　赤小豆一钱　荆芥一钱　地榆一钱　各等分为细末,以鸡子清调涂,神效。

鬼火丹

鬼火丹,先面上赤肿,后渐渐由头而下至身亦赤肿也,是手足阳明经内风热。治宜用白虎汤以泄胃热,加防风、荆芥、薄荷、桑白皮、葛根以散其风,引其从皮毛而外散也。然大肠亦热,何故不泻大肠之火?不知胃之火甚于大肠,胃火散而大肠火亦散,不必又治之也。但外用伏龙散末,以鸡子清调搽尤妙。

白虎加味汤　世传方。内治鬼火丹。

石膏二钱　知母一钱　麦冬三钱　半夏一钱　防风五分荆芥二钱　薄荷一钱　甘草一钱　桑白皮二钱　葛根一钱　竹叶三十片　水煎服二剂。

伏龙散　家传。外治鬼火丹。

伏龙肝末三钱　炒黄柏三钱　为末,鸡子清调搽,神效。

天火丹

天火丹,从脊背先起赤点,后则渐渐赤肿成一片,是肾、督脉中热毒,兼足太阳经风热。宜治肾而并治膀胱为是,不可纯用防风通圣也。外用桑榆散外敷,则得之矣。

解苦散　岐天师传。内治天火丹。

玄参五钱　生地五钱　羌活一钱　黄柏二钱　白茯苓三钱
升麻五分　丹皮三钱　水煎服,四剂自散。

桑榆散　家传。外治天火丹。

地榆二钱　桑白皮二钱　羌活一钱　玄参三钱　各为细
末,羊脂溶化调涂。

天灶丹

天灶丹,从两臂起赤肿,少黄色,或止一臂见之,皆手阳明经
风热。内服解毒之药,外用柳枝烧灰为末,水调涂之,亦易愈也。
盖天灶丹,乃丹毒之最轻者,故亦可轻治之耳。

轻解散　岐天师传。内治天灶丹。

防风五分　麦冬三钱　生地三钱　桑白皮二钱　黄芩一钱
柴胡八分　白芍三钱　天花粉五分　水煎服,二剂。

柳灰散　家传。外治天灶丹。

柳枝烧灰五钱　荆芥炒,末二钱　滑石三钱　生甘草二钱
为末,水调涂之即愈。

水激丹

水激丹,初生于两胁,虚肿红热,乃足少阳胆经风火也。此
丹亦热之轻者,治胆经之火而去其风,可计日而痊也。方用加味
小柴胡汤治之最神,外更以敷药涂搽,又何患乎?

加味小柴胡汤

柴胡一钱　半夏五分　甘草五分　黄芩一钱　陈皮三分　白芍二钱　防风五分　荆芥一钱　水煎服,数剂丹消。

缺屑散

生缺屑二钱　母猪粪烧灰二钱　和蜡水调涂,妙。

胡次丹

胡次丹,先从脐上起黄肿,是任经湿热也。去其湿热而丹毒自散。古人用三黄解毒汤,未免过峻,恐小儿气虚难受。铎受异人之传,另用化湿饮方治之,尤觉安稳,更用槟榔外治,万无一失也。

化湿饮　岐天师传。内治胡次丹。

白果十个　白术一钱　黄柏二钱　山药二钱　茯苓三钱　泽泻一钱　木通一钱　赤芍二钱　荆芥一钱　天花粉一钱　水煎服。

槟榔散

槟榔为末二钱　生甘草一钱　米醋调搽自愈。

野火丹

野火丹,从两腿上起赤肿,痛甚,如火之烧,乃足阳明胃经风热也。内服凉膈散加减,外以羊脂调末药,涂搽自易愈也。此丹虽火盛极,不可信是胃经热炽,竟用石膏汤与泻黄散也,恐小儿脾胃欠实,不禁大泻,反恐胃气损伤,转难救耳。

凉膈散　世传。内治野火丹。

连翘二钱　大黄一钱　芒硝五分　甘草一钱　栀子二钱
黄芩二钱　薄荷一钱　茯苓一钱　水煎服二剂。

消肿散　岐天师传。外治野火丹。

乳香一钱　白芨一钱　火丹草一钱　各为末,羊脂调涂,妙。

烟火丹

烟火丹,有从两足跗起,赤色肿痛,乃足三阳经风热也。亦
有从足底心起,乃足少阴肾经大热也。内宜服滋阴抑火之药,使
水旺足以制火也,外以末药兼治为妙。

抑火制阳丹　岐天师传。内治烟火丹。

玄参五钱　豨莶草二钱　黄柏一钱　生地三钱　熟地一两
丹皮三钱　细甘草一钱　沙参二钱　牛膝一钱　金钗石斛二
钱　水煎服。

柏土散　家传。外治烟火丹。

猪槽下土　黄柏末　蜜调,涂之自愈。

胡漏丹

胡漏丹,从阴上起黄肿,皆厥阴肝经虚火发于外也。内宜服
补阴清火散风之药,外用末药调搽可愈。倘用当归龙荟丸与泻
青散,皆不能成功耳。以上丹症,小儿百日内发者,不论是何丹,
皆胎毒也,三日内治之,皆可救,迟则无及矣。倘百日之外生丹
者,迟尚不至于死亡,然亦必须急治,不可令其入腹,一入腹亦难

救。故腹胀不饮乳者,必死无疑。盖丹症能食乳者,皆可治疗,以其胃气之未绝也。更有一种红线瘤者,尤难救援,以父服热药,遗热在胎,非药所能解耳。

清散汤 岐天师传。内治胡漏丹。

白术一钱　茯苓一钱　甘草五分　当归二钱　炒栀子一钱　荆芥一钱　防风三分　生地二钱　麦冬二钱　黄柏一钱　水煎服。

屋土散 岐天师传。外治胡漏丹。

瓦上陈土　炒黄柏　生甘草　各研细末,蜜与醋同调涂即消。

粉瘿瘤

瘿与瘤虽俱生于肌上,而瘿生于颈下,瘤则不止生于颈也;瘿则不破,瘤则久而破者多矣。瘿感沙水之气,皮宽不急,捶捶然也。古云瘿有三种:一血瘿、一肉瘿、一气瘿。血可破,肉可割,气可针。其实三种俱宜内消,不宜外治。惟瘤则可外治也,然亦有宜有不宜者。大约粉瘤宜用外治。盖粉瘤大而必软,久则加大,似乎有脓而非脓也,乃是粉浆藏于其内,挤出宛如线香焚后之滓,又受水湿之状。如已破矣,必挤净后用生肌药搽之,不再生,否则仍复长也。初生此瘤,必须治之,如不治,日必大甚,亦被其累。当用艾灸十数壮,即以醋磨雄黄涂纸上,剪如螺蛳盖大,贴灸处,外用膏药贴,一二日一换,挤出其脓必愈,妙法也。

消瘿散　岐天师传。统治各瘿。

海藻一钱　龙胆草一钱　昆布五分　土抓根二钱　半夏一钱　小麦面一撮　甘草一钱　干姜五分　附子一片　水煎，十剂必散。

化瘿丹　仲景夫子传。治诸瘿。

海藻三钱　桔梗三钱　生甘草一钱　陈皮一钱　半夏三钱　茯苓五钱　水煎服。

筋瘤　骨瘤　石瘤

筋瘤者，乃筋结成于体上也。初起之时，必然细小，按之乃筋也，筋蓄则屈，屈久成瘤而渐大矣。然虽渐大，亦不甚大也。固是筋瘤，亦无大害，竟可以不治置之。若至大时，妄用刀针，往往伤筋，反至死亡，故筋瘤忌割也。必要割去，亦宜于初生之日，以芫花煮细扣线系之，日久自落。因线系而筋不能长大。或可用利刀割断，辄用止血生肌之药敷之，可庆安全。倘初生根大，难用线系，万不可轻试利刀割断也。至于骨瘤、石瘤，亦生皮肤之上，按之如有一骨生于其中，或如石之坚，按之不疼者是也。皆不可外治，或用陷肿散内治则可。

陷肿散　《千金方》，岐天师加减。治骨瘤、石瘤。

乌贼鱼骨一钱　白石英二分　石硫黄二分　钟乳三分　紫石二分　干姜一钱　丹参八分　琥珀末一钱　大黄一钱　附子三分　朝燕尿一钱　石矾一钱　水煎服，十剂全消。

消瘤丹　仲景公传。可消诸瘤。

　　白术三两　　茯苓十两　　人参三两　　陈皮三钱　　生甘草一两
薏仁五两　　芡实五两　　泽泻五两　　半夏五两　　各为末,米饭
为丸,常服自消。

气　瘤

　　瘤何名之曰气?盖有时小,有时大,乃随气之消长也。断宜
内散,不宜外治。既随气消长,亦可随气治之。其症不痛不红,
皮色与瘤处同也,其赘则软而不硬,气旺则小,气衰反大,气舒则
宽,气郁则急。故治法必须补其正气,开其郁气,则气瘤自散矣。
古人有用枳壳扣其外,以艾火在外灸之,似亦近理,然终非妙法
也。不若纯用补气之味,而佐之开郁散滞之品,即不全消,亦必
不添增其火也。

　　沉香化气丸　　岐天师传。治气瘤。

　　沉香一两　　木香二两　　白芍四两　　白术八两　　人参二两
黄芪八两　　枳壳一两　　槟榔一两　　茯苓四两　　香附二两　　附子
五钱　　天花粉四两　　各为细末,蜜为丸。每日服三钱,一料全消。

　　外治　　仲景张公密传。统治各瘤神效,但不可治日久之瘤
也。小瘤根细最效。

　　水银一钱　　儿茶二钱　　共研至无星为度,加入冰片二分,再
加入麝香五厘,再研,又入硼砂五厘,再研,不见水银始可用。此
药敷于瘤处,肉瘤、血瘤、粉瘤、气瘤俱化为水,约三日必消尽。
然后服消瘤丹,每用一两,滚水吞服,不拘时,如筋骨之瘤,内外
二法俱不必用,盖二瘤无害于人,不必治亦不须治也。

血瘤赘

血瘤而赘生于皮外者,乃脏腑之血瘀,而又有湿气入于血中,故生于外也。初生之时,亦有细于发者,久之而大矣,小者如胆,大者如茄,以利刃割断,即用银烙匙烧红,一烙即止血,且不溃,不再生也。否则复出血瘤,一月如旧。铎于腋中曾生此瘤,甚小,如细指也,偶尔发痒。友人给生八角虱,余心疑而更痒。自思虱遇水银则死,而书斋之中无水银也。曾为人治下疳,方中用水银,乃取而擦腋下甚重,至痛而止,夜卧则忘其痛矣,早起见席上有血筋一条,取观之,乃腋下所生血瘤已堕落矣。余唶之不能断,始知前方能去瘤也。因商酌载之,治初起之瘤颇多验。

银锈散　家传。治初起血瘤。

水银一钱　冰片三分　轻粉一钱　儿茶三钱　黄柏二钱朝脑一钱　镜锈一钱　贝母一钱　各为末,搽擦即堕落。

肉瘤赘

肉瘤,乃于皮上生一瘤,宛如肉也。初生如桃如栗,渐渐加大如拳,其根皆阔大,非若血瘤之根细小也。不疼不痒,不红不溃,不软不硬,不冷不热,其形可丑,而病则不苦也。此等之瘤,皆犯神道之忌,故生于四体,以纪罪衍,不妨顺受。倘必欲治之,用刀割伤,用火烧灸,不特无功,转添痛楚矣。

内托外消散　治肉瘤、血瘤、粉瘤。张仲景真人传。盖湿热生耳。

水银一两　儿茶二两,共研至无星为度　冰片一钱　轻粉三钱　麝香五分　又入硼砂五分　不见水银始可用。以此药敷于瘤处,肉瘤、粉瘤俱化为水,约三日必消尽。然后再服汤药,用人参二钱、白术三钱、茯苓三钱、陈皮五分、生甘草五分、柴胡八分、白芍三钱,水煎服,十剂永断根矣。如筋瘤难治,然亦不必治也。骨瘤亦不必治,终身大如杏也。

治肉瘤,或男妇生在面上、颈上、手上,即可去之。

白芷五分、人参五分,煎汤。生半夏十粒,泡于白芷、人参之内数日,将半夏切平,频擦患处,效如手取。但不可治痰血之瘤也,恐难收口。铎又选传。

卷之十二

走马牙疳

走马牙疳,小儿之病也。小儿多食肥甘,肠胃难化,积而不散,其火上炎,且小儿又是纯阳,原多火也,火多必须水解。小儿食既不化,何生水乎?水既不生,则胃火益炽,齿牙又胃之部位也,故火结而成疳矣。牙已生疳,而儿又索食所喜者,必水果居多,本欲得水果以解渴也,谁知胃已有热,又加水湿,则湿热相合,而疳病更重矣。走马牙疳者,言其势如走马之急也。火重则急,火轻则缓。若不早治,则火烁津液,牙龈蚀断,齿多脱落而死者有矣。治之得法,往往有响应者。大约内服清胃之药,外用白绿丹,无不神效也。

清胃消疳汤　岐天师传。内治走马牙疳。

石膏一钱　人参三分　芦荟一钱　黄柏五分　茯苓一钱炙甘草三分　生地一钱　天花粉一钱　水煎服,数剂必轻。

白绿丹　外治走马牙疳。

人中白一钱,煅　铜绿三分　麝香一分　蚯蚓二条,葱白汁浸,火炙为末　各为细末,敷之立愈。

口　疮

　　口生疮疬,皮破涎流,重者每每血出,甚而唇吻腮颊俱烂。此乃胃中有热,又食生冷水果,重添其湿,湿热相兼,因其生疮而至烂,内生细虫以蚀皮蚀肉也。夫胃中湿热,何上发于口?盖口乃脾之窍也,胃本无窍,而脾乃胃之妻也,况脾胃为表里,脾之窍即胃之窍也。而胃之经络,又左右而绕唇口,且热乃火也,火性上炎,湿借火而上沸,故口上应之也。治法内服泻胃之热,导脾之湿;外用榄核散搽之,可计日而愈矣。

　　泻导汤　治口生疮疬

　　石膏一钱　茯苓二钱　滑石二钱　泽泻一钱五分　甘草五分　黄柏一钱　贝母一钱　水煎服,小儿减半,二剂即用搽药。

　　榄核散　外治口疮。

　　橄榄干一钱　儿茶一钱　冰片五厘　白薇三分　生甘草三分　百部三分　各为细末,日日搽之,每日搽五次,数日即愈。

鼻　疮

　　鼻内生疮,痒时难忍,欲嚏而不能,欲忍而不得,言语糊涂,声音闭塞,此鼻疮也。夫鼻之窍乃肺之窍也,肺病而气难宣,则鼻乃生疮矣。故鼻疮虽是鼻之病,其实肺之病也。夫肺病宜肺内生痈,乃不生于肺中,而生于鼻之内者,以热而兼湿也。热乃火也,湿乃水也,水能制火,故火在肺而不致生痈。火炎于鼻,而水不能上升,鼻之窍细小,然不能散火也,故成疮而不成痈矣。虽不成痈,而疮之毒亦不易化。去其湿热,则水下行而火上散,然后以外药吹之,则气通而毒消矣。

化散汤　岐天师传。内治鼻疳。

青黛二钱　桔梗二钱　白芷八分　百部一钱　茯苓三钱
木通一钱　黄芩二钱　天冬三钱　玄参二钱　甘草一钱　辛夷
五分　水煎服四剂。

通气丹　家传。外治鼻疳。

儿茶三钱　苏叶一钱　雄黄一钱　轻粉五分　冰片一分
锅脐烟五分　细辛三分　各研为细末,吹入鼻孔中,日三次,数
日即愈。

绿白散　外治鼻疳,且治肾疳、头疮、耳疮,俱效。

石绿一钱　白芷一钱　黄柏一钱　为末,先以甘草水洗疮,
拭净敷之,一日即愈。

喉　疳

喉疳之疮,即双蛾之症也。有阴有阳,阴乃少阴之君火,阳
乃少阳之相火也。二症最急,若不早治,一二日间,死生系之,轻
缓而重急也。阴火症用八味地黄汤神效,阳火症内服解火之剂,
外用吹药,亦效应如响。总不可缓治之也。

八味地黄汤　仲景张真君方。治阴症喉疳。

熟地一两　山药四钱　山茱萸四钱　茯苓二钱　丹皮二钱
泽泻二钱　附子一钱　肉桂一钱　水煎一碗,探冷服,一连数
剂痊愈。

牛黄至宝丹　岐天师传。治阳火口疳。

牛黄一分　胆矾二分　皂角末一分　麝香三厘　冰片一分

儿茶五分　百草霜一钱　共为末,和匀,吹入喉中五厘,必大吐痰而愈,后用煎剂救喉汤。

救急汤　岐天师传。治阴阳二火喉痹。

青黛二钱　山豆根二钱　玄参五钱　麦冬五钱　甘草一钱　天花粉三钱　生地五钱　水煎服数剂,不再发。

月蚀疮

月蚀疮者,多生于耳边,或耳之下也。此疮小儿生居多。然足阳明胃经无湿热,与足少阳胆经无郁气,则不生此疮也。然此乃小疮耳,不必内治。倘其疮大,而蚀不止者,必宜内治为佳。内治之法,泻胃与小肠之湿热,而外用末药调搽,断不久延也。设或疮蚀不大,是湿热不炽,何必用内治之法哉?

龙化丹　岐天师传。治月蚀疮。

黄丹一钱　赤枯矾一钱　蚯蚓粪三钱　冰片一分　轻粉三分　烟胶一钱　炉甘石一钱　各为末,研细,用香油调搽,数日即愈。

粉灰散　岐天师传。治小儿耳烂生疮。

轻粉一钱　枣子烧灰,一钱　蚯蚓粪火焙干,五钱　生甘草五分　各研末,油调搽即愈。

旋指疮

疮疡生于手足,最不易治,以十二经丹穴多起于手足也。井穴既有十二经之分,则疮生于少商宜治肺,生于少冲宜治心,生于大敦宜治肝,生于隐白宜治脾,生于涌泉宜治肾矣,生于中冲宜治心胞络,生于商阳宜治大肠,生于少泽宜治小肠,生于窍阴宜治胆,生于厉兑宜治胃,生于至阴宜治膀胱,生于关冲宜治三焦矣。然而手足者,四肢也,四肢属脾之部位,故疖虽生于十二经之井边,而治法断不可单治井经也。盖疖之生也,本于脾脏之湿热也,湿热善腐诸物,长夏正湿热盛之时也,不见万物之俱腐乎?故治法必须治脾之湿热为主。治脾而胃亦不可置之也,脾胃表里,治则同治耳。或见疖生于井穴,少分各井而佐之何井之药,尤治之神也。

加味五苓散　祖传。治手足旋指疖。

白术二钱　苍术二钱　金银花五钱　猪苓一钱五分　泽泻一钱五分　肉桂二分　龙胆草二钱　茯苓三钱　天花粉三钱

水煎服,四剂后以外治之。

六星丹　岐天师传。外治旋指疖,神效。

儿茶五钱　雄黄一钱　冰片二分　轻粉三分　滑石二钱　血竭五分　各为绝细末,先以炙甘草三钱、苦参五钱煎汤洗之,后搽之。

袖手疮

袖手疮者,生龟头之颈上,皮包于内,而外不显也。凡龟头生疮疖,多是淫毒所感,因嫖妓而得也。然而因嫖而生者,不止生于龟之颈,今止生于龟头,而外又皮裹之,乃肿于皮肉之内也,非淫疮实热疮也。内用泻火祛毒之药数剂,然后以外药水浸之,自必收功。

暗治饮　治袖手疮。

　　黄柏三钱　　茯苓五钱　　蒲公英三钱　　柴胡一钱　　白芍五钱
生甘草一钱　　龙胆草一钱　　豨莶草二钱　　水煎服,服数剂。

外护丹

　　猪胆二个,取汁　　龙胆草三钱,煎汁　　蚯蚓五条,捣烂,用二
汁淋洗,去蚯蚓,加入冰片末三分,入鸡蛋壳内,套在龟头上,浸
之渐愈。

臊疳

　　臊疳生于玉茎之上,亦杨梅之先兆也。然梅疮甚毒,多得之
于妓女、龙阳之子。倘未交二种,止于妻妾之中得之,此自己本有
湿热,或加恼怒,而强暴动淫,亦能生疮。疮名臊疳,以肝性主臊,
故疳亦以臊名之也。内用平肝之剂,外用六星丹搽之,无不痊也。

化淫消毒汤

　　白芍一两　　当归五钱　　炒栀子三钱　　苍术三钱　　生甘草一
钱　　金银花一两　　青黛三钱　　生地三钱　　土茯苓五钱　　水煎
服,四剂愈。

阴疳

　　阴疳者,生疮于阴户之内也,时痛时痒,往往有不可忍之状,
其气腥臊作臭,无物可以解痒,倘愈交接,则愈痛矣,最可怜之症
也。此疮多因于欲火之动,而又有湿感之,火炎水流,两相牵制,
留而闭结,乃化而生疮,久则生虫也。此虫虽生于阴户,然实化
于肝肾。或思男子而不可得,火以成之也;或交男子而感其精
毒,以长之也。总无湿不生虫,亦无湿不生疮也,当细察其由来

治之。内治之后，仍以外治同施，鲜不即痊矣。

加味逍遥散　家传方。内治阴疳。

柴胡二钱　白术五钱　茯苓三钱　甘草一钱　白芍五钱　陈皮一钱　当归二钱　炒栀子三钱　荆芥一钱　防风五分　龙胆草二钱　天花粉二钱　玄参五钱　水煎，服八剂。

桃仁散　岐天师方。外治阴疳。

桃仁二十一粒研烂　雄黄末二钱　白薇末二钱　炙甘草五分　各研细末，蘸鸡肝内，纳阴户中，日三易之，先用针刺鸡肝无数孔，纳之。

妒精疮

妒精疮，乃生于玉茎，亦臊疳、袖手疳之类也。人生最妒，而精亦妒。精妒症有二种：一妒不洁之精，一妒太洁之精也。不洁之精必有毒气，太洁之精必有火气，故玉茎不交败精之阴户，断不生疳。阴户蓄精，尚未流出，一旦重接，鲜不生疮矣。此等之疳，其症尚轻，外用五根汤洗之，再用首经散搽抹则愈矣，不必又用败毒汤剂而内治之也。

首经散　岐天师传。治妒精疳疮，并治诸疳。

室女首经抹布烧灰，加轻粉二分、冰片一分，各研细末，搽之立效。

无辜疳伤疮

无辜疳疮，乃鸟粪或羽毛从天下降于人身，感而生疳疮也。盖各鸟所食，多是蛇、蝎、蜈蚣之类，其粪最毒，而羽毛亦未尝不毒也。小儿不知其故，或逢落或见粪堕羽可珍，手携口衔，其毒因之而入于脏腑，久则发出于皮肤，乃生疮生痐矣。或生于脑后，或生于项边，结核如弹丸，推之则动，软而不疼，岁久失治，羸瘦壮热，便脓便血，头骨缝开，肢体生疮而溃烂矣。治法亦须消毒为主。小儿得此，尤宜早治。

消辜汤 岐天师传方。治无辜痐疮。

天花粉一钱　贝母一钱　蔷薇根三钱　杏仁十四粒　桔梗一钱　黄矾五分　白蒺藜一钱　乌梅一个　槟榔五分　乌柏根二钱　白芍二钱　人参五分　水煎服，十剂可消，大人倍之。

湮尻疮

湮尻疮，生于新生之儿，或在颐下项边，或在颊肢窝内，或在两腿丫中，皆湿热之气湮烂而成疮也。夫小儿新生何遽多湿热？虽遗尿小便，未易即干，然下身或多潮气，不宜上身而亦沾染也。盖因乳母绷缚手足，看顾不到，适逢天气炎热，蒸裹太甚，因而湮烂。身中本无湿热，何必又治湿热之多事乎？将伏龙肝一味，不拘多少，捣极细末，佐之滑石末少许，不可太多，掺在患处，用纸隔之即愈。

龙石散 治湮尻疮。

伏龙肝不拘多少，为细末，滑石少许，各为极细末，和匀，掺在疮上，外用草纸隔之，数日即愈。

落脐疮

落脐疮,乃小儿之症也。小儿自落脐带之后,何便生疮? 夫脐,人之命根也,此处生疮,多变风症,风症一成。命根将绝,去生便远,可不亟治之乎? 不知脐落生疮,亦感染水湿而成之也。必因乳母失于照管,落脐之时,脐汁未干,或加溺以伤之,或洗浴而不加拭揩,遂致湿以加湿,而疮口遂至于不合也。治宜去湿为主,而少加生肌之药,则脐复完固,无湿而疮自愈也。

去湿生肌散 岐天师传方。治落脐后生疮。

茯苓一钱 贝母三分 枯矾三分 草纸灰五分 雄黄二分三七三分 共为末,入在脐内,用纸包之即愈。

脐漏疮

脐中生疮,时时流脓血,名脐漏疮。皆不慎欲纵色,或因气恼,而故借房帏以怡情消忿,遂至生疮成漏也。若但治漏疮,而不绝欲戒气,断有死亡之祸。必须内治为佳,纵色者,用补中益气加熟地、山茱以治之;动怒者,亦用前方加白芍、当归、丹皮、熟地以治。外更用艾灸脐上,加生肌散填满脐口,一日一换,始可奏功也。

加味补中益气汤 祖传方。内治脐漏疮。

人参三钱 黄芪五钱 白术一两 当归三钱 柴胡八分升麻四分 生甘草一钱 陈皮一钱 金银花一两 水煎服。纵色者,加熟地一两、山茱萸四钱;动怒者,加白芍药一两、当归二钱、丹皮三钱、熟地五钱。

生肌散　外治脐漏疮。方载后卷。

金刃疮_{附自刎}

　　金刃疮,乃刀伤之疮也。误伤者,心不动而失血,其症轻;自刎者,心大动而失血,其症重;或自割其皮,自切其肉,倘无激忿而伤之,其症犹在轻重之间;惟涕泣而刎颈,郁怒而断指,其症皆重也。盖破伤血失,则止有一线之气相养,使五脏平和,尚可补气以生血,活血以生肌也。苟或求死不得,而伤心更甚,补气必至添嗔,活血必至开裂,安能服药以收功乎?必须劝其解怒以平肝,消愁以养脾,宽怀以安心,然后用补气补血之药,而佐之止痛生肌之味,始可奏效。否则,疮不能愈,而命不可夺也。

　　加味补血汤　祖传。治金刃自伤将死者,俱可救。若伤轻者,减半救之。

　　生黄芪_{一两至二三两}　当归_{五钱至一二两}　三七末_{五钱}　没药末_{二钱}　白芨_{三钱至一两}　白芍_{五钱}　水煎服数剂,断无性命之忧。

　　完肤丹　岐天师传。外治金刃伤血出,最神效。

　　三七末_{一两}　乳香末_{二钱}　陈年石灰_{一两}　血竭_{三钱}　妇人裈裆末_{一钱}　人参_{二钱}　各为细末,掺上即止血生肌。如金疮作痛,先用牛膝捣敷,立止,梅师方也。

火烧疮

火烧疮,遍身烧如黑色者难救,或烧轻而不至身黑者,犹可疗也。然而皮焦肉卷,疼痛难熬,有百计千方用之而不验者,以火毒内攻,而治之不得法也。故治火烧之症,必须内外同治,则火毒易解也。

救焚汤　岐天师传。内治火烧疮。

当归五钱　丹皮三钱　生地五钱　甘草二钱　苦参二钱生萝卜一大个,捣汁　槐花三钱　黄连一钱　同煎服,服数剂,外以末药敷搽自愈。

六仙散　岐天师传。外治火烧如神。

黄葵花一两晒干,为末　大黄一两　滑石一两　刘寄奴三钱　井中苔五钱,身佩,为末　丝瓜叶二十片晒干,为末　以蜜调敷,不痛且易生合,又不烂也,神效。平日修合,临时恐不能成。

汤烫疮

汤烫疮,乃百沸汤、滚热油与滚粥等物,忽然猝伤,因而遭害。遂至一时皮溻内烂成疮也。此等之疮,正所谓意外之变,非气血内损也。轻则害在皮肤,重则害在肌肉,尤甚者害在脏腑。害在脏腑者,多至杀人。然内治得法,亦可救也。内用托药,则火毒不愁内攻,外以蚌津散汁数扫之,即应验如响。如焮赤溃烂,用归蜡膏拔毒止痛,尤易生肌。

祛火外消汤　岐天师传。外治汤烫、油烧等症神验。

地榆五钱　白芨三钱　柏叶三钱　炒栀子二钱　白芍五钱

当归五钱　生甘草一钱　水煎服二剂。伤轻者,药减半。

蚌津散　外治汤烫、油炮等症。方载后。

二黄散　传世方

大黄炒　黄柏炒　各为细末,以鸡子清调之,搽上最妙。《卫生宝鉴》用苦参末,香油调敷,亦效。

毛粉散　缪仲淳传。治汤火伤神效。

猪毛煅存性　研细末,加轻粉、白硼砂少许,麻油调和,敷之立效,无瘢痕。

归蜡膏　治汤火伤疮,焮赤溃烂,用此生肌拔热止痛。

当归一两　黄蜡一两　麻油四两　以油煎当归焦黄,去滓,纳蜡,搅成膏,出火毒,摊贴最效。出《和剂局方》。

又方

王不留行焙干　为末,麻油调敷。或丝瓜叶为末,如前调亦妙。

含腮疮

含腮疮,生于两颊之上,大人、小儿皆有之。此疮初生时,如水痘大一小疮也,日久渐大,蚀破腮颊,故以含腮名之。皆好食肥甘,以至成毒而生疮也。必须早早治之,不可因循时日,日久破透腮颊,反难治疗。先以盐汤时时漱口,次用二金散敷搽,即可愈也。

二金散　世传方。外治含腮疮最效。

鸡内金一钱　郁金一钱　各为末,先用盐汤漱净,次用药上之,数次即效。

皴裂疮

皴裂疮,皆营工手艺之辈,赤手空拳,犯风弄水而成者也,不止行船、推车、打鱼、染匠始生此疮。皮破者痛犹轻,纹裂者疼必甚。论理亦可内治,然而辛苦勤劳之人,气血未有不旺者,亦无藉于内治。或带疾病而勉强行工者,即宜内治,又恐无力买药,不若外治之便矣。先用地骨皮、白矾煎汤洗之至软,次用蜡、羊油炼熟,入轻粉一钱,搽之为神。

八珍汤加减　内治皴裂疮。

当归二钱　芍药三钱　生甘草一钱　茯苓二钱　白术一钱 熟地三钱　川芎八分　薏仁三钱　水煎服,数剂可止。

皮矾散　外治皴裂疮。

地骨皮五钱　白矾三钱　煎汤洗之至软,后用蜡、羊油熬熟一两,入轻粉一钱　研为末,调匀,搽之即愈。

漆　疮

漆疮者,闻生漆之气而生疮也。盖漆之气,本无大毒,以漆能收湿,人之肺经偶有微湿,而漆气侵之,则肺气敛藏,不敢内润于皮毛,而漆之气欺肺气之怯,反入于人身,彼此相格,而皮肤肿起发痒矣。痒必至于抓搔,抓搔重而发疼,不啻如火之制肤而燥裂也。倘用漆之时,用蜀椒研末涂诸鼻孔,虽近于漆器,亦不生疮,无如世人之懒用也。如一时闻漆之气,即用薄荷、柳叶、白矾煎汤饮之,亦不生疮。即既已生疮,以此三味洗之三五遍,亦愈矣。若犹不愈,以蟹黄搭之,内服芝麻油一二碗,无不安也。

《千金方》 治漆疮作痒。

芒硝五钱,煎汤,遍痒处涂之即止。

又方 治漆疮作痒。

贯众研末,油调涂即愈。

又方 神效。

荷叶一片,煎汤一二碗,少温洗之即愈。

冻　疮

冻疮,犯寒风冷气而生者也。贫贱人多生于手足,富贵人多犯于耳面。先肿后痛,痛久则破而成疮,北地严寒尤多。此症更有冷极而得者,手足十指尚有堕落者。以犬粪经霜而白者,烧灰,芝麻油搽调最妙。倘气虚者,必须补气;血虚者,必须补血。外用附子末,楝树子肉捣搽自愈。倘用甘草、黄柏、松叶、大黄之类,俱不见十分全效矣。至手足堕落者,止可存其手足,用补中益气之剂救之,十指不能不烂,未必能重活之也。

狗粪散 外治手足冻裂。

干狗粪为细末,用白粪为妙,烧灰存性,以绝细为度,麻油调敷,数次即愈。用西瓜皮、柏油等药俱不效,此方特奇。

箭毒疮

箭毒疮,因箭头铁镞用毒药煮过,而人身中伤,必疼痛欲死也,近人用箭,未必皆用毒药矣。倘若中毒,必须解毒为妙。有箭头在肉不出者,若无毒,不必用刀割之,必用腌久猪腿骨头,以火炙一边,必有油髓流下,以器盛之,俟其流下,取油搽其箭伤之处,必然发痒,再轻轻频搽,久则箭头自外透出矣。如有毒而没入者,必用刀割肉取出。大约有毒者,内外皮肉皆黑。但红黄不变黑者,乃无毒之箭伤也。凡毒箭伤,而去其镞头者,必须觅妇人月水洗之,方解其毒耳。

山羊酒 岐天师传。治箭头不出,并可治跌打损伤。

山羊血一钱 三七三钱,为末 黑糖五钱 童便一合 酒一碗,调匀饮之,不必大醉,久则伤气,必痒,箭后渐出近皮,一拔即出,以三七末敷之。

卷之十三

跌打损伤疮附破伤风

跌打损伤疮,皆瘀血在内而不散也。血不活则瘀不能去,瘀不去则折不能续。初伤之时,必须内服活血止痛之药,外用三七研末,加酒调烂敷之,痛即止,血则散。疮上如沾三七末干燥,再不溃矣。如不沾者,频用三七末掺之,多用三七药末调服尤妙。倘不破损,用前药不效者,此日久瘀血留中,非草木之味所能独散也。必须加入水蛭三钱、当归、大黄、白芍治之,连用三剂,瘀血无不即散,而痛亦止矣。三剂之外,断不可多服,仍单服三七,未有不愈者矣。如破伤风,头痛寒热,角弓反张,如痉状,用蚕鳖散最妙。

散瘀至神汤　岐天师传方。治跌打损伤至重者。

三七三钱　当归五钱　白芍五钱　大黄三钱　丹皮三钱枳壳一钱　桃仁十四粒　生地五钱　大小蓟三钱　红花一钱水酒各半,煎八分服。如日久疼痛,或皮肉不破而疼痛,加水蛭,切碎如米大,烈火炒黑,研碎,煎前药,煎好,加入水蛭末吞服,三剂则不痛矣。其水蛭必须炒黑,万不可半生,则反害人矣。

蚕鳖散　传世方。治破伤风疮。

川芎一钱　当归一钱五分　红花四分　羌活六分　防风八分　白僵蚕一钱二分　土鳖虫七个,捣碎　穿山甲三大片,酒炙

柴胡七分　生甘草四分　水酒各半,煎八分服。下部加牛膝一钱。

日晒疮

日晒疮,乃夏天酷烈之日曝而成者也,必先疼后破,乃外热所伤,非内热所损也。大约皆奔走劳役之人,与耕田胼胝之农夫居多,若安闲之客,安得生此疮乎。故止须消暑热之药,如青蒿一味饮之,外用末药敷之即安。

青蒿饮　祖传。治日晒疮。

青蒿一两,捣碎　以冷水冲之,取汁饮之,将渣敷疮上,数日即愈。如不愈,另用柏黛散敷之。

柏黛散　祖传。外治日晒疮,并治火瘢疮。

黄柏二钱　青黛二钱　各研末,以麻油调搽即愈。

虎噬疮

虎噬疮,乃遇虎咬伤之疮也。虎之捕人,如猫之捕鼠,有毒涎恶气喷人之面,人辄胆丧一时,昏愦失神,即自褫其衣以谢虎,而虎不知其悔罪而吞噬矣。故凡人遇虎,不必自解其衣,若不解衣者,虎不敢食,即有所伤,必可救也,以人非虎食耳,然而人被虎伤者,血必大出,其伤处之口,立时溃烂,其疼不可当。以虎之爪牙最毒,一有伤损,则毒侵肌肤,未有不烂者矣。急用猪油贴之,无猪油则用猪肉亦可。随贴随化,随化随易,则疼痛少缓。急用榆根散掺之,随掺随湿,随湿随掺,血必止矣。一止血,而命可夺也。世有一遇虎损,以香油灌一二碗以祛毒,仍用香油以洗疮,亦佳。然终不若吾法之奇也。倘内服安神益气之药,外用玉真散生肌等药尤妙。

榆根散 治虎噬,载末卷。

又方

地榆二两 煮汁饮,并为末敷之。亦可为末,白汤调服。一两作三次饮,忌饮酒。

犬咬疮

犬咬疮,多在人身两足并腿上也。间有咬伤两手者。急用生甘草煎汤洗之,则毒散而不结黄,用玉真散,或搽或服,皆可无恙也。惟疯犬伤人,其毒最甚,急打散头发,顶内细看,有红发如铜针者,即拔去。次以地骨皮一把,约一两,煎汤洗去黄,内亦服之;又用地龙粪为末,将咬伤处封好,口出犬毛,即无虞矣。倘人已发狂如狗状,大小便俱闭,外势急痛,腹胀甚者,前方又不能解,亟用活命仙丹解其热毒,断不死亡也。

活命仙丹 岐天师传。治疯狗咬伤。

木鳖子三个切片,陈土炒 斑蝥七个,去头、足,米一撮,炒 大黄五钱 刘寄奴五钱 茯苓五钱 麝香一分 各研细,和匀,黄酒调服三钱。一服而毒气、热气全解,重者二服必愈。咬七日内者,皆能建功,过七日外,必须多服数剂,无不可救。

《千金方》 家传。治犬咬伤。

紫苏叶三片 薄荷叶十片 嚼,敷之自愈。

经验方 治犬咬。

旧屋瓦上刮下青苔屑,按之即止。

鼠啮疮

鼠啮疮,或因捕鼠被伤而得者也。鼠胆最怯,岂敢咬人?因人捉拿甚急,不得已咬伤人皮肉,以冀脱逃,是夺命心急,故咬伤亦重也。夫鼠技有限,何足害乎?不知鼠齿细长,啮肉必伤筋骨,况鼠涎原有毒也,筋肉既破,必透入鼠涎,故往往烂穿筋骨矣。宜用猫尿搽其伤处,其毒随散,后以末药敷之,数日即愈也。

禁鼠丹 岐天师传。治鼠伤疮。

猫粪一钱 轻粉一分 三七根五分 各焙干,研细为末,填满疮口,即结靥而愈。

马汗疮

马汗疮,沾马汗而烂者也。马汗沾无疮之人,何能生疮?惟原生疮之人,最忌马汗入于疮内。盖马性最动,疮沾其汗,欲收口者不收,欲生肌者不生矣。生者不生,收者不收,必有变动难愈之苦,或煍肿,或疼痛者有之。治法以冬瓜皮、丝瓜叶煎汤洗之,另用末药掺搽自愈。

静宁散 岐天师传。治马汗疮。

轻粉三分 五倍子炒,一钱 古石灰 丝瓜根灰,一钱 冰片一分 僵蚕炒,一钱 掺之即愈。如疮干痛,加生甘草五分,以蜜搽之。

《灵苑方》 治马汗入疮肿痛,急疗之,迟则毒深

生乌头为末,敷疮口,良久有黄水出即愈。

火瘢疮

火瘢疮,乃天气严寒,向火烘手,炙伤皮肤,因而成瘢,变成痛疮者也。此疮贫穷之人居半,卑弱之人居半也。气血内亏,火焰外逼,当时不知炎威,久则天温有汗,气血回和,因而作痛矣。外用薄荷、荆芥、苦参各等分,煎汤洗之。如已破,用柏黛散掺之,无不速痊。

荷芥汤 外治火瘢疮。

薄荷二钱 荆芥二钱 苦参二钱 煎汤一碗,洗之即愈。如破,用柏黛散搽之。

灸火疮

灸火疮,用艾火灸穴治病而成者也。灸穴不发不可,然过发亦不可。过发必至疼痛,宜用太乙膏贴之。如无太乙膏,春月用柳絮,夏月用竹膜,秋月用新棉,冬月用壁上钱贴之,亦能止疼也。如灸疮血出不止者,莫妙用黄芩为末,酒调服二钱,无不止者。此李楼《怪症奇方》也,然用之实验甚。

《济生秘览》方 治灸疮不敛,神效,并可敛恶疮。

瓦松阴干为末,先以槐枝葱白汤洗后,掺之立效。

汗淅疮

汗淅疮,乃肥人多汗,久不洗浴,淹淅肌肤,因而成疮者也。亦有皮破血出而作痛者。古人以真蛤粉、滑石末掺之自愈,实妙法也。

蛤粉散　治汗渐成疮。

真蛤粉五钱　滑石末五钱　二味掺疮上即愈。

独骨疮

独骨疮生于颐颏之下，大人小儿皆有之，而小儿居多。乃口津下流，积滞之故也。如是大人、乃任脉亏损，宜用内治。如小儿，外治易愈，不须用内消之药，但少食瓜果则得矣。

燥津丹　岐天师传。治大人独骨疮。

茯苓三钱　白术三钱　薏仁五钱　山药五钱　白果十个甘草一钱　黄柏二钱　陈皮五分　天花粉一钱五分　水煎服，以愈为止。

制津丹　世传。治小儿独骨疮。

百合一两　黄柏一两　白芨三分　蓖麻子五十粒　轻粉五分　上为细末搽之。如干者，以朴硝水和饼贴之。

竹木签破伤水生疮

伤水疮者，因误被竹木签破皮肤，又生水洗之，溃而疼痛；或鱼刺诸骨破伤，久而不愈。同用黄丹、蛤粉、文蛤等分，同炒变色，掺疮口上，渐次而愈。如刺已入肉，捣鼠脑同鹿角末，同涂伤上即出。如骨刺入肉，用象牙刮末厚敷，其刺自软即出也。

梅师方　治竹木针刺在肉中，不出疼痛。

王不留行为末，调热水方寸匕，以根敷即出。

蛇咬疮

蛇咬疮最毒，不止虺蛇也。或在足上，或在头面，或在身腹之间，疼痛异常。重者必至足肿如斗，面肿如盘，腹肿如箕，五日不救，毒气内攻于心，而人死矣。盖蛇乃阴毒，阴毒以阳药解之，其毒益炽，必须用阴分之药，顺其性而解之为妙。外治之法最神者，取半边莲草搽而擦之，顷刻即安，随用祛毒散饮之，三剂即痊愈。外治之方，如蜈蚣散亦神，皆可用也。若蛇误入人孔窍之内，即以针刺其尾，则自出，不过二三针也。北直田野间一妇人小遗，蛇入阴户，竟不知用针刺尾之法，卒至暴亡，可悯也。余故特志之，以传世云。

祛毒散 岐天师方。内治蛇咬疮毒。

白芷一两 生甘草五钱 夏枯草二两 蒲公英一两 紫花地丁一两 白矾三钱 水煎服，三剂痊愈。

蜈蚣散 伯高太师传。外治蛇咬。

白芷一两，取白色者 雄黄五钱 蜈蚣三条 樟脑三钱各为极细末，以香油调搽肿处，随干随扫，蛇毒尽出而愈。

蜈蚣叮疮

蜈蚣叮人，虽不成疮，然痛亦苦楚。蜈蚣有二种：一赤足，一黄足。黄足者，叮人痛轻而不久；赤足者，叮人甚久而痛重，以赤足之毒胜于黄足也。倘为所咬，以蜗牛之涎搽之，其痛即止。如北地无蜗牛，用鸡冠血涂之。有雄黄末捻香油纸条，点火熏其伤处，立刻止痛。或以山茱萸一粒，口嚼敷之亦妙。更有人误食蜈蚣游过之物腹痛者,以紫金锭研碎,姜汤调饮半锭,呕吐而愈。

蜗牛散　治蜈蚣咬伤作疼。

雄黄末一钱　蜗牛一条,捣烂　敷患处即平。口嚼山茱萸一粒,敷患处即止痛。取蜒蚰涂上即止痛,神验。

蝎伤疮

蝎伤最毒,以蝎得至阴之恶气也。凡一螫人,痛至鸡鸣乃止。即以冷水渍指并手,即不痛,水微暖便痛,即易凉水再渍,以青布拓之,实验。蝎有雄雌,雄者痛在一处,雌者痛牵诸处。以山茱萸一粒,嚼以封之立愈,取人参嚼敷尤妙。

《千金方》　治蝎虿叮螫。

水调硇砂。涂之立愈。

蜂叮疮

蜂之叮人,有毒刺入肉内,即须挑去,以尿泥涂之,即止痛。

《肘后方》

青蒿嚼碎,封之即安。

蜐虫伤痛

蜐虫伤人,其毒在毛,而不在口,如杨蜐、瓦蜐之类。凡有虫而带毛者,皆需忌之,勿使之刺人肌肤也。若一犯之,则皮肤肿痛,如火之燎矣。以淡豆豉捣敷之,但有毛外出即不痛,如毛未出仍痛,再擦之,须得毛出始安。如无豆豉,或醋,或盐卤芝麻油洗之皆效。

蠼螋尿疮

蠼螋尿疮,乃蜘蛛之尿溺于人身头上,而生疮也。疮如粟粒累累,似蝲虫螫痛,或发热恶寒,此重者也。有生疮而人不知疼痛者,此毒不重而轻者也。磨犀角涂之最效,或以苎麻缚搓去疮汁,再加黄金散敷上即安,或取燕窠中土,和碱醋涂之大良。

《直指方》 仁斋。治蜘蛛咬毒。

缚定咬处,勿使毒行,以贝母末酒服五钱至醉,良久,酒化为水,待疮口出水尽,仍塞疮甚妙。

人咬伤疮

人咬成疮,皮破血流,往往有溃烂者。以人咬人,何如是之重乎?不知两人厮打,至以口咬人,其忿怒之气亦甚不平矣。心既愤激,口齿安得无毒哉?此所以溃烂耳。故身体一被咬伤,血流之时,即为施治,则毒气尚未深入,自然易痊。方用醋洗其伤破之口,随用败龟板烧灰为末,香油调搽。无龟甲,即用鳖甲亦妙。万勿听其溃烂,至于毒气之深入,反难速愈也。

砒霜累疮

人服砒霜,其火热大毒内攻脏腑,而四肢身体必外生紫累之斑,与生疮无异。此火热之毒攻突内外也,其势最急。古人急挖地一大坑,以井水满之,令搅浑浊,取水一碗与饮之,少刻又与之,待浑身紫累俱散,一吐即苏,甚妙。然单用地浆,铎犹以未善也。铎受异人传方,加入苦参二两,煎汤入于地浆中饮之更神。

别有数方，无不神异，服之皆可救，因备载之。

苦参汤　治服砒霜累疮。

苦参二两　煎汤一碗，同地浆饮之，即大吐而愈。

救死丹　治中砒毒累成疮，死亡顷刻。

生甘草二两　瓜蒂七个　玄参二两　地榆五钱　水煎服，一下喉即吐，再煎渣服，又吐，即毒解而愈。

泻毒神丹　治中砒毒发紫累，用前药不吐，急用此方泻之。

大黄二两　生甘草二钱　白矾一两　当归三两　水煎服数碗，饮之立时大泻即生，否则死矣。

水渍手足丫烂疮

手足，乃四末也，属脾而最恶湿。以脾为湿土，以湿投湿，安得不助湿乎？湿以加湿，此湿疮之所以生也。况劳苦之人，以其手足日浸渍于水浆之中，乌能保皮肤之坚硬乎？手足十指，未免开裂而腐烂矣。幸其气血尚健，不必内治，但用外治而可愈。外治用密陀僧煅赤，置地上去火性，碾细末，先以矾水洗足，拭干，然后以前药敷之，次日即能行动矣。倘气血衰惫，用补中益气汤多治，当归加之尤效也。

陀僧散　世传。治脚丫湿烂。

密陀僧一两　轻粉一钱　熟石膏二钱　枯矾二钱　为末，湿则干敷，干则桐油调搽。一方用柏子油一两、明雄黄末五钱，调搽亦效。

试验方　谈野翁。治脚缝出水。

好黄丹三钱　花蕊石一钱　研绝细末掺之，即止水。

手足麻裂疮

麻裂疮生于手足，与皲裂疮相同。然皲裂疮生于四季，而麻裂疮生于冬时也。虽俱是贫寒之人，不顾风雨，以致手足之间开裂，然亦天气严寒，过于血燥，血不能润肤，遂至于开裂而成疮也。故治法略宜少异。外以萝卜汁煎洗之，次以腊月羊脂，燃油滴入裂口即愈，如无羊脂，以白芨研细末，热水调稠，滴入裂口亦效。倘血不足者，用四物汤加减，饮之尤妙。

加味四物汤　内治手足麻裂疮。

熟地五钱　川芎二钱　当归五钱　白芍三钱　荆芥炒二钱　白芨末二钱　水煎，调服四剂。

眼丹胞

眼胞为肉轮，属脾胃，乃土之象也。人肉轮上生胞，红肿而作脓，名曰眼丹，又名眼狐狸。此胃火沸腾而上炽于目也。宜用三黄汤加减治之。外用水澄膏涂之可愈。

加减三黄汤　祖传。内治眼丹胞。

石膏三钱　黄芩一钱　黄连一钱　黄柏一钱　炒栀子一钱五分　柴胡一钱　夏枯草五钱　天花粉二钱　赤芍三钱　水煎服，四剂渐消。

偷针眼

眼角上生小疮疖肿起，乃心、胆、小肠之火也。火重则生，火衰则轻，毋论大人小儿，往往皆生此疮。凡生此疮者，必须胸背之上，觅别有小疮否，如或有之，疮窠上累累者，宜用针刺出其血，眼角疮自愈矣。倘若未愈，宜诊其脉，看何经火盛，用药微泻之必愈。

卷之十四　奇方上

疮疡肿溃诸方

救命丹　仙传。治痈疽各疮，阴症阳症无不神效。

穿山甲三大片，同蛤粉炒熟，不用粉　甘草节二钱　乳香一钱　天花粉二钱　赤芍三钱　皂角刺五分去针　贝母二钱　没药五分　当归一两　陈皮一钱　金银花一两　防风七分　白芷一钱　白矾一钱　生地三钱　酒水各数碗，煎八分，疮在上食后服，疮在下食前服。能饮酒者，外再多饮数杯。忌酸酒、铁器，服毕宜侧卧，少暖有汗觉痛，减大半，有起死回生之功，效难尽述。

一痈疽发背在头，及脑后、背脊，加羌活一钱，角刺倍之，此太阳经药也。

一在胁胸，少阳经部位者，加柴胡一钱，栝蒌仁二钱。

一在腹脐，太阴者，加陈皮五分，赤芍三钱，白芷一钱。

一生在手臂膊，加桂枝三分。

一生在腿膝，加牛膝二钱，防己五分，黄柏一钱，归尾三钱；如肿硬，加连翘二钱，木鳖仁五分；倘是疔疮，方中加紫河车三钱，苍耳子二钱；如人虚弱，不溃不起，加人参三钱，甘草一钱；如人壮实，加大黄二钱，麻黄一钱，连根节用。

金银补益汤　家传。治疮疡，元气虚倦，口干发热

金银花二两　生黄芪三钱　甘草一钱　人参三钱　白术二

钱　陈皮一钱　升麻五分　柴胡一钱　当归三钱　上水煎服。

人参败毒散　世传。治诸疮疡,焮痛发热,拘急头痛,脉数而有力者。

人参　羌活　前胡　独活　川芎　甘草　柴胡　桔梗　枳壳　茯苓　各等分,右水煎服。如呕吐,加生姜、陈皮、半夏;如脉细而无力,加大力子半分。

极验溶胶汤　世传。治诸痈疽,恶毒大患,保全有大功,活人最多,不可轻忽。

穿山甲四片,如疮在背,即用背上甲;在手,用前足上山甲五分;如在足,用后腿上甲五分,炙酥为末　真牛皮胶四两,炒成珠　水酒各一碗,调匀前二味,煎数沸服之,以醉为度。

加味十宣散　家传。治疮疡,因外感风寒,内因气血虚损,经云百病乘虚而入,是宜服此。

人参一钱　当归二钱　黄芪三钱　甘草一钱　白芷一钱　川芎一钱　桔梗一钱　厚朴姜制五分　防风三分　肉桂三分　忍冬藤五钱　水煎服。如脉缓涩而微,加黄芪、人参、白术;如脉弦、身倦,加当归、白芍、麦冬;如脉紧细,加桂枝、生地、防风;如脉洪大而虚,加黄芪、黄连。

花藤薜荔汤　岐天师传。治发背、诸疮痈初起。

薜荔二两　金银花三两　生黄芪一两　生甘草二钱　水数碗,煎一碗,渣再煎,一剂即消。

消散汤　长桑公传。治疮疡初起,立时消散。

金银花三两　生甘草三钱　蒲公英三钱　天花粉三钱　当归一两　酒水各一碗煎服。此方散邪解毒,全不损伤正气,而奏效独捷。若遇阴症疮疡,加人参五钱、附子一钱尤妙。若阳症疮疡,万不可加。

柞木饮子　《精要》。治痈疽,未成自消,已溃自干,轻小证候可以倚伏。

干柞叶四两　干荷叶蒂　干萱花根　甘草节　地榆各一两

共为末,每服五钱,水二碗,煎一碗,作二次,早晚分服。

回疮金银花散　《准绳》。治疮疡痛甚,色变紫黑。

金银花二两　黄芪四两　甘草一两　右用酒一升,同入茶瓶内,闭口,重汤煮三时辰,取出去滓,顿服之。

神效托里散　家传。治痈疽肿毒、发背、肠痈、乳痈、时毒,憎寒壮热,不论老幼虚实,俱效。

黄芪五钱　金银花一两　当归五钱　生粉草三钱　水酒各一钟煎服,渣捣敷患处。或俱为末,酒调服之,更效。

神散汤　世传。治痈疽初起。

金银花八两　水十碗,煎二碗,再入当归二两同煎,一气服之。不拘阴阳,痈疽初起者,散毒尤速。如已四五日者,则减之半效,然断无性命之忧。

金银花酒　世传。治一切恶疮痈疽,不问发在何处,或肺痈、肠痈,初起便服之,奇效。

金银花五两　甘草一两　水二碗,煎一碗,再入酒一碗,略煎,分三服,一日一夜服尽。重者,日二剂。服至大小肠通利,则药力到,外以鲜者捣烂,酒调敷患处,弥佳。

黄金饮　家传。治疮生腿外侧,或因寒湿,得附骨痛于足少阳经分,微侵足阳明经,坚硬漫肿,行步作痛,或不能行,并皆治之。

柴胡一钱五分　金银花一两　大力子一钱　肉桂一钱　黄芪五钱　归尾三钱　黄柏七分　炙甘草五分　水酒各半,煎,食前服。

金银五香汤　家传。治诸疮一二日,发寒热,厥逆,咽喉闭。

金银花一两　乳香二钱　木通二钱　大黄二钱　连翘一钱　沉香一钱　木香一钱　丁香一钱　茴香一钱　独活一钱　射干一钱　升麻一钱　甘草一钱　桑寄生一钱　上咀,水二钟,姜三片,煎服,不拘时。

英花汤　世传。治痈疽未溃。

金银花一斤　蒲公英八两　绵黄芪六两　生甘草一两　川贝母三钱　水煎,作三次,服完痊愈。

金银解毒汤　祖传。治积热疮疡,掀肿作痛,烦躁饮冷,脉洪数大实,口舌生疮,疫毒发狂。

黄芩一钱　黄柏一钱　黄连一钱　炒栀子一钱　金银花一两　水煎热服。

金银六君汤　祖传。治疮疡作呕,不思饮食,面黄臌胀,四肢倦怠,大便溏利。

人参一钱　白术土炒,一钱　茯苓一钱　半夏姜制,一钱　陈皮一钱　炙甘草五分　金银花二两　姜三片　枣二枚　水煎服。如过食冷物,致伤脾胃,本方加藿香、砂仁。

消毒神圣丹　仙传。治背痈,或胸腹、头面、手足之疽,五日内服之即散。

金银花四两　蒲公英二两　生甘草二两　当归二两　天花

粉五钱　水煎服,一剂即消,二剂痊愈。

散寒救阴至圣丹　仙传。治痈疽,疮色黑暗,痛亦不甚,但觉沉沉身重,疮口不突起,现无数小疮口,以欺世人,此方服之甚效。

附子三钱　人参三两　生黄芪三两　当归一两　金银花三两　白芥子二钱　水煎服,外贴至圣膏,生肌末药五钱贴之,一日两换始可。盖阴症疮疡,多生于富贵膏粱之客、功名失志之人,心肾不交,阴阳俱耗,又加忧愁拂郁,嗔怒呼号,其气不散,乃结成大毒。毋论在背在头,在腹在胁,在手在足,俱是危症。若用此方,又用至圣膏药,无不全生。盖阳症可以凉解,而阴症必须温散也。

立消汤　仙传。治痈疽发背,或生头项,或生手足臂腿,腰脐之间,前阴粪门之际,毋论阴毒阳毒,未溃即消,已溃即敛。

蒲公英一两　金银花四两　当归二两　玄参一两　水煎,饥服。此方既善攻散诸毒,又不耗损真气,可多服、久服,俱无碍也。即治肺痈、大小肠痈,无不神效。

通气散　《启玄》。治一切痈疽发背,流注折伤,能救败坏疮症,活死肌,弥患于未萌之前,拔根于既愈之后,此剂之功,妙不可言。

生首乌五钱　当归三钱　赤芍二钱　白芷二钱　茴香一钱　乌药炒一钱　枳壳炒,一钱　木通一钱　甘草二钱　忍冬藤一两　水酒煎服。

一脑疽对口,去木通,加羌活、藁本;如虚弱,加人参、黄芪。

内疏黄连汤　易水。治呕吐心逆,发热而烦,脉沉而实,肿硬疮疡。

黄连一两　赤芍一两　当归一两　槟榔一两　木香一两
黄芩一两　栀子一两　薄荷一两　桔梗一两　甘草一两　连翘
二两　右共为末,每服一两。大便秘涩,加大黄一钱。

内外复煎散　易水。治肿焮于外,根盘不深,形症在表。

地骨皮二两　黄芪二两　防风二两　赤芍一两　黄芩一两
白术一两　茯苓一两　人参一两　甘草一两　防己一两　当
归一两　桂枝五钱　先用苍术一斤,煎至三升,去苍术,入前药
再煎,作三四次,终日服之。此除湿热之剂也,如或未已,仍服。

当归黄芪汤　易水。治疮疡,脏腑已行,而痛不可忍者。

当归一钱五分　黄芪一钱五分　生地一钱五分　地骨皮一
钱五分　赤芍一钱五分　水煎服。如发热,加黄芩;如烦躁,加
栀子;如呕,乃湿气侵胃,倍加白术。此《准绳》首载三方也。

八仙散毒汤　祖传。治一切恶疮,初觉时,连进三服,如失。

当归五钱　熟地五钱　甘草二钱　黄芪一两　白芍二钱
天花粉三钱　金银花一两　生地二钱　水二碗,煎八分,半
饥服。

中和汤　《准绳》。治疮疡属半阳半阴,似溃非溃,似肿非
肿,此因元气虚弱,失于补托所致。

人参一钱五分　陈皮一钱五分　黄芪一钱五分　白术一钱
五分　当归一钱五分　白芷一钱五分　茯苓一钱　川芎一钱
皂角刺一钱　乳香去油,一钱　没药去油,一钱　金银花一钱
甘草节一钱　水酒各半煎服。

托里散　世传。治一切恶疮发背,疔疮便毒始发,脉弦数洪

实,肿甚,欲作脓者,此实热坚满之症,故可下之。

金银花一两　当归一两　大黄三钱　朴硝三钱　天花粉三钱　连翘三钱　牡蛎三钱　皂角刺三钱　赤芍一钱五分　黄芩一钱五分　水酒煎服。

回毒金银花汤　世传。治疮疡,色变紫黑。

金银花二两　甘草一两　黄芪四两　酒一升,重汤煮服。

护膜矾腊丸　仲醇传。护膜,防毒内攻,未破即消,已破即合。一日之中服至百粒,始有效验,服过半斤,必成全也。

白矾二两　黄蜡一两,暖化,少冷即入矾末搅匀　以蜜丸如梧子大,朱砂为衣,每服二三十丸,酒吞服。

托里黄芪汤　世传。治疮疡溃后,脓多内虚。

黄芪　人参　桂心　远志　麦冬　五味等分　每服五钱,食远服。

托里温中汤　世传,治疮疡寒变内陷,脓出清稀,皮肤凉,心下痞满,肠鸣腹痛,大便微溏,食则呕逆,气短呃逆,不得安卧,时发昏愦。

附子制,四钱　炮姜三钱　羌活三钱　木香一钱五分　茴香一钱　丁香一钱　沉香一钱　益智仁一钱　陈皮一钱　炙甘草一钱　生姜五片　水煎服。

托里神奇散　家传。治诸疮发背疔疮。

黄芪五钱　厚朴一钱　防风一钱　桔梗二钱　连翘二钱　木香五分　没药去油,一钱　乳香去油,一钱　当归五钱　川芎八分　白芷一钱　金银花一两　芍药一钱　官桂五分　人参二钱　甘草三钱　水酒煎服。

黄芪六一汤 世传。治痈疽溃后作渴,及人无故作渴,或肺脉洪数,必发痈疽,服此除之。

绵黄芪六两,蜜水炒一半,盐水炒一半 甘草一两,半生半炙 每服一两,水煎,食远服。

参花汤 家传。治溃疡气血俱虚,发热恶寒,失血等症。

金银花一二两 人参一二两 姜枣煎服。

独参汤 世传。治疮疡溃后,气血虚极,令人发热恶寒,失血之症。

人参一二两 枣十枚 姜十片 水煎,徐徐服之。

加减八味丸 世传。治疮疡将痊未痊,作渴,甚则舌上生黄,乃肾水亏极,不能上润,令心火炎炎,不能既济,故心烦燥渴,小便频数,白浊阴痿,饮食少,肌肤损,腿肿脚弱。此方滋阴降火,则无口舌疮患矣。

山药四两 桂心一两 山茱萸酒浸,四两 白茯苓三两 泽泻三两 五味子一两 牡丹皮三两 熟地八两,酒蒸 上为末,蜜丸如桐子大,每服六七十丸,空心送下。

加味圣愈汤 世传。治疮疡脓水出多,或金刀疮血出多,不安,不得眠,五心烦热。

熟地五钱 生地五钱 川芎五钱 人参五钱 金银花一两 当归三钱 黄芪三钱 水煎,食远服。

十味托里散 世传。治发背,痈疽疖毒,乳痈脚痛,未成即散,已成即溃,败脓自出,恶毒自消,痛疼顿减,非常之验。

人参二钱 当归五钱 官桂一钱 川芎八分 防风一钱 白芷一钱 桔梗二钱 黄芪五钱 甘草一钱 厚朴一钱 水

煎服。

内托散　《准绳》。治各疮肿毒。

大黄五钱　牡蛎五钱　栝蒌二枚　甘草三钱　上锉末,每服三钱　水煎温服。

止痛当归汤　世传。治背疽、脑疽,穿溃疼痛。

当归　生地　芍药　黄芪　人参　甘草　官桂　各等分,水煎服。

补中益气汤　世传。治疮疡倦怠,口干发热,饮食无味,或不食劳倦,脉洪大无力,或头身痛,恶寒自汗,气高而喘,虚烦。

炙黄芪一钱五分　炙甘草一钱　人参一钱　炒白术一钱升麻三分　柴胡三分　当归一钱　金银花一两　姜枣水煎,空心、午前服。

十全大补汤　世传。

人参二钱　桂枝二钱　熟地二钱　川芎二钱　茯苓二钱白术二钱　白芍二钱　黄芪二钱　当归二钱　甘草一钱　姜枣水煎。如虚弱极,加熟附子三分;如未成脓者,加枳壳、香附、连翘、木鳖仁数分;如气虚,倍参、芪;如血虚,倍芎、归,加姜炭。

八珍汤　世传。治疮疡,脾胃伤损,恶寒发热,烦躁作渴,或溃后气血亏损,脓水清稀,久不能愈。

人参二钱　白术炒三钱　茯苓一钱　甘草一钱　当归三钱川芎八分　芍药一钱　熟地一两　姜枣水煎,食远热服。

人参养荣汤　世传。治溃疡,脾胃亏损,气血俱虚,发热恶寒,四肢倦怠,肌瘦面黄,汲汲短气,食少作渴,及疮不收口。

人参一钱　白术一钱　黄芪一钱　桂心一钱　当归一钱

甘草一钱,炙　白芍一钱五分　熟地三钱　茯苓二钱　五味子炒,杵,七分　远志一钱五分　姜枣水煎服。

加味养荣汤　家传。

人参三钱　白术炒三钱　白芍二钱　黄芪五钱　桂心一钱　当归三钱　甘草一钱　熟地一两　茯苓二钱　五味子七分　远志一钱　银花一两　姜枣水煎服。

治魂丹　世传。治痈疽恶疮、疗毒等类,大有神效。

乳香一钱　没药一钱　铜绿一钱　枯矾一钱　黄丹一钱　穿山甲炙,一钱　轻粉五分　蟾酥五分　麝香少许　共为细末,蜗牛研为丸,如绿豆大。每服一丸,至重者服二丸,葱白捣裹,热酒送下,取汗透为妙。

内消神丹　家传。治各痈恶疮。

僵蚕二钱　乳香去油,三钱　没药三钱　枯矾三钱　炙山甲三钱　铜绿三钱　黄丹三钱　全蝎去尾、足,四钱　轻粉一钱　蟾酥一钱　麝香二分　各为末,蜗牛研为丸。每用一丸,葱白捣裹,热酒送下,汗透为佳。

梅花点舌丹　内府传。治一切诸般无名肿毒,十三种红丝等疗,喉闭并传寒等症,神验。

朱砂二钱　雄黄二钱　白硼二钱　血竭一钱　乳香去油,二钱　没药去油二钱　蟾酥人乳浸,一钱　牛黄一钱　苦葶苈二钱　冰片一钱　沉香一钱　麝香六分　珍珠六分,上白者佳　熊胆六分　共为细末,将人乳浸透蟾酥,研,入诸药调匀,和丸如梧桐子大,金箔为衣。凡遇疮毒,用药一丸,压舌根底含化,随津咽下,药尽,用酒、葱白随量饮之,盖被卧之,出汗为度,刻有效验。合药宜秘之,忌发物三七日更妙。

飞龙夺命丹　《启玄》。专治痈疽疔毒,无名恶疮,浑身憎寒,恶心,已成未成,或黑陷,毒气内窜,乃穿筋透骨之剂,无经不通,故能宣泄,汗、吐三法俱备,及中一切毒禽恶兽肉毒所致成疮,及脉沉紧细数,蕴毒在里,并湿毒用之神效。

硼砂一钱　朱砂二钱　黄丹一钱　斑蝥三钱　蟾酥三钱　血竭三钱　乳香去油三钱　没药三钱　麝香五分　人言一钱　巴豆去油,一钱　半夏五分　硇砂一钱　共为细末,用头生小儿乳汁,捣蜗牛为丸,如绿豆大。每五七丸,各随症引送下,亦分上下前后服之。

一疔疮初发,浑身憎寒,恶心,先噙化一丸,如觉身麻木,用三五丸,水吞下。

一发背痈疽,初起作渴,用水吞三五丸。

一乳蛾喉闭,用一丸噙化下。

一下疳疮,用一丸。

夺命丹　《准绳》。

蟾酥五分　轻粉五分　朱砂三钱　枯矾一钱　寒水石一钱　铜绿一钱　乳香一钱　没药一钱　蜗牛二十一个　各为末,蜗牛捣为丸,加酒少许,如绿豆大。每服一丸,嚼生葱三五茎烂,吐于手心,包药在内,热服,汗出为效,重者再服一丸。

内造蟾酥丸　专治一切诸般恶毒,发背痈疽,鱼口对口,喉闭喉痛,喉癣疹,并三十六种佳节红丝等疔;并蛇伤虎咬,疯犬恶舌所伤,诸般大毒,一并治之。若疮不痛,或麻木,或呕吐,痛未止,病重者,多昏愦,此药服之,不起发者即发,不痛者即痛,痛甚者即止,昏愦者即惺,呕吐者即改,未成即消,已成即溃,真有回生之功,乃恶疮之至宝也。

蟾酥三钱,酒化 轻粉五分 枯矾一钱 寒水石一钱 铜绿一钱 乳香一钱 胆矾一钱 麝香一钱 雄黄二钱 蜗牛二十一个 朱砂三钱,为衣 各为细末,合药于端午日午时,在净室中,先将蜗牛研烂,再同蟾酥和研,调匀方入各药,共捣极匀,丸如绿豆大,朱砂为衣。每服三丸,引用葱白五寸,患者自嚼烂,吐于男左女右手心,包药在内,用无灰热酒一钟送下,盖被出汗,如人行五六里,出汗为度,甚者再进一服。修合时,忌妇人、鸡犬见之。经验如神,百发百中。

冲和膏 《启玄》。治痈疽、发背、流注,折伤损痛,流注痰块、瘰疬软疖,及冷热不明等疮,葱酒随症敷之。

紫荆皮炒五两 独活炒,三两 石菖蒲二两 赤芍药炒,二两 白芷一两 共为细末。

凡诸疮疡,莫不因气血凝滞之所生也。紫荆皮系木之精,能破气逐血;独活是土之精,能引气活血,拔骨中冷毒,去肌肉中湿痹,更与石菖蒲,破石肿硬如神;赤芍是火之精,能止痛活血,生血去风;石菖蒲乃水之精,能消肿止痛散血;白芷是金之精,能去风生肌止痛,肌生则肉不死,血活则经络通,肉不死则疮不臭烂,血活则疮不焮肿,故云:风消血自散,气通硬可除。盖人之五体,皮、肉、筋、骨、血也,得五行之精而病除矣。

一疮势热极,不用酒调,可用葱泡汤调,乘热敷上最妙;如热减,亦用酒,盖酒能生血行血也。

一疮有黑晕,疮口无血色者,是人曾用凉药太过,宜加肉桂、当归,是唤起死血,则黑晕自退也;如血回,只以正方用之。

一痛不止,加乳香、没药,酒化溶于火铫内,后将此酒调药,热敷痛处。

一流注,筋不能伸者,用乳香、没药照前酒调敷,最能止痛。

一疮口有胬肉突出者,其症有三:一曰着水,二曰着风,三曰着怒,皆有胬肉突出。宜用此膏少加天南星末,以去其风,用姜汁、酒调敷周围;如不消者,必是俗人误以手着力挤出脓核太重,又或以凉药冷了疮口,以致如此,若投以热药则愈。

一疮势热盛,不可骤用凉药,恐凉逼住,血凝作痛,痛令疮败,故宜温冷相半,使血得中和,则疮易愈,宜此方相对停洪宝膏,用葱汤调涂,贴之自效。

一发背、痈疽、流注,皆赖此方,终始收功最稳,妙在通变活法,取效在于掌握,更无变坏等症,况背痈乃生死相关,轻重皆能保守,能知此药,兼阴阳而夺化之枢机,真神矣哉!

回阳玉龙膏　《启玄》。治诸阴发背流注,鼓椎风,久损痛,冷痹风湿,诸脚气冷肿,无红赤色,痛不可忍者,及足顽麻,妇人冷血风等症。盖此药性温热,故治诸阴最妙。

草乌三两,炒　南星炒,一两　军姜煨,二两　香白芷一两
赤芍炒一两　肉桂五钱　共为末,热酒调敷。

夫人之血气,周流一身,周而复始,无有间断。苟脏腑亏虚,则风寒暑湿外邪,得而袭之矣。七情交感,痰涎壅滞,经络不通,寒热交作,兼之血脉凝泣,隧道闭阻,而成疮疡者多也。故疮疡之症,有虚有实,有寒有热,实热易治,虚寒难疗,必细识其经络部位,辨明其寒热虚实,则万不失一也。此方内有军姜、肉桂,足

以御寒,能生血热血;草乌、天南星能破恶除坚,祛风化毒,活死肌,除骨痛,消结块;赤芍、白芷能散滞血,止痛生肌;加酒行药性,虽有十分冷症,未有不愈者。如发寒灰之焰、枯木之春也。大抵冷症则肌肉阴烂,不知痛痒,有知痛者,多附于骨,痛久则侵入骨髓,非寻常药力所能及矣。此方祛阴毒,回阳气,拔骨中痛如神,当减当加,活法开后。

一治阴发背,满疮面黑烂,四围好肉,用洪宝膏把住,中间以此膏敷之,一夜阳气自回,黑处皆红。当察其红活已透,即止此药,却以冲和膏收功;如欲作脓,又以天南星、草乌为末,加于冲和膏内用之;如阳已回,黑已红,惟中间一点黑而不能红者,盖血已死也,可用朴硝、明矾末。又方,白丁香、硇砂、乳香末,唾调匀,点于黑红交处一圈,上以冲和膏盖之,次早去药,黑死肉如割去,甘草水洗净,方可上生肌合口药收功,如黑肉未净,须去为妙。

一冷流注多附骨,硬不消,骨寒而痛,筋缩不能伸屈,庸俗误用刀针,又无脓血,只有屋漏清汁,或有瘀黑血,宜此方敷之;如稍缓,加军姜、白芷、肉桂、草乌等分,热酒调敷,则骨寒除而痛自止,气温和而筋自伸,肉亦软而肿即消;亦不可无木腊,以其性能破坚肿,亦不可多,多解别药性故也。

一治乳吹、乳痈等初发,切不可用凉药,恐凝住其血,不能化乳,宜此方中加天南星、姜汁、酒匀调,热敷即消。欲急消,加草乌末,能破恶除寒。如已成痈,则用冲和膏治之,或加草乌、南星二味最妙。如破后,当观其源,若源于冷,用冲和收功;原于热,用洪宝膏退热。生肌,须加乳香、没药。止痛,内服神效栝蒌散治之。

一宿痰失道，痈肿无脓者，用此药点头，病必旁出，再作为佳；不然则元阳耗，为败症。如遇败症，当用玉龙膏敷之，拔毒成脓，内服通神散加桔梗、半夏、当归、肉桂等药；如病红活热骤，则用冲和膏为佳，切不可用凉药。此药能拔毒成脓，有脓即止，亦不可过。

一治肚痈一症，十有九死，盖人之脾胃属坤土，为阴，血气潮聚，趋热避寒，故多为内痈，不能外现，间有微影欲出，或又被冷水所触，及服凉药，虽有仙丹，莫能施治，可不慎乎？凡有此症，初觉腰痛，且手按之痛苦，走闪移动，则为气块；若推根不动，外面微有红肿，则为内痈，急以此方拔出毒气，作成外痈，则用冲和膏收功，内服通神散加忍冬藤，治法如前。若痈自能外现，不可用此方，只用冲和膏为妙，当顶用玉龙膏贴之，有头自现自破；若流脓不快，依法用洪宝膏三分，姜汁七分，茶调敷之，脓出皆尽，内服十宣平补生肌，外则用冲和膏收功，此症阴多阳少，最能损人，如将安之际，大服补气血药则易愈。

洪宝膏　《启玄》。治诸热痈疽等毒，十分势热，宜用此药，相兼用之。盖此药性凉，能化血，又能破肿止痛。若遇阴症阴疮，能助痈凝血，死肌烂肉，不可用也。冲和膏性温，玉龙膏性热，洪宝膏性寒，三膏当参详，临证施治，在于活法加减也。

天花粉三两　赤芍药二两　姜黄一两　白芷一两　共为细末，茶酒蜜汤乘热涂之。

捣毒散　《准绳》。治疮疡肿毒疼痛。

大黄三两　白芨二两　朴硝四两　共为末，井水调搽，如干再搽。若疮口焮肿,宜用之;若肿而不痛,乃阴症也,断不宜用。

水澄膏 郭氏。

白芨四钱 白蔹四钱 郁金一对 大黄七钱五分 黄柏七钱五分 黄药子七钱五分 榆皮七钱五分 乳香五钱 没药五钱 雄黄五钱 共为细末,用新汲水一碗,将药澄于水内,药定去水,敷于肿处,上用白纸封之,用鸡翎凉水润湿。

铁井栏 《准绳》。

芙蓉叶重阳前收,研末 苍耳子端午前收,烧灰存性 同研细末,蜜水调敷。

清凉膏 家传。治初患痈肿疮疖,热焮大痛。

大黄 芙蓉叶 共为细末,米醋调敷之。

《千金方》 治石痈坚硬,不作脓者。

莨菪子 为末,醋和敷疮头,根即拔出。

乌龙扫毒膏 《启玄》。治一切痈疽发背肿毒,已溃未溃并皆治之。

文蛤八两,炒 多年浮粉一斤,晒干,入米醋浸一夜,再晒干 蜒蚰三十条 同捣一处,再晒,再捣成末,再炒至黑色,为细末,入瓷罐收贮。凡遇疮疽,用醋调敷患处,留头出毒气,棉纸盖之,干再用醋扫润之。如背痈疽发溃时,痛不可忍,用熟猪脑子,去皮净一个,捣烂,调此成膏,毒上敷之,留头出毒气,纸盖之。如疮红紫,热毒势甚痛,用蜂蜜调敷更妙。

香蟾膏 祖传。治发背疔毒。

活虾蟆一个,去骨 麝香五厘,共捣如膏,敷在患处,留头。如无头,都敷上,一二日揭去。倘未痊愈,再捣敷。

乌龙膏　世传。治阴发背，黑凹不知痛者。

老生姜半斤，切片，炒黑　为末，略摊土地上，出火毒，少顷即用猪胆汁、明矾末调入姜末，如糊，敷在患处周围，用纸盖之，干用热水润之。知痛时，黑水自出为妙；如不知疼，出黑水，难治。

东篱散　《孙氏集效》。治痈疽疔肿，无名恶毒。

野菊花一把，连根茎　捣烂，酒煎热服，取渣以外敷之即愈。

收毒散　《启玄》。治发背，一两头开发不住，势在危急，即以此药贴之甚效。

盐霜梅十个　山皂角一挺，不蛀的　二味同烧灰存性，共为细末。如发热者，米醋调涂四围及开处，厚些，即不走开，或姜汁同醋调尤妙。如发热者，蜜同醋调，或茶卤调，涂之立愈。

卷之十五　奇方中

刀式

铁刀锋长一寸,阔三分,两边锋利,厚半分,柄长二寸。

针式

铁针头细长一寸五分,锋尾长一寸五分,粗而圆。

疮疡刀针法

用刀时,手执坚牢,眼看明白,心中注定,一刀横画,一刀直画,不可太深,约入半寸,人必发厥,少顷即安,不必忧危惊惧,脓血出后,即用膏药贴疮口,内服汤剂调理。若用针,止刺入,而不必用横直之法也,亦须内外兼治。

赛针散　《启玄》。治痈疽有头不破,及疔肿时毒,或生四肢,其势微缓。畏针者,先以醋调药,涂在疮顶上,内服托里等药。

巴豆五分　轻粉一钱五分　硇砂一钱五分　白丁香一钱五分　共为细末,醋调涂之。余近用醋涂入厚白棉纸上,临用剪块子贴疮上,自然腐破。

代针散　《启玄》。一名透脓散,一名射脓散。不拘痈疽石毒不破者及畏针不开恐迟,则毒气侵蚀,好肉内罨,只此一服,不移时,自透出脓,甚验。

蚕茧子一个,出了蛾,厚的,加附子一片,烧灰为末,热酒调服即透,切不可用三个,恐头多口亦多也,忌之。

替针丸　《准绳》。治痈疽已溃未破,或破后脓出不快者。

白丁香　硇砂　没药　乳香各等分　石灰饼内种糯米十四粒。其法：用灰炭五升,炉炭三升,以水五升,淋取清汁,入大锅内,熬汁至二升,瓦器盛之；用时以小青盏盛取半盏浓汁,用皮纸贴盏中浓汁面上安定,然后取糯米十四粒,种于其上,一宿即是。右为细末,糯米饭丸如麦粒大。每用一粒,未破,用药贴疮头薄处,即破；脓滞不快,用一粒纳疮口内,使脓易出,好肉易生。

针头散　治一切顽疮,内有瘀肉,病核不化,疮口不合,此药腐之。

赤石脂五钱　乳香三钱　白丁香三钱　信石一钱　黄丹一钱　轻粉五分　麝香五分　蜈蚣一条,炙干　各为末,搽瘀肉上,其肉自腐。若疮口小,或痔疮,用糊和作条子,阴于纴之,凡疮久不合者,内有脓管,用此腐,内服托里之剂。

碧落神膏　治各疡痈疽,疔疮肿毒,神效。

吸铁石一两　金银花一斤　生甘草三两　蒲公英八两　当归四两　炙黄芪八两　香油五斤,熬至滴水成珠,去渣,入黄丹二斤,再熬,软硬得中,即成膏矣。再加细药末,掺于膏上：轻粉三钱　麝香一钱　冰片三钱　赤石脂一两　儿茶五钱　黄柏三钱　乳香三钱　没药三钱　各研细末,临时酌疮之轻重用之。大约初起不必用细药,出毒后必须加之。

吸毒仙膏　岐天师传。治诸般痈疽,已破贴之最效。

吸铁石五钱　忍冬藤八两　当归三两　天花粉一两　夏枯草八两　香油五斤　熬成膏,加黄丹二斤收之。疮口一破,即用此膏贴之,既能呼毒,又能吸脓,兼易生肌,神效。

神膏方　仙传。专贴发背诸疮疡。

金银花八两　蒲公英八两　木莲藤八两　真麻油三斤,煎至黑　滤去渣,入黄丹十二两、乳香三钱、没药三钱、松香三两,去火毒,摊贴神效。此膏不论阴阳痈毒,皆可贴之,再加后细末药方妙。

阳疽末药方

冰片一钱　麝香二分　黄柏三钱　白芷三钱　五灵脂二钱三七根五钱　洋参三钱　各为末,掺入膏药贴之。

阴疽末药方

肉桂三钱　冰片三分　人参一钱　丹砂三钱　紫石英三钱儿茶三钱　五灵脂二钱　各为末,掺于膏内。

定痛净脓生肌膏　仙传。专治各疮疽痈毒。

当归一两　黄芪一两　生甘草五钱　熟地一两　玄参一两银花四两　锦地罗二两　麦冬一两　人参一两　蒲公英三两白芷三钱　白芍五钱　天花粉五钱　黄柏五钱　白蔹二钱生地三钱　牛膝二钱　连翘三钱　丹皮三钱　沙参三钱　柴胡三钱　防己一钱　苍耳子四钱　黄连一钱　葛根三钱　苍术五钱　大黄三钱　红花五钱　桃仁二钱　地榆三钱　夏枯草五钱白术五钱　麻油六斤,熬数沸,去渣再熬,滴水成珠,入黄丹二斤收之。另加细末药:麝香一钱　冰片二钱　人参五钱　雄黄三钱　轻粉二钱　儿茶三钱　象皮三钱　海螵蛸三钱　乳香三钱　没药三钱　血竭三钱　三七根五钱　龙骨三钱　赤石脂五钱　各为绝细末,掺膏内贴之,奇效。

阴阳至圣膏　石室仙传。治阴阳痈疽,用刀去其口边腐肉,即以此膏贴之,即止痛,败脓尽出。

金银花一斤　生地八两　当归三两　川芎二两　黄芪三两
生甘草一两　牛膝一两　丹皮一两　荆芥一两　防风五钱
茜根五钱　人参五钱　玄参五两　麻油五斤,熬至药黑,去渣再
熬至滴水成珠,入黄丹二斤、广木香一两　没药一两、乳香一两、
血竭一两、象皮五钱、麝香一钱　各为细末,入油中少煎好,藏瓷
罐内,每膏一个,约重一两,再加后末药。

末药方

人参三钱　冰片一钱　乳香三钱　血竭五钱　三七末一两
儿茶一两　川倍子一两　滕黄三钱　贝母二钱　轻粉一钱
各为极细末。此膏与末药共用,神奇无比。

生肌散　《准绳》。治诸疮,生肌。

寒水石一两　碎滑石一两　乌贼骨一两　龙骨一两　定粉
五钱　密陀僧五钱　枯矾五钱　干胭脂五钱　各为细末,干
掺之。

生肌散

真轻粉一两　铅粉一两炒黄　冰片二分　辰砂四分,水飞
珍珠一钱　共为末,瓷瓶收贮。

补烂丹

枯矾二钱　乳香五分　没药五分　轻粉三分　珍珠三分
黄丹五分　共为细末,掺湿处。如干,用猪油调敷。

生肌散　治疮口不合。

木香二钱　黄丹五钱　枯矾五钱　轻粉二钱　共为末,猪
胆汁拌匀,晒干,再研细,敷患处。

薛立斋云:按此方乃解毒、搜脓、去腐之剂,非竟自生肌药

也。盖毒尽则肉自生,常见患者往往用龙骨、血竭之类,以求生肌,殊不知余毒未尽,肌肉何以得生,反增溃烂耳,若此方,诚有见也。亦有气血俱虚,不能生肌者,当服托里之剂。若顽疮瘀肉,须用针头散腐之。

仙方救命汤　治疗疮走黄,打滚将死,眼见火光危症。

大黄一钱　栀子二钱　牡蛎一钱　金银花一两　连翘一钱　木香一钱　乳香一钱五分　牛蒡子一钱　没药一钱五分　栝蒌二钱　角刺五分　地骨皮二钱　水酒各半,煎服一剂而愈。

紫菊汤　《广华记》。治疗疖肿毒。

生甘菊连根一两　地丁三钱　牛蒡子一钱五分　银花五钱　天花粉二钱　贝母三钱　白芷一钱五分　生地三钱　白芨三钱　连翘二钱五分　茜草五钱　先用夏枯草六两,河水六碗,煎三碗,去渣,不拘时服,加盐水炒黄芪五钱、麦冬五钱、五味子一钱。

花丁散　《准绳》。治疗疮毒气。

地丁一两　蝉蜕一两　贯众一两　丁香二钱　乳香二钱　各为末,每服二钱,空心酒下。

神效桔梗汤　家传。治咳而胸膈隐痛,两胠肿痛,咽干口燥,烦闷多渴,肺痈,时出浊唾腥臭。

桔梗二钱　贝母一钱六分　桑白皮一钱六分　当归一钱六分　炒栝蒌一钱六分　百合一钱六分　杏仁一钱　地骨皮一钱　枳壳一钱五分　玄参一钱五分　青黛一钱五分　紫菀一钱五分　麦门冬一钱五分　甘草六分　水二钟,姜皮五分,煎七分,不拘时,食后服。如喘,加苏子、莱服子;肺虚咳,加人参、阿胶。

热燥,加黄芩、栀子;有脓血,加合欢皮、茅根;便闭,加酒煮大黄;心烦、咳痛,加朱砂;咳引咽嗌,倍加桔梗。

扶桑清肺丹　伯高太师真君传。治贪酒生肺痈已成。

桑叶五钱　紫菀二钱　犀角屑五分　生甘草二钱　人参三钱　款冬花一钱　百合三钱　杏仁七粒　阿胶三钱　贝母三钱　金银花一两　熟地一两　水煎,调犀角末服,数剂奏功如响。

起痿延生丹　伯高太师传。治肺痿损伤,焦瘦气促。

麦冬五钱　百部五分　款冬花五分　白薇五分　生甘草一钱　天门冬一钱　生地一钱　天花粉一钱　桔梗一钱　玄参三钱　山豆根三分　水煎服,渐轻则生,否则不救。

千金煮肺汤　《启玄》。治肺痿,咳吐脓血,或自汗呕吐,消渴,大小便不利等症。

猪肺一具,不用吹的,洗净血膜,入药扎定。

青黛即福建靛花末,二钱　川芎三钱　红枣九枚　共入肺内扎定,下锅煮熟,患者自己食之二三次,以尽为度,至重不过一二具,肺痿自安。

犀归汤　祖传。治肠痈,腹濡,内隐隐朽痛,大小便秘涩。

犀角真的,镑末,一钱,煎好后入　大黄酒炒,一钱二分　牡丹皮二钱　梅仁去皮、尖,二钱　冬瓜仁二钱　薏苡仁五钱　芒硝七分　金银花一两　当归五钱　上咀,一剂,水煎空心服。

两间汤　岐天师传。治大肠痈。

薏仁二两　生甘草一两　当归二两　锦地罗一两　紫花地丁五钱　槐米三钱　天花粉三钱　水煎服,一剂足可伸,二剂痊愈。

王公汤 伯高太师传。治小肠痈。

王不留行一两　生甘草五钱　蒲公英一两　车前子三钱
水煎服,一剂即愈。

龙葱散 治乳吹。

韭菜地中蚯蚓粪二钱　葱子一钱　共研细末,醋调敷上,干
即,易之,三次即愈。

救乳化毒汤 治乳痈、乳吹初起,神效。

金银花五钱　蒲公英五钱　当归一两　水煎服,二剂即愈。
乳吹亦可用,且尤易效,加酒更妙。

英藤汤 治乳痈初起。

蒲公英一两　忍冬藤二两　生甘草二钱　水二钟,煎一钟,
食前服,二剂全消。

参芪栝蒌散 治乳痈、乳疽已成者,化脓为水,未成者,即消
散,如瘰疬更效。

栝蒌一个　甘草二钱　当归五钱　没药一钱　乳香一钱另
研　大力子五分　人参三钱　黄芪五钱　水酒各半,煎服二剂
即消。

伯高太师方 治乳痈初起。

白芷二钱　贝母二钱　蒲公英三钱　连翘一钱　金银花一
两　水煎服,一剂即消。

《永类》方 治乳痈初肿。

射干即扁竹根如僵蚕者　同萱草根为末,蜜调敷之,神效。

葛真君汤 治瘰疬。

白芍五两　白芥子五两　香附五两　茯苓五两　陈皮一两

附子三分　桔梗五两　甘草一两　各为末,水打成丸,酒送下五钱,一料痊愈。

夏枯草膏　薛己。治瘰疬、马刀,不问已溃未溃,或日久成漏。

夏枯草六两　水二钟,煎七分,食远温服。虚甚者,则煎汁熬膏服,并涂患处,兼以十全大补汤加香附、贝母、远志尤善。此物生血,乃治瘰疬之圣药也。其草易得,其功甚多。

昆花汤　章云樵传。治项下肿核,乃痰气不清,郁结而成,日久破坏,以致气血亏短,卒难收口,且连串不已,又名疬串,此症最难断根,害人非浅。此方万试万应,戒慎忌口,常服必验。

南夏枯草三钱　浙贝母二钱　山慈姑一钱　玄参一钱　连翘一钱　牛蒡子一钱　橘红一钱　金银花一钱　海藻一钱　川芎一钱　当归一钱　香附一钱　白芷一钱　甘草五分　昆布三钱　水三碗,煎一碗,空心服。如破烂日久,不收口者,加黄芪、白术各一钱,茯苓八分,升麻、柴胡各五分。

文武膏　岐天师传。治瘰疬神效。

用桑椹黑者二斗,以布袋绞取汁,夏枯草十斤取汁,二味石器中熬成膏子,白汤化下二匙,日三服,一月取愈。忌酒色鹅肉。

蜗牛散　《三因》。治瘰疬溃与未溃。

蜗牛不拘多少,以竹签穿,瓦上晒干,烧存性,为末,入轻粉少许,猪膏髓调,用纸花量疮大小贴之。

夏枯草汤　治瘰疬、马刀,不问已溃未溃,或已溃成漏,形瘦,饮食不甘,寒热如疟,渐成劳瘵,并效。

夏枯草二钱　当归三钱　白术三分　茯苓三分　桔梗三分

陈皮三分　生地三分　柴胡三分　甘草三分　贝母三分　香附三分　白芍三分　白芷三分　红花三分　先煎夏枯草,取汁三碗,后煎药七分,卧时,入酒半小钟和服。《准绳》云:单用夏枯草六两　水二钟,煎至七分,去渣,食远服,一月即愈,后服十全大补汤,加香附,贝母、远志尤善。

瘰疬神膏　祖传。治各种瘰疬。

大当归五两　大穿山甲五两　陈皮三两　肉桂一两　木鳖子肉一两　大蜈蚣十条　象皮一两　黄柏五两　黄芩五两　川连一两　白花蛇一两　蕲艾一两　金银花四两　香油三斤,浸半月,夏五日,春秋十日,火熬至黑色,去渣再熬,滴水成珠,加飞过黄丹十两,搅匀再熬,又下乳香、没药、儿茶、血竭、蜜陀僧,俱为末,各一两,搅匀,候温,入麝香一钱,再搅,入水中一日,去火气,摊贴甚效,忌一切发物并房事。

神秘汤　治瘰疬。

橘皮一钱　紫苏一钱　人参二钱　桔梗三钱　桑皮一钱五分　生姜五分　五味子三分　水煎服。

木通汤　治瘰疬。

木通一钱　车前子二钱　猪苓二钱　泽泻二钱　连翘一钱　花粉二钱　金银花一两　栝蒌子二钱　水二钟,竹叶、灯芯煎服。忌醋、猪头肉肠肝、驴马羊肉,及房事气怒。

败毒散瘰汤　治四种瘰串。

人参一钱　当归二钱　厚朴一钱　桔梗二钱　白芷二钱　肉桂五分　防风五分　黄芪三钱　粉草一钱　水酒各半,煎服。

膏药方　治瘰疬不破者。

沉香 麝香 轻粉 银朱 荔枝肉各等分 入熟鱼胶,捣成膏贴之。专治硬核不消不破,甚效。

通治瘰疬方 不分新久、表里、虚实,及诸痰结核,并效。

陈皮一钱 白术一钱 柴胡一钱 桔梗一钱 川芎一钱 当归一钱 连翘一钱 茯苓一钱 香附一钱 夏枯草一钱 黄芩一钱 藿香五分 半夏五分 白芷五分 甘草五分 姜三片,水二钟,煎八分,入酒一小杯,临睡时服。

瘰疬酒药方 治年久瘰疬结核,串生满头,顽硬不穿者,甚效。

鹤虱草八两 忍冬藤六两 野蓬蒿四两 野菊花四两 五爪龙三两 马鞭草一两五钱 用老酒十五斤,袋贮药悬于酒内,封口,煮三炷香为度,取起,水顿一伏时,初服尽醉,出汗为效,后随便饮,一料病愈不发。

抬头草膏 治瘰疬已破者。

五抬头草不拘多少,清水煮烂,去草,止用汁,熬成膏,去火毒,每膏一个,加麝香二厘,贴上一个,不必再换,其核自出而愈。

六神全蝎丸 治多年瘰疬,百治不愈,服此药七日痊愈。

全蝎三两,焙干,去足匀 白术炒三两 半夏一两 白芍四两 茯苓四两 炙甘草五钱 共为末,油核桃肉捣为丸,绿豆大,每日二服,清晨服一钱五分,晚服一钱五分,火酒送下,看人大小,加减服之,甚妙。

黄白僵蚕散 治瘰疬疮破,久不收口。

人参三钱 黄芪五钱 当归三钱 厚朴一钱 桔梗一钱五分 白芷一钱 僵蚕一钱 水煎服。

臁疮膏药方　治内外臁疮。

白蜡一两　松香一两　铜绿五分为末　猪油二两　乳香一钱　轻粉为末一钱　先将猪油熬去筋,入松香、乳香捣为膏,隔纸药,先将油纸照疮口略大,以针刺数百孔,后摊膏药,将纸背贴在疮口上,不须一日即愈。其疮先用葱一株,煎汤洗净脓血,后贴膏可也,一日换一个,神验。

杏霜丹　治臁疮,经年累月不愈者。

杏仁去皮、尖,纸压去油,取霜,五钱　轻粉五分　黄柏炒,末,一钱　将猪脊髓捶和匀,先取黄柏数钱,煎水洗疮口干净,然后将药敷上,外以绢包之,三四日疮即愈。

敛疮丹　岐天师传。治臁疮不敛。

马勃一两　轻粉一钱　三七根末三钱　各为细末,先用葱盐汤洗净,拭干,以前药末敷之即愈。

化疠仙丹　仲景公传。治湿热变化疠风,即大麻也。

玄参三两　苍术三两　苍耳子一两　蒲公英一两　桔梗三钱　金银花二两　水煎服,每日作一服饮之,不消一月而愈。

三白膏　治内外臁疮。

白芷六钱　白蔹六钱　白芨六钱　当归六钱　黄连六钱　黄柏六钱　厚朴六钱　五倍子六钱　雄黄六钱　没药六钱　血竭六钱　海螵蛸六钱　黄丹飞,六钱　乳香二钱　轻粉一钱　以上各为末,香油熬熟,调成膏贴之,外用布包定,有脓水去之,常洗,药水内加盐洗之,效。

红潮散　治湿毒臁疮。

红萝卜一个　真轻粉三钱　潮脑一钱　共捣烂,填满疮内,外用布包定,七日开看,疮平而愈。

止痒散　治有虫痒臁疮。

活虾蟆一个,剥去皮,乘热贴之,连换二三次,其虫自出,仙方加麝香三厘,擦在皮上贴之。

隔纸膏　治久远臁疮,顽疮结毒。

龙骨二钱　血竭五分　轻粉五分　冰片一分　阿魏二分乳香一钱　没药一钱　麝香一分　黄丹水飞,一两　生芝麻一合,捣末　香油三两　先将丹、油、芝麻熬数沸,从下细药,临起方下冰片、麝香搅匀,用甘草煮油纸,两面扎孔贴之,效。

潮脑膏　治血风疮,一宿见效,三月全好。

黄连一两　白芷五钱　轻粉三钱　川椒三钱　潮脑二钱共为细末,用熟菜子油,稠摊在一个大碗底上,倒合,将瓦高支,用艾四两,揉作十个团,烧熏碗底,上药如油干,再添油拌,再熏,必待艾尽,乘热搽在患处,外用油纸、草纸包之,次日即消,不过三月,神效。

贝母散　治活人面疮。

贝母五钱为细末　用醋调稀,填入人面疮口内,令满塞之,次日即愈,如少愈,再填,不过三次痊愈。

更有死人面疮,虽有口眼,人面俱全,奈不能动,不能食物,故名死人面疮。待人家有死人装棺材定钉时,钉一下,将疮用手指按一下,男用女按,女用男按;如按二下,问患人一声:疮好了?患人即答应一声:好了,好了。待定钉声止则止,即愈。

雄黄散　治秃疮,有虫作痒痛者如神。

雄黄一钱　水银一钱　轻粉五分　烟胶五钱　枯矾五分

右为细末,用隔年腊月猪脂油调搽,或马脂油更妙。

戊油膏 治多年不好秃疮如神。

番木鳖子不拘多少,用油煎枯,去木鳖子,加真轻粉一钱、枯矾三分 一上即愈。

三黄膏 治杖疮神效。

生大黄三两,为末 樟脑一两五钱,研末 黄丹三两,水飞过 黄香三两 生猪油三两 将猪油熬熟,入余药化为膏,一大个贴捧疮上,外用布缠紧,神效。

卫心仙丹 岐天师传。治受屈棒,恶血奔心。

大黄三钱 当归一两 红花三钱 桃仁三十粒 生地一两 丹皮三钱 木耳三钱 白芥子二钱 水煎服,一剂即恶血散。

白蜡膏 专治杖疮神效。

真白蜡一两 猪骨髓五个 潮脑三钱 共入铫内熬成膏,用甘草煮油纸摊贴,神效。

活血红花汤 棒疮煎药。

红花一钱 苏木一钱 山栀子一钱 黄柏一钱 白芷一钱 黄芩一钱 桂皮三钱 芍药三钱 川芎二钱 甘草一钱 桃仁十四粒 当归五钱 乳香一钱,去油 没药一钱 研细,用酒二大钟煎熟;次入童便一钟,再煎数沸;次入乳香、没药,一滚就起就服,神效。

又,盖体汤 仙传。治杖疮神效。

木耳二两 丹皮一两 苏木五钱 小蓟五钱 水煎服。

护心仙丹 仙传。外治作膏贴之。

大黄一两 没药三钱 白蜡一两 松香五钱 乳香三钱

骨碎补五钱　当归一两　三七根三钱　败龟板一两　麝香五分

各为细末,猪板油一两,将白蜡、松香同猪油在铜锅内化开,将各末拌匀为膏贴之,油纸布包。轻者一个,重者二膏足矣,夹棍不须四膏,神效。

胶粉散　治燕窝疮。

烟胶一两　燕窝土三钱　轻粉一钱　枯矾五分　共为末,熟油调搽患处,神效。

胶胡散　治羊胡子疮。

烟胶五钱　羊胡须一撮　轻粉一钱　共为末,湿则干搽,干则油调,搽上即愈。

又方

胆矾二钱　栝蒌壳烧灰,一钱　儿茶一钱　柏末五分　共为细末,敷上,收口神效。

鬼代丹　《准绳》。主打着不痛。

无名异　没药　乳香各研　地龙去土　自然铜醋焠,研　木鳖子去壳　右为末,蜜丸如弹大,温酒下一丸,打不痛。

冰硫散　治钮扣风。

硫黄一两　樟冰二钱　川椒二钱　生矾二钱　共为末,先用白萝卜一个,挖空其内,将药填满后,将原皮盖之,湿纸包三四层,灰火煨半时许,待冷取开,同热猪油调,搽之愈。

胶香散　治胎毒疮。

轻粉一钱　白胶香三钱　大风子肉十五个　烟胶二钱　右为末,用煎鸡蛋黄调,搽上即痒,加枯矾五分甚效。

草牛散　治癞头胎毒。

蜗牛十枚,捣烂　生甘草末五钱　同捣,火焙干,麻油调,敷头上,三日即痊愈。

胶髓膏　治恋眉疮。

轻粉一钱　川椒末五分　烟胶一钱　右为末,将猪髓入铫内,蘸熟末,调搽上即愈。

腊脂膏　治肺风疮。

大风子肉二十个　木鳖肉二十个　轻粉五分　枯矾五分水银一钱　右研末,用腊肉猪脂调,搽于面上,一夜即愈。

杏黄散　治赤鼻、酒齄、粉疵。

硫黄五钱　杏仁去皮及双仁者,研烂,取二钱　轻粉一钱各研匀,临卧时,用萝卜汁调,敷赤处,七日愈,贴粉疵一夜,次早洗去,一日即愈。

二粉散　治妇女面生粉花疮。

定粉五钱　轻粉五分　枯矾三分　为末,用菜油调,溶于大瓷碗底内,匀开;次用蕲艾一两,于炭火上烧烟,熏于碗内粉,待艾尽为度,覆地上,出火毒,逐早搽面即愈。

裙边疮,即臁疮也,仲景夫子传。

白蜡三钱　松香五钱　轻粉三分　黄丹五钱　铜绿五分猪板油生者一两　冰片一分　各为细末,同猪油捣千下为膏,先用油纸如疮口大,针刺眼孔数百,摊纸上,将无药一边贴疮口上,以箸包之,一日一换。未贴前,葱一条煎汤洗之,连用五个即愈,虚用八珍汤。

大风膏　治裙边疮,一名裤口风疮。

大风子一百个　枯矾五分　川椒末一钱　轻粉一钱　用真

柏油调搽即愈。

痔漏验方　治痔漏多年不愈,及痔漏肠风下血者皆验。

龟板四两,麻油炙黄　鳖甲四两,酥油炙脆　穿山甲一两,土炒　刺猬皮一个,炙黄　白茯苓一两　地榆皮一两　金银花一两　归尾一两,酒洗　槐花一两　黄牛角腮骨一两,削筋,酥酒炙酥　牡蛎一两　马兜铃一两　五倍子一两五钱,炒黑　象牙末五钱　白术五钱　炙甘草三钱　犍猪前蹄嫩肉炙一两　枳实一两,火炒　推车郎七个,炙去羽毛　黄连一两,酒炒黑　各为细末,用鳗二条,重一斤,煮烂去骨,加白面少许,同捣为丸,每日早、中、晚服三四钱。忌房事、椒、蒜、一切发物,重者一料痊愈。

世传方　治痔漏。

冰片一分五厘　麝香五厘　蜗牛一个,连壳捣碎,入前药加熊胆一分,用井水化开,三味入水内,用鸡翎拂痔上,数次即止疼。忌生冷、鱼腥、煎炒。阴漏不治。

护漏汤　林天擎传。

用屎蜣螂一个,焙脆,为末,以饭粘展成条,先将猪棕探管之浅深,然后将此药条条入管内,其管即退生肌矣,神验。

补漏丹　长桑公仙人传。治痔漏。

大龟一个　茯苓八两　羊后蹄爪壳一对　鳖甲一两,醋炙　槐米二两　薏仁三两　瓦葱大者一二条　白术土炒,三两　神曲三两　先将各药为末,将龟用绵纸同各末包好,一日则龟必死矣,如未死,又将药末同包好,以死为度;取出,火炙为末,同药末为丸,每日临时白滚水送下三钱,不必半料痊愈。水湿去而毒气自散,漏疮自愈,何用刀针挂线哉?

青苔散 仲景夫子传。治湿热成痔作漏。

青苔三钱　羊后爪壳三付　人参一两　白术三两　茯苓三两　白芷二两　槐米一两　米饭为丸，每日服一钱，二月即消管。

全生丸 祖传。治多年痔漏如神。

白芷四两　槐子四两　穿山甲陈壁土炒，二两　僵蚕炒四两　蜈蚣二条炙　全蝎去足勾，炒，净，二两　黄陈米煮饭，捣为丸，每日服三钱，白滚水下，服完漏管自消，不用刀针挂线之多事，真神奇也。忌房欲、鹅肉，茄地上终身不可行走。

太仓公方 治痔。

皮硝三钱　瓦葱三条　青苔一钱　煎汤洗之，一连洗七日痊愈，阴囊湿与腿湿，俱以此方洗之，神效。

无花汤 洗痔，效。

无花果叶煎汤熏洗，止痛甚效。

乳香膏 专贴痔漏如神。

茱萸二钱　白芨二钱　白蔹二钱　黄连二钱　黄柏二钱　当归二钱　黄丹二钱　乳香一钱　轻粉三分　冰片少许　香油四两　用柳枝煎枯，入药煎枯，滤净，再数沸，入黄丹，次乳香、轻粉，搅匀，次入冰片，用瓷罐收贮。用薄油纸甘草煮之，揉揳摊贴，先洗次贴，生肌长肉止痛，甚妙。

南阳张真人方 治痔漏。

人指甲瓦上炒，八钱　槐花炒黄，八钱　人脚指甲瓦上炒，二两　牛脚踵一付，用前蹄　蝉蜕炒干一两　壁虎三条，瓦对合炒，两头封固，火逼干　穿山甲一两，土炒　蜈蚣七条　地榆六钱　防风一钱　枳壳一两炒　黄柏四钱，盐酒炒　甘草四钱俱为细末,每早三钱,午刻二钱,夜二钱五分,俱用生酒送下。忌椒、姜、牛鸡鹅肝肠、酒糟、烧酒,尤忌房事。

护痔散　护痔外好肉。

白芨　大黄　黄柏　苦参　寒水石　绿豆粉各等分　为细末,熟调涂好肉上,妙。

槐角丸　治痔漏下血。

槐角二两　当归一两　防风一两　枳壳一两炒　黄芩一两,酒浸炒　地榆五钱　右为末,酒糊丸,桐子大。每服五六十丸,空心,酒或白汤送下,效。

槐蕚散　治肠风痔漏下血有验。

槐蕚炒六分　生地黄酒拌蒸,六分　青皮六分　白术六分　炒荆芥六分　川芎四分　升麻一钱　当归酒浸,一钱　各为末,每服三钱,空心米饮送下,煎服亦妙。

水沉膏　治时毒暑疖。

白芨不拘多少,为细末,用水沉底,去水,将药敷在疮周围,纸盖,如干,再水润之。

药线方　治齿踞如神。

用芫花皮作线,系根一二日自落,如未落,以刀去之,以银热烙之,其血即止,最妙。

张真君传异方　治顽癣。

虾蟆一个,口内入雄黄一钱,外用苎麻扎住,火烧死,存性,研末,麝香一分、冰片三分、轻粉一钱、好茶叶三钱,再研为细末,油调搽上,觉少痛即肿起,无惧,三日平复如故,而顽癣脱落矣,遍身不可一时并搽,愈了一处可也。

顽癣方 治白壳疮,即顽癣。

羊蹄根、枯白矾,捣汁,入米醋少许调,搽之,一二次效。

岐天师传方 治牛皮癣。

杜大黄根鲜者一两,捣碎,日日擦之,擦至十日之后,用冰片三分,麝香三分,楝树根一钱、蜗牛十八个、白矾二钱、生甘草一钱、蚯蚓粪五钱,各为细末,捣蜗牛内敷之,一月即痊愈,至神之至。

陀僧散 治汗斑如神。

蜜陀僧细末,三钱 白砒一钱 枯矾五分 硫黄二分 羊蹄根汁对半调搽,一次即黑,二次即愈。

丁香散 治鼻瘜神验。

苦丁香七个 枯矾五分 轻粉五分 将鼻中瘜肉针破,用此药末点搽即愈。

化瘜丹 治鼻瘜、鼻痔。

雄黄五分 柘矾五分 苦丁香三钱,鲜的,取汁 上末调稀,搽在患处,妙。一方加轻粉、细辛、犬胆调。

粉香生肌散 治嵌指甲伤。

轻粉一钱 乳香一钱 没药一钱 黄丹二钱微妙 赤石脂五钱 寒水石三钱煅 各为末,湿则干搽,干则油调,最妙。

槐花汤 治鹅掌风。

槐枝花熬煎汤,以手熏之,及热后,将瓦松擦之,过一会,以水洗之,又熏又擦,每日三五次,不过三二日痊愈,神速。瓦松无有,用瓦草亦效。

又方

朴硝末三钱 桐油调匀,涂入患处,火烘之,不二次,妙。

硫糕丸　疥疮多年,治不效,一家数口俱害,多致瘦弱,不必搽药,止服此药,甚效。

硫黄精明的,一两　为细末,用米糕为丸,桐子大,共三两重。上体疥多食后,荆芥汤送下五六十丸;下体疥多食前下,一人要服硫至一两,必效。

伯高太师方　治疥疮。

茵陈蒿一两　苦参一两　煎水一锅,略冷,洗之立瘥。

归防汤　世传。治表消疥疮煎药,神效。

当归二钱　防风一钱　苍术一钱　川芎一钱　生地一钱五分　荆芥一钱　苦参一钱　甘草三分　赤芍一钱　连翘一钱白芷八分　清水煎,十服为度。

黄水疮方　治小儿黄水疮,湿热结于皮上也。仲景公传。

石膏一两　雄黄一两　各研细末,砂锅煎汤,候冷洗之,一日即愈,神方也,以五苓散内治亦佳。

卷之十六　奇方下

雄黄灯　治坐板疮。

用旧青布一条,如二指阔,以雄黄末一钱,油调入布内,为拈子,灯上点着,吹灭,以火头热触于疮头痒处,不过一二次即愈。

苋萝散　治坐板疮甚验。

马齿苋一把,即灰苋　萝种一枝　各为末,掺患处立愈。并治诸疮出水,敷之俱妙。

又方

用砖一块烧热,硫黄末一钱,铺于砖上,以好醋沃之,以布一方垫之,令坐于疮上,烙之更妙。

世传　治坐板疮方

轻粉二钱　石膏飞过,六钱　共为细末,灯油调,上一二次即愈。

张真君方　治大麻风。

苍术一斤　苍耳子三两　各为末,米饭为丸如梧子大。日三服,每服二钱,服一月即痊愈。无忌,止忌房事三月,犯则不可救矣。

白鹿洞方　治大麻风,眉毛脱落,手足拳挛,皮肉溃烂,唇翻眼绽,口歪身麻,肉不痛痒,面生红紫之斑,并治如神。

大风子肉四两　明天麻四两,酒浸　川防风去芦,四两　汉防己四两　大何首乌四两,忌铁　好苦参净,四两　川当归净,六两,酒浸　赤芍药六两　白菊花四两　香白芷四两,酒浸　大川芎二两　独活二两　山栀仁二两炒　连翘净,二两　白苏二两　苏薄荷二两　金头蜈蚣炙,去头、足,二两　全蝎三两,洗去盐、足　僵蚕炙,去足,六两　蝉蜕去足,六两　穿山甲二两,烧　蕲蛇八两,酒浸,焙　狗脊四两,去毛,酒浸　共为末,酒糊为丸,桐子大。每服七八十丸,空心,好酒送下,临卧再一服。忌气怒、房事、油腻煎炒、鸡、鱼、虾、蟹、芋头、山药、糟鱼、肉鹅、生冷、春酸食、冬冷物,然冬月亦不可烘火,止宜绵暖,净室坐定,保守性命,节饮食,断妄想。如服药时,宜仰卧,令药力遍行有功,如不守禁忌,徒劳心力,亦无效也。服此药,止宜食鸭、鲫、牛肉,俱当淡食。

秘传漆黄蟾酥丹　治大麻风疮。

鲜螃蟹四斤　真生漆一斤　真蟾酥二两　真雄黄二两　先将瓷坛装蟹,次入漆封口,埋在土中,二七日足,方取开看,二物俱化成水,去滓净,将水入锅,慢慢火煮干,焙为细末,方入雄黄、蟾酥二味末,搅匀,瓷罐收之。每日空心、临卧各一服,好酒送下一二钱,不过一月,其疮全好除根,妙不可言。治大风如手取之妙。况所费不多,莫轻忽修合,亦勿妄传非人,秘之。

洗大风方

用苍耳草煎汤,少加朴硝,浴之更妙。

生眉散　治大风,生眉毛。

皂角针焙干　新鹿角烧存性　各等分　为细末,姜汁调涂,一日搽一二次,不数日眉即生矣。

片根散　治喉闭乳蛾。

冰片二分　雄黄一钱　山豆根一钱　儿茶一钱　青硼五分
枯矾五分　共为细末,吹之如神。

太仓公蜂房散　治喉痹肿痛。

露蜂房烧灰,一分　冰片二厘　白僵蚕一条　乳香二分
为细末,吹喉即安。

仓公壁钱散　治喉生乳蛾。

壁钱七个　白矾三分　冰片一分　儿茶三分　各为末,包
矾烧灰,为细末,竹管吹入喉,立愈。

救喉汤　岐伯天师传。治双蛾,喉大作痛,口渴求水,下喉少
快,已而又热,呼水,此乃缠喉风也,乃阴阳二火并炽,上冲作祟。

射干一钱　山豆根二钱　玄参一两　麦冬五钱　甘草一钱
天花粉三钱　水煎服。倘服之而药不能下喉者,刺少商穴,尚
欠亲切,用刀直刺其喉肿之处一分,则喉肿必少消,急用吹药开
之,吹药方名启关散。

启关散

胆矾一分　牛黄一分　皂角烧灰,末,一分　麝香三厘　冰
片一分　为绝细末,和匀,吹入喉中,必大吐痰而快,可用汤药矣。

化癣神丹　治喉生癣疮,先痒后痛,久不愈者。

玄参一两　麦冬一两　五味子一钱　白薇一钱　甘草一钱
鼠黏子一钱　百部三钱　紫菀二钱　白芥子二钱　水煎服,
先服六剂,再服润喉汤痊愈。

仓公治喉癣方

百部一两　款冬花一两　麦冬二两　桔梗三钱　各为细
末,蜜炼为丸,如芡实大。衔化,日三丸,一月虫死癣愈。

润喉汤

熟地一两　山萸四钱　麦冬一两　生地三钱　桑白皮三钱　甘草一钱　贝母一钱　薏仁五钱　水煎多服。数十剂必愈。久则加肉桂一钱,更为善后妙法。

伯高太师传方　治指上生天蛇头疮。

蜈蚣一条　麝香半分　白芷三钱　共为末,烧烟熏之即愈。

雄黄解毒散　治天蛇毒疗,初起红肿发热,疼痛至心。

雄黄二钱　蟾酥二分,微焙　冰片一分　轻粉五分　为末,新汲水调涂,纸盖,日用三次,极效。

解蛇油　治蛇窠疮,生于皮毛作痛,并治诸恶疮。

川蜈蚣不拘多少,入真香油,瓷瓶收贮,搽之,不二次即愈。

治蜘蛛疮

先用苎麻丝搓疮上,令水出,次以雄黄、枯矾等分,末,干掺之,妙。

秦公传方　治杨梅风毒。

土茯苓三斤　生黄芪一斤　当归八两　先用水三十碗,将土茯苓煎汤三碗,取黄芪、当归拌匀,微炒,干磨为末,蜜为丸。每日白滚水送下三钱,一料即痊愈,新病二料痊愈,不再发。

刘氏经验方　《纲目》。治杨梅毒疮。

胆矾　白矾　水银研不见星为度　等分　入香油、津唾各少许,和匀,坐帐内,取药涂两足心,以两手心对足心,摩擦良久,再涂再擦,尽即卧,汗出或大便去垢、出秽涎为验。每一次强者用四钱,弱者二钱,连用三日,外服疏风散,并澡洗。

世传。治杨梅疮。

皂角刺七根　杏仁去皮、尖,七个　肥皂子去壳取肉,七个　僵蚕真的,七个　蝉蜕七个,去爪、翅　红花五钱　当归尾一两　土茯苓八两,瓷瓦刮去皮土,木器捶碎　以上共一处,用砂锅一个,井、河水各三碗,煎至三碗,早、中、晚各服一碗,服二十剂痊愈,永无后患,忌茶叶酸碱。

全阳方　治前阴烂落。

金银花半斤　黄柏一两　肉桂二钱　当归三两　熟地二两　山茱萸三钱　北五味一钱　土茯苓四两　水五大碗同浸,干为末,每日滚水调服一两,服完,前阳不烂,如烂去半截者,重生。

土茯苓汤　治杨梅结毒,林中丞传。

土茯苓二斤,竹刀去皮　雄猪油四两,铜刀切碎　没药二钱　初次水七碗,煮四碗;二次水四碗,煮二碗;三次水二碗,煮一碗。共七碗,去渣并油,将汤共盛瓷钵内,露一宿,次日作三次温服。忌茶、酒、油、盐、酱、醋、鸡、鱼、鹅、鸭、海味等物、只吃大米饭、蒸糕,滚水下,余物一切不可用,三七日痊愈。

末药方

防风五钱　荆芥五钱　何首乌五钱　苦参五钱　天花粉五钱　肥皂子白肉二两五钱,炒　上为细末,用煎开土茯苓猪油,加末药二钱同煎。

鬼真君传方　治杨梅疮。

黄芪五两　生甘草一两　土茯苓四两　茯苓五两　白术五两　当归五两　大黄八钱　石膏五钱　水十碗,煎二碗,分作二次服,二剂毒自从大便出。倘疳疮已出,而杨梅未生,急加入大柴胡三钱,同上药煎服,二剂亦愈。盖疮因虚而得,自当治其虚,而加之去毒之品，自然奏功如神。奈世人以败毒劫之，而忘其补法，所以夭人性命也。

风藤散　治结毒。

人参　当归　赤芍　角刺　木瓜　木通　甘草　白芷　生地　皂子　花粉　金银花　白藓皮　薏苡仁　青风藤　各等分，每剂五钱，加巴蕉根四两、土茯苓四两，水四碗，煎至三碗，一日二次服之。重者只三剂而愈，如神、不拘新旧俱妙。

张真君方　治结毒，鼻柱将落，主可全之。

人参一两　麦冬三两　金银花三两　苏叶五钱　桔梗一两　生甘草一两　水五碗，煎一碗，一剂即闻香臭而不落矣。盖杨梅之毒，虽是毒气结成，然亦因虚极致之，故用人参、麦冬诸补气血之药于散邪解毒之内，所以奏功如神也。

不疼点药

真轻粉一钱　杏仁皮一钱　松花一钱　冰片三分　共为末，鹅胆汁调搽即愈。

治杨梅疳疮方

真轻粉三分　冰片二分　儿茶五分　黄柏末二钱　上口鼻用川椒汤漱洗搽之，在下用五根汤洗熏毕，搽之如神。

萸床散　《准绳》。治肾脏风，痒不可当。

吴茱萸　蛇床子　等分，煎汤洗之，神效。

五根汤

葱根一两　韭菜根一两　槐根一两　地骨一两　土茯苓一两　煎水，先熏后洗毕，点前药，效。

张真君方　治疳疮。

儿茶　珍珠　镜锈各二钱　轻粉五分　牛黄三分　血竭三分　冰片三分　各为细末,先水洗净,后掺药,神效。

秦真人方　治疳疮

儿茶一钱　黄柏炒一钱　水银半分　轻粉一分　生栀子五分　冰片三厘　各为细末,以不见水银为度,敷在患处,数次即愈,再用后药:

金银花一两　当归五钱　蒲公英五钱　生甘草二钱　水煎空服,内外合治,尤易愈也。

伯高祖师方　传治玉茎疮烂。

丝瓜连子捣汁,和五倍子末、蚯蚓粪,焙干,香油调,搽之神验。

胜金散　《准绳》。治下疳溃烂疼痛。

黄连五分　黄柏五分　轻粉五分　银朱五分　儿茶五分　冰片一分　为细末,香油调搽。

齿窟疮方　齿时有伤,成疮作痛。

用生肌散,将旧棉花托一二分,入窟内,过夜即愈,或捣饭内,塞之亦妙,生肌方载在前。

玉粉散　治胎毒潮皮疮。

滑石桂府粉包,一两,水飞过　甘草三钱　冰片二分　共为细末,掺之疮上即愈。

《杂兴》方　邓笔峰传。治杨梅毒疮。

冷饭团二两　五加皮三钱　皂角子三钱　苦参三钱　金银花一两,世错用一钱,今改正　好酒煎,日一服,一月痊愈。忌铁器。

刘寄奴散　《准绳》。治便毒。

刘寄奴　王不留行　大黄　金银花　木鳖子　上等分,酒水煎,露宿一夜、五更服。

又方　治便毒初起。

射干二寸　生姜如指大捣细　上取顺流水,煎微沸,服之,以泻为度。

消毒散　《准绳》。治便毒初发,三四日可消。

皂角针　金银花　防风　当归　大黄　甘草节　栝蒌仁各等分,上咬咀,水酒各半,煎,食前服,频提掣顶中发,立效。

化鱼汤　仲景真人传。治结成便毒鱼口。

大黄一两　金银花五两　蒲公英五钱　归尾一两　荆芥三钱　水二碗,煎一碗,服二剂即消。

化毒救生丹　张真人传。治头面无故生疮,第一日头面重如山,二日即青紫,三日身亦青紫,服春药而毒发于阳者,第一日即用此方可救。

生甘草五钱　金银花八两　玄参三两　蒲公英三两　天花粉三钱　水十余碗,煎四碗,日三次服,可救,否则一身尽青而死。

蜗膏水　仲景夫子传。治头上生疮作癞,或胎毒成癞头。

蜗牛十条　生甘草三钱,为末　冰片三分　白矾一钱　盛在瓷碗内,露一宿,蜗牛化为水,鹅翎扫头上,三日愈。

黄水疮方　仲景夫子传方,更妙。

蕲艾一两,烧灰存性,为末。痒加枯矾五分,掺上即愈。

又方

雄黄末二钱　砂罐内熬,水洗之即愈,神效。

柏叶散 治三焦火盛,致生火丹作痒,或作痛,延及遍身。

侧柏叶炒黄,为末,五钱　蚯蚓粪五钱　黄柏五钱　大黄五钱　赤豆三钱　轻粉三钱　共为细末,新汲水调搽。

枯瘤方 治瘤初起成形未破者,及根蒂小而不散者。

白砒一钱　硇砂一钱　黄丹一钱　轻粉一钱　雄黄一钱　乳香一钱　没药一钱　硼砂一钱　斑蝥二十个　田螺大者,去壳三枚,晒干,切片　共研极细,糯米粥调,按捏作小棋子样,晒干。先灸瘤顶三炷,以药饼贴之,上用黄柏末水调,盖敷药饼,候十日外,其瘤自然枯落,次用敛口药。

秘传敛瘤膏

血竭一钱　轻粉一钱　龙骨一钱　海螺蛸一钱　象皮一钱　乳香一钱　鸡蛋十五枚,煮熟,用黄熬油一小钟　以上各为细末,共再研,和入鸡蛋油内,搅匀,每日早晚,甘草汤洗净患上,然后鸡翎蘸涂,膏药盖贴。

阴户疳方 治阴户作痒作痛,生疳生虫。

猪肝一具,切长条　雄黄二钱　枯矾五分　轻粉一钱　将肝条水滚一二滚,取出,蘸药均,入阴户内,一二时再换,不三五次,虫出即愈。

护阴丹 治阴外中生疮。

桃仁三两,捣烂　蛇床子为末,一两　绢绫做一长袋如势大,泡湿,将药装入袋中,纳入阴户内,神效。

止痒杀虫汤 仲景夫子传。妇人阴中生疮长虫,痛痒难受。

蛇床子一两　苦参一两　甘草五钱　白薇五钱　水五碗,煎二碗,将阴户内外洗之。另用绫一尺,缝如势一条,将药渣贮于中,乘湿纳于阴之内,三时辰虫尽死矣。内用小柴胡汤加栀子三钱、苦楝根三钱、茯苓五钱,煎服,不服亦得。

完体续命汤　岐天师传。救杀伤而气未绝,或皮破而血大流,或肉绽而肠已出,或箭头入肤,或刀断臂指,死生顷刻。

生地三两　当归三两　麦冬三两　玄参三两　人参二两　生甘草三钱　三七根末五钱　续断五钱　地榆一两　乳香末三钱　没药末三钱　刘寄奴三钱　花蕊石末二钱　白术五钱　水煎调末服,一剂口渴止,二剂疮口闭,三剂缝生,四剂痊愈矣,真神奇之至。

补血救亡汤　伯高太师传。救杀伤危亡诸症。

玄参二两　生地四两　黄芪四两　当归二两　地榆四钱　荆芥炒黑,五钱　木耳二两　败龟板二个　水二十碗,煎汁五六碗,恣其酣次。盖刀刃之伤,必大流血,无不渴者,饮水有立刻亡者,若饮此汤则渴止,而疮口亦闭,又无性命之忧,真神方也。

芨膏散　《济急方》。治刀斧伤损。

白芨一两　石膏煅,一两　为细末掺之,亦可收口。

治刀伤损骨止有皮连者。

生明矾一钱　生老松香一钱,各等分,研极细,放于布包,止以药裹,即止痛生肌。钱又选传,勿令水风犯之。

金刀伤方

用小猪揪出来子肠一条,陈石灰二两,苎叶一两,龙骨三钱,共捣烂作饼,干为末,搽之。即止血合口。

又方

端午日采百草,捣烂取汁,拌古石灰内藏之,干则研为细末,掺伤处,即止血、止痛、生肌,且无瘢痕。

岐伯天师传方 治金疮。

陈年石灰四两 三七根二两 各为末,敷上即止血生肌。

又传方 治金疮出血,又可治脚缝出水。

花蕊石研末 三七根末 硫黄末 各等分,和匀再研,敷上即合,仍不作脓,又止痛止血如神。

《永类钤方》 治金疮出血不止。

紫苏叶 桑叶 同捣,贴之自止。

火烧疮方

黄蜀葵花不拘多少,去蒂心净,不用手取,恐手汗污之,真香油浸之,令匀,虽数年更妙,逐年油少添油,花少添花。搽上立止痛生肌,冰凉自在,任他结痂,不可揭动,就火药烧坏,亦可救,内服泄火毒药更效,亦治汤烫如神。

蚌津散 治汤泡、火烧甚效。

取水中大蚌,置大碗中,任其口开,用冰片二三分、当门麝二三分,研末挑入蚌口内,即浆水流入碗内;再加冰、麝少许,用鸡翎扫伤处,先外而内遍扫,随干随扫,凉入心脾,便不痛而愈。如所扫之处不肯干,必溃烂,将蚌壳烧灰存性,为末,入冰、麝少许,掺之,妙。

太仓公方 治汤火神效。

井中青苔研烂,敷汤火伤灼疮上,立止痛而愈。

秦真人方 治汤火伤。

大黄一斤 古石灰八两 滑石四两 各为细末,麻油调敷患处,即止痛生肌,且无瘢记。

冻疮方　治冻疮破烂。

不拘手足、面上冻疮成疮,痒痛不一者如神。用麻雀脑子涂之,立瘥。猪脑子加热酒洗,更妙。

又方

干狗粪白者,烧灰存性,为绝细末,麻油调敷,数次即愈。

箭镞疮方　治毒箭及箭镞入骨,不能得出,即不可拨动,恐其骨伤。

用巴豆一粒,炮去壳,勿焦,活蜣螂一个,同研烂,涂在伤处,须臾痛定微痒,极难忍之时,方可拨动,取出镞,立瘥。

又方

取数年陈腌腊猪腿肉骨头,火炙,取骨内之油,鸡翎将骨油扫在箭伤之处,必痒不可当,少顷,其箭头必透出。

张真君六神散　治折伤最验。

当归五钱　续断五钱　骨碎补五钱　牛膝五钱　桃仁五钱　金银花五钱　黄酒二碗,煎一碗,空心服,不拘轻重,服数剂永无后患。

仓公方　治骨伤折痛。

用葱一斤捣烂,入乳香一两,同捣匀,厚封伤处,立止痛。

太仓公传方　治跌仆经月,瘀血作痛。

水蛭炒黑,研碎,二钱　当归一两　桃仁十四粒　赤芍五钱　水煎服,一剂即止痛。

定痛散　治跌打损伤,骨折疼痛等症。

麻黄烧存性,一两　头发灰一两　乳香五钱　共为细末,每三钱,温酒调服,立瘥。

葛真君传方 稚川。治跌伤神效。

灼过败龟一个　大黄一钱　生地五钱　桃仁二十个　红花一钱　归尾三钱　一服即止痛。

岐天师全体神膏 治接骨神效。

当归二两　生地二两　红花二两　续断一两　牛膝一两地榆一两　茜草一两　小蓟一两　木瓜一两　人参一两　川芎一两　刘寄奴一两　白术一两　黄芪一两　甘草五钱　杏仁三钱　柴胡三钱　荆芥三钱　皂角二钱　麻油三斤,熬数沸,沥去渣,再煎,滴水成珠,加入飞过黄丹末一斤四两,收为膏,不可太老,再用乳香三钱、没药三钱、自然铜醋焠,烧七次,三钱、花蕊石三钱、血竭五钱、白蜡一两、海螵蛸三两,为细末,乘膏药未冷投入,收匀盛之,摊膏须重一两,再用胜金丹。

麝香三钱　血竭三两　古石灰二两　海螵蛸一两　自然铜末如前制,一钱　乳香一两　没药一两　樟脑一两　人参一两儿茶一两　三七一两　木耳灰一两　花蕊石三钱　象皮三钱冰片一钱　地虱一钱　土鳖一钱　琥珀一钱　紫石英二两土狗十个　生甘草末五钱和匀,以瓦罐盛之,每膏一个,用末三钱掺在上,贴之。重者二个,轻者一个即痊,更奇绝。

止血散 凡刀疮口破裂,血出不止,用此糁之,血即止。

血竭二钱五分　没药五钱　龙骨五花者,二钱,俱另研　灯芯一把　苏木二钱　桔梗五分　降真香四钱,同苏另研　当归三钱　鸡一只,连毛、尿、煮醋熟烂,捣作团,外以黄泥固济,以文武火煅干,为末,入后药;红花要马头者,二钱,焙为末。共为细末,每用,干糁疮口,以止其血,候干,少将熟油疮上,效。

逐瘀至神丹 岐伯天师传。治跌仆断伤受困。

当归五钱 大黄二钱 生地三钱,再加三钱尤妙 赤芍药三钱 桃仁一钱 红花一钱 丹皮一钱 败龟板一钱 水一碗,酒一碗,煎服一剂,即可去病。倘手足断折,以杉板夹住手足,扶正,凑合妥当,再用接骨至神丹为妙。方中再加枳壳一二钱尤佳。

接骨至神丹 岐伯天师传。治接骨如神。

羊踯躅三钱,炒黄 大黄三钱 当归三钱 芍药三钱 丹皮二钱 生地五钱 土狗十个,捶碎 土虱三十个,捣烂 红花三钱 自然铜末 先将前药酒煎,然后入自然铜末,调服一钱,连汤吞之,一夜生合,神奇之至,不必再服二剂,止服二煎可也,必骨中瑟瑟有声,盖彼此合缝,实有神输鬼运之巧。

治破伤风方

用粪堆内蛴螬虫一个,将手捏住脊背,待他口中吐出水来,涂在疮口上,即觉浑身麻木,汗出即活,此神方也。

仓公治破伤风方

蜈蚣研末,二分 麝香半分 擦牙,吐去口涎即瘥。

榆根散 雷公真君方。治虎咬伤,血大出,溃烂疼痛。

地榆一斤,为细末 三七根末三两 苦参末四两 和匀,凡虎咬伤,急用猪肉贴之,随贴随化,连地榆等三味末掺之,随湿随掺,即止而痛即定,奏功实神。

斑蝥散 治疯犬咬伤,效如神。

斑蝥炒,去足、翅,同米熟 雄黄各等分 共为细末,温酒调送,神效,去红发说在前。

青苔散 伯高真君传。犬咬。

地上青苔,以手抓之,按于犬咬处,即止痛。

治鼠咬疮方

用猫尿洗之瘥。取猫尿,以生姜捣烂一撮,敷在猫鼻子上即出。

麝香锭子 治蜈蚣二十七般毒虫咬疮,肿痛不已,神效。

麝香二钱　雄黄二钱　乳香二钱　硇砂二钱　土蜂窝一个　露蜂窝一个,烧灰存性　右为细末,米醋糊为锭子。如遇此等伤疮,磨涂之即瘥;如有恶疮,疼痛不已,亦以此涂之,更妙。

治毛虫咬

以蒲公英根茎白汁敷之,立瘥。

中蜘蛛毒蛇咬疮方

用大蓝汁、麝香、雄黄和之,随愈。人一身生蛛丝,不知人事者,以艾烟熏之,以羊乳灌之,立瘥。

误吞麦芒鲠喉疮方

先以乱丝或绒,扎于如意骨上。如无,则以柳条刮净,以火逼弯如意样,以丝绒扎上,入喉中,上下搅之,待取出芒为妙,后以青黛吹之效。

误吞针钩有线者

即以汗衫竹节子穿在线上,推的竹节只抵钩子根,以线硬;倒往里推,其钩即出为妙。

治面上恶疮五色方 《药性论》。

用盐汤浸绵,拓疮上,五六度即瘥。

治蚯蚓毒 经验方。形如大风,眉鬓皆落,或身如蚯蚓鸣。

浓煎盐汤,浸身数遍即愈。

治诸疮胬肉如蛇出数寸 《圣惠》。

硫黄一两,同土薄之即缩。

治缠脚生疮 《摘玄方》。

荆芥烧灰,葱汁调敷,先以甘草汤洗之。

《普济方》 治一切疥疮。

荆芥一两 生地黄半斤 煎汁熬膏,和丸桐子大。每服三十五丸,茶酒任下,一料服完自愈。

《谈野翁试验方》 治妇人面生粉花疮。

定粉五钱 菜子油调泥碗内,用艾一二团,烧烟熏之,候烟尽,覆地上一夜,取出调搽,永无瘢痕,亦易生肉。

孙真人方 治马咬成疮。

益母草切细,和醋炒,涂之。

《千金方》 治毒攻手足,肿痛欲断。

苍耳叶捣汁,渍之,以渣敷之,立效。春用心,夏用叶,秋冬用子。

《圣惠方》 治头风白屑。

王不留行 香白芷等分 为末干掺,一夜篦去。

《肘后方》 治恶疮,痂后痒痛。

扁竹即扁蓄 捣封,痂落即瘥。

扫癞丹 《千金方》。治恶疮似癞,十年不愈者。

莨菪子三钱 烧研细末,敷之即愈。

《摘玄方》 治唇裂生疮。

瓦花生姜,入盐少许,捣涂。

鹅掌油 《准绳》。治脚缝烂疮。

鹅掌皮烧灰存性为末,敷之。以桐油涂亦妙。

鱼脂膏 《准绳》。治白驳。

用鳗鲡鱼脂擦驳上,微痛。以鱼脂涂之,一上即愈。

又方

用蛇蜕烧末,醋调敷上,神效。

豆根散 治癣疮。

用山豆根末,腊月猪脂调涂之。

半夏散 俱《准绳》。治一切癣。

右以半夏三两,捣到末,以陈酱汁调和如糊,涂之,两三度即瘥,云用生半夏更妙。

绿云散 《准绳》。治灸疮,止痛。

柏叶 芙蓉叶端午午时采,不拘多少,阴干 右为细末,每遇灸疮作疼,水调纸上,贴之,养脓止疼。

去苦散 《准绳》。治蛇伤,解虫毒神效。

五灵脂一两 雄黄五钱 为末,涂患处良久,后灌二钱,神效。

轻粉散 仲景公传。治豚疮痛痒,流水流血。

轻粉三分 萝卜子一钱 桃仁十四个,去皮尖,研为末,擦疮上即愈。

全集七

本草新编

本草新编吕序

　　人不学医,则不可救人;医不读《本草》,则不可用药。自神农氏尝药以来,发明《本草》者数十家,传疑传信,未克折衷至正,识者忧之,冀得一人出而辩论不可得。吾弟子陈远公,实有志未逮。丁卯失意,肆志轩岐学,著《内经》未已,著《六气》书。今又取《本草》著之,何志大而书奇乎! 嗟乎! 陈子欲著此书者久矣,而陈子未敢命笔也。陈子少好游,遍历名山大川,五岳四渎,多所瞻眺,颇能抒发胸中之奇,且所如不偶。躬阅于兵戈患难,兴亡荣辱者有几,亲视于得失疾病,瘴疫死生者又有几,身究于书史花木,禽兽鳞虫者又有几。是陈子见闻广博而咨询精详,兼之辨难纵横,又足佐其笔阵,宜其书之奇也,而陈子之奇不在此。陈子晚年逢异人燕市,多获秘传,晨夕研求,几废寝食,竟不知身在客也。嗟乎! 真奇也哉! 然而陈子雅不见其奇,遇异人忘其遇,著奇书忘其书,若惟恐人不可救而用药误之也。汲汲于著书为事,著《内经》《六气》之书甫竣,复著《本草》。嗟乎,真奇也哉! 而陈子更奇。谓医救一世其功近,医救万世其功远。欲夫用药之人,尽为良医也,则本草之功用,又乌可不亟为辩论哉! 甚矣,陈子之奇也。予评阅而序之首,喜得人仍出吾门而折衷至正,实可为万世法,是则余之所深幸者乎!

吕道人岩题于大江之南

时康熙己巳灯宵后三日

本草新编张叙

　　山阴陈子远公,壮游宇内,得老湖丛著,轩岐之书。其见闻所暨及,既广且博,宜其书之奇也。虽然无识不可著书,无胆亦不可著书,阅览于山川草木,禽兽鱼龙,昆虫之内,而识不足以辨其义,胆不足以扬其论,欲书之奇得乎! 陈子之识,上下千古,翻前人旧案,阐厥精微,绝非诡异,一皆理之所必有也。异胆横绝,浩浩落落,无一语不穷厥秘奥,绝无艰涩气晦于笔端。是识足以壮胆,而胆又足以济识也。欲书之不奇,难矣。吾与天师岐伯、纯阳吕公,嘉陈子有著作,下使再读碧落文,其奇应不止此。丁卯秋,访陈子燕市,陈子拜吾三人于座上,天师将碧落文尽传之,余传《六气》诸书。陈子苦不尽识,余牗迪三阅月。陈子喜曰:吾今后不敢以著述让后人也。著《内经》《灵枢》《六气》告竣,又著《本草》,奇矣! 而陈子未知奇也。百伤不遇,叹息异才之湮没不彰。嗟乎! 有才不用,亦其常也。抱可以著作之才,不用之于著作,致足惜也。今陈子不遇,仍著书以老,是有才而不违其才矣,又胡足惜乎! 况陈子得碧文助其胆识,则书之奇,实足传远,然则陈子之不遇老而著书,正天之厚陈子也。陈子又何必自伤哉!

　　　　　　康熙己巳暮春望后汉长沙守张机题于芜江

本草新编岐伯序

粤稽神农氏，首尝百草，悯生民夭折不救也。历代久远，叠婴兵燹，祖龙一炬，竹简化烬，虽医人诸书，诏告留存，士民畏秦法，尽弃毁靡遗，收藏汲冢，缮写讹舛，非复神农氏古本。嗣后医者多有附会，是《本草》在可信不可信间。近更创扬异说，竟尚阴寒，杀人草木中，世未识也，予甚悯之。神农氏救世著《本草》，后人因《本草》祸世，失帝心矣。纯阳子吕岩与余同志，招余、长沙使君张机，游燕市，访陈子远公，辩晰刀圭，陈子再拜，受教古书，尽传之。张公又授《六气》诸书，因劝陈子著述，不可让之来者之。陈子著《内经》成，著《六气》，今又著《本草》，勤矣！陈子幼读六籍，老而不遇，借《本草》之味，发扬精华，其文弘而肆，其书平而奇，世必惊才大而学博也，谁知皆得之吾三人助哉？天下有才学者甚众，吾辈何独厚陈子？救世心殷，无异神农氏，则《本草新编》，其即救世之书乎！

云中逸老岐伯天师题于大江之南

时康熙乙巳孟春念九日也

本草新编金序

陈子远公，所著《石室秘录》，皆传自异人，而于《青囊》《肘后》，阐发尤多，故拨盲起疲，捷如响应。余既序之，梓以行世矣。无何，复邮《本草新编》，余读竟而益叹其术之奇也，服其心之仁也。粤稽烈山氏，躬尝百草，教后世以医，轩辕、岐伯，相与论性命之学，即今《金匮》《灵枢》《素问》《难经》。一以天地阴阳，四时寒燠，五行屈伸，悔吝之道，通于人身之风寒暑热、五脏六腑、相生互伐、强弱通塞之机。盖古先哲明乎天人合一之理，而后颐指意会，将使天下之人之病无有不治，且并其病也而无之而后快焉。是道也，犹之政也，先王固以不忍人之心行之矣。后世若淳于意、华元化、孙思邈、许胤宗、庞安时诸公，咸以医鸣，而长沙张公能集大成者，得是道也，得是心也。其间继起，立论著方，或少偏畸，犹滋訾议，而况其凡乎？自晚近以来，家执一言，人持一见，纷然杂然之说，天人合一之旨晦，由是习焉莫测其端。狃焉莫穷其变，而冀得心应手也，必无几矣。陈子乃慨然以著作自任，上探羲皇，密证仙真，瘝瘝通之，著书累千万言。而《本草》一编，略人所详，详人所略，考《纲目》，辨疑诸善本，惟探注方与真赝，与甘温凉热，治病炮制而已。兹则一药必悉其功用，权其损益，入某经通某脏，人能言之；入某经而治阴中之阳、阳中之阴，通某脏而补水中之火、火中之水，人不能言也。至或问辨疑，茧抽蕉剥，愈入愈细。举《灵枢》以上诸书，后世有误解误用者，必引经据史,以辨明之,使人不堕云雾中。洵乎陈子术之奇也。且其论滋补则往复流连,论消散则殷勤告诫,而于寒凉之味则尤其难其慎,不翅涕泣而道之,固唯恐轻投于一二人,贻害者众,错置于一二时,流毒者远也。斯其心可不谓仁矣乎!今医统久替似续,殊难其人。若陈子所云岐伯、雷公、纯阳诸先哲,或显形而告语,或凭乩而问答,殆亦悯医理之不明,欲以斯道属斯人也,陈子何多让焉!谋也,三载薪劳,一官丛脞,不能仰副圣主如天之仁以广仁政,而独于民人死生之际,三致意焉,故得是书而乐为之序。又减俸而付诸梓,亦欲举世读是书者,务求尽乎其心之仁,而不徒惊乎其术之奇焉,则夫古先哲王之所传,贤士大夫之所述,庶不至如伯牙海上,知音旷绝,而于以济世利物也,思过半矣。

康熙三十年岁次辛未仲春中浣之吉

华川金以谋敬书于上元署中

凡例十六则

一、《本草》自神农以来，数经兵燹，又遭秦火，所传书多散轶，鲁鱼亥豕，不能无误，一字舛错，动即杀人。铎躬逢岐伯天师于燕市，得闻轩辕之道，而《本草》一书，尤殷质询，凡有所误，尽行改正。

二、此书删繁就简，凡无关医道者，概不入选。即或气味峻烈，损多益少，与寻常细小之品，无大效验者，亦皆屏弃。

三、本草善本，首遵《纲目》，其次则逊《经疏》。二书铎研精有素，多有发明，非辟二公，实彰秘奥。

四、本草诸书，多首列出产、收采、修制等项，铎概不登列者，以前人考核精详，无容再论。惟七方十剂之义尚多缺略，所以畅为阐扬，更作或问、或疑附后，使医理昭明，少为用药之助。

五、是书删《神农》原本者十之三，采《名医》增入者十之二，总欲救济生人，非好为去取。

六、气运日迁，人多柔弱，古方不可治今病者，非言补剂也，乃言攻剂耳，故所登诸品，补多于攻。

七、《本草》非博通内典，遍览儒书，不能融会贯通，以阐扬秘旨。铎见闻未广，而资性甚钝，所读经史，每善遗忘，记一遗万之讥，实所未免，尤望当代名公之教铎也。

八、本草贵多议论发微，不尚方法矜异。铎所以叙功效于前，发尚论于后，欲使天下后世，尽知草木之精深，人物金石之奥妙，庶不至动手用药有错。

九、此书多得之神助,异想奇思,命笔时有不自知其然而然之象,世有知心,自能深识,不敢夸诩也。

十、铎素学刀圭,颇欲阐扬医典,迩年来,未遑尚论。甲子秋,遇纯阳吕夫子于独秀山,即商订此书,辄蒙许可。后闻异人之教助,铎不逮者,皆吕夫子赐也。

十一、是书得于岐天师者十之五,得于长沙守仲景张夫子者十之二,得于扁鹊秦夫子者十之三。若铎鄙见,十中无一焉。

十二、铎少喜浪游,凡遇名山胜地,往往探奇不倦,登眺时,多逢异人,与之辩难刀圭,实能开荡心胸,增益神智,苟有所得,必书笥中。每入深山,见琪花瑶草、异兽珍禽,与昆虫介属异于凡种者,必咨询土人,考订靡已。倘获奇闻,必备志之,今罄登兹编。

十三、行医不读《本草》,则阴阳未识,攻补茫然,一遇异症,何从用药?况坊刻诸书,苦无善本,非多则略。铎斟酌于二者之间,繁简得宜,使读者易于观览。

十四、是书药味无多,而义理详尽,功过不掩,喜忌彰明,庶攻补可以兼施,寒热可以各用。倘谓铎多事,翻前人以出奇,或咎铎无文,轻当世而斗异,则铎岂敢?

十五、著书非居胜地,则识见不能开拓。铎幸客舟中,目观江涛汹涌,云峦层叠,助人壮怀,故得畅抒独得,颇无格格之苦。然同心甚少,考订未弘,终觉画守一隅,不能兼谈六合。

十六、铎晚年逢异人于燕市,传书甚多,著述颇富,皆发明《灵》《素》秘奥,绝不拾世间浅深,有利于疾病匪浅。惜家贫不能灾梨,倘有救济心殷,肯损资剞劂者,铎当罄囊与之,断不少吝,以负异人之托。

山阴陈士铎远公别号朱华子识

劝医六则

人生斯世,无病即是神仙。能节欲寡过,使身心泰然,俯仰之间,无非乐境,觉洞丹丘,无以过也。无如见色忘命,见财忘家,营营逐逐,堕于深渊,沉于苦海,忧愁怨恨之心生,嗔怒斗争之事起,耗精损气,而疾病随之矣。苟或知非悔悟,服药于将病之时,觅医于已病之日,则随病随痊,又何虑焉。乃求人之过甚明,求己之过甚拙。而且讳病忌医,因循等待,及至病成,始叹从前之失医也,已无及矣。铎劝世人幸先医治。

人病难痊,宜多服药。盖病之成,原非一日,则病之愈,岂在一朝。无如求速效于目前,必至堕成功于旦夕。更有射利之徒,止图酬谢之重,忘顾侥幸之危,或用轻粉劫药,取快须臾。未几,毒发病生,往往不救。何若攻补兼施,损益并用,既能去邪,复能反正,虽时日少迟,而终身受惠无穷。铎劝世人毋求速效。

病关生死,医能奏效,厥功实弘。世有危急之时,悬金以许,病痊而报之甚薄。迨至再病,医生望门而不肯入,是谁之咎欤?等性命于鸿毛,视金钱如膏血,亦何轻身而重物乎?铎功世人毋惜酬功。

病痊忘报,俗子负心;病痊索报,亦医生惭德。盖治病有其功,已报而功小;治病忘其功,不报而功大。要当存一救人实意,不当唯利是图。勿以病家富,遂生觊觎心;勿以病家贫,因有懒散志。或养痈贻患,或恐吓取钱,皆入恶道。铎劝行医幸毋索报。

人不穷理，不可以学医；医不穷理，不可以用药。理明斯知阴阳、识经络、洞脏腑、悟寒热虚实之不同、攻补滑涩之各异，自然守经达权，变通于指下也。否则，徒读《脉诀》，空览《本草》，动手即错，开口皆非，欲积功反损德矣。铎劝学医幸务穷理。

医道讲而愈明，集众人议论，始可以佐一人识见。倘必人非我是，坚执不移，则我见不化，又何能受益于弘深乎？迩来医术纷纭，求同心之助，杳不可多得。然而天下之大，岂少奇人？博采广谘，裒获非浅。铎劝学医幸尚虚怀。

大雅堂主人远公识

七方论

注《本草》而不论方法，犹不注也。《本草》中草木昆虫介属之气味寒热，必备悉于胸中，然后可以随材任用，使胸次无出奇制胜方略，则如无制之师，虽野战亦取胜于一时，未必不致败于末路。与其焦头烂额，斩杀无遗，何如使敌人望风而靡之为快哉？此七方之必宜论也。七方者，大小缓急奇偶复也。吾先言其大方。岐伯夫子曰：君一臣三佐九，制之大也。凡病有重大，不可以小方治之者，必用大方以治之。大方之中，如用君药至一两者，臣则半之，佐又半之。不可君药少于臣药，臣药少于佐使。设以表里分大小，是里宜大而表宜小也，然而治表之方，未尝不可大。设以奇偶分大小，是奇宜大而偶宜小也，然而用偶之方，未尝不可大。设以远近分大小，是远宜大则近宜小也，然而治近之方，又未尝不可大。故用大方者乃宜大而大，非不可大而故大也。

或问：大方是重大之剂，非轻小之药也，重大必用药宜多而不可少矣。何以君一而臣三佐用九耶？是一方之中计止十三味，似乎名为大而非大也。不知大方者，非论多寡，论强大耳。方中味重者为大，味厚者为大，味补者为大，味攻者为大，岂用药之多为大乎。虽大方之中，亦有用多者，而终不可谓多者即是大方也。

或疑药大方不多用，终难称为大方，不知大方之义在用意之大,不尽在用药之多也。譬如补也,大意在用参之多以为君,而不在用白术、茯苓之多以为臣使也。如用攻也,大意在用大黄之多以为君,而不在用厚朴、枳实之多以为臣使也。推之寒热表散之药,何独不然,安在众多之为大哉!

或疑药大方在用意之大,岂君药亦可小用之乎?夫君药原不可少用也,但亦有不可多用之时,不妨少用之。然终不可因少用而谓非君药,并疑少用而谓非大方也。

小方若何?岐伯夫子曰:君一臣三佐五,制之中也。君一臣二,制之小也。中即小之义。凡病有轻小不可以大方投者,必用小方以治之。小方之中,如用君药至二钱者,臣则半之,佐又半之,亦不可以君药少于臣,臣药少于佐也。夫小方所以治轻病也,轻病多在上,上病而用大方,则过于沉重,必降于下而不升于上矣。小方所以治小病也,小病多在阳,阳病而用大方,则过于发散,必消其正而衰其邪矣。故用小方者,亦宜小而小,非不可小而故小也。

或问:小方是轻小之剂,所以治小病也。然君一臣三佐五,方未为小也。若君一臣二而无佐使,无乃太小乎?不知小方者,非论轻重,论升降耳,论浮沉耳。方中浮者为小,升者为小也。岂用药之少者为小乎?虽小方多用,而要不可谓少用药之方即是小方也。

或疑小方不少用药,终不可名为小方。不知小方之义,全不在用药之少也。病小宜散,何尝不可多用柴胡;病小宜清,何尝不可多用麦冬;病小宜提,何尝不可多用桔梗;病小宜降,何尝不可多用厚朴。要在变通于小之内,而不可执滞于方之中也。

或疑小方变通用之,是小可大用矣。小方而大用,仍是大方而非小方也。曰小方大用,非大方之可比,药虽多用,方仍小也。

缓方若何?岐伯夫子曰:补上治上,制以缓。缓者,迟之之谓也。上虚补上,非制之以缓,则药趋于下而不可补矣。上病治上,非制之以缓,则药流于下而不可治矣。然而缓之法不同:有甘以缓之之法,凡味之甘,其行必迟也;有升以缓之之法,提其气而不下陷也;有丸以缓之之法,作丸而不作汤,使留于上焦也;有作膏以缓之之法,使胶粘于胸膈间也;有用无毒药以缓之之法,药性平和,功用亦不骤也。有缓治之方,庶几补上不补下,治上不治下矣。

或问:缓方以治急也,然急症颇有不可用缓之法,岂一概可用缓乎?曰:宜缓而缓,未可概用缓也。若概用缓,必有不宜缓而亦缓者矣。

或疑缓方故缓,恐于急症不相宜。不知急症缓治,古今通议,然而缓方非治急也,大约治缓症者为多。如痿症也,必宜缓;如脱症也,不宜急。安在缓方之皆治急哉?

或问:缓方君论至备,不识更有缓之之法乎?曰:缓之法在人而不在法也。执缓之法以治宜缓之病,则法实有穷;变缓之方以疗至缓之病,则法何有尽,亦贵人之善变耳,何必更寻缓方之治哉!

急方若何?岐伯夫子曰:补下治下,制以急。夫病之急也,岂可以缓治哉?大约治本之病宜于缓,治标之病宜于急。然而标本各不同也。有本宜缓而急者,急治其本;有标不宜急而急者,急治其标。而急之方实有法焉。有危笃急攻之法,此邪气壅阻于胸腹肠胃也。有危笃急救之法,此正气消亡于阴阳心肾也。有急用浓煎大饮汤剂之法,使之救火济水,援绝于旦夕也。有急用大寒大热毒药之法,使之上涌下泄,取快于一时也。有急治之方,庶几救本而不遗于救标,救标而正所以救本矣。

或问:急方治急,不识亦可以治缓症乎?曰:缓方不可以治急,而急方实所以治缓。遇急之时,不用急方以救其垂危将绝,迨病势少衰而后救之,始用缓治之法不已晚乎?然则急方治急,非即所以治缓乎?

或疑急方救急,似乎相宜。急方救缓,恐不相合。不知缓急同治者,用药始神耳。

或疑缓急相济,固为治病妙法,然毕竟非治急之急方也。曰:以急救急,因病之急而急之也;以急救缓,亦因病虽缓而实急,故急之也。然则缓急相济,仍治急而非治缓也。

或疑急症始用急方,则急方不可用缓也明矣。然古人急病缓治,往往有之,似乎急方非救急也。曰:急方不救急,又将何救乎?急病缓治者,非方用缓也。于急方之中,少用缓药,以缓其太急之势,非于急方之中,纯用缓药,以缓其太急之机也。

奇方若何?岐伯夫子曰:君一臣二,君二臣三,奇之制也。所谓奇之制者,言数之奇也。盖奇方者,单方也。用一味以出奇,而不必多味以取胜。药味多,未免牵制,反不能单刀直入。凡脏腑之中,止有一经专病者,独取一味而多其分两,用之直达于所病之处,自能攻坚而奏功如神也。

或问:奇方止取一味出奇,但不知所用何药?夫奇方以一味取胜,《本草》中正未可悉数也。吾举其至要者言之。用白术一味以利腰脐之湿也,用当归一味以治血虚头晕也,用川芎一味以治头风也,用人参一味以救脱救绝也,用茯苓一味以止泻也,用菟丝子一味以止梦遗也,用杜仲一味以除腰疼也,用山栀子一味以定胁痛也,用甘草一味以解毒也,用大黄一味以攻坚也,用黄连一味以止呕也,用山茱萸一味以益精止肾泄也,用生地一味以止血也,用甘菊花一味以降胃火也,用薏仁一味以治脚气也,用山药一味以益精也,用肉苁蓉一味以通大便也,用补骨脂一味以温命门也,用车前子一味以止水泻也,用蒺藜一味以明目也,用忍冬藤一味以治痈也,用巴戟天一味以强阳也,用荆芥一味以止血晕也,用蛇床子一味以壮阳也,用元参一味以降浮游之火也,用青蒿一味以消暑也,用附子一味以治阴虚之喉痛也,用艾叶一味以温脾也,用地榆一味以止便血也,用蒲公英一味以治乳疮也,用旱莲草一味以乌须也,用皂荚一味以开关也,用使君子一味以杀虫也,用赤小豆一味以治湿也,用花蕊石一味以化血也。以上皆以一味取胜,扩而充之,又在人意见耳。

　　或疑奇方止用一味则奇,虽奏功甚神,窃恐有偏胜之弊也。顾药性未有不偏者也,人阴阳气血亦因偏胜之病,用偏胜之药以制偏胜之病,则阴阳气血两得其平,而病乃愈。然则奇方妙在药之偏胜,不偏胜不能去病矣。

　　或疑方用一味,功虽专而力必薄,不若多用数味则力厚而功专。不知偏胜之病,非偏胜之药断不能成功。功成之易,正因其力厚也,谁谓一味之力力薄哉!

　　偶方若何? 岐伯夫子曰:君二臣四,君二臣六,偶之制也。又曰:远者偶之,下者不以偶。盖偶亦论数耳。是偶方者,重味也,乃二味相合而名之也。如邪盛,用单味以攻邪而邪不能去,不可仍用一味攻邪,必更取一味以同攻其邪也;如正衰,用单味补正而正不能复,不可仍用一味补正,必另取一味以同补其正也。非两方相合之为偶,亦非汗药三味为奇,下药四味为偶也。

或问:奇方止取一味以出奇,而偶方共用两味以取胜,吾疑二味合方,正不可多得也。夫二味合而成方者甚多,吾不能悉数,示以成方,不若商以新方也。人参与当归并用,可以治气血之虚。黄芪与白术同施,可以治脾胃之弱。人参与肉桂同投,可以治心肾之寒。人参与黄连合剂,可以治心胃。人参与川芎并下,则头痛顿除。人参与菟丝子并煎,则遗精顿止。黄芪与川芎齐服,则气旺而血骤生。黄芪与茯苓相兼,则利水而不走气。黄芪与防风相制,则去风而不助胀。是皆新创之方,实可作偶之证。至于旧方,若参附之偶也,姜附之偶也,桂附之偶,术苓之偶,芪归之偶,归芎之偶,甘芍之偶,何莫非二味之合乎。临症裁用,存乎其人。

或疑偶方合两味以制胜,似乎有相合益彰之庆,但不知有君臣之分、佐使之异否乎?夫方无君臣佐使者,止奇方也。有偶则君臣自分,而佐使自异矣。天无二日,药中无二君也。偶方之中,自有君臣之义、佐使之道,乌可不分轻重多寡而概用之耶?

复方若何?岐伯夫子曰:奇之不去则偶之。偶之是谓重方。重方者,复方之谓也。或用攻于补之中,复用补于攻之内,或攻多而补少,或攻少而补多,调停于补攻之间,斟酌于多寡之际,可合数方以成功,可加他药以取效,或分两轻重之无差,或品味均齐之不一,神而明之,复之中而不见其复,斯可谓善用复方者乎!

或问：复方乃合众方以相成，不必拘拘于绳墨乎？曰：用药不可杂也，岂用方而可杂乎？用方而杂，是杂方而非复方矣。古人用二方合之，不见有二方之异，而反觉有二方之同，此复方之所以神也。否则，何方不可加减，而必取于二方之相合乎？

或疑复方合数方以成一方，未免太杂。有前六方之妙，何病不可治，而增入复方，使不善用药者，妄合方以取败乎？曰：复方可删，则前人先我而删矣，实有不可删者在也。虽然，知药性之深者，始可合用复方，否则不可妄用，恐相反相恶，反致相害。

或疑复方不可轻用，宁用一方以加减之，即不能奏效，亦不致取败。曰：此吾子慎疾之意也。然而复方实有不可废者，人苟精研于《本草》之微，深造于《内经》之奥，何病不可治，亦何法不可复乎？而犹谨于复方之不可轻用也，未免徒读书之讥矣。

十剂论

有方则必有剂,剂因方而制也。剂不同,有宣剂,有通剂,补剂,泻剂,轻剂,重剂,滑剂,涩剂,燥剂,湿剂,剂各有义,知其义可以用药。倘不知十剂之义而妄用药,是犹弃绳墨而取曲直,越规矩而为方圆也。虽上智之士,每能变通于规矩绳墨之外,然亦必先经而后权,先常而后变。苟昧常求变,必诡异而不可为法,离经用权,必错乱而不可为型。深知十剂之义,则经权常变,折衷至当,又何有难治之病哉?此十剂之必宜论也。

一论宣剂。岐伯夫子曰:宣可去壅。又曰:木郁达之,火郁发之,土郁夺之,金郁泄之,水郁折之,皆宣之之谓也。夫气郁则不能上通于咽喉头目口舌之间,血郁则不能下达于胸腹脾胃经络之内,故上而或哕或咳,或嗽或呕之症生,中而或痞或满,或塞或痛,或饱或胀之症起,下而或肿或泻,或利或结,或畜或黄之症出。设非宣剂以扬其气,则气壅塞而不舒。设非宣剂以散其血,则血凝滞而不走。必宣之而木郁可条达矣,必宣之而火郁可启发矣,必宣之而金郁可疏泄矣,必宣之而水郁可曲折矣,必宣之而土郁可杀夺矣。

或问:吾子发明宣剂,几无剩义,医理无尽,不识更可发明乎?曰:郁症不止五也,而宣郁之法亦不止二。有郁之于内者,有郁之于外者,有郁之于不内不外者。郁于内者,七情之伤也;郁于外者,六淫之伤也;郁于不内不外者,跌扑坠堕之伤也。治七情之伤者,开其结;治六淫之伤者,散其邪;治跌扑坠堕之伤者,活其瘀,皆所以佐宣之之义也。

或疑宣剂止开郁解郁,遂足尽宣之之义乎？夫宣不止开郁解郁也。邪在上者,可宣而出之;邪在中者,可宣而和之;邪在下者,可宣而泄之;邪在内者,可宣而散之;邪在外者,可宣而表之也。宣之义大矣哉!

或疑宣剂止散邪而已乎,抑不止散邪而已乎？夫宣之义,原无尽也。可宣而宣之,不必问其邪;宜宣而宣之,不必问其郁。总不可先执宣邪之意,以试吾宣之之汤,并不可先执宣郁之心,以试吾宣之之药也。

二论通剂。岐伯夫子曰:通可去滞。盖留而不行,必通而行之。是通剂者,因不通而通之也。通不同,或通皮肤,或通经络,或通表里,或通上下,或通前后,或通脏腑,或通气血。既知通之异,而后可以用通之法。通营卫之气,即所以通皮肤也;通筋骨之气,即所以通经络也;通内外之气,即所以通表里也;通肺肾之气,即所以通上下也;通膀胱之气,即所以通前后也;通脾胃之气,即所以通脏腑也;通阴阳之气,即所以通气血也。虽因不通而通之,亦因其可通而通之耳。

或问:子论通剂,畅哉言之矣。然而通之意则出,通之药未明也。曰:通之药又何不可示也。通营卫,则用麻黄、桂枝;通筋骨,则用木瓜、仙灵脾;通内外,则用柴胡、薄荷;通肺肾,则用苏叶、防己;通膀胱,则用肉桂、茯苓;通脾胃,则用通草、大黄;通阴阳,则用附子、葱、姜。虽所通之药不止于此,然亦可因此而悟之矣。

或疑通剂药甚多,子何仅举数种以了义,将使人执此数味以概通之剂乎?不知通不同,而通剂之药,又何可尽同乎?虽然通药不可尽用通也。用通于补之中,用通于塞之内,而后不通者可通,将通者即通,已通者悉通也。然则用通之剂,全在善用通也。善用通,而吾所举之药已用之而有余,又何不可概通之剂哉!

或疑通剂之妙,用之如神,但我何以用通剂之妙,使之有如神之功乎?嗟呼!通之法可以言,而通之窍不可言也。不可言而言之,亦惟有辨虚实耳。虚之中用通剂,不妨少而轻;实之中用通剂,不妨多而重。虽不能建奇功,亦庶几可无过矣。

三论补剂。岐伯夫子曰:补可去弱,然而补之法亦不一也。补其气以生阳焉,补其血以生阴焉,补其味以生精焉,补其食以生形焉。阳虚补气,则气旺而阳亦旺;阴虚补血,则血盛而阴亦盛;精虚补味,则味足而精亦足;形虚补食,则食肥而形亦肥。虽人身之虚,不尽于四者,而四者要足以尽之也。

或问:补法尽于气血味食乎?曰:补法尽于四者,而四者之中实有变化也。补气也,有朝夕之异,有脏腑之异,有前后之异;补血也,有老少之异,有胎产之异,有衰旺之异,有寒热之异;补味也,有软滑之异,有消导之异,有温冷之异,有新久之异,有甘苦之异,有燔熬烹炙之异;补食也,有南北之异,有禽兽之异,有果木之异,有米谷菜豆之异,有鱼鳖虾蟹之异。补各不同,而变化以为法,又何能一言尽哉?总在人临症而善用之也。

或疑虚用补剂,是虚病宜于补也。然往往有愈补愈虚者,岂补剂之未可全恃乎?吁!虚不用补,何以起弱哉?愈补愈虚者,乃虚不受补,非虚不可补也,故补之法亦宜变。补中而少增消导之品,补内而用制伏之法,不必全补而补之,不必纯补而补之,更佳也。

或疑补剂无多也,吾子虽多举其补法,而终不举其至要之剂,毕竟补剂以何方为胜? 曰:补不同,乌可举一方以概众方乎? 知用补之法,则无方不可补也。况原是补剂,又何必问何方之孰胜哉!

四论泻剂。岐伯夫子曰:泄可去闭。然而泻之法,亦不一也。有淡以泻之,有苦以泻之,有滑以泻之,有攻以泻之,有寒以泻之,有热以泻之。利小便者,淡以泻之也;利肺气者,苦以泻之也;利大肠者,滑以泻之也;逐痛祛滞者,攻以泻之也;陷胸降火者,寒以泻之中;消肿化血者,热以泻之也。虽各病之宜泻者甚多,或于泻之中而寓补,或于补之中而寓泻,总不外泻之义也。

或问:泻之义,古人止曰葶苈、大黄,而吾子言泻之法有六,岂尽可用葶苈、大黄乎? 曰:执葶苈、大黄以通治闭症,此误之甚者也。吾言泻之法有六,而泻之药实不止葶苈、大黄二味。所谓淡以泻之者,用茯苓、猪苓;苦以泻之者,用黄芩、葶苈;滑以泻之者,用当归、滑石;攻以泻之者,用芒硝、大黄;寒以泻之者,用栝蒌、厚朴;热以泻之者,用甘遂、巴豆也。夫泻之药不止此,广而用之,全恃乎人之神明。

或疑泻剂,所以治闭乎? 抑治开乎? 开闭俱可用也。不宜闭而闭之,必用泻以启其门,不宜开而开之,必用泻以截其路。然而治开即所以治闭,而治闭即所以治开,正不可分之为二治也。

或疑泻剂用之多误,易致杀人,似未可轻言泻也。曰:治病不可轻用泻剂,而论剂又乌可不言泻法乎?知泻剂而后可以治病,知泻法而后可以用剂也。

五论轻剂。岐伯夫子曰:轻可去实。夫实者,邪气实而非正气实也。似乎邪气之实,宜用重剂以祛实矣。谁知邪实者,用祛邪之药,药愈重而邪反易变,药愈轻而邪反难留。人见邪实而多用桂枝,反有无汗之忧;人见邪实而多用麻黄,又有亡阳之失。不若少用二味,正气无亏而邪又尽解,此轻剂之妙也。

或问:轻剂所以散邪也,邪轻者药可用轻,岂邪重者亦可用轻乎?曰:治邪之法,止问药之当与否也。用之当则邪自出,原不在药之轻重也,安在药重者始能荡邪哉!

或疑邪气既重,何故轻剂反易去邪?盖邪初入之身,其势必泛而浮,乘人之虚而后深入之,故治邪宜轻不宜重也。倘治邪骤用重剂,往往变轻为重,变浅为深,不可遽愈。何若先用轻剂,以浮泛之药少少发散,乘其不敢深入之时,易于祛除之为得乎?

或疑用轻剂以散邪,虽邪重者亦散,似乎散邪在药味之轻,而不在药剂之轻也。曰:药味之轻者,药剂亦不必重。盖味愈轻而邪尤易散,剂愈重而邪转难解也。

六论重剂。岐伯夫子曰:重可去怯。夫怯者,正气怯而非邪气怯也。正气强则邪气自弱,正气损则邪气自旺。似乎扶弱者必须锄强,补损者必须抑旺矣,然而正气既怯,不敢与邪相斗,攻邪而邪愈盛矣。故必先使正气之安固,无畏乎邪之相凌相夺,而后神无震惊之恐,志有宁静之休,此重剂所以妙也。

或问:正气既怯,扶怯可也,何必又用重剂,吾恐虚怯者反不能遽受也。曰:气怯者心惊,血怯者心动。心惊必用止惊之品,心动必用安动之味。不用重药，又何以镇静之乎？惟是重药不可单用，或佐之以补气，则镇之而易于止惊；或佐之以补血，则静之而易于制动也。

或疑重剂止怯，似乎安胆气也。曰：怯之意虽出于胆，而怯之势实成于心，以重剂镇心，正所以助胆也。

或疑重剂去怯，怯恐不止心与胆。天下惟肾虚之极者，必至伤肺，肺伤则不能生精，成痨怯疾。恐重剂者，重治肾与肺也。不知怯不同，五脏七腑皆能成怯。治怯舍重剂，何以治之哉？又在人之善于变通耳。

七论滑剂。岐伯夫子曰：滑可去着。邪留于肠胃之间，不得骤化，非滑剂又何以利达乎？然而徒滑之正无益也。有润其气以滑之者，有润其血以滑之者，有润其气血而滑之者。物碍于上焦，欲上而不得上，吾润其气而咽喉自滑矣；食存于下焦，欲下而不得下，吾润其血而肛门自滑矣；滞秽积于中焦，欲上而不得，欲下而不得，欲留中而又不得，吾润其气血而胸腹自滑矣。滑剂之用，又胡可少乎？

或问：滑剂分上、中、下治法为得宜矣。然而用三法以治涩，而涩仍不解者，岂别有治法乎？夫滑之法虽尽于三，而滑之变不止于三也。有补其水以滑之，有补其火以滑之。补水者，补肾中真水也；补火者，补肾中真火也。真水足而大肠自润，真火足而膀胱自通，又何涩之不滑哉！此滑之变法也。

或疑补水以润大肠，是剂之滑也，补火以通膀胱，恐非剂之滑矣。不知膀胱得火而不通者，乃膀胱之邪火也。膀胱有火则水涩，膀胱无火，水亦涩也。盖膀胱之水，必得命门之火相通，而膀胱始有流通之乐,然则补火正所以滑水,谓非滑之之剂乎!

或疑滑剂治涩,然亦有病非涩而亦滑之者,何也? 盖滑剂原非止治涩也。滑非可尽治夫涩,又何可见涩而即用滑剂乎? 不宜滑而滑之,此滑剂之无功也。宜滑而滑之,虽非涩之病,偏收滑之功。

八论涩剂。岐伯夫子曰:涩可去脱。遗精而不能止,下血而不能断,泻水而不能留,不急用药以涩之,命不遽亡乎? 然而涩之正不易也。有开其窍以涩之者,有遏其流以涩之者,有因其势以涩之者。精遗者,尿窍闭也,吾通尿窍以闭精,则精可涩;水泻者,脾土崩也,吾培土气以疏水,则水泻可涩;血下者,大肠热也,吾滋金液以杀血,则血下可涩矣。涩剂之用,又胡可少乎?

或问:涩剂,古人皆以涩为事,吾子反用滑于涩之中,岂亦有道乎? 曰:徒何能涩也? 涩之甚,斯滑之甚矣。求涩于涩之内,则涩止见功于一旦,而不能收功于久长;用滑于涩之中,则涩难收效于一时,而实可奏效于永远,谁云涩之必舍滑以涩之耶?

或疑滑以治涩,终是滑剂而非涩剂。曰:滑以济涩之穷,涩以济滑之变,能用滑以治涩,则滑即涩剂也。况涩又不全涩乎? 欲谓之不涩不可也。

或疑涩剂治脱,而脱症不止三病也,不识可广其法乎? 曰:涩剂实不止三法也,举一可以知三,举三独不可以悟变乎?

九论燥剂。岐伯夫子曰:燥可去湿。夫燥与湿相反,用燥所以治湿也。然湿有在上在中在下之分,湿有在经、在皮、在里之异,未可一概用也。在上之湿,苦以燥之;在中之湿,淡以燥之;在下之湿,热以燥之;在经之湿,风以燥之;在皮之湿,熏以燥之;

在里之湿,攻以燥之。燥不同,审虚实而燥之,则无不宜也。

或问:湿症甚不一,吾子治湿之燥,亦可谓善变矣。然而湿症最难治,何以辨其虚实而善治之乎?夫辨症何难,亦辨其水湿之真伪而已。真湿之症,其症实;伪湿之症,其症虚。知水湿之真伪,何难用燥剂哉!

或疑燥剂治湿,而湿症不可全用燥也,吾恐燥剂之难执也。曰:湿症原不可全用燥,然舍燥又何以治湿哉!燥不为燥,则湿不为湿矣。

或疑湿症必尚燥荆,而吾子又谓不可全用燥,似乎燥剂无关轻重也。然而湿症有不可无燥剂之时,而燥剂有不可治湿症之日,此燥剂必宜讲明,实有关轻重,而非可有可无之剂也。

十论湿剂。岐伯夫子曰:湿可去枯。夫湿与燥相宜,用湿以润燥也。然燥有在气在血,在脏在腑之殊,有在内在外,在久在近之别,未可一概用也。气燥,辛以湿之;血燥,甘以湿之;脏燥,咸以湿之;腑燥,凉以湿之;内燥,寒以湿之;外燥,苦以湿之;久燥,温以湿之;近燥,酸以湿之。燥不同,审虚实而湿之,则无不宜也。

或问:燥症之不讲也久矣,幸吾子畅发燥症之门,以补六气之一。又阐扬湿剂以通治燥症,岂气血脏腑内外久近之湿,遂足以包治燥之法乎?嗟乎!论燥之症,虽百方而不足以治其常;论湿之方,若八法而已足以尽其变。正不可见吾燥门之方多,即疑吾湿剂之法少也。

或疑湿剂治燥,而燥症实多,执湿剂以治燥,而无变通之法,吾恐前之燥未解,而后之燥更至矣。曰:变通在心,岂言辞之可尽哉！吾阐发湿剂之义，大约八法尽之，而变通何能尽乎？亦在人临症而善悟之耳。

或疑湿剂之少也，人能变通，则少可化多，然而能悟者绝少，子何不多举湿剂以示世乎？嗟乎！燥症前代明医多不发明，故后世无闻焉。铎受岐天师与张仲景之传，《内经》已补注燥之旨，《六气》门已畅论燥之文，似不必《本草》重载燥症。然而湿剂得吾之八法，治燥有余，又何必多举湿剂之法哉！

以上十剂，明悉乎胸中，自然直捷于指下，然后细阅新注之《本草》，通经达权，以获其神，守常知变，以造于圣，亦何死者不可重生，危者不可重安哉！

辟陶隐居十剂内增入寒热二剂论

陈远公曰：十剂之后，陶隐居增入寒热二剂。虽亦有见，缪仲醇辟寒有时不可以治热，热有时不可以治寒，以热有阴虚而寒有阳虚之异也。此论更超出陶隐居，但未尝言寒热二剂之宜删也。后人偏信陶隐居妄自增寒热二剂，又多歧路之趋，不知寒热之病甚多，何症非寒热也。七方十剂之中，何方何剂不可以治寒热。若止用寒热二剂以治寒热，则宜于寒必不宜于热，宜于热必不宜寒，亦甚拘滞而不弘矣。故分寒热以治寒热，不可为训。

或问：陶隐居增入寒热二剂，甚为有见。吾子何党仲醇而删之。虽曰七方十剂俱可治寒热，然世人昧焉不察，从何方何剂以治之乎？不若增寒热二剂，使世人易于治病也。嗟乎！子言则美矣，然非用剂之义也。寒热之变症多端，执二剂以治寒热，非救人，正杀人也。予所以删之，岂党仲醇哉！

或疑寒热之变端虽多，终不外于寒热之二病，安在不可立寒热之二剂耶？曰：寒之中有热，热之中有寒。有寒似热而实寒，有热似寒而反热。有上实寒而下实热，有上实热而下实寒。有朝作寒而暮作热，有朝作热而暮作寒。有外不热而内偏热，有外不寒而内偏寒。更有虚热虚寒之分，实热实寒之异，偏寒偏热之别，假寒假热之殊。不识寒热二剂，何以概治之耶？予所以信寒热二剂断不可增于十剂之内，故辟陶隐居之非，而嘉缪仲醇之是也。

或疑寒热不常,方法可定,临症通变,全在乎人,不信寒热二剂之不可增也。嗟乎!立一方法,必先操于无弊,而后可以垂训,乃增一法,非确然不可移之法,又何贵于增乎?故不若删之为快耳。

辟缪仲醇十剂内增升降二剂论

陈远公曰：缪仲醇因陶隐居十剂中增入寒热二剂，辟其虚寒虚热之不可用也，另增入升降二剂。虽亦有见，而终非至当不移之法。夫升即宣之义，降即泻之义也。况通之中未尝无升，通则气自升矣；补之中未尝无升，补则气自升矣。推而轻重滑涩燥湿，无不有升之义在也。况通之内何常非降，通则气自降矣；补之内何常非降，补则气自降矣。推而轻重滑涩燥湿，无不有降之义在也。是十剂无剂不可升阳，何必再立升之名，无剂不可降阴，何必重多降之目。夫人阳不交于阴则病，阴不交于阳则亦病。十剂方法，无非使阳交阴而阴交阳也。阳既交，阴则阳自降矣；阴既交阳，则阴自升矣。阳降则火自安于下，何必愁火空难制；阴升则水自润于上，何必虞水涸济。此升降二剂所以宜删，而前圣立方实无可议也。

或问：升降二剂经吾子之快论，觉十剂无非升降也，但不识于吾子所论之外，更可阐其微乎？曰：升降不外阴阳，而阴阳之道何能以一言尽。有升阳而阳升者，有升阳而阳反降者，有降阴而阴降者，有降阴而阴愈不降者，又不可不知也。然而升降之法，实包于十剂之中。有十剂之法，则可变通而甚神，舍十剂之法，而止执升降之二剂，未免拘滞而不化，此升降之二剂所以可删耳。

或疑执升降二剂，不可尽升降阴阳也，岂增入之全非耶？

曰:升降可增,则前人早增之矣,何待仲醇乎? 正以阴阳之道无穷,升降之法难尽,通十剂以为升降,可以尽症之变,倘徒执升降之二剂,又何以变通哉!

或疑可升可降,十剂中未尝育也,何不另标升降之名,使世人一览而知升降哉? 曰:有升有降者,病之常也;宜升宜降者,医之术也。切人之脉,即知阴阳之升降矣。阴阳既知,升降何难辨裁。使必览剂而后知之,无论全用十剂,不可升降人之阴阳,即单执升降二剂,又何能治阴阳之升降哉! 夫十剂之中,皆可升可降之剂也。人知阴阳,即知升降矣。何必另标升降之多事哉!

卷之一 宫集

人 参

人参,味甘,气温、微寒,气味俱轻,可升可降,阳中有阴,无毒。乃补气之圣药,活人之灵苗也。能入五脏六腑,无经不到,非仅入脾、肺、心而不入肝、肾也。五脏之中,尤专入肺、入脾。其入心者十之八,入肝者十之五,入肾者十之三耳。世人止知人参为脾、肺、心经之药,而不知其能入肝、入肾。但肝、肾乃至阴之经,人参气味阳多于阴,少用则泛上,多用则沉下。故遇肝肾之病,必须多用之于补血补精之中,助山茱、熟地纯阴之药,使阴中有阳,反能生血生精之易也。盖天地之道,阳根于阴,阴亦根于阳,无阴则阳不生,而无阳则阴不长,实有至理,非好奇也。有如气喘之症,乃肾气之欲绝也,宜补肾以转逆,故必用人参,始能回元阳于顷刻,非人参入肾,何能神效如此?又如伤寒厥症,手足逆冷,此肝气之逆也,乃用四逆等汤,亦必多加人参而始能定厥,非人参入肝,又何能至此?是人参入肝、肾二经,可共信而无疑也。惟是不善用人参者,往往取败。盖人参乃君药,宜同诸药共用,始易成功。如提气也,必加升麻、柴胡;如和中也,必加陈皮、甘草;如健脾也,必加茯苓、白术;如定怔忡也,必加远志、枣仁;如止咳嗽也,必加薄荷、苏叶;如消痰也,必加半夏、白芥子;如降胃火也,必加石膏、知母;如清阴寒也,必加附子、干姜;如败毒也,必加芩、连、栀子;如下食也,必加大黄、枳实。用之补则补,用之攻则攻,视乎配合得宜,轻重得法耳。然而人参亦有单用一味而成功者,如独参汤,乃一时权宜,非可恃为常服也。盖人气脱于一时,血失于顷刻,精走于须臾,阳绝于旦夕,他药缓不济事,必须用人参一二两或四五两,作一剂,煎服以徽之。否则,阳气遽散而死矣。此时未尝不可杂之他药,共相挽回,诚恐牵制其手,反致功效之缓,不能返之于无何有之乡。一至阳回气转,急以他药佐之,才得保其不再绝耳。否则阴寒逼人,又恐变生不测。可见人参必须有辅佐之品,相济成功,未可专恃一味,期于必胜也。

或疑人参乃气分之药,而先生谓是入肝、入肾,意者亦血分之药乎?夫人参岂特血分之药哉,实亦至阴之药也。肝中之血,得人参则易生。世人以人参为气分之药,绝不用之以疗肝肾,此医道之所以不明也。但人参价贵,贫人不能长服为可伤耳。

或疑人参即是入肾之药,肾中虚火上冲,以致肺中气满而作嗽,亦可用乎?此又不知人参之故也。夫肾中水虚,用参可以补水;肾中火动,用参反助火矣。盖人参入肝、入肾,止能补血添精,亦必得归、芍、熟地、山萸,同群以共济,欲其一味自入于肝、肾之中,势亦不能。如肾中阴虚火动,此水不足而火有余,必须补水制火,而凡有温热之品,断不可用。即如破故、杜仲之类,未尝非直入肾中之味,亦不可同山萸、熟地而并用。况人参阳多于阴之物,乌可轻投,其不可同用明甚。不知忌而妄用之,则肺气更满,而嗽且益甚,所谓肺热还伤肺者,此类是也。至火衰而阴虚者,人参断宜重用。肾中下寒之剧,则龙雷之火不能下藏于至阴之中,热必直冲而上,至于咽喉,往往上热之极而下身反畏寒,两足如冰者有之。倘以为热,而投以芩、连、栀、柏之类,则火焰愈炽,苟用人参同附子、桂、姜之类以从治之,则火自退藏,消归乌有矣。盖虚火不同,有阳旺而阴消者,有阴旺而阳消者,正不可执之概用人参以治虚火也。

或问:人参乃纯正之品,何故攻邪反用之耶?不知人参乃攻邪之胜药也。凡人邪气入身,皆因气虚不能外卫于皮毛,而后风寒暑湿热燥之六气始能中之。是邪由虚入,而攻邪可不用参以补气乎?然而用参以攻邪,亦未可冒昧也。当邪之初入也,宜少用参以为佐,及邪之深入也,宜多用参以为君,及邪之将去也,宜专用参以为主。斟酌于多寡之间,审量于先后之际,又何参之不可用,而邪之不可攻哉?故邪逼其气,陷之至阴之中,非人参何能升之于至阳之上;邪逼其气,拒于表里之间,非人参何能散于腠理之外;邪逼其气,逆于胸膈之上,非人参何能泻之于膀胱之下。近人一见用人参,病家先自吃惊,而病人知之有死之心,无生之气,又胡能取效哉?谁知邪之所凑,其气必虚。用人参于攻邪之中,始能万无一失。余不得不畅言之,以活人于万世也。

用人参于攻邪之中,亦自有说。邪之轻者,不必用也。人之壮实者,不必用也。惟邪之势重而人之气虚,不得不加人参于攻药之中,非助其攻,乃补其虚也。补虚邪自退矣。

或问:人参阳药,自宜补阳,今曰兼阴,又宜补阴,是人参阴阳兼补之药,何以阳病用参而即宜,阴病用参反未安也?不知人参阳多阴少,阳虚者阴必虚,阳旺者阴必旺。阳虚补阳,无碍于阴,故补阳而阳受其益,补阳而阴亦受其益也。阳旺补阳,更助其阳，必有火盛之虞，阳火盛则阴水必衰，阴水衰而阳火更盛，阳且无补益之宜，又安望其补阴乎？故谓人参不能补阴非也。人参但能补阳虚之阴，不能补阳旺之阴耳。又何疑于人参之是阳而非阴哉！

或问：人参不能补阳旺之阴，自是千秋绝论。然吾以为补阴之药中，少加人参，似亦无碍，使阴得阳而易生，不识可乎？此真窥阴阳之微，则深识人参之功用也。但用参于补阴之中，不制参于补阴之内，亦有动火之虞，而制参之法何如？参之所恶者，五灵脂。五灵脂研细末，用一分，将水泡之，欲用参一钱，投之五灵脂水内，即时取起，入于诸阴药之内，但助阴以生水，断不助阳以生火，此又千秋不传之秘。余得异人之授，亲试有验，公告天下，以共救阳旺阴虚之症也。

或问：喘胀之病，往往用参而更甚，是人参气药，以动气也，吾子不言治喘胀，深有卓见。嗟乎！人参定喘之神方，除胀之仙药，如何说气药动气耶？夫喘胀不同，有外感之喘，有内伤之喘；有外感之胀，有内伤之胀。外感之喘，乃风邪入于肺也，用山豆根、柴胡、天花粉、桔梗、陈皮、黄芩之类即愈，固非人参所能治也。若内伤之喘，乃平日大亏其脾胃之气，一时气动，挟相火而上冲于咽喉，觉脐下一裹之气升腾，出由胸膈，直奔而作喘，欲睡不能，欲行更甚，其状虽无抬肩作声之象，然实较外感之症而大重。盖病乃气不归原，肾气虚绝，下无藏身之地，不得不上而相冲，看其气若盛而实虚，非有余之症，乃不足之症也。此时若用外感之药，则气更消亡，不得不用人参以挽回于垂绝。然而少用则泛上，转觉助喘，必须用至一二两，则人参始能下行，生气于无何有之乡,气转其逆而喘可定也。外感之胀,乃水邪也,按之皮肉必如泥土之可捻,用牵牛、甘遂各二钱泻之,一利水而症愈,不必借重人参也。若内伤之胀,似水而非水,乃脾胃之气大虚,虚胀而非实胀也。此时若作水治,则气脱而胀益甚,不得不用人参以健脾胃之气。然而骤用人参,则脾胃过弱,转不能遽受,反作饱满之状,久则胃气开而脾气亦健,渐渐加用人参,饱满除而胀亦尽消也。谁谓人参非治喘胀者哉!

或问:人参乃升提气分之药,今用之以定喘,是又至阴之药也。吾子言人参入肾,信矣。然何以舍喘之外,别不能用参以补肾,此予所未解也。曰:人参入肾,乃一时权宜,非中和之道也。大凡气绝者,必皆宜用人参以救之。盖气绝非缓药可救,而肾水非补阴之药可以速生。人参是气分药,而又兼阴分,所以阳生而阴亦生,救元阳正所以救真阴也。君以为舍喘之外,别不能用参以补肾,吾以为凡用参救绝者,无非补肾也,肾气不生,绝必难复。然则救绝者,正救肾也。故肾不至绝,不必用参;肾既至绝,不得不用参矣。

或问:人参生气者也,有时不能生气而反破气,其故何也?夫人参生气而不破气者也。不破气而有时如破气者,盖肺气之太旺也。肺气旺则脾气亦旺,肺气之旺,因脾气之旺而旺也。用人参以助气,则脾愈旺矣,脾旺而肺有不益旺乎?于是咳嗽胀满之病增,人以为人参之破肺气也,谁知是人参之生脾气乎?夫脾本生肺,助气以生肺之不足,则肺受益;助气以生肺之有余,则肺受损。惟是肺气天下未有有余者也,何以补其不足而反现有余之象?因肺中有邪火而不得散,不制其克肺金之邪,而反补其益肺金之气,此肺金之全不受生而转且受克也。然则治之法,制其邪火而兼益其肺气,则自得人参之生,不得人参之破矣。又乌可舍人参而徒泻肺气哉?

或问:人参健脾土之旺,以克水者也,何以水湿之症,用人参而愈加肿胀乎?曰:此非人参之不健脾土,乃脾土之不能制肾水耳。肾水必得脾土之旺,而水乃不敢泛滥于中州。惟其土之不坚,而后水之大旺,欲制水,必健土矣。健土之药,舍人参何求?然而土之所不坚者,又因子火之太微也。火在水之中,不在水之外,补土必须补火,则补火必在水之中补之。用人参以健土,是克水也,克水则火愈微矣,火愈微则水愈旺,水愈旺而土自崩,又何能克水哉?故水胀之病,愈服人参而愈胀也。然则治之法奈何?先补水以生火,后补火以生土,用人参于补肾之中,亟生火于水之内,徐用人参于补肾之内,再生土于火之中,自然肾生水而水不泛,肾生火而土不崩,又何必去人参以防其增胀哉!

或又问:补火以生土,则土自不崩,补水以生火,欲水之不泛难矣,岂人参同补肾药用之,即可制水以生火乎?曰:水宜补以消之,不宜制以激之,水火之不相离也,补火不补水,则火不能生,补水更补火,则水不能泛。补水以生火者,即于水中补火也。益之以人参者,以人参同补肾之药兼施,则人参亦能入肾,使阳气通于肾内而火尤易生。盖阴无阳不长,肾水得阳气而变化,肾火即随阳气而升腾。然而人参终是健脾之物,自然引火而出于肾内,入于脾矣。火既入脾,土自得养。是人参乃助水以生火,非克水以生土也。又何疑于补水而水泛哉!

或疑人参功用,非一言可尽,宜子之辩论无穷,然吾恐议论多而成功少,反不若从前简约直捷痛快之为妙也。嗟乎! 余岂好辩哉! 其不得已之心,窃比于子舆氏耳。盖当今之世,非畏人参,即乱用人参。畏用之弊,宜用而不用;乱用之弊,不当用而妄用,二者皆能杀人。余所以辩人参之功,增畏用者之胆;辩人参之过,诛乱用者之心。

或疑人参补气血之虚,虚即用人参可矣,何必问其症,而先生多论若此,恐世人心疑,反不敢用人参矣。曰:用人参不可无识,而识生于胆之中。故必讲明其功过,使功过既明,胆识并到,自然随症用参,无先后之背缪,无多寡之参差,无迟速之舛错,既收其功,而又绝其害矣。

或问:人参阳药,何以阴分之病用之往往成功? 先生谓阴非阳不生是矣,然而世人执此以治阴虚之病,有时而火愈旺,岂非阴虚不宜用参之明征乎? 古人云:肺热还伤肺。似乎言参之能助肺火也。夫人参何能助火哉? 人参但能助阳气耳。阴阳虽分气血,其实气中亦分阴阳也。阴气必得阳气而始生,阳气必得阴气而始化,阴阳之相根,原在气之中也。人参助阳气者十之七,助阴气者十之三。于补阴药中,少用人参以生阳气,则阳生而阴愈旺。倘补阴药中,多用人参以生阳气,则阳生而阴愈亏。故用参补阴,断宜少用,而非绝不可用也。

或问:先生阐发各病用人参之义,既详且尽,而独于伤寒症中略而不言,岂伤寒果不可以用参乎? 不知伤寒虚症,必须用参,而坏症尤宜用参也。虚症如伤寒脉浮紧,遍身疼痛,自宜用麻黄汤矣,但其人尺脉迟而无力者,又不可轻汗,以荣中之气血亏少故耳。气血亏少,不胜发汗,必须仍用麻黄汤而多加人参以补之,使元气充足,能生气血于无何有之乡,庶乎可矣。倘少用人参而多加麻黄,则元气既虚,力难胜任,亦取败之道也。

或问:伤寒脏结,亦可用人参以救之乎?夫脏结之病,乃阴虚而感阴邪,原是死症,非人参可救。然舍人参又无他药可救也。盖人参能通达上下,回原阳之绝,返丹田之阴,虽不能尽人而救其必生,亦可于死中而疗其不死也。

或问:伤寒烦躁,亦可用人参乎?夫烦躁不同,有下后而烦躁者,有不下而烦躁者。不下而烦躁者,乃邪感而作祟,断不可用人参。若下后而烦躁,乃阴阳虚极,不能养心与膻中也,必须用人参矣。但其中阴虚阳虚之不同,必须分别。阴虚者,宜于补阴之中少用人参以补阴;阳虚者,宜于补阳之中多用人参以补阳。而阴虚阳虚何以辨之?阴虚者,夜重而日轻;阳虚者,日重而夜轻也。

或问:阳明病谵语而发潮热,脉滑而疾,明是邪有余也,用承气汤不大便,而脉反变为微涩而弱,非邪感而津液干乎?欲攻邪而正气益虚,欲补正而邪又未散,此际亦可用人参乎?嗟乎!舍人参又何以夺命哉?惟是用参不敢据为必生耳。法当用人参一两、大黄一钱,同煎治之。得大便而气不脱者即生,否则未可信其不死。

或问:先生谓伤寒坏症,尤宜用参,不识何以用之?夫坏症者,不宜汗而汗之,不宜吐而吐之,不宜下面下之也,三者皆损伤胃气。救胃气之损伤,非人参又何以奏功乎?故不宜汗而汗之,必用人参而汗始收;不宜吐而吐之,必用人参而吐始安;不宜下而下之,必用人参而下始止也。用人参则危可变安,死可变生。

然不多加分两,则功力有限,亦未必汗吐下之可皆救也。

或问:伤寒传经,入于少阴,手足四逆,恶寒呕吐,而身又倦卧,脉复不至,心不烦而发躁,是阳已外越而阴亦垂绝也。用人参于附子之中,亦能救乎? 嗟乎! 阴阳两绝,本不可救,然用人参于附子之中,往往有生者。盖真阴真阳,最易脱而最难绝也,有一线之根,则救阳而阳即回,救阴而阴即续也。以真阴真阳原自无形,非有形可比。宁用参、附以生气于无何有之乡,断不可先信为无功,尽弃人参不用,使亡魂夜哭耳。

或问:伤寒传经,入少阴,脉微细欲绝,汗出不烦,上吐而下又利,不治之症也。亦可用人参以救之乎? 夫舍人参又何以救之哉? 但须加入理中汤内,急固其肾中之阳,否则真阳扰乱,顷刻奔散,单恃人参,亦无益矣。

或问:伤寒下利,每日十余次,下多亡阴,宜脉之虚矣,今不虚而反实,亦可用人参以补其虚乎? 夫下利既多,脉不现虚而反现实,非脉之正气实,乃脉之邪气实也。邪实似乎不可补正,殊不知正虚而益见邪盛,不亟补正,则邪盛而正必脱矣。论此症,亦死症也。于死中求生,舍人参实无别药。虽然,徒用人参而不用分消水邪之味佐之,则人参亦不能建非常之功。宜用人参一二两,加茯苓五六钱同服,庶正气不脱,而水邪可止也。

吕道人总批曰:今人不比古人之强壮,无病之时,尚不可缺人参以补气,况抱病之时,消烁真气乎? 是人参非惟宜用,实宜多用也。但不知人参之功用,冒昧用之,而不中肯綮,往往不得参之益,反得参之损。此陈子远公悯之,欲辨明人参功用以告世,著人参,因著《本草》也。余读之而惊其奇,逐条评之,有赞叹而无褒贬。因其所论，折衷于正，非一偏之辞也。况《本草》何书，一言之误，流害万世，可阿其所好乎？道人实心醉此书，又总评之如此。

黄 芪

黄芪，味甘，气微温，气薄而味厚，可升可降，阳中之阳也，无毒，专补气。入手太阴、足太阴、手少阴之经，其功用甚多，而其独效者，尤在补血。夫黄芪乃补气之圣药，如何补血独效。盖气无形，血则有形，有形不能速生，必得无形之气以生之。黄芪用之于当归之中，自能助之以生血也。夫当归原能生血，何藉黄芪。不知血药生血其功缓，气药生血其功速，况气分血分之药，合而相同，则血得气而速生，又何疑哉！或疑血得气而生，少用黄芪足矣，即不少用，与当归平用亦得，何故补血汤中反少用当归而倍用黄芪？不知补血之汤，名虽补血，其实单补气也。失血之后，血已倾盆而出，即用补血之药，所生之血不过些微，安能遍养五脏六腑，是血失而气亦欲失也。在血不能速生，而将绝未绝之气，若不急为救援，一旦解散，顷刻亡矣，故补血必先补气也。但恐补气则阳偏旺而阴偏衰，所以又益之当归以生血，使气生十之七而血生十之三，则阴阳有制，反得大益。生气而又生血，两无他害也。至于补中益气汤之用黄芪，又佐人参以成功者也。人参得黄芪，兼能补营卫而固腠理，健脾胃而消痰食，助升麻、柴胡，以提气于至阴之中，故益气汤中无人参，则升提乏力，多加黄芪、白术，始能升举。倘用人参、白术而减去黄芪，断不能升气于至阴也。故气虚之人，毋论各病，俱当兼用黄芪，而血虚之人尤宜多用。惟骨蒸痨热与中满之人忌用,然亦当临症审量。

或问:黄芪性畏防风,而古人云黄芪得防风,其功愈大,谓是相畏而相使也,其说然乎? 此说亦可信不可信之辞也。黄芪无毒,何畏防风,无畏而言畏者,以黄芪性补而防风性散也,合而用之,则补者不至大补,而散者不至大散,故功用反大耳。

或问:黄芪补气,反增胀满,似乎黄芪不可补气也,岂有药以解其胀,抑可不用黄芪耶? 夫黄芪乃补气药,气虚不用黄芪,又用何药? 然服之而增胀满者,非黄芪之助气,乃黄芪之不助气也。阴阳有根,而后气血可补。阴阳之根将绝,服补药而反不受补。药见病不能受,亦不去补病矣。此黄芪补气而反增胀满,乃不生气之故。然亦因其不可生而不生也,又岂有别药以解其胀哉!

或问:黄芪气分之药,吾子以为补血之品,是凡有血虚之症,俱宜用黄芪矣,何以古人用补血之药多,用四物汤、佛手散,绝不见用黄芪之补血者,岂古人非欤? 古人未尝非也,第以血症不同,有顺有逆,顺则宜用血药以补血,逆则宜用气药以补血也。盖血症之逆者,非血逆而气逆也,气逆而后血逆耳。血逆而仍用血分之药,则气不顺而血愈逆矣,故必须补气以安血也。气逆则血逆,气安则血安,此不易之理也。凡血不宜上行,呕咯吐衄之血,皆逆也。血犹洪水,水逆则泛滥于天下,血逆则腾沸于上焦,徒治其血,又何易奏平成哉! 故必用补气之药于补血之中,虽气生夫血,亦气行夫血也。此黄芪补血汤所以独胜于千古也。

或问:黄芪以治气逆之血,发明独绝,然而亦有用四物汤、佛手散以止血而效者,又是何故? 洵乎吾子之善问也。夫血逆亦有不同,有大逆,有小逆。大逆者,必须补气以止血;小逆者,亦可调血以归经。用四物汤、佛手散治血而血止者,血得补而归经也。盖血最难归经,何以四物、佛手偏能取效,正因其血逆之轻耳。逆轻者,气逆之小也;逆重者,气逆之大也。以四物汤、佛手散治血而血安,虽亦取效,终必得效之迟,不若补血汤治气而血止得效之捷也。

或问:黄芪补气,初作胀满,而少顷安然者,何也?此气虚见补,反作不受也。黄芪补气之虚,而胃中之望补,更甚于别脏腑。黄芪一入胃中,惟恐有夺其补者,乃闭关而不肯吐,此胀满所由生也。治之法,用黄芪不可单用,增入归、芎、麦冬三味,使之分散于下之间,自无胀满之忧矣。故服黄芪胀满有二症,一不能受而一过于受也。过于受者,服下胀而少顷宽;不能受者,初胀轻而久反重,以此辨之最易别耳。

或问:黄芪补气圣药,宜乎凡气虚者,俱可补之矣,何喘满之病反不用者?恐其助满而增胀也。先生既明阴阳之道,深知虚实之且,必有以教我也。曰:黄芪补气而不可治胀满者,非黄芪之故,不善用黄芪之故也。夫大喘大满,乃肾气欲绝,奔腾而上升,似乎气之有余,实是气之不足。古人用人参大剂治之者,以人参不能助胀而善能定喘耳,用之实宜。然天下贫人多而富人少,安得多备人参救急哉?古人所以用黄芪代之,而喘满增剧,遂不敢复用,且志之书曰:喘满者不可用黄芪。因自误而不敢误人也。谁知黄芪善用之以治喘满实神。铎受异人传,不敢隐也。黄芪用防风之汁炒而用之,再不增胀增满,但制之实有法。防风用少,则力薄不能制黄芪,用多则味厚,又嫌过制黄芪,不惟不能补气，反有散气之忧。大约黄芪用一斤，用防风一两。先将防风用水十碗煎数沸，漉去防风之渣，泡黄芪二刻，湿透，以火炒之干。再泡透，又炒干，以汁干为度。再用北五味三钱，煎汤一大碗，又泡半干半湿，复炒之，火焙干，得地气，然后用之。凡人参该用一两者，黄芪亦用一两。定喘如神，而又不增添胀满，至妙之法，亦至便之法也。凡用黄芪，俱宜如此制之。虽古人用黄芪加入防风，治病亦能得效。然其性尚未制伏，终有跳梁之虞，不若先制之为宜，彼此畏忌而成功更神，又何喘病之不可哉！

或疑黄芪得防风其功更大，用黄芪加人防风足矣，而必先制而后用，毋乃太好奇乎？不知用黄芪而加防风，则防风之性与黄芪尚有彼此之分，不若先制之，调和其性情，制伏其手足，使之两相亲而两相合，绝不知有同异之分。如异姓之兄弟胜于同胞，相顾而收其全功也。

或疑黄芪补气之虚，止可补初起之虚，而不可补久病之虚，予问其故。曰：初虚之病，用黄芪易受；久虚之病，用黄芪难受也。嗟乎！虚病用补，宜新久之皆可受。其不可受者，非气之虚，乃气之逆也。气逆之虚，必用人参，而不可用黄芪。在初虚气逆之时，即忌黄芪，何待久病而后不可用哉！若气虽虚而无逆，则久病正宜黄芪，未有不服之而安然者也。谁谓黄芪之难受乎！

或疑黄芪补气，何以必助之当归以补血，岂气非血不生耶？不知气能生血，而血不能生气，不能生气，而补气必补血者，非取其助气也。盖气之虚人，未有不血亦随之而俱耗者也。我大用黄芪以生气，则气旺而血衰，血不能配气之有余，气必至生血之不足,反不得气之益,而转得气之害矣。故补气必须补血之兼施也。但因气虚以补气,而复补其血,则血旺而气仍衰,奈何?不知血旺则气不去生血,故补血而气自旺,不必忧有偏胜之虞。然多补其气而少补其血,则又调剂之甚宜也。

或问:黄芪何故必须蜜炙,岂生用非耶?然疮疡之门,偏用生黄芪,亦有说乎?曰:黄芪原不必蜜炙也,世人谓黄芪炙则补而生则泻,其实生用未尝不补也。

甘 草

甘草,味甘,气平,性温,可升可降,阳中阳也。他书说阴中阳者,误。无毒。反甘遂,不可同用,同用必至杀人。入太阴、少阴、厥阴之经。能调和攻补之药,消痈疽疔毒,实有神功。尤善止诸痛,除阴虚火热,止渴生津。但其性又缓,凡急病最宜用之。故寒病用热药,必加甘草,以制桂、附之热。热病用寒药,必加甘草,以制石膏之寒。下病不宜速攻,必加甘草以制大黄之竣。上病不宜遽升,必加甘草以制栀子之动,缓之中具和之义耳。独其味甚甘,甘则善动,吐呕家不宜多服,要亦不可拘也。甘药可升可降,用之吐则吐,用之下则下,顾善用之何如耳。

或问:中满症忌甘,恐甘草助人之胀乎?不知中满忌甘,非忌甘草也。中满乃气虚中满。气虚者,脾胃之气虚也。脾胃喜甘,安在反忌甘草?因甘草性缓,缓则入于胃而不即入于脾。胃气即虚,得甘草之补,不能遽然承受,转若添其胀满者,亦一时之胀,而非经久之胀也。故中满之症,反宜用甘草,引人参、茯苓、白术之药,入于中满之中,使脾胃之虚者不虚,而后胀者不胀,但不可多用与专用耳。盖多用则增满,而少用则消满也;专用则添胀,而同用则除胀也,谁谓中满忌甘草哉?

或问:甘草乃解毒之圣药,古人盛称而吾子约言,岂甘草不可以解毒也?嗟乎!甘草解毒,无人不知,然尽人皆知解毒,而尽人不知用之也。愚谓甘草解毒,当分上、中、下三法。上法治上焦之毒,宜引而吐之;中法治中焦之毒,宜和而解之;下法治下焦之毒,宜逐而泻之。吐之奈何?用甘草一两,加瓜蒂三枚,水煎服。凡有毒,一吐而愈。和之奈何?用甘草一两五钱,加柴胡三钱、白芍三钱、白芥子三钱、当归三钱、陈皮一钱,水煎服,毒自然和解矣。泻之奈何?用甘草二两,加大黄三钱、当归五钱、桃仁十四粒、红花一钱,水煎服,毒尽从大便出矣。此三者,虽不敢谓解毒之法尽乎此,然大约亦不能出乎此。毋论服毒、中毒与初起疮毒,皆可以三法治之。此用甘草解毒之法,人亦可以闻吾言而善用之乎?

或问:甘草乃和中之药,攻补俱用,不识亦有不宜否?夫甘草,国老也,其味甘,甘宜于脾胃。然脾胃过受其甘,则宽缓之性生,水谷入之,必不迅于传导,而或至于停积瘀滞。夫水谷宜速化者也,宜速化而不速化,则传于各脏腑,未免少失其精华,而各脏腑因之而不受其益者有之。世人皆谓甘草有益而无损,谁知其益多而损亦有之乎?知其益而防其损,斯可矣。或疑甘草在药中不过调和,无大关系,此论轻视甘草矣。甘草实可重用以收功,而又能调剂以取效,盖药中不可缺之药,非可有可无之品也。

或问:细节甘草,其性少寒,可泻阴火,不识阴虚火动之症,亦可多用之乎?吾谓甘草乃泻火之品,原不在细小也。细小泻火,岂粗大者反助火乎？惟是甘草泻火,用之于急症者可以多用,用之于缓症者难以重加。盖缓症多是虚症,虚则胃气必弱,而甘草性过于甘,多用难以分消,未免有饱胀之虞,不若少少用之,则甘温自能退大热耳。若阴虚之症,正胃弱也,如何可多用乎？毋论粗大者宜少用,即细小者亦不可多用也。

白　术

白术,味甘辛,气温,可升可降,阳中阴也,无毒。入心、脾、胃、肾、三焦之经。除湿消食,益气强阴,尤利腰脐之气。有汗能止,无汗能发,与黄芪同功,实君药而非偏裨。往往可用一味以成功,世人未知也,吾今泄天地之奇。如人腰疼也,用白术二三两,水煎服,一剂而疼减半,再剂而痛如失矣。夫腰疼乃肾经之症,人未有不信。肾虚者用熟地、山茱以补水未效也,用杜仲、破故纸以补火未效也,何以用白术一味而反能取效？不知白术最利腰脐。腰疼乃水湿之气侵入于肾宫,故用补剂,转足以助其邪气之盛,不若独用白术一味,无拘无束,直利腰脐之为得。夫二者之气,原通于命门,脐之气通,而腰之气亦利,腰脐之气既利,而肾中之湿气何能久留,自然湿去而痛忽失也。通之而酒湿作泻,经年累月而不愈者,亦止消用此一味,一连数服,未不效者。而且湿去而泻止,泻止而脾健,脾健而胃亦健,精神奋发,颜色光彩,受益正无穷也。是白术之功,何亚于人参乎？不特此也,如人患疟病,用白术二两、半夏一两,米饭为丸,一日服尽即愈。夫疟病,至难愈之病也。用柴胡、青皮散邪不效,用鳖甲、首乌逐邪不效,用草果、常山伐邪不效,何以用白术二两为君,半夏一两为臣,即以奏功。不知白术健脾开胃之神药,而其妙尤能去湿,无痰不成疟,而无湿亦不成痰。利湿则痰已清其源,消痰则疟已失其党,况脾胃健旺,无非阳气之升腾,疟鬼又于何地存身哉?此效之所以甚捷也。由此观之,则白术非君药而何?推之二陈汤,必多加白术所以消痰也;四君子汤,必多加白术所以补气也;五苓散,必多加白术所以利水也;理中汤,必多加白术所以祛寒也;香薷饮,必多加白术所以消暑也。至于产前必多加白术以安胎,产后必多加白术以救脱,消食非多用白术何以速化,降气非多用白术何以遽定,中风非多用白术安能夺命于须臾,痞块非多用白术,安能救困于败坏哉?人知白术为君药而留心于用也,必能奏功如神矣。

或问:白术利腰脐而去湿,若湿不在腰脐者,似非可利,胡为凡有湿病皆不能外耶?此未明乎腰脐之义也。人之初生,先生命门。命门者,肾中之主,先天之火气也。有命门而后生五脏七腑,而脐乃成,是脐又后天之母气也。命门在腰而对乎脐,腰脐为一身之主宰。腰脐利而人健,腰脐不利而人病矣。凡有水湿,必侵腰脐,但有轻重之分耳。治水湿者,一利腰脐而水即入于膀胱,从小便而化出,所以得水必须利腰脐,而利腰脐必须用白术也。况白术之利腰脐者,利腰脐之气,非利腰脐之水也。腰脐之气利,则气即通于膀胱,而凡感水湿之邪,俱不能留,尽从膀胱外泄,是白术不利之利,正胜于利也。

或问:白术健脾去湿,为后天培土圣药,真缓急可恃者也。虽然人知白术益人,而不知白术之损人也。白术利水,则其性必燥。世人湿病,十居其四,而燥症十居其六。肺气之燥也,更用白术以利之，则肺气烁尽津液，必有干嗽之忧；胃气之燥也，更用白术以利之，则胃气炎蒸津液，必有口渴之虑；脾气之燥也，更用白术以利之，则脾气焦枯津液，必有肠结之苦。盖宜湿，不宜于燥也。去湿既受其益，则添燥安得不受其损哉！

　　或疑白术乃去湿生津之上品，而先生谓其性燥，不可治肺、胃、脾三家之燥病，吾不得其义也。夫白术生津，但能生水火既济之津，不能生水火未济之津也。如湿病宜去其湿，则燥病宜解其燥，亦明矣，乃不解其燥，而反用燥以治之，即能生津，亦为火所烁矣。况白术去湿，则内无津液而外无水气，又从何而生津乎？此白术止可治湿而不可治燥也。虽然白术性虽燥，终是健脾之物，脾健而津液自生。用润药以佐其燥，则白术且自失其燥矣，又何能助燥哉？

　　或疑白术健脾生胃，有时用白术而脾胃不能受补者何也？此虚不受补也。脾胃之气，喜生发而不喜闭塞。白术正开胃开脾之圣药，何至用之而反无功，明是土崩瓦解之象。而土崩瓦解之故，由于肾火之大败也。土非火不生，火非土不旺，脾胃之土必得肾中之火相生，而土乃坚刚，以消水谷。今因肾水既枯，而肾火又复将绝，土既无根培之，又何益乎？徒用白术以健脾开胃，而肾中先天之火已耗尽无余，如炉中烬绝，益之薪炭，而热灰终难起焰。此生之不生，乃脾不可生，非白术能生而不生也。

　　或又问：脾土固肾火所生，而胃土实心火所生，肾火绝而心火未绝，宜用白术以健胃，尚可以生土也。夫胃土非心火不生，而心火必得肾火以相济，肾火绝，又何以济心之不足乎？心火因肾火之绝，而心火欲救肾火而未遑，又何能救胃哉？胃既不可救,则胃无二火之生,胃气欲不亡,不可得矣。胃气既亡,而白术虽能健脾,而欲生胃无从也。

或又问:心、肾二火既绝,故用白术而无功,吾救心、肾之火而兼用白术,则不生者可以生矣。嗟乎!先天之火虽绝而未绝也,后天之火一绝而俱绝矣。肾中之火,先天之火也。心中之火,后天之火也。后天火绝者,由于先天之火先绝也。救先天之火,则后天之火自生。救后天之火,则先天之火难活。故救火者,必须先救肾中之火,肾火生则心火不死,肾火绝则心火不生。故欲救脾胃之生,不可徒救心火之绝,非心火之不宜救也,救肾火正所以救心火耳。倘肾火之绝不及救,而徒救夫心火,多用桂、附于白术、人参之中,欲救心以救肾也,终亦必亡而已矣。况仅用白术,又何以救之哉?

或疑白术性燥,脾胃有火者不宜用,恐其助热也。此等议论,真民生之大不幸也。夫白术甘温,正能去热,脾胃有火者,安在不相宜。惟胃中邪火沸腾,不可用之以助邪。倘胃中虚火作祟,非白术之甘温,又何以解热哉?世人一见白术,无论有火无火,与火之是虚是邪,一概曰白术助火不宜用,更有疑白术为闭气者,尤为可笑。白术利腰脐之气,岂有腰脐利而脾胃反不利者乎?

或疑白术闭气,闭上焦之气也。先生谓利腰脐之气,乃利下焦之气,上下各不相同,恐未可以利下而并凝上焦之俱利也。曰:腰脐为生气之根,岂有根本大利而枝叶不舒发之理。彼言白术之闭气者,言气虚散失者,白术能补而收闭其耗散之气也。世人错认闭字,致使白术利气之药,反同闭气之品而弃之。此千古之冤也。

或问：白术阳药，能益脾土之阴，是白术自能生阳中之阴乎，抑必有藉于补阴之味以生阳也？曰：阳药补阳，而白术偏能于阳中补阴，是白术亦阴分之药也。白术既阴阳兼补，得阴阳之药，皆相济而成功，安在入诸补阴以生阳，入诸补阳而不能生阴哉。

或疑白术阳药，而补脾气之阴，是阳能生阴也，又何以阳又能生阳乎？夫阴阳原两相生也，阳以生阳，不若阳以生阴之速，但不可谓阳不生阳也。白术阳药，以生脾中之阴者十之八，而生脾中之阳者十之二耳。

苍　术

苍术，气辛，味厚，性散能发汗。入足阳明、太阴经。亦能消湿，去胸中冷气，辟山岚瘴气，解瘟疫尸鬼之气，尤善止心疼。但散多于补，不可与白术并论。《神农经》曰：必欲长生，当服山精。此言白术，非指苍术也。苍术可辟邪，而不可用之以补正。各本草诸书混言之，误矣。然而苍术善用之，效验如响。如人心气疼，乃湿挟寒邪，上犯膻中也，苍术不能入膻中，然善走大肠而祛湿，实其专功也。故与川乌同用，引湿邪下行，使寒气不敢上犯膻中，而心痛立定。若不用苍术而用白术，则白术引入心中，反大害矣。

或问：苍术阳药，最能辟邪，宜乎凡有邪气，皆可尽除，何以有效有不效也？夫邪之所凑，其气必虚。然而气虚亦有不同，有气虚而兼湿痰者，有气虚而带燥痰者。苍术补气，兼善去湿，以治气虚湿痰而中邪者，自是神效。以治气虚燥痰之中邪者，则苍术性燥，不燥以增燥乎？势必邪得燥而更甚，又何以祛邪哉？此所以治之而不效也。

或问：苍术发汗，不及白术远甚，谓白术能止汗也。嗟乎！苍术之妙，全在善于发汗，其功胜于白术。凡发汗之药，未有不散人真气者，苍术发汗，虽亦散气，终不甚也。虚人感邪，欲用风药散之者，不若用苍术为更得。盖邪出而正又不大伤，汗出而阳又不甚越也。

或疑苍术之功，不及白术远甚，何《神农本草》不分别之耶？不知苍术与白术，原是两种，以神农首出之圣智，岂在后人下哉？是必分辨之明矣。因传世久远，叠遭兵火，散失不存耳。今经后人阐发甚精，其不可同治病也。既彰彰矣，又何可二术之不分用哉！

或问：苍术与白术，性既各别，而神农未辨明者，必有其故。吾子谓是世久散失，似乎臆度之辞，非定论也。嗟乎！白术止汗，苍术出汗，其实相反，关系甚钜，安有此等之悬殊，以神农之圣而不亟为指示乎？吾故信其必先辨明而后乃遗失也。

熟　地

熟地，味甘，性温，沉也，阴中之阳，无毒。入肝肾二经。生血益精，长骨中脑中之髓。真阴之气非此不生，虚火之焰非此不降。洵夺命之神品，延龄之妙味也。世人以其腻滞，弃而不用，亦未知其功效耳。夫肾有补而无泻，是肾必宜补矣。然而补肾之药，正苦无多。山茱萸、牛膝、杜仲、北五味之外，舍熟地又用何药哉？况山茱萸、牛膝不可为君，而杜仲又性过于温，可以补肾火之衰,而不可补肾水之乏。此熟地之必宜用也。熟地系君药,可由一两以用至八两。盖补阴之药与补阳之药,用之实有不同。补阳之药,可少用以奏功,而补阴之药,必多用以取效。以阳主升而阴主降:阳升,少用阳药而气易上腾;阴降,少用阴药而味难下达。熟地至阴之药,尤与他阴药有殊,非多用之,奚以取胜?或谓熟地至阴之药,但其性甚滞,多用之而腻膈生痰,万一助痰以生喘,亦甚可危也。此正不知熟地之功力也。自神农尝草之后,将此味失谈,遂使后世不知其故。虽历代名医多有发明,而亦未尝言其秘奥。夫熟地岂特不生痰,且能肖痰,岂特不滞气,且善行气,顾人用之何如耳。夫痰有五脏之异。痰出脾、肺者,同熟地则助其湿,用之似乎不宜。倘痰出于心、肝、肾者,舍熟地又何以逐之耶?故人有吐痰如清水者,用二陈消痰化痰之药,百无成功,乃服八味汤,而痰气之汹涌者顷刻即定,非心、肝、肾之痰用熟地之明验乎?更有一种,朝夕之间,所吐皆白沫,日轻而夜重,甚则卧不能倒。用六味汤,大加熟地、山茱萸,一连数服,而痰即大减,再服数十剂,白沫尽消而卧亦甚安,又非熟地消痰之明验乎?熟地消痰而不生痰,又何疑哉?至于气之滞也,服地黄汤而消痰于顷刻,犹谓气之不行也可乎?人生饮食,脾肾之气行,水谷入腹,不变痰而变精。惟其脾肾之虚也,水谷入腹,不化精而化痰矣。用地黄汤而痰消者,往往多能健饭,是熟地乃开胃之圣品也。其所以能开胃者何也?胃为肾之关,肾水旺而胃中之津液自润,故肾气足而胃气亦足,肾气升而胃气亦升也。然则熟地行气而非滞气,不又可共信哉!气行痰消,乌能作喘,尤所不必疑者矣。

或问：熟地既是君药，亦可单用一味以奏功乎？夫熟地虽是君药，不可独用之以取胜。盖阳药可以奇用，而阴药必须耦用也。况熟地乃至阴之品，性又至纯，非佐之偏胜之药，断断不能成功，此四物汤补血所以必益之当归、白芍、川芎也。推之而与人参同用，可以补心肾之既济；与白术同用，可以补脾肾之有亏；与麦冬、五味同用，可以滋肺肾之将枯；与白芍同用，可以益肝肾之将绝；与肉桂同用，可以助命门之火衰；与枣仁同用，可以安膻中之火沸；与元参同用，可以泻阳明之焰。然必用至一两、二两为君，而加所佐之味，或五钱或八钱，自易取胜于万全也。倘熟地少用，其力不全，又何以取胜哉？内惟肉桂止可用一二钱，不可用至三钱之外，余则可与熟地多用而无忌者也。

或问：产前必用熟地以补血，不识产后亦可重用乎？曰：产后正宜重用也。产妇血大亏，不用熟地以生新血，用何药乎？虽佛手散乃产后圣药，然能加入熟地，则生血尤奇。凡产后血晕诸病，同人参、当归并用，必建殊功，不特产后脐腹急痛者始可用之也。夫肾中元气，为后天之祖，熟地禀先天之气而生，产妇亏损血室，元气大耗，后天之血既不能速生，正藉先天之气以生之。用熟地以助后天，实有妙理，非泛论也。

或问：熟地腻膈生痰，世人以姜汁、砂仁制之可乎？顾熟地何尝腻膈也。熟地味甘而性温，味甘为脾胃所喜，性温为脾胃所宜，脾胃既不相忤，又何所忌而腻膈哉！况熟地乃阴分之药，不留胃中，即留肾中。胃为肾之关门，胃见肾经之味，有不引导至肾者乎？腻膈之说，起于不知医理之人，而不可惑深知医理之士也。虽姜汁开胃，砂仁苏脾，无碍于熟地，而终不可谓熟地之腻膈生痰耳。

或谓熟地既不腻膈，何以六味地黄丸中加茯苓、山药、泽泻，非因其腻膈而用之乎？是以茯苓、山药、泽泻，为制熟地之品，亦何其轻视茯苓、山药、泽泻哉？肾宜补而不宜泻，既用熟地以补肾，岂可复用利药以泻肾？况又用利药以制补肾之药，使之有泻而无补乎，是熟地之不宜制也明矣。熟地既不宜制，用茯苓、山药、泽泻之三味，非因制熟地也，亦明矣。熟地既不宜制，用茯苓、山药、泽泻之三味，非因熟地之腻膈也，抑又明矣。然则用三味之意谓何？因熟地但能滋阴而不能去湿，但能补水而不能生阳，用三味以助其成功，非用三味而掣其手足也。

或问：熟地既不腻膈，何以生痰，前人言之，岂无见而云然乎？曰：熟地实消痰圣药，而世反没其功，此余所以坚欲辨之也。凡痰之生也，起于肾气之虚，而痰之成也，因子胃气之弱。肾气不虚，则胃气亦不弱。肾不虚则痰无从生，胃不弱则痰无由成也。然则欲痰之不成，必须补胃，而欲痰之不生，必须补肾。肾气足而胃气亦足，肾无痰而胃亦无痰。熟地虽是补肾之药，实亦补胃之药也。胃中津液原本于肾，补肾以生胃中之津液，是真水升于胃矣。真水升于胃，则胃中邪水自然难存，积滞化而痰涎消，有不知其然而然之妙。熟地消痰不信然乎，而可谓其腻膈而生痰乎？

或问：熟地补肾中之水，何必又用山药、山萸以相佐。盖肾水非得酸不能生，山茱萸味酸而性又温，佐熟地实有水乳之合。然而山茱萸味过于酸，非得熟地之甘温，山茱萸亦不能独生肾水也。配合相宜，如夫妇之好合，以成既济之功也。

或问:熟地入于八味地黄丸中,何独为君?盖八味丸补肾中之火也。然火不可以独补,必须于水中补之。补火既须补水,则补水之药必宜为君矣。方中诸药,惟熟地乃补水之圣药,故以之为君。有君则有臣,而山药、山茱佐之;有臣则有佐使,而丹皮、泽泻、茯苓从之。至于桂、附,反似宾客之象。盖桂附欲补火而无能自主,不得不推让熟地为君,补水以补火也。

或问:熟地可独用以治病乎?熟地亦可以独用者也。凡遇心肾不交之病,只消熟地二两,煎汤饥服,而心肾交于眉睫。人以为熟地乃肾经之药,谁知其能上通于心乎?夫心肾不交之病,多是心火太过而肾水大亏也。用熟地以滋其肾中之枯干,肾得水之滋,而肾之津即上济于心,心得肾之济,而心之气即下交于肾,又何黄连、肉桂之多事哉!

或问:熟地既可单用以成功,凡遇心肾不交之病,竟用熟地一味为丸,朝夕吞服之得乎?此则又不宜也。熟地单用,止可偶尔出奇,要必须辅之以茯神、山药,佐之以山茱、枣仁,始可久用以成功耳。

或问:熟地宜多用以奏功,抑宜少用以取效乎?熟地宜多不宜少也。然而用之得宜,虽重用数两不见多;用之失宜,虽止用数钱未见少。用之于肾水大亏之日,多用犹觉少;用之于脾土大崩之时,少用亦觉多;用之于肾火沸腾之病,用多而殊欠其多;用之于胃土喘胀之症,用少而殊憎其少。全在用之得宜,而多与不多,不必计也。

或疑熟地腻滞,补阴过多,终有相碍,未可单用一味以取胜,然前人亦有用一味以成功者何也?愚谓熟地单用以出奇,实偶然权宜之法,不若佐之他味,使两味以建功之更胜。如治心肾之亏也,加入龙眼肉;如肝肾之亏也,加入白芍;如治肺肾之亏也,加入麦冬;如治脾肾之亏也,加入人参,或加白芍。既无腻膈,更多捷效,是在人之权变耳。

或疑肾虚者,宜用熟地,以阴补阴也,何以补胃者亦用之,补胆者亦用之耶?此固古人权宜之法,然亦至当之法也。夫胃为肾之关门,肾虚则胃亦虚,补肾正所以补胃也。胆虽附于肝,而胆之汁必得肾之液渗入,始无枯涸之忧。肾虚则胆亦虚,补肾正所以补胆也。倘见胃之虚而徒用补胃之药,则香燥之品,愈烁其肾水之干;见胆之虚而止用补胆之味,则酸涩之剂,愈耗其肾水之竭。肾水既虚,而胃胆愈弱矣。惟用熟地以补肾,而胃与胆取给于肾而有余,自然燥者不燥,而枯者不枯,谁谓阳症不宜补阴哉!

或疑熟地至阴之药,多用之以滋肾宜也。然何以至阳之病,古人亦用以奏效,岂熟地亦阳分药乎?熟地非阳分药也。非阳分之药而偏用之以治阳病者,阳得阴而平也。阳非阴不伏,用熟地以摄至阳之气,则水升火降,阴阳有既济之美矣。

或疑熟地滋阴而不能开胃,孰知熟地正开胃之神药也。胃为肾之关门,肾中枯槁,全藉胃之关门,搬运水谷以济其困乏,岂有肾中所喜之物,而胃反拒绝之理。况肾虚无水,则胃中无非火气,亦望真阴之水以急救其干涸也。然则熟地正胃之所喜,不独肾之所喜也。安有所喜者投之,不亟为开关以延入者乎?所以肾虚之人,必用熟地以开胃耳。至于肾水不亏,胃中无火,一旦遽用熟地,未免少加胀闷,是不善用熟地也。谁谓熟地尽闭胃之物哉!

生　地

生地,味苦甘,气寒,沉也,阴也。入手少阴及手太阴。凉头面之火,清肺肝之热,亦君药也。其功专于凉血止血,又善疗金疮,安胎气,通经,止漏崩,俱有神功。但性寒,脾胃冷者不宜多用。夫生地既善凉血,热血妄行,或吐血,或衄血,或下血,宜用之为君,而加入荆芥以归其经,加和三七根末以止其路,又何热之不除而血之不止哉? 然而此味可多用而不可频用,可暂用而不可久用也。当血之来也,其势甚急,不得已重用生地,以凉血而止血。若血一止,即宜改用温补之剂,不当仍以生地再进也。今人不知其故,惊生地止血之神,视为灵丹妙药,日日煎服,久则脾胃太凉,必至泄泻,元气困顿,而血又重来。不悟生地用多,反疑生地用少,仍然更进,且有增其分两,至死而不悟者,亦可悲也夫!

或问:生地与熟地同是一物,而寒温各别,入汤煎服,非生地变为熟地耶? 曰:生地不先制为熟,则味苦,苦则凉。生地已制为熟,则味甘,甘则温,何可同日而语。譬如一人,先未陶淑,其性刚,后加涵养,其性柔,生熟地何独不然?

或问:生地凉血以止血,是生地实救死妙药也。吾见世人服生地以止血,不敢再用,改用他药,而仍然吐血,一服生地而血又即止,安在生地之不宜久服乎? 曰:服生地止血之后,改用他药,而仍吐血者,非不用生地之故,乃改用他药,不得其宜之故耳。夫止血之后,不可不补血,然而补血实难。补血之药,未有不温者,而吐血之后,又最忌温,恐温热之性引沸其血也。补血之药,又未有不动者,而吐血之后,又最忌动,恐浮动之气又催迫其血也。然则用生地止血,当用何药以善其后乎?六味地黄汤加五味、麦冬,则平而不热,静而不动,服之则水升火降,永无再犯之忧,又安在生地之必宜服哉!

或疑生地虽凉,要亦不甚,以治虚热之病,似应相宜,何禁用甚严也?不知生地之凉,不特沁入于胃,且沁入于脾,不特沁入于脾,又沁入于肾。故久服则脾肾俱伤,往往致大瘕之泻,不可不慎用也。

或疑生地止血甚神,而泻中有补,似亦与元参之类,可齐驱而并驾也。然而元参尚可重用,而生地断宜轻用也。盖生地沉阴之性,凉血是其所长,退火是其所短,不比元参既退浮游之火,而又滋枯涸之水也。生地凉血,则血虽止而不行。生地不能退火,则火欲炎而难静,久则火上腾而血亦随沸矣。

或疑生地寒凉,可以止血,以血得寒而止乎,抑血得补而止乎?夫生地凉中有补,血得凉而止,亦得补而止也。盖血非凉则无以遏其上炎之势,非补亦无以投其既济之欢,故生地止血建功实神者,正以凉中有补也。

或疑生地清肺肝之热,肺肝俱属阴,补阴即不能奏功之速,自宜久服之为得,安在生地止可暂用而不可常服耶?曰:生地清肺肝之热,亦止清一时之热耳。肺肝之火,初起多实,久病多虚。生地清初起之热,则热变为寒;清久病之热,则热愈增热。盖实火得寒而势解,虚火得寒而焰起也。故生地止可一时暂用,而断断不可长用耳。

当　归

当归,味甘辛,气温,可升可降,阳中之阴,无毒。虽有上下之分,而补血则一。东垣谓尾破血者,误。入心、脾、肝三脏。但其性甚动,入之补气药中则补气,入之补血药中则补血,入之升提药中则提气,入之降逐药中则逐血也。而且用之寒则寒,用之热则热,无定功也。功虽无定,然要不可谓非君药。如痢疾也,非君之以当归,则肠中之积秽不能去;如跌伤也,非君之以当归,则骨中之瘀血不能消;大便燥结,非君之以当归,则硬粪不能下,产后亏损,非君之以当归,则血晕不能除。肝中血燥,当归少用,难以解纷;心中血枯,当归少用,难以润泽;脾中血干,当归少用,难以滋养。是当归必宜多用,而后可以成功也。倘畏其过滑而不敢多用,则功用薄而迟矣。而或者谓当归可臣而不可君也,补血汤中让黄芪为君,反能出奇以夺命,败毒散中让金银花为君,转能角异以散邪,似乎为臣之功胜于为君。然而当归实君药,而又可以为臣为佐使者也。用之彼而彼效,用之此而此效,充之五脏七腑,皆可相资,亦在人之用之耳。用之当,而攻补并可奏功;用之不当,而气血两无有效。用之当,而上下均能疗治;用之不当,而阴阳各鲜成功。又何论于可君而不可臣,可臣而不可佐使哉!

或问:当归补血,而补气汤中何以必用,岂当归非血分之药乎?曰:当归原非独补血也,实亦气分之药,因其味辛而气少散,恐其耗气,故言补血,而不言补气耳。其实补气者十之四,而补血者十之六,子试思产后非气血之大亏乎?佛手散用当归为君,川芎为佐,人以为二味乃补血之圣药也。治产后血少者,似乎相宜,治产后气虚者,似乎不足。乃何以一用佛手散而气血两旺,非当归补血而又补气,乌能至此? 是当归亦为气分之药,不可信哉!

或问:当归性动而滑,用之于燥结之病宜也,用之下利之症,恐非所宜,何以痢症必用之耶? 夫痢疾与水泻不同。水泻者,脾泻也。痢疾者,肾泻也。脾泻最忌滑,肾泻最忌涩。而肾泻之所以忌涩者何故? 盖肾水得邪火之侵,肾欲利而火阻之,肾欲留而火迫之,故有后重之苦。夫肾水无多,宜补而不宜泻也。若下多亡阴,肾水竭而愈加艰涩矣。故必用当归以下润其大肠。大肠润而肾水不必来滋大肠,则肾气可安。肾气安而大肠又有所养,火自不敢阻迫于肾矣,自然火散而痢亦安,此当归所以宜于下痢而必用之也。

或问:当归不宜少用,亦可少用以成功乎? 曰:用药止问当与不当,不必问多与不多也。大约当归宜多用者,在重病以救危,宜少用者,在轻病以杜变。不敢多用,固非疗病之奇,不肯少用,亦非养病之善也。

或问:当归滑药也,有时用之而不滑者何故? 凡药所以救病也。肠胃素滑者,忌用当归,此论其常也。倘变生意外,内火沸腾,外火凌逼,不用润滑之当归,又何以滋其枯槁哉? 当是时,吾犹恐当归之润滑,尚不足以救其焦涸也,乌可谓平日畏滑而不敢用哉!

或问:当归专补血而又能补气,则是气血双补之药矣。曰:当归是生气生血之圣药,非但补也。血非气不生,气非血不长。

当归生气而又生血者。正其气血之两生，所以生血之中而又生气，生气之中而又生血也。苟单生气，则胎产之门，何以用芎、归之散，生血于气之中；苟单生血，则止血之症，何以用归、芪之汤，生气于血之内。惟其生气而即生血，血得气而自旺，惟其生血而即生气，气得血而更盛也。

或问当归气味辛温，虽能活血补血，然终是行走之性，每致滑肠。缪仲醇谓与胃不相宜，一切脾胃恶食与食不消，并禁用之，即在产后、胎前亦不得入，是亦有见之言也。嗟嗟！此似是而非，不可不亟辨也。当归辛温，辛能开胃，温能暖胃，何所见而谓胃不相宜耶？夫胃之恶食，乃伤食而不能受也。辛以散之，则食易化。食不消者，乃脾气寒也。脾寒则食停积而不能化矣。温以暖之，则食易消。至于产前产后，苟患前症，尤宜多用，则胃气开而脾气健，始可进饮进食，产前无堕产之忧，产后无退母之怯。试问不用当归以救产后之重危，又用何物以救之，岂必用人参而后可乎？夫人参止可治富贵之家，而不可疗贫寒之妇，天下安得皆用人参以尽救之哉？此当归之不可不用，而不可误听仲醇之言，因循坐视，束手而不相救也。如畏其滑肠，则佐之白术、山药之味，何不可者？

或疑当归滑肠，产妇血燥，自是相宜。然产妇亦有素常肠滑者，产后亦可用当归乎？曰：产生不用当归补血，实无第二味可以相代。即平素滑肠，时当产后，肠亦不滑，正不必顾忌也。或过虑其滑，即前条所谓佐之白术、山药，则万无一失矣。

或疑当归乃补血之圣药，凡见血症自宜用之，然而用之有效有不效者,岂当归非补血之品乎？当归补血,何必再疑,用之有效有不效,非当归之故,乃用而不得其法之故也。夫血症有兼气虚者,有不兼气虚而血虚者,有气血双虚而兼火者,原不可一概用当归而单治之也。血症而兼气虚,吾治血而兼补其气,则气行而血自归经;血症而气血双虚,吾平补气血,而血亦归经;血症气血双虚而兼火作祟,吾补其气血而带清其火,则气血旺而火自消,又何至血症之有效有不效哉!

或问:缪仲醇谓疔肿痈疽之未溃者,忌用当归,亦何所见而云然耶？夫仲醇之谓不可用者,恐当归性动,引毒直走胃中,不由外发,致伤胃气故耳。殊不知引毒外散,不若引毒内消之为速。用当归于败毒化毒药中,正取其性动,则引药内消,直趋大便而出,奏功实神。故已溃者断宜大用,使之活血以生肌,即未溃者尤宜急用,使之去毒而逐秽也。

牛　膝

牛膝,味甘酸,气平,无毒。蜀产者佳。善走十二经络,宽筋骨,补中绝续,益阴壮阳,除腰膝酸疼,最能通尿管涩痛,引诸药下走。近人多用此药以治血癥血瘕,绝无一效,亦未取其功用而一思之也。夫血癥血瘕,乃脾经之病。牛膝能走于经络之中,而不能走于肠腹之内。况癥痕之结痰包血也。牛膝乃阴分之药,总能逐血而不能逐痰,此所以终岁而无效耳。至于血晕血虚,儿枕作痛,尤不宜轻用,而近人用之,往往变生不测,亦未悟用牛膝之误也。牛膝善走而不善守,产晕,血虚之极也,无血以养心,所以生晕。不用归芎以补血，反用牛膝以走血，不更下之石乎？虽儿枕作痛，似乎有瘀血在复，然而产后气血大亏，多有阴寒之变，万一不是瘀血，而亦疑是儿枕之作痛，妄用牛膝以逐瘀，去生远矣。故必手按之而痛甚者，始可少用牛膝于归芎之内，否则勿轻用耳。

或问：牛膝最善堕胎，是非补剂，似产前均宜忌之。然前人间用于产前，而胎安然不损者何耶？夫牛膝岂堕胎药哉，乃补损药也。凡有断续者，尚可再接，岂未损者而反使之堕乎？古人有用牛膝，合之麝香之中，外治以堕胎，取其性走之意。然而堕胎实麝香之故，而非牛膝也。从未闻用牛膝内治而能堕胎者，但性既善走，在胎产亦不宜多用，而终不可谓牛膝是堕胎之物也。

或问：牛膝乃下部之药，用之以补两膝，往往未见功效，岂牛膝非健步之药乎？夫牛膝治下部，前人言之未可尽非，但膝之坚实，非牛膝之可能独健也。膝之所以健者，由于骨中之髓满，髓空斯足弱矣。故欲膝之健者，必须补髓，然而髓之所以满者，又由于肾水之足，肾水不足，则骨中之髓何由满？故欲补骨中之髓者，又须补肾中之精也。虽牛膝亦补精之味，而终不能大补其精，则单用牛膝以治肾虚之膝，又何易奏效哉！

或问：牛膝健足之药，近人见下部之病辄用之，而取效甚少，得毋止可健膝而不可健足耶？不知健膝即所以健足，而健膝不可徒健夫膝也。凡足之所以能步者，气充之也。不补气以运足，而徒用牛膝以健膝，膝且不能健，又何以健足哉！

或疑牛膝血分之药，入气分药中转易成功，其故何也？盖牛膝性善走,气亦善走,两相合则气无止遏,而血无凝滞,自然血易生而气易旺,又安有不成功者哉!

或疑牛膝乃补中续绝之圣药,何子反略而不谈?曰:牛膝补中续绝,前人已言之矣,何必再论。惟是补中续绝,实别有说。盖牛膝走而不守,能行血于断续之间,而不能补血于断续之内,必须用牛膝于补气补血之中,而后能收其续绝之效。此补中续绝之义,实前人所未及也。

远 志

远志,味苦,气温,无毒。而能解毒,安心气,定神益智,多服强记,亦能止梦遗,乃心经之药,凡心经虚病俱可治之。然尤不止治心也,肝、脾、肺之病俱可兼治,此归脾汤所以用远志也。而吾以为不止治心、肝、脾、肺也。夫心肾常相通者也,心不通于肾,则肾之气不上交于心,肾不通于心,则心之气亦不下交于肾。远志定神,则君心宁静而心气自通于肾矣,心之气既下通于肾,谓远志但益心而不益肾,所不信也。是远志乃通心肾之妙药。故能开心窍而益智,安肾而止梦遗,否则心肾两离,何能强记而闭守哉!

或问:远志既是心经之药,心气一虚,即宜多加以益心,何故前人少用也? 不知心为君主,君心宁静则火不上炎。心虚而少益其火,则心转受大补之益。倘多用远志以益心,必至添火以增焰,是益心而反害心矣。所以远志止可少用,而断不可多用也。

或问:远志益心,而子又曰益肾,毕竟补心多于补肾,抑补肾多于补心乎？盖远志益心，自是心经主药，补心多于补肾，何必辨哉！虽然心肾之气，实两相通也，既两相通，则远志之补心肾，又何有于两异？惟是用药者或有重轻，则补心补肾亦各有分别。补心之药多用，远志重在补心；补肾之药多用，远志重在补肾。补心补肾虽若有殊，而通心通肾正无或异也。

或问：远志上通心下通肾，有之乎？曰：有之。有则何以上通心者每用远志，而下通肾者绝不用远志耶？不知肾药易通于心，而心药难通于肾，故用肾药，不必又用远志，而用心药，不可不用远志也。

或问：远志益心而不效，岂多用之故乎？然未尝多用而仍然不效者何也？盖肾气乘之也。夫肾益心者也，虽曰水克火，实水润心也。然则肾何以乘心也？肾之乘心者，非肾气之旺，乃肾气之衰。肾水旺则肾益心，肾水衰则肾克心也。不滋肾以益水，徒用远志以益火，则火愈旺而心愈不安矣，毋怪其少用而亦不效也。苟用远志于熟地、山茱之内，则肾得滋而心火胥受益矣。

或问：陈言《三因方》用远志酒，治一切痈疽、发背、阴毒有效，子何略而不言？非不言也。陈言单举远志一味以示奇，其实酒中不止远志也。单藉远志以治痈，未有不败者。盖痈毒至于发背，其势最横最大，岂区区远志酒汁传之，即能奏功乎？此不必辨而知其非也。或用金银花为君，佐之远志则可，然亦蛇足之说。不若竟用金银花半斤，加当归一二两，甘草四五钱，治之之为神。

或疑远志不可治痈，前人何故载之书册，以误后人，想亦有功于痫,吾子未识耳。嗟乎! 远志治痫,余先未尝不信,每用之而不效。今奉岐夫子之教,不觉爽然自失,悔从前误信耳。至于用金银花方治痫,屡获奇效,故敢辟陈言而特载用新方,无使后人再误如铎也。

或疑远志益心而不益肾,而吾子必曰兼益肾,似乎心肾之亏者,单用远志一味,而心肾两补矣。何以肾虚者,必另加补肾之药,不单用远志乎? 不知远志可引肾之气以通心,非助肾之水以滋心也。故通心肾者,用远志一味,而心肾已受两益矣。若心肾两虚者,乌或全恃远志哉!

石菖蒲

石菖蒲,味辛而苦,气温,无毒。能开心窍,善通气,止遗尿,安胎除烦闷,能治善忘。但必须石上生者良,否则无功。然止可为佐使,而不可为君药。开心窍,必须君以人参;通气,必须君以芪、术。遗尿欲止,非多加参、芪不能取效。胎动欲安,非多加白术不能成功。除烦闷,治善忘,非以人参为君,亦不能两有奇险也。

或问:石菖蒲必得人参而始效,是石菖蒲亦可有可无之药也。此吾子过轻石菖蒲矣,石菖蒲实有专功也。凡心窍之闭,非石菖蒲不能开,徒用人参,竟不能取效。是人参必得菖蒲以成功,非菖蒲必得人参而奏效。盖两相须而两相成,实为药中不可无之物也。

或问:石菖蒲何故必取九节者良,市上易者,且不止九节,节之多寡,可不问乎?石上菖蒲,凡细小者俱可用,而前人取九节者,取九窍之俱可通也。其实菖蒲俱能通心窍,心窍通而九窍俱通矣。

或疑石菖蒲能治健忘,然善忘之症用之绝少效验,何耶?善忘之症,因心窍之闭耳。心窍之闭者,由于心气之虚,补心之虚,舍人参无他药也。不用人参以补虚,惟恃菖蒲以开窍,窍开于一时而仍闭,又何益哉?夫开心窍尚君以人参,岂治善忘而反遗人参能取效乎?

卷之二　商集

天门冬

天门冬，味苦而甘，性凉，沉也，阴也，阴中有阳，无毒。入肺、肾二经。补虚痨，杀虫，润五脏，悦颜色。专消烦除热，止嗽定咳尤善，止血消肺痈有神。但性凉，多服颇损胃。世人谓天门冬善消虚热，吾以为此说不可不辨。天门冬止可泻实火之人也，虚寒最忌，而虚热亦宜忌之。盖虚热未有不胃虚者也。胃虚而又加损胃之药，胃气有不消亡者乎？胃伤而传之脾，则脾亦受伤。脾胃两伤，上不能受水谷，而下不能化糟粕矣，又何望其补哉！大约天冬，凡肾水亏而肾火炎上者，可权用之以解氛，肾大寒而肾水又弱者，断不可久用之以滋阴也。

或谓天之冬性润，可以解火，即可以益水。先生谓不可久用者，以肾火之寒也，但肾火寒者，自不可用矣，肾水未竭，而肾火未寒者，亦可用之乎？此则愚所未言也。肾水未竭，而肾火未寒者，是平常无病之人也，似乎服天冬，可以无碍。然而补之药胜于天冬者甚多，何必择此性凉者，以日伐其火乎？夫人非水火不生活，且水非火不生，火非水不养。止补其水而泻其火，初则火渐衰而水旺，久则火日去而水亡。此天冬所以止可暂以补水，而不可久以泻火也。

或问：天冬同地黄用之，可以乌须发，此久治之法以滋肾者，而吾子谓天冬止宜实火之人，岂乌须发而亦可谓实火耶？夫须发之早白，虽由于肾水之不足，亦因于肾水之有余也。夫火之有余，既因于水之不足，则寒凉以补水，正寒凉以泻火也。况天冬与地黄同用，则天冬之凉者不凉，肾得其滋补之益，而须发之焦枯，有不反黑者哉？然则天冬之乌须发，仍泻实火，而非泻虚火矣。

或问：天门冬治痨瘵之病甚佳，而吾子谓止可暂服，岂治痨疾者，可一二剂愈乎？嗟乎！天门冬治痨瘵者，必脾健而大肠燥结、肺气火炎者宜之。然亦止可少服，而不可多服也。夫寒凉之物，未有不损胃者也。脾健则胃气亦健。大肠燥结，则肺气亦必燥结。天冬凉肺而兼凉胃，宜其无恶，但久用天冬，胃凉则脾亦凉，肺凉则大肠亦凉，又势所必至也，乌可不先事而预防哉？

或问：湿热不去，下流于肾，能使骨痿。肾欲坚，急食苦以坚之，天门冬、黄柏之类是也。是天门冬味苦气寒，正入肾以除热，可以治痿，而竟置不言，何也？此吾子知其一，不知其二也。夫治痿必治阳明。骨痿虽属肾，而治法必兼治胃。天门冬大寒，不利胃气，暂服可以治痿，久服必至损胃，胃损而肾又何益耶？况胃又肾之关门，关门无生气之固，而欲肾宫坚牢，以壮骨生髓，必不得之数也。世人遵黄柏、知母之教，以损伤胃气。铎又何敢复扬天门冬治痿之说，以劝人再用寒凉乎？此所以宁缺，以志予过也。

或疑天冬泻实火，不泻虚火，虚火禁用，实火安在不可常用耶？夫火虽有虚、实之分，而泻火之药，止可暂用，而不可常用也。天门冬泻实火，未尝不佳，特怪世人久服耳。人非火不活，暂损其有余，使火不烁水已耳，乌可经年累月服泻火之药哉？泻之日久，未有实火而不变为虚火者也。此常服之断宜戒也。

或疑天门冬性虽寒，以沙糖、蜜水煮透，全无苦味，则寒性尽失，不识有益阴虚火动之病乎？夫天门冬之退阴火，正取其味苦涩也。若将苦涩之味尽去，亦复何益？或虑其过寒，少去其苦涩，而加入细节甘草，同糖、蜜共制，庶以之治阴虚咳嗽，两有所宜耳。

或问：天门冬，古人有服而得仙，吾子贬其功用，谓多服必至损胃，然则古语荒唐乎？嗟乎！《神农本草》服食多载长生，岂皆不可信乎？大约言长生者，言其能延生也，非即言不死也。天门冬，食之而能却病，吾实信之，谓采服飞升，尚在阙疑。

麦门冬

麦门冬，味甘，气微寒，降也，阳中微阴，无毒。入手太阴、少阴。泻肺中之伏火，清胃中之热邪，补心气之劳伤，止血家之呕吐，益精强阴，解烦止渴，美颜色，悦肌肤。退虚热神效，解肺燥殊验，定嗽咳大有奇功。真可恃之为君，而又可藉之为臣使也。但世人未知麦冬之妙，往往少用之而不能成功，为可惜也。不知麦冬必须多用，力量始大。盖火伏于肺中，烁干内液，不用麦冬之多，则火不能制矣。热炽于胃中，熬尽真阴，不用麦冬之多，则火不能息矣。夫肺为肾之母，肺燥则肾益燥，肾燥则大小肠尽燥矣。人见大小肠之干燥，用润肠之药。然肠滑而脾气愈虚，则伤阴而肾愈虚矣。肾虚必取给于肺金，而肺又素燥，元气以滋肾，而干咳嗽之症起，欲以些小之剂益肺气以生肾水，必不得之数也。抑肺又胃之子也，胃热则土亏，土亏而火愈炽。火炽，必须以水济之，而胃火太盛，肾水细微，不特不能制火，而且熬干津液。苟不以汪洋之水，速为救援，水立尽矣。然而大旱枯涸，滂沱之水，既不可骤得。倘肾水有源，尚不至细流之尽断，虽外火焚烁，而渊泉有本，犹能浸润，不至死亡也。故胃火之盛，必须补水，而补水之源，在于补肺。然而外火既盛，非杯水可解。阴寒之气，断须深秋白露之时，金气大旺，而后湛露湄湄，多且浓也。故欲肺气之旺，必用麦冬之重。苟亦以些小之剂，益其肺气，欲清胃火之沸腾也，又安可得哉？更有议者，肝木畏肺金之克者也。然肺过于弱，则金且不能克木，而肝且欺之。于是，木旺而挟心火以刑金，全不畏肺金之克。肺欲求救肾子，而肾水又衰，自顾不遑，又安能顾肺金之母哉？乃咳嗽胀满之病生，气喘痰塞之疾作。人以为肺之病也，用泻肺之药，益虚其肺气，而肝木更炽，心火愈刑，病有终年累月而不痊者。苟不用麦冬大补肺气，肝木之旺，何日能衰乎？此麦冬之必须多用，又不可不知也。更有膀胱之火，上逆于心胸，小便点滴不能出。人以为小便大闭，由于膀胱之热也，用通水之药不效，用降火之剂不效，此又何故乎？盖膀胱之气，必得上焦清肃之令行，而火乃下降，而水乃下通。夫上焦清肃之令，禀于肺也，肺气热，则清肃之令不行，而膀胱火闭，水亦闭矣。故欲通膀胱者，必须清肺金之气。清肺之药甚多，皆有损无益，终不若麦冬清中有补，能泻膀胱之火，而又不损膀胱之气，然而少用之，亦不能成功。盖麦冬气味平寒，必多用之，而始有济也。

或问：麦冬以安肺气，救肺即可生肾子矣，何以补肺者，仍须补肾乎？曰：肺肾之气，未尝不两相须也。肺之气，夜必归于肾；肾之气，昼必升于肺。麦冬安肺，则肺气可交于肾，而肾无所补，则肾仍来取给于肺母,而肺仍不安矣。此所以补肺母者,必须补肾子也。肾水一足,不取济于肺金之气,则肺气自安,且能生水,而肺更安也。麦冬止可益肺,不能益肾。古人所以用麦冬必加入五味子,非取其敛肺,正取其补肾也。

或问:麦冬加五味以补肾,敬闻命矣,何孙真人加入人参为生脉散?吾子善辨,幸明以教我。此则子不下问,而铎亦急欲阐明之也。夫肺主气也,人参补气,汤名补气,谁曰不然。而孙真人不言生气而言生脉者,原有秘旨。心主脉,是生脉者,生心之谓也。或疑心主火,而肺主金,生心火,必至克肺金矣。益气之谓何?而讵知心之子,乃胃土也。肺金非胃土不生,胃弱以致肺金之弱。补心火,自生胃土矣,胃土一生,而肺金之气自旺。又恐补心以克肺金,加麦冬以清肺,则肺不畏火之炎,加五味以补肾,则肾能制火之盛,调和制伏之妙,为千古生人之法,示天下以补心之妙,不必畏心之刑金也。所以不言生气而曰生脉者,其意微矣,人未之思尔。

或问:麦冬补肺金而安肺气,肺气之耗者,宜加用麦冬以补肺金矣,然而日用麦冬,而不见肺金之气旺者,何故?盖肺金之母胃土之衰也。胃喜温而不喜寒,日用麦冬之寒以益肺,而反致损胃,胃寒而气不能生金,徒用麦冬何益哉?必须用温胃之药,以生胃气,而后佐之以麦冬,则子母两补,自然胃气安,而肺气亦安也。

或疑胃中有火,最宜麦冬以清之,而吾子曰胃喜温不喜寒,不相反耶?非反也。胃乃土也,土自喜温。胃中宜火,何以恶火?夫火多宜泻,而火少宜补,况胃中之火乃邪火,非正火也。

邪火宜泻,而正火亦宜补。服麦冬而胃寒者,乃正火衰微,自宜补之,未可以胃中之正火,错认作邪火而并观也。

或问:麦冬滋肺气者也,何以有时愈用而愈不效,岂麦冬非滋肺药乎?夫麦冬不滋肺气,又何药以滋肺?然用之不效者,非麦冬不滋肺气,乃肺绝不受麦冬之滋也。肺为娇脏,治肺原不宜直补肺也。肺至麦冬之不可滋者,脾胃之母气、肾经之子气,已先绝于肺之前,而欲用麦冬以救肺绝之际,又何可得哉!

或疑用麦冬以救肺气,肺绝而不可救,是麦冬为无用矣。不识舍麦冬,又用何药可救耶?曰:脾胃已绝,金不能生矣;肾经已绝,金无以养矣,实无药可以相救。惟胃气不绝者,尚有可救之机,仍用麦冬为君,加于人参、熟地、山药、山茱萸之内,尚可延留一线,然不节欲慎疾,亦徒然也。

或问:麦冬乃肺经之药,凡肺病固宜用之,不识于治肺之外,尚有何症宜用也?夫麦冬不止治肺也,胃火用之可降,肾水用之可生,心火用之可息,肝木用之可养,胆木用之可滋,心包火用之可旺,三焦火用之可安,膀胱水用之可泻,所治之病甚多,何独于治肺耶?

或问:麦冬但闻可以内治成功,未知亦可以治外症乎?曰:麦冬之功效,实于内治独神,然又能外治汤火,世人固不识也。凡遇热汤滚水泡烂皮肉,疼痛呼号者,用麦冬半斤,煮汁二碗,用鹅翎扫之,随扫随干,随干随扫,少顷即止痛生肌,神效之极,谁谓麦冬无外治哉!

五味子

五味子,味酸,气温,降也。阴中微阳,非阳中微阴也。无毒。此药有南北之分,必以北者为佳,南者不可用。古人为南北各有所长,误也。最能添益肾水,滋补肺金,尤善润燥,非特收敛肺气。盖五味子入肺、肾二经,生津止渴,强阴益阳,生气除热,止泻痢有神。但不宜多用,多用反无功,少用最有效。尤不宜独用,独用不特无功,且有大害。必须同补药用入汤丸之内,则调和无碍,相得益彰耳。

或问:五味子乃收敛之药,用之生脉散中,可以防暑,岂北五味亦能消暑耶?曰:五味子,非消暑药也。凡人当夏热之时,真气必散,故易中暑。生脉,用人参以益气,气足则暑不能犯。用麦冬以清肺,肺清则暑不能侵。又佐之北五味,以收敛其耗散之金,则肺气更旺,何惧外暑之热。是五味子助人参、麦冬以生肺气,而非辅人参、麦冬以消暑邪也。

或问:五味子补肾之药,人皆用之于补肺,而吾子又言宜少用,而不宜多用,不愈示人以朴肺,而不补肾乎?曰:北五味子补肾,正不必多也,其味酸而气温,味酸则过于收敛,气温则易动龙雷,不若少用之,反易生津液,而无强阳之失也。

或问:五味子,古人有独用以闭精,而吾子谓不宜独用,不独无功,且有大害,未知所谓大害者,何害也?夫五味子性善收敛,独用之者,利其闭精而不泄耳。精宜安静,不宜浮动。服五味子而能绝欲者,世无其人,保其遇色而不心动乎?心动,则精必离宫,无五味子之酸收,则精将随小便而暗泄。惟其不能不心动也,且有恃五味子之闭涩,搏久战以贪欢,精不泄而内败,变为痈疽发背而死者,多矣。所谓大害者如此,而可独用一味,经年累月知服,以图闭涩哉?

或问:五味子滋不足之肾水,宜多用为佳,乃古人往往少用,岂能生汪洋之肾水耶?曰:天一生水,原有化生之妙,不在药味之多也。孙真人生脉散,虽名为益肺,其实全在生肾水。盖补肾以生肾水,难为力,补肺以生肾水,易为功。五味子助人参,以收耗散之肺金,则金气坚凝,水源渊彻,自然肺足而肾亦足也。又何必多用五味子始能生水哉?况五味子多用,反不能生水,何也?味酸故也。酸能生津,而过酸则收敛多,而生发之气少,转夺人参之权,不能生气于无何有之乡,即不能生精于无何有之宫矣。此古人所以少用,胜于多用也。

或问:北五味补肾益肺,然有时补肾而不利于肺,或补肺而不利于肾,何也?曰:肾乃肺之子,肺乃肾之母,补肺宜益于肾,补肾宜益于肺。何以有时而不利耶?此邪火之作祟。补肾,则水升以入肺,而肺且恃子之水,与邪相斗,而肺愈不安矣。益肺,则金刚以克肝,而肝且恃母之水,与邪相争,而肾亦不安矣。然则五味子之补肾益肺,宜于无邪之时,而补之益之也。

或疑精不足者,补之以味,未必非五味子之味也。嗟乎!何子言之妙也,实泄天地之奇。精不足者宜补,五味之补也。世人见五味子不可多用,并疑五味子不能生水。谁知此物补水,妙在不必多也。古云:精不足者,补之以味,人参、羊肉是也。谁知人参、五味子之更胜哉?

或问:五味子生精敛气之外,更有何病可以兼治之乎?五味子敛耗散之肺金，滋涸竭之肾水，二治之外，原无多治法也。然子既求功于二者之外，我尚有一法以广其功。五味子炒焦，研末，敷疮疡溃烂，皮肉欲脱者，可保全如故，不至全脱也。

菟丝子

菟丝子，味辛、甘，气温，无毒。入心、肝、肾三经之药。益气强阴，补髓添精，止腰膝疼痛，安心定魂，能断梦遗，坚强筋骨，且善明目。可以重用，亦可一味专用，世人未知也。余表而出之。遇心虚之人，日夜梦精频泄者，用菟丝子三两，水十碗，煮汁三碗，分三服，早、午、夜各一服即止，且永不再遗。其故何也？盖梦遗之病，多起于淫邪之思想，思想未已，必致自泄其精，精泄之后，再加思想，则心火暗烁，相火乘心之虚，上夺君权，火欲动而水亦动矣，久则结成梦想而精遗。于是，玉关不闭，不必梦而亦遗矣。此乃心、肝、肾三经齐病，水火两虚所致。菟丝子正补心肝肾之圣药，况又不杂之别味，则力尤专，所以能直入三经以收全效也。他如夜梦不安，两目昏暗，双足乏力，皆可用至一二两，同人参、熟地、白术、山茱之类用之，多建奇功。古人云：能断思交，则不尽然也。

或问：菟丝子可多用以成功，何千古无人表出，直待吾子而后示奇乎？曰：轩岐之秘，不传于世也久矣。吾躬受岐夫子真传而秘之，则是轩岐之道，自我而传，亦自我而绝矣。故铎宁传之天下，使当世怀疑而不敢用，断不可不传之天下，使万世隐晦而不知用也。

或疑菟丝子无根之草，依树木而生，其治病，亦宜依他药而成功,似未可专用也。噫! 何论之奇也。夫菟丝子,神药也,天下有无根草木如菟丝子者乎? 亡有也。故其治病,有不可思议之奇。人身梦遗之病,亦奇病也,无端而结想,无端而入梦,亦有不可思议之奇。虽《灵枢》经有淫邪发梦之篇,备言梦症,而终不得其所以入梦之故。虽圣人,亦难言也。用菟丝子治梦遗者,以异草治异梦也,乃服之而效验如响,亦有不可思议之奇,吾不意天地间之多奇如此。虽然菟丝子治梦遗者何足奇,奇在吾子之发论,余得共阐其奇耳。惟其奇,故菟丝专用以出奇,又胡必依草木共治而后成功哉?

　　或问:菟丝子治梦遗,奇矣,亦可更治他病,能收奇功乎? 夫菟丝子,实不止治梦遗也,更能强阳不倒。用一味至二两,煎汤服,则阳坚而不泄矣。或人不信吾方之奇,不知菟丝子,实神药也,以神通神,实有至理。凡人入房而易泄者,以心君之神先怯耳。心之神怯,则相之神旺矣。相之神旺,则阳易举,亦易倒。心之神旺,则相之神严肃,而不敢犯君,则君之权尊。君之权尊,则令专而不可摇动,故阳不举则已,举则坚而不易倒也。菟丝子,能安心君之神,更能补益心胞络之气,是君火与相火同补,阳安有不强者乎? 况菟丝子更善补精髓,助阳之旺,又不损阴之衰,此强阳不倒之可以无虞,而不至有阴虚火动之失也。虽然铎创此论,宜菟丝子神奇,非导淫也。倘阳火衰微,服此方,可以获益而种子。设或阴虚火盛,服此方,必有虚阳亢炎之祸,至痨瘵而不可救者,非铎之过也。

甘菊花

甘菊花,味甘、微苦,性微寒,可升可降,阴中阳也,无毒。入胃、肝二经。能除太热,止头痛晕眩,收眼泪翳膜,明目有神,黑须鬓颇验,亦散湿去痹,除烦解燥。但气味轻清,功亦甚缓,必宜久服始效,不可责以近功。惟目痛骤用之,成功甚速,余则俱迂缓始能取效也。近人多种菊而不知滋补方,间有用之者,又止取作茶茗之需以为明目也。然而,甘菊花不但明目,可以大用之者,全在退阳明之胃火。盖阳明内热,必宜阴寒之药以泻之,如石膏、知母之类。然石膏过于太峻,未免太寒,以损胃气。不若用甘菊花至一二两,同元参、麦冬共济之,既能平胃中之火,而不伤胃中之气也。

或问:甘菊花治目最效,似乎肝经之专药,而吾子独云可退阳明之胃火,不识退阳明何等之火病耶?夫甘菊花,凡有胃火,俱可清之,而尤相宜者,痿病也。痿病,责在阳明,然而治阳明者,多用白虎汤,而石膏过于寒凉,恐伤胃气。而痿病又多是阳明之虚热,白虎汤又泻实火之汤也,尤为不宣。不若用甘菊花一二两,煎汤以代茶饮,既退阳明之火,而又补阳明之气,久服而痿病自痊。甘菊花退阳明之火病,其在斯乎!

或问:甘菊花,人服之延龄益算,至百岁外仙去者,有之乎?抑好事者之言也?吾子既遇异人传异术,必有所闻,幸勿自秘。曰:予实未闻也。或人固请,乃喟然叹曰:吾今而后,不敢以异术为一人延龄益算之资也,敢不罄传,与天下共之乎?夫菊得天地至清之气,又后群卉而自芳,傲霜而香,挹露而葩,而花又最耐久,是草木之种，而欲与松柏同为后凋也，岂非长生之物乎？但世人不知服食之法，徒作茶饮之南非，又不识何以修合，是弃神丹于草莽，可惜也。我今将异人所传，备书于后，原人依方服食，入仙不难。岂独延龄益算已哉？方名菊英仙丹。采家园黄菊花三斤，晒干，入人参三两、白术六两、黄芪十两、干桑椹十两、熟地一斤、生地三两、茯苓六两、当归一斤、远志四两、巴戟天一斤、枸杞子一斤、花椒三两、山药四两、茯神四两、菟丝子八两、杜仲八两，各为细末，蜜为丸，白滚水每日服五钱。三月之后，自然颜色光润，精神健强，返老不童。可以久服，既无火盛之虞，又有添精之益，实可为娱老之方也。勿以铎之轻传，而易视火无能。盖菊英为仙人所采，实有服之而仙去者，非好事者之谈，乃成仙之实录也。

或疑甘菊花药味平常，未必服之可以延龄。古人采食而仙去者，徒虚语耳。嗟乎！采菊英而仙去，吾不敢谓古必有是人。然菊英仙丹，实异人授铎。吾睹其方中之配合得宜，既无燥热之忌，实多滋益之良，服之即不能成仙，未必不可藉以难老也。

或疑甘菊花治目，杭人多半作茶饮，而且疾未见少者，是菊花非明目之药，而菊英仙丹亦不可信之方矣。嗟乎！菊花明目，明虚人之目，而非明有病人之耳也。有病之目，即可用菊花治，亦必与发散之药同治，而不可单侍之以去风去火也。夫人之疾病不常，而人之慎疾各异。菊花之有益于人目者甚多，岂可因一二病目成于外感，而即疑菊花之非明目也，亦太拘矣。若菊英仙丹，纯是生气生精之神药，非止明目已也。又乌可因杭城之病目，疑菊而并疑仙丹哉！

或疑真菊益龄，野菊泄人，有之乎？曰：有之。或曰有之，而子何以不载也？夫菊有野种、家种之分，其实皆感金水之精英而生者也。但家种味甘，补多于泻；野菊味苦，泻多于补。欲益精以平肝，可用家菊。欲息风以制火，当用野菊。人因《本草》之书有泄人之语，竟弃野菊不用，亦未知野菊之妙。除阳明之焰，正不可用家菊也。

薏苡仁

薏苡仁，味甘，气微寒，无毒。入脾、肾二经，兼入肺。疗湿痹有神，舒筋骨拘挛，止骨中疼痛，消肿胀，利小便，开胃气，亦治肺痈。但必须用至一、二两，始易有功，少亦须用五钱之外，否则，力薄味单耳。薏仁最善利水，又不损耗真阴之气。凡湿感在下身者，最宜用之。视病之轻重，准用药之多寡，则阴阳不伤，而湿病易去。人见用药之多，动生物议，原未知药性，无怪其然。余今特为阐明，原世人勿再疑也。凡利水之药，俱宜多用，但多用利水之药，必损真阴之气，水未利，而阴且虚矣，所以他利水之药，不敢多用。惟薏仁利水，而又不损真阴之气，诸利水药所不及者也。可以多用，而反不用，与不可多用，而反大用者，安得有利乎？故凡遇水湿之症，用薏仁一、二两为君，而佐之健脾去湿之味，未有不速于奏效者也。倘薄其气味之平和而轻用之，无益也。

或问：薏仁味薄而气轻，何以利水之功犹胜？盖薏仁感土气而生，故利气又不损阴。所以可多用以出奇，而不必节用以畏缩也。

或问：薏仁有取之酿酒者，亦可藉为利湿之需乎？夫薏仁性善利湿，似乎所酿之酒，亦可以利湿也。然用薏酒以治湿，而湿不能去,而特湿不能去,而湿且更重,其故何哉？酒性大热,薏仁既化为酒,则薏仁之气味亦化为热矣。既化为热,独不可化为湿乎？湿热以治湿热,又何宜哉？此薏仁之酒,断不可取之,以治湿热之病也。

或问:薏仁可以消瘴气,而未言及,岂忘之耶？非忘也。薏仁止能消湿气之瘴,而不能消岚气之瘴。虽岚气即湿气之然,然而湿气从下受,而岚气从上感,又各不同。薏仁消下部之湿,安能消上部之湿哉？

或问:薏仁得地之燥气,兼禀乎天之秋气,似与治痿相宜,何子忘之也？亦未曾忘也。经曰:治痿独取阳明。阳明者,胃与大肠也。二经湿热则成痿,湿去则热亦随解。故治痿者,必去湿也。吾前育用薏仁至一、二两者,正育治痿病也。天下惟痿病最难治,非多用薏仁,则水不易消,水不消,则热不能解,故治痿病断须多用耳。推之而凡有诸湿之症,无不宜多用。正不可因铎之未言,即疑而不用也。

或问:薏仁功用甚薄,何不用猪苓、泽泻,可以少用见功,而必多用薏仁,何为乎？不知利水之药,必多耗气,薏仁妙在利水而又不耗真气,故可重用之耳。

山 药

山药,味甘,气温平,无毒。入手足太阴二脏,亦能入脾、胃。治诸虚百损,益气力,开心窍,益知意,尤善止梦遗,健脾开胃,止泻生精。山药可君可臣,用之无不宜者也,多用受益,少用亦受益,古今颇无异议,而余独有微辞者,以其过于健脾也。夫人苦脾之不健,健脾,则大肠必坚牢,胃气必强旺而善饭,何故独取而贬之?不知脾胃之气太弱,必须用山药以健之,脾胃之气太旺,而亦用山药,则过于强旺,反能动火。世人往往有胸腹饱闷,服山药而更甚者,正助脾胃之旺也。人不知是山药之过,而归咎于他药,此皆不明药性之理也。盖山药入心,引脾胃之邪,亦易入心。山药补虚,而亦能补实,所以能添饱闷也。因世人皆信山药有功而无过,特为指出,非贬山药也。山药舍此之外,别无可议矣。

或问:山药用乃补阴精之物,而吾子谓是健脾胃之品,何子之好异也?曰:山药益人无穷,损人绝少。余谈《本草》,欲使其功过各不掩也。山药有功而无过。言其能助脾胃之火者,是求过于功之中也。然而天下之人脾胃太旺者,千人中一、二,不可执动火之说,概疑于脾胃之未旺者,而亦慎用之也。脾胃未旺,则肾气必衰,健脾胃正所以补阴精也。予道其常,何好异之有?

或问:山药补肾,仲景张公所以用之于六味地黄丸中也,然而山药实能健脾开胃,意者六味丸非独补肾之药乎?曰:六味丸实直补肾水之药也。山药亦补肾水之药,同群共济何疑?然而,六味丸中之用山药,意义全不在此。山药,乃心、肝、脾、肺、肾无经不入之药也。六味丸虽直补肾中之水,而肾水必分资于五脏,而五脏无相引之使,又何由分布其水,而使之无不润乎?倘别用五脏佐使之品,方必杂而不纯,故不若用山药以补肾中之水,而又可遍通于五脏。此仲景张夫子补一顾五,实有鬼神难测之机也。

或问:山药入于六味丸中之义,予既已闻之,不识入于八味丸中,亦有说乎?曰:八味丸,由六味而加增者也,似乎知六味,即可知八味之义矣。谁知八味丸中之用山药,又别有妙义乎?

六味,补肾中之水,而八味,则补肾中之火也。补肾中之火者,补命门之相火也。夫身之相火有二,一在肾之中,一在心之外。补肾中之相火,则心外之相火,必来相争,相争则必相乱,宜豫有以安之,热必下补肾中之火,即当上补心下之火矣。然而既因肾寒而补其下,又顾心热以补其上,毋论下不能温其寒,而上且变为热矣。用药之杂,可胜叹哉!妙在用山药于八味丸中,山药入肾者十之七,入心者十之三,引桂、附之热,多温于肾中,少温于心外,使心肾二火各有相得,而不致相争,使肾之气通于心,而心之气通于肾,使脾胃之气安然健运于不息,皆山药接引之功也。仲景公岂漫然用之哉!

或疑山药不宜多用,何以六味地黄丸终年久服而无害也?得毋入于地黄丸可以多用,而入于他药之中即宜少用耶?不知山药可以多用而无忌。吾前言脾健之人宜忌者,虑助火以动燥,而非言其不可以多用也。

或疑山药津滑,何能动燥?曰:山药生精,自然非助燥之物。吾言其助燥者,助有火之人,非助无火之人也。

或问:山药色白,何能乌须,何吾子用之为乌须圣药?曰:山药何能乌须哉?山药入肾,而尤通任督。任督之脉,上行于唇颊,故山药用之于乌芝麻、黑豆、地黄、南烛、何首乌之内,导引以黑须鬓,非山药之能自乌也。或又问山药既为引导之药,则不宜重用之为君矣。不知山药虽不变白,而性功实大补肾水者也。肾水不足者,须鬓断不能黑,我所以重用山药而奏功也。

知 母

知母,味苦、辛,气大寒,沉而降,阴也,无毒。入足少阴、阳明,又入手太阴。最善泻胃、肾二经之火,解渴止热,亦治久疟。此物止可暂用,而不可久服。丹溪加入六味丸中,亦教人暂服,以泻肾中浮游之火,非教人长服也。近世竟加知母、黄柏,谓是退阴虚火热之圣方,令人经年长用,以致脾胃虚寒,不能饮食,成瘠成瘵者,不知几千万人矣。幸薛立斋、赵养葵论知母过寒,切戒久食,实见到之语,有功于世。总之,此物暂用,以泻胃中之火,实可夺命;久用,以补肾中之水,亦能促命。谓知母竟可杀人,固非立论之纯,谓知母全可活人,亦非持说之正也。

或问:知母泻肾,肾有补而无泻,不可用知母,宜也。若用之以泻胃,似可常用,何吾子亦谓止可暂用乎?曰:胃火又何可常泻也。五脏六腑皆仰藉于胃,胃气存则生,胃气亡则死。胃中火盛,恐其消烁津液,用石膏、知母以救胃,非泻胃也。然而石膏过于峻削,知母过于寒凉,胃火虽救,而胃土必伤,故亦宜暂用以解氛,断不宜常用以损气也。

或问:知母古人皆言是补肾滋阴妙药,吾子乃言是泻火之味,此余所以疑也。不知母疑也。天下味温者能益人,未闻苦寒者而亦益也。知母苦而大寒,其无益于脾胃,又何必辨?惟是既无益于脾胃,何以泻胃中之火,能夺命于须臾乎?似乎泻即补之之义了。然而暂用何以相宜,久用何以甚恶?是泻火止可言救肾,而终不可言补肾也。

或问:知母性过寒凉,久服损胃,何不改用他药以救胃,而白虎汤中必用知母，以佐石膏之横，不以寒济寒乎？嗟乎！何问之善也。夫白虎汤，乃治胃火之初起，单用石膏以救胃，犹恐不胜，故又加知母，以止其肾中之火，使胃火之不增焰也。若胃火已炽之后与将衰之时，知母原不必加入之也。或去知母，而易之天冬、元参之味，亦未为不可也。

或问：知母、黄柏用之于六味丸中，朱丹溪之意以治阴虚火动也，是岂无见者乎？嗟乎！阴虚火动，六味汤治之足矣，何必又用知母、黄柏以泻火乎？夫火之有余，因水之不足也，补其水，则火自息矣。丹溪徒知阴虚火动之义，而加入二味，使后人胶执而专用之，或致丧亡，非所以救天下也。

或问：知母既不宜轻用，何不竟删去之，乃既称其功，又辟其过耶？嗟乎！吾言因丹溪而发，岂谓知母之等于鸩毒哉？盖知母止可用之以泻胃火之有余，而不可用之以泻肾火之不足，故泻胃火则救人，而泻肾火则杀人也。丹溪止主泻肾，而不主泻胃，此生死之大关，不可不辨也。

或问：李时珍发明知母是气分之药，黄柏是血分之药。黄柏入肾，而不入肺，知母下润肾，而上清肺金，二药必相须而行，譬之是之不能离水母也。是黄柏、知母，必须同用为佳，而吾子谓二药不可共用，得毋时珍非欤？曰：时珍殆读书而执者也。不知黄柏未尝不入气分，而知母未尝不入血分也。黄柏清肾中之火，亦能清肺中之火；知母泻肾中之热，而亦泻胃中之热。胃为多气多血之腑，岂止入于气分，而不入于血分耶？是二药不必兼用，不可即此而悟哉！

金钗石斛

金钗石斛,味甘、微苦,性微寒,无毒。不可用竹斛、木斛,用之无功。石斛却惊定志,益精强阴,尤能健脚膝之力,善起痹病,降阴虚之火,大有殊功。今世吴下之医,颇喜用之,而天下人尚不悉知其功用也。盖金钗石斛,生于粤闽岩洞之中,岩洞乃至阴之地,而粤闽又至阳之方也,秉阴阳之气以生,故寒不为寒,而又能降虚浮之热。夫虚火,相火也,相火宜补,而不宜泻。金钗石斛妙是寒药,而又有补性,且其性又下行,而不上行。若相火则易升,而不易降者也,得石斛则降而不升矣。夏月之间,两足无力者,服石斛则有力,岂非下降而兼补至阴之明验乎?故用黄柏、知母泻相火者,何如用金钗石斛之为当乎?盖黄柏、知母泻中无补,而金钗石斛补中有泻也。

或问:金钗石斛降阴虚之火,乃泻阴之物也,何以能健脚膝之力?其中妙义,尚未畅发。曰:肾有补而无泻,何以金钗石斛泻肾,而反补肾,宜子之疑也。余上文虽已略言之,而今犹当罄言之。夫肾中有水、火之分,水之不足,火之有余也;火之有余,水之不足也,是水火不能两平者,久矣。脚膝之无力者,肾水之不足也。水不足则火觉有余,火有余则水又不足,不能制火矣。不能制火,则火旺而熬于骨中之髓,欲其脚膝之有力也,必不得之数矣。金钗石斛,本非益精强阴之药,乃降肾中命门虚火之药也,去火之有余,自然益水之不足,泻肾中之虚火,自然添骨中之真水矣,故曰:强阴而益精。此脚膝之所以健也。然则黄柏、知母亦泻肾火之药,何以不能健脚膝?不知肾中之火,大寒则泻而不补，微寒则补而能泻。此金钗石斛妙在微寒，以泻为补也。

或问：子恶用黄柏、知母之泻火，何又称金钗石斛？不知金钗石斛，非知母、黄柏可比。知母、黄柏大寒，直入于至阴，使寒入于骨髓之中。金钗石斛不过微寒，虽入于至阴，使寒出于骨髓之外，各有分别也。

或疑金钗石斛使寒出于骨髓，实发前人之未发，但无征难信耳。曰：石斛微寒，自不伤骨，骨既不伤，则骨中之热自解，骨中热解，必散于外，此理之所必然，不必有征而后信也。

肉苁蓉

肉苁蓉，味甘温而咸、酸，无毒。入肾。最善兴阳，止崩漏。久用令男女有子，暖腰膝。但专补肾中之水火，余无他用。若多用之，能滑大肠。古人所以治虚人大便结者，用苁蓉一两，水洗出盐味，另用净水煮服，即下大便，正取其补虚而滑肠也。然虽补肾，而不可专用，佐人参、白术、熟地、山茱萸诸补阴阳之药，实有利益。使人阳道修伟，与驴鞭同用更奇，但不可用琐阳。盖琐阳非苁蓉可比，苁蓉，乃马精所化，故功效能神；琐阳，非马精所化之物，虽能补阴兴阳，而功效甚薄，故神农薄而不取。近人舍苁蓉，而用琐阳，余所以分辨之也。至于草苁蓉，尤不可用。凡用肉苁蓉，必须拣其肥大而有鳞甲者，始可用。否则，皆草苁蓉而假充之者，买时必宜详察。

或问：肉苁蓉既大补，又性湿无毒，多用之正足补肾，何以反动大便？不知肉苁蓉肉，乃马精所化之物，马性最淫，故能兴阳。马精原系肾中所出，故又益阴。然而马性又最动，故骤用之多，易动大便,非其味滑也。

或问:肉苁蓉之动大便,恐是攻剂,而非补药也? 夫苁蓉,乃有形之精所生,实补而非泻。试观老人不能大便者,用之以通大便。夫老人之闭结,乃精血之不足,非邪火之有余也,不可以悟其是补而非攻乎?

或疑肉苁蓉性滑而动大便,凡大肠滑者,可用乎,抑不可用乎? 夫大肠滑者,多由于肾中之无火,肉苁蓉兴阳,是补火之物也,补火而独不能坚大肠乎? 故用之而滑者,久用之而自涩矣。

或疑肉苁蓉,未必是马精所生,此物出之边塞沙土中,岁岁如草之生,安得如许之马精耶? 曰:肉苁蓉,是马精所生,非马精所生,吾何由定? 但此说,实出于神农之《本草》,非后人之私臆也。肉苁蓉不得马精之气,而生于苦寒边塞之外,又何能兴阳而补水火哉!

或问:王好古曾云,服苁蓉以治肾,必妨于心,何子未识也? 曰:此好古不知苁蓉,而妄诋之也。凡补肾之药,必上通于心,心得肾之精,而后无焦枯之患。苁蓉大补肾之精,即补心之气也,又何妨之有?

补骨脂

补骨脂,即破故纸也。味苦、辛,气温,无毒。入脾、肾二经。治男子劳伤,疗妇人血气,止腰膝酸疼,补髓添精,除囊涩而缩小便,固精滑而兴阳事,手足冷疼,能定诸逆气。但必下焦寒虚者,始可久服。倘虚火太旺,止可暂用,以引火归原,否则,日日服之,反助其浮游之火上升矣。古人用破故纸,必用胡桃者,正因其性过于燥，恐动相火，所以制之使润，非故纸必须胡桃也。

或问：补骨脂既不可轻用，而青娥等丸，何以救人终日吞服，又多取效之神耶？不知青娥丸，治下寒无火之人也。下寒无火者，正宜久服，如何可禁其少用乎？命门火衰，以致腰膝之酸疼，手足之逆冷，甚则阳痿而泄泻。苟不用补骨脂，急生其命门之火，又何以回阳而续命乎？且补骨脂尤能定喘，肾中虚寒，而关元真气上冲于咽喉，用降气之药不效者，投之补骨脂，则气自归原，正藉其温补命门，以回审而定喘也。是补骨脂，全在审其命门之寒与不寒而用之耳，余非不教人之久服也。

或问：破故纸虽善降气，然亦能破气，何子未言也？曰：破故纸，未尝破气，人误见耳。破故纸，乃纳气归原之圣药，气之不归者，尚使之归，岂气之未破者而使之破乎？惟是性过温，恐动命门之火，火动而气动，气动而破气者有之。然而用故纸者，必非单用，得一、二味补阴之药以济之，则火且不动，又何能破气哉？

或问：补骨脂治泻有神，何以脾泻有宜有不宜乎？不知补骨脂，非治泻之药，不治泻而治泻者，非治脾泄，治肾泄也。肾中命门之火寒，则脾气不固，至五更痛泻者，必须用补骨脂，以温补其命门之火，而泻者不泻矣。若命门不寒而脾自泻者，是有火之泻，用补骨脂正其所恶，又安能相宜哉？

或问：补骨脂无胡桃，犹水母之无虾，然否？嗟乎！破故纸何藉于胡桃哉？破故纸属火，收敛神明，能使心包之火与命门之火相通，不必胡桃之油润之，始能入心入肾也。盖破故纸，自有水火相生之妙，得胡桃仁而更佳，但不可谓破故纸，必有藉于胡桃仁也。

或疑破故纸阳药也,何以偏能补肾?夫肾中有阳气,而后阴阳有既济之美。破故纸,实阴阳两补之药也,但两补之中,补火之功多于补水。制之以胡桃仁,则水火两得其平矣。

或问:破故纸补命门之火,然其气过燥,补火之有余,恐耗水之不足。古人用胡桃以制之者,未必非补水也。不知胡桃以制破故纸者,非制其耗水也,乃所以助肾中之火也。盖肾火非水不生,胡桃之油最善生水,肾中之水不涸,则肾中之火不寒,是破故纸得胡桃,水火有两济之欢也。

羌 活独活

羌活,味苦、辛,气平而温,升也,阳也,无毒。入足太阳、足少阴二经,又入足厥阴。善散风邪,利周身骨节之痛,除新旧风湿,亦止头痛齿疼。古人谓羌活系君药,以其拨乱反正,有旋转之力也,而余独以为止可充使,而并不可为臣佐。

盖其味辛而气升,而气过于散,可用之为引经,通达上下,则风去而湿消。若恃之为君臣,欲其调和气血,燮理阴阳,必至变出非常,祸生反掌矣。故羌活止可加之于当、芎、术、苓之内,以逐邪返正,则有神功耳。羌活与独活,本是两种,而各部《本草》俱为一种者,误。仲景夫子用独活,以治少阴之邪,东垣先生用羌活,以治太阳之邪,各有取义,非取紧实者谓独活,轻虚者谓羌活也。盖二物虽同是散邪,而升降之性各别,羌活性升,而独活性降。至于不可为君臣,而止可充使者,则彼此同之也。

或问:九味羌活汤,古人专用之以散风寒之邪,今人无不宗之,而吾子贬羌活为充使之药,毋乃太轻乎?曰:羌活虽散风邪,而实能损正，邪随散解，正亦随散而俱解矣。九味羌活汤，杂而不纯，余最不取。外感风邪治法，安能出仲景夫子之范围；内伤而兼外感治法，安能出东垣先生之范围。余治外感，遵仲景夫子；治内伤之外感，遵东垣先生，又何风邪之不去，而必尚九味羌活汤为哉？

或疑洁古老人创造九味羌活汤，以佐仲景公之不逮，是其半生学问，全在此方。而先生薄羌活，而并轻其方，窃谓先生过矣。嗟乎！洁古创造九味羌活汤者，因仲景公方法不明于天下，而东垣先生尚未创制补中益气之汤，不得已而立此方，以治外感，实所以治内伤也。今东垣先生既立有补中益气汤，实胜于九味羌活汤远甚，又何必再用洁古之方哉？至于治外感之法，莫过仲景公伤寒书之备。外感善变，岂羌活区区一方，即可以统治六经传经之外感耶？况仲景公伤寒书，经铎与喻嘉言之阐发而益明，故外感直用其方，断乎无疑。若九味羌活汤，实可不用。洁古老人半生精力，徒耗于此方，杂而不纯，亦何足尚，余是以轻之，岂为过哉！

或谓：羌活、独活同时散药，羌活性升，而独活性降，升则未免有浮动之虞，与其用羌活，不若用独活之为安。嗟乎！有邪宜散，升可也，降亦可也。无邪可散，散药均不可用，又何论于升降乎。况二味原自两种，散同而升降各别，又乌可乱用之哉！

柴　胡

柴胡，味苦，气平，微寒。气味俱轻，升而不降，阳中阴也。无毒。入手足少阳、厥阴之四经。泻肝胆之邪，去心下痞闷，解痰结,除烦热,尤治疮疡,散诸经血凝气聚,止偏头风,胸肋刺痛,通达表里邪气,善解潮热。伤寒门中必须之药,不独疟症、郁症之要荆也。妇人胎产前后,亦宜用之。目病用之亦良,但可为佐使,而不可为君臣。盖柴胡入于表里之间,自能通达经络,故可为佐使,而性又轻清微寒,所到之处,春风和气,善于解纷,所以用之,无不宜也。然世人正因其用无不宜,无论可用不可用,动即用之。如阴虚痨瘵之类,亦终日煎服,耗散真元,内热更炽,全然不悟,不重可悲乎! 夫柴胡止可解郁热之气,而不可释骨髓之炎也,能入于里以散邪,不能入于里以补正,能提气以升于阳。使参、芪、归、术,共健脾而开胃,不能生津以降于阴,使麦冬、丹皮,同益肺以滋肾,能入于血室之中以去热,不能入于命门之内以去寒。无奈世人妄用柴胡以杀人也,余所以探辨之耳。

或问:柴胡不可用之以治阴虚之人是矣,然古人往往杂之青蒿、地骨皮、丹皮、麦冬之内,每服退热者,又谓之何? 曰:此阴虚而未甚者也。夫阴虚而火初起者,何妨少用柴胡,引诸补阴之药,直入于肝、肾之间,转能泻火之速。所恶者,重加柴胡,而又久用不止耳。用药贵通权达变,岂可拘泥之哉!

又问:柴胡既能提气,能补脾而开胃,何以亦有用之而气上冲者,何故? 此正见柴胡之不可妄用也。夫用柴胡提气而反甚者,必气病之有余者也。气之有余,必血之不足也,而血之不足也,必阴之甚亏也。水不足以制火,而反助气以升阳,则阴愈消亡,而火愈上达,气安得而不上冲乎? 故用柴胡以提气,必气虚而下陷者始可。至于阴虚火动之人,火正炎上,又加柴胡以升提之,火愈上腾,而水益下走,不死何待乎? 此阴虚火动,断不可用柴胡,不更可信哉!

或问:柴胡乃半表半里之药,故用之以治肝经之邪最效,然而肝经乃阴脏也,邪入于肝,已入于里矣,又何半表半里之是云,乃往往用柴胡而奏效如神者,何也?夫肝经与胆经为表里,邪入于肝,未有不入于胆者,或邪从胆而入予肝,或邪已入肝,而尚留于胆,彼此正相望而相通也。柴胡乃散肝邪,而亦散胆邪之药,故入于肝者半,而入于胆者亦半也。所以治肝而胆之邪出,治胆而肝之邪亦出也。

或问:柴胡既是半表半里之药,邪入于里,用柴胡可引之以出于表,则病必轻。邪入于表,亦用柴胡,倘引之以入于里,不病增乎?不知柴胡乃调和之药,非引经之味也。邪入于内者,能和之而外出,岂邪入于内者,反和之而内入乎?此伤寒汗、吐、下之病,仲景夫子所以每用柴胡,以和解于半表半里之间,使反危而为安,拨乱而为治也。

又问:柴胡既是调和之药,用之于郁症者固宜,然有时解郁,而反动火,又是何故?此必妇女郁于怀抱,而又欲得男子,而不可得者也。论妇女思男子而不可得之脉,肝脉必大而弦出于寸口。然其怀抱既郁,未用柴胡之前,肝脉必涩而有力,一服柴胡,而涩脉必变为大而且弦矣。郁开而火炽,非柴胡之过,正柴胡之功,仍用柴胡,而多加白芍、山栀,则火且随之而即散矣。

或问:柴胡为伤寒要药,何子不分别言之?曰:伤寒门中,柴胡之症甚多,何条宜先言,何条宜略言乎?虽然柴胡之症虽多,而其要在寒热之往来,邪居于半表半里之言尽之矣,用柴胡而顾半表半里也,又何误用哉?

　　或问:柴胡开郁,凡男子有郁,亦可用之乎?盖一言郁,则男妇尽在其中矣,岂治男一法,而治女又一法乎?世人治郁,多用香附,谁知柴胡开郁,更易于香附也。

　　或问:柴胡本散风之味,何散药偏能益人,此予之未解也。盖克中不克,克即是生也。柴胡入肝,而性专克木。何以克木而反能生木?盖肝属木,最喜者水也,其次则喜风。然风之寒者,又其所畏,木遇寒风则黄落,叶既凋零,而木之根必然下生而克土矣。土一受伤,而胃气即不能开而人病,似乎肝之不喜风也,谁知肝不喜寒风,而喜温风也。木一遇温风,则萌芽即生,枝叶扶疏,而下不生根,又何至克土乎?土不受伤,而胃气辄开,人病顿愈。柴胡,风药中之温风也,肝得之而解郁,竟不知抑滞之气何以消释也。故忘其性之相制,转若其气之相宜。克既不克,非克即所以生之乎?克即是生,克非真克,生乃是克,生实非生。全生于克之中,制克于生之外,是以反得其生之之益,而去其克之之损也。

　　或疑柴胡用之于补中益气汤,实能提气,何以舍补中益气汤用之,即不见有功,意者气得补而自升,无藉于柴胡耶?曰:柴胡提气,必须于补气之药提之,始易见功,舍补气之药,实难奏效。盖升提之力,得补更大,非柴胡之不提气也。

　　或疑柴胡用之补中益气汤中,为千古补气方之冠,然吾以为柴胡不过用之升提气之下陷耳,胡足奇。此真不知补中益气汤之妙也。补中益气汤之妙,全在用柴胡,不可与升麻并论也。盖气虚下陷,未有不气郁者也。惟郁故其气不扬,气不扬,而气乃下陷,徒用参、归、芪、术以补气,而气郁何以舒发乎?即有升麻以提之，而脾胃之所，又因肝气之郁来克，何能升哉？得柴胡同用舒肝，而肝不克土，则土气易于升腾。方中又有甘草、陈皮，以调和于胸膈之间，则补更有力，所以奏功如神也。是柴胡实有奇功，而非提气之下陷一语可了。使柴胡止提气之下陷，何风药不可提气，而东垣先生必用柴胡，以佐升麻之不及耶？夫东垣先生一生学问，全在此方，为后世首推，盖不知几经踌度精思，而后得之也，岂漫然哉！

或问：大、小柴胡汤，俱用柴胡，何以有大小之分，岂以轻重分大小乎？不知柴胡调和于半表半里，原不必分大小也，而仲景张夫子分之者，以大柴胡汤中有攻下之药，故以大别之。实慎方之意，教人宜善用柴胡也，于柴胡何豫哉！

升　麻

升麻，味苦、甘，气平，微寒，浮而升，阳也，无毒。入足阳明、太阴之经。能升脾胃之气。得白芷、葱白同用，又入手阳明太阴二经，其余他经，皆不能入。能辟疫气，散肌肤之邪热，止头、齿、咽喉诸痛。并治中恶，化斑点疮疹，实建奇功。疗肺痈有效，但必须同气血药共用。可佐使，而亦不可以为君臣。世人虑其散气，不敢多用也，然而，亦有宜多用之时。本草如《纲目》《经疏》，尚未及言，况他书乎？夫升麻之可多用者，发斑之症也。凡热不太甚，必不发斑，惟其内热之甚，故发出于外，而皮毛坚固，不能遽出，故见斑而不能骤散也。升麻原非退斑之药，欲退斑，必须解其内热，解热之药，要不能外元参、麦冬与芩、连、栀子之类。然元参、麦冬与芩、连，栀子，能下行，而不能外走，必藉升麻,以引诸药出于皮毛,而斑乃尽消。倘升麻少用,不能引之出外,势必热走于内,而尽趋于大、小肠矣。夫火性炎上,引其上升者易于散,任其下行者难于解。此所以必须多用,而火热之毒,随元参、麦冬与芩、连、栀子之类而行,尽消化也。大约元参、麦冬用至一、二两者,升麻可多用至五钱,少则四钱、三钱,断不可止用数分与一钱已也。

或问:升麻能止衄血,先生置而不讲,岂仲景张夫子非欤?曰:以升麻为止血之药,此不知仲景夫子用升麻之故也。夫吐血出于胃,衄血出于肺。止血必须地黄,非升麻可止。用升麻者,不过用其引地黄,入于肺与胃耳。此等病,升麻又忌多用,少用数分,便能相济以成功,切不可多至于一钱之外也。

又问:升麻升而不降,何以大便闭结反用升提,必取于升麻,岂柴胡不可代耶? 曰:升麻与柴胡,同是升提之药,然一提气而一提血。大便燥急,大肠经之火也。大肠有火,又由于肾水之涸也。欲润大肠,舍补血之药无由,而补血又责之补肾,使肾之气通于大肠,而结闭之症可解。然则通肾之气,以生血可也,而必加升麻于补肾、补血之中者,盖阴之性凝滞而不善流动,取升麻而升提其阴气,则肺金清肃之令行。况大肠与肺又为表里,肺气通,而大肠之气亦通,肺气通,而肾之气更通,所以闭者不闭,而结者不结也。若用柴胡,虽亦入肝,能提升血分之气,终不能入于大肠,通于肺、肾之气,此柴胡之所以不可代升麻也。

或问:升麻与犀角迥殊,何以古人有无犀角,用升麻代之之语,以升麻、犀角同属阳明也,然否? 夫升麻虽与犀角同属阳明,而仲景夫子用升麻以代犀角,非特为其同属阳明也。犀角地黄汤所以治肺经之火也。犀角引地黄以至于肺,而升麻亦能引地黄以至于肺也。肺与大肠为表里,清肺而大肠阳明之火自降,瘀血必从大便而出,是升麻清肺,正所以清阳明也。

或问:升麻用之于补中益气汤中,岂虑柴胡不能升举,故用之以相佐耶?曰:柴胡、升麻同用之补中益气汤者,各升提其气,两不相顾,而两相益也。柴胡从左而升气,升麻从右而提气,古人已言之矣。然而柴胡左升气,而右未尝不同提其气,升麻右提气,而左亦未尝不共升其气,又两相顾,而两相益也。

车前子

车前子,味甘、咸,气微寒,无毒。入膀胱、脾、肾三经。功专利水,通尿管最神,止淋沥泄泻,能闭精窍,祛风热,善消赤目,催生有功。但性滑,利水可以多用,以其不走气也;泻宜于少用,以其过于滑利也。近人称其力能种子,则误极矣。夫五子衍宗丸用车前子者,因枸杞、覆盆过于动阳,菟丝子、五味子过于涩精,故用车前子以小利之。用通于闭之中,用泻于补之内,始能利水而不耗气。水窍开,而精窍闭,自然精神健旺,入房始可生子,非车前子之自能种子也。大约用之补药之中,则同群共济,多有奇功。未可信是种子之药,过于多用也。

或问:车前子利水之物,古人偏用之,以治梦遗而多效者,何也?曰:此即余上文所言,尿窍开而精窍闭也。然而车前之能闭精,又不止此。车前最泻膀胱之火,火邪作祟,煽动精门,则生淫邪之梦。用车前以利膀胱,则火随水散,精门无炎蒸之煽动,则肾中之精气自安,神不外走,自无淫邪之梦,又何至阴精之外泄乎？此种秘理,前人未谈,予实得之扁鹊公之传也。

或问：《诗经》载芣苢为催生之药。芣苢,即车前子草也,果可备之为催生乎？曰：车前子性滑,自易于生产,然而不可单藉车前子也。凡产妇之易于生产者,必以气血旺健之主,气足则儿之身易于转头,血旺则儿之身易于出户。使气怯则儿无力,难于速转,血涸则胞无浆,难于顺送。使不补其气血,而惟图车前之滑胞,吾恐过利其水,胎胞干燥,转难生产。必须于补气、补血之中,而佐车前子之滑利,庶几催生有验乎！

或问：缪仲醇注车前子,说男女阴中有二窍,一通精,一通水。命门真阳之火,道家谓之君火。膀胱湿热,浊阴之水,渗出窍外为小便,道家谓之民火,民火二字甚新,何以《内经》《灵枢》未言也？嗟乎！此臆说也。夫人身之火止二,一君火,一相火也,安有民火哉！此好异而过者也。其言二窍不并开,水窍开,而精窍闭,车前利水而能闭精,实阐微之论。

或问：车前子孕妇宜戒,嫌其过滑以堕胎也。曰：车前子利水而不耗气,气既不耗,又何能堕胎？惟是过于利水,日用车前,未免气不耗,而胎浆太干,恐有难于生产之虞。然古之妇人采芣苢以滑胎者,乃取之备临产之用,非恃之易产,而日日常饮也。然则孕妇因小水不利,偶一用之,何损于胎乎？竟戒绝口不服,岂知车前哉？

蒺藜子

蒺藜子,味甘、辛,气温、微寒,无毒。沙苑者为上,白蒺藜次之,种类各异,而明目去风则一。但白蒺藜善破癥结,而沙苑蒺藜则不能也。沙苑蒺藜善止遗精遗溺，治白带喉痹，消阴汗，而白蒺藜则不能也。今世专尚沙苑之种，弃白蒺藜不用，亦未知二种之各有功效也，余所以分别而并论之。

或问：蒺藜能催生堕胎，而先生略之，岂著《本草》者误耶？夫蒺藜无毒之药，何能落胎，谓其催生，而性又不速。然则从前《本草》，何所据而言之耶？见白蒺藜之多刺耳。凡刺多者，必有碍于进取，留而不进则有之，未闻荆棘之中，反行之而甚速者也。是蒺藜既不能催生，又何能堕胎哉？且沙苑蒺藜，乃解火之味，凡妇人堕胎，半由于胎气之太热。古人谓黄芩能安胎者，正取其寒而能去火也。况蒺藜微寒，不同于黄芩之大冷，而性又兼补，且能止精之滑，安有止精涩味，而反堕胎者乎？此传闻者之误，不足信也。

或问：蒺藜，以同州沙苑者为胜，近人以之治目，谓补而又明目也。先生又云与白蒺藜同为明目之药。岂同州者非补，而白蒺藜反补耶？曰：二味各有功效，余上文已言之矣。而吾子又问，余更当畅谈之。沙苑蒺藜，补多而泻少；白蒺藜，泻多而补亦多。沙苑蒺藜补肝肾而明目，乃补虚火之目，而不可补实邪之目也，补实邪之目，则耳转不明，而羞明生瘴之病来矣；白蒺藜补肝肾而明目，乃泻实邪之目，而又可补虚火之目也，补虚火之目，则目更光明，泻实邪之目则目更清爽。二者相较，用沙苑蒺藜以明目，反不若用白蒺藜之明目为佳，而无如近人之未知也。

青　黛

青黛,即靛之干者。《本草》辨其出波斯国者,始真转误矣。味苦,气寒,无毒。杀虫除热,能消赤肿疔毒,兼疗金疮,余无功效。他书盛称之,皆不足信也。惟喉痹之症,倘系实火,可以内外兼治,而《本草》各书反不言及。大约此物,止可为佐使者也。惟杀虫可以多用,止消一味,用至一两,研末,加入神曲三钱、使君子三钱,同为丸,一日服尽,虫尽死矣。他病不必多用,盖青黛气寒,能败胃气,久服,则饮食不能消也。

或问:青黛微物,先生亦慎用之,毋乃太过乎?嗟乎!用药一味之失,便杀一人,况发明《本草》,而可轻言之乎?故物虽至微,不敢忽也。

或问:青黛物虽至微,仲景公用以治发斑之伤寒,何子未之言及?曰:吾前言赤肿,即发斑之别名,非满身肿起为赤肿也。青黛至微,而能化斑者,以其善凉肺金之气。肺主皮毛,皮肤之发斑,正肺之火也。然而发斑,又不止肺火,必挟胃火而同行,青黛又能清胃火,仲景公所以一物而两用之,退肺、胃之火,自易解皮肤之斑矣。

天　麻

天麻,味辛、苦,气平,无毒。入肺、脾、肝、胆、心经。能止昏眩,疗风去湿,治筋骨拘挛瘫痪,通血脉,开窍,余皆不足尽信。此有损无益之药,似宜删去。然外邪甚盛,壅塞于经络血脉之间,舍天麻又何以引经,使气血攻补之味,直入于受病之中乎?

故必须备载。但悉其功用，自不致用之之误也。总之，天麻最能祛外来之邪，逐内闭之痰，而气血两虚之人，断不可轻用耳。

或问：天麻世人多珍之，何先生独戒人以轻用乎？曰：余戒人轻用者，以天麻实止可祛邪。无邪之人用之，未有不受害者也。余所以言其功，又示其过，虑世之误用以损人也。

蒲　黄

蒲黄，味甘，气平，无毒。入肺经。能止衄血妄行，咯血、吐血亦可用，消瘀血，止崩漏白带，调妇人血候不齐，去儿枕痛，疗跌扑折伤。亦佐使之药，能治实，而不可治虚。虚人用之，必有泄泻之病，不可不慎也。《本草》谓其益气力，延年作仙，此断无之事，不可尽信。

或问：蒲黄非急需之药，而吾子取之以备用，不知何用也？夫蒲黄治诸血症最效，而治血症中尤效者，咯血也。咯血者，肾火上冲，而肺金又燥，治肾以止咯血，而不兼治肺，则咯血不能止。蒲黄润肺经之燥，加入于六味地黄汤中，则一服可以奏功，非若他药如麦冬、五味，虽亦止咯，而功不能如是之捷。此所以备之，而不敢删耳。

何首乌

何首乌，味甘而涩，气微温，无毒。神农未尝，非遗之也。以其功效甚缓，不能急于救人，故尔失载。然首乌蒸熟，能黑须鬓，但最恶铁器。凡入诸药之中，曾经铁器者，沾其气味，绝无功效。世人久服而不变白者，正坐此耳，非首乌之不黑须鬓也。近人尊此物为延生之宝,余薄而不用。惟生首乌用之治疟,实有速效,治痞亦有神功,世人不尽知也。虽然首乌蒸熟,以黑须鬓,又不若生用之尤验。盖首乌经九蒸之后,气味尽失,又经铁器,全无功效矣。不若竟以石块敲碎,晒干为末,同桑叶、茱萸、熟地、枸杞子、麦冬、女贞子、乌饭于黑芝麻、白果,共捣为丸,全不见铁器,反能乌须鬓,而延年至不老也。

或问:何首乌蒸熟则味甘,生用则味涩,自宜制熟为黑,则白易变为黑矣,此情理之必然也,先生独云生用为佳,亦有说乎?曰:首乌制黑,犹生地之制熟也,似宜熟者之胜生。然而首乌不同生地也,生地性寒而味苦,制熟则苦变甘,而寒变温矣,故制熟则佳。首乌味本甘而气本温,生者原本益人,又何必制之耶?况生者味涩,凡人之精,未有不滑者也,正宜味涩以止益,奈何反制其不涩,使补者不补也。余所以劝人生用之也。

或疑何首乌乃乌须圣药,不制之,何能乌须?先生谓生胜于熟,读先生之论,则实有至理,然未见先生之自效,恐世人未必信先生之言也。曰:吾谈其理,何顾吾须之变白不变白哉?况吾须之白而乌,乌而白者屡矣,乃自不慎酒色,非药之不验也。盖服乌须之药,必须绝欲断酒,否则无功耳。

或疑何首乌既能延年,而神农未尝言,先生又薄其功用之缓,是此药亦可有可无之药也。虽然,何首乌乌可缺也,亦顾人用之何如耳。大约用之乌须延寿,其功缓,用之攻邪散疟,其功速。近人用之,多犯铁器,所以皆不能成功也。

或疑何首乌今人艳称之,吾子薄其功用,得毋矫枉之过欤?嗟乎!何首乌实有功效,久服乌须鬓,固非虚语。吾特薄其功用之缓，非薄其无功用也。如补气也，不若黄芪、人参之捷。如补血也，不若当归、川芎之速。如补精也，不若熟地、山茱之易于见胜。此余之所以宁用彼，而不用此也。至于丸药之中，原图缓治，何首乌正宜大用，乌可薄而弃之哉？

或问：何首乌毕竟以大者为佳，近人用何首乌而不甚效者，大抵皆细小耳，未必有大如斗者也。曰：古人载何首乌，而称极大者为神，乃夸诩之辞，非真亲服而有验也。且何首乌小者之力胜于大者，世人未知也。近来士大夫得一大首乌，便矜奇异，如法修制，九蒸九晒，惟恐少越于古人，乃终年吞服，绝不见发之乌而鬓之黑，可见大者功用劣于细小者矣。无如今为古人所愚，舍人参、熟地之奇，而必求首乌为延生变白之药，绝无一效，而不悔惑矣。

益母草

益母草，味辛、甘，气微温。无毒。胎前、产后，皆可用之，去死胎最效，行瘀生新，亦能下乳。其名益母，有益于妇人不浅。然不佐之归、芎、参、术，单味未能取胜。前人言其胎前无滞，产生无虚，谓其行中有补也。但益母草实非补物，止能佐补药以收功，故不宜多用。大约入诸补剂之中，以三钱为率，可从中再减，断不可此外更增。

或问：益母草，以益母得名，宜其有益于产母。今人未产之前用之，犹曰治产母也，无孕之妇人杂然并进，益母之谓何？曰：益母草，实不止专益于产母，凡无产之妇，均能受益。盖益母草治妇人之病，居十之七，治产母之病，反不过十之三。无产之妇，可以多用,而有产之妇,转宜少用耳。

或疑益母草古今共誉,而吾子何独有贬辞? 曰:吾言益母草佐补药以收功,正显益母草之奇耳,何为贬辞哉?

或疑益母草,古人单用以收功,而吾子必言佐补以取效,何也? 不知益母草单用以收功,不若佐补收功之更多而且捷。

续 断

续断,味辛,气微温。无毒。善续筋骨,使断者复续得名。亦调血脉,疗折伤最神,治血症亦效。固精滑梦遗,暖子宫,补多于续,但不可多用耳。盖续断气温,多用则生热,热生则火炽矣。少用则温而不热,肾水反得之而渐生,阴生于阳之中也。他本谓其能愈乳痈、瘰疬、肠风痔瘘,岂有气温之药,而能愈温热之病乎? 恐非可信之论也。

或问:续断能接筋骨,何以单用续断,未见奏功,入之于生血活血药中,反能奏效,何欤? 曰:此正续断之奇也。夫断者不能复续,犹死者不能重生也。欲使断者复续,必须使死者重生矣。筋骨至于断,其中之血先死矣。续断止能接筋骨之断,不能使血之生也。用之于生血、活血之中,则血之死者既庆再生,而筋骨之断者自庆再续。又何疑于单用之无功,而共用之甚效哉?

或疑续断不宜用之于补药之中,恐牵掣其手也。嗟乎! 惟补可续,不补何续耶?

或疑续断因补以接骨,则凡补之药,皆可接骨矣。曰:单补又何能接续哉? 惟续断于补中接骨,则补即有生之义,生即有续之功也。

金银花

金银花,一名忍冬藤。味甘,温,无毒。入心、脾、肺、肝、肾五脏,无经不入,消毒之神品也。未成毒则散,已成毒则消,将死者可生,已坏者可转。故痈疽发背,必以此药为夺命之丹。但其味纯良,性又补阴,虽善消毒,而功用甚缓,必须大用之。如发背痈,用至七八两,加入甘草五钱、当归二两,一剂煎饮,未有不立时消散者。其余身上、头上、足上各毒,减一半投之,无不神效。近人治痈毒,亦多识用金银花,然断不敢用到半斤。殊不知背痈之毒,外虽小而内实大,非用此重剂,则毒不易消。且金银花少用则力单,多用则力厚,尤妙在补先于攻,消毒而不耗气血,败毒之药,未有过于金银花者也。故毋论初起之时与出脓之后,或变生不测,无可再救之顷,皆以前方投之,断无不起死回生者。正勿惊讶其药剂之重,妄生疑畏也。或嫌金银花太多,难于煎药,不妨先取水十余碗,煎取金银花之汁,再煎当归、甘草,则尤为得法。至于鬼击作痛,又治之小者。止痢除温,益寿延龄,则不可为训矣。

或问:金银花败毒则有之,而吾子曰补阴,得毋惑于《本经》长年益寿之语乎?曰:金银花补之性实多于攻。攻毒之药,未有不散气者也,而金银花非惟不散气,且能补气,更善补阴,但少用则补多于攻,多用则攻胜于补。故攻毒之药,未有善于金银花者也。若疑金银花为长年益寿之药,则不可。盖至纯之品,始可长服以延龄,偏霸之味,止可暂投以奏效。金银花止宜用之以攻毒,而不宜用之以补虚。若惑于长年益寿之说,始信金银花为补阴之药,则余且劝人长服为添寿之助,何以止言攻毒哉?

　　或问:金银花之解毒,近人亦多知之。然未有若吾子之赞叹甚神者,子欲显书之奇,不顾言之大乎?曰:金银花化毒,吾言止扬其十之五,余尚未尽言也。今因吾子之问,而罄悉之。夫痈毒之初生也,其身必疼痛而欲死,服金银花,而痛不知何以消也;当痈毒之溃脓也,其头必昏眩而不能举,服金银花,而眩不知何以去也;及痈毒之收口也,其口必黑黯而不能起,服金银花,而陷不知何以起也,然此犹阳症之痈毒也。若阴症之痈毒,其初生也,背必如山之重,服金银花,而背轻如释负也;其溃脓也,心必如火之焚,服金银花,而心凉如饮浆也;其收口也,肉必如刀之割,服金银花,而皮痒如抓搔也,然此犹阴症而无大变者也。倘若痛痒之未知,昏愦之不觉,内可洞见其肺腑,而外无仅存之皮骨,与之食而不欲食,与之汤而不欲饮,悬性命于顷刻,候死亡于须臾,苟能用金银花一斤,同人参五、六两,共煎汁饮之,无不夺魂于垂绝,返魄于已飞也。谁谓金银花非活人之仙草乎?其功实大,非吾言之大也。

　　或问:金银花散毒则有之,未必如是之神。曰:金银花之功效,实不止此。金银花无经不入,而其专入之经,尤在肾、胃二经。痈毒,止阴阳之二种,阳即胃,而阴即肾。阳变阴者,即胃之毒入于肾也;阴变阳者,即肾之毒入于胃也。消毒之品,非专泻阳明胃经之毒,即专泻少阴肾经之毒。欲既消胃毒,而又消肾毒之药,舍金银花,实无第二品也。金银花消胃中之毒,必不使毒再入于肾脏,消肾中之毒,必不使毒重流于胃腑。盖金银花能先事而消弥,复能临事而攻突,更善终事而收敛也。

或疑金银花性甚缓,而痈疽毒势最急,何以功用之大竟至如此,岂急症缓治之法软?曰:痈疽势急,治法不啻救焚,乌可以缓治之哉?金银花性缓,而用之治痈疽也,则缓而变为急矣,况用之四、五两,以至半斤、一斤,则其力更专,而气更勇猛,此正急症急治之也。

巴戟天

巴戟天,味甘、温,无毒。入心、肾二经。补虚损劳伤,壮阳道,止小腹牵痛,健骨强筋,定心气,益精增志,能止梦遗。此臣药,男妇俱有益,不止利男人也。世人谓其能使痿阳重起,故云止利男子。不知阳事之痿者,由于命门火衰,妇人命门与男子相同,安在不可同补乎?夫命门火衰,则脾胃寒虚,即不能大进饮食,用附子、肉桂,以温命门,未免过于太热,何如用巴戟天之甘温,补其火,而不烁其水之为妙耶?

或问:巴戟天近人罕用,止用之于丸散之中,不识亦可用于汤剂中耶?曰:巴戟天,正汤剂之妙药,无如近人不识也。巴戟天,温而不热,健脾开胃,既益元阳,复填阴水,真接续之利器,有近效,而又有远功。夫巴戟天虽入心、肾,而不入脾、胃,然入心,则必生脾胃之气,故脾胃受其益。汤剂用之,其效易速,必开胃气,多能加餐,及至多餐,而脾乃善消。又因肾气之补,熏蒸脾胃之气也,谁谓巴戟天不宜入于汤剂哉?

巴戟天温补命门,又大补肾水,实资生之妙药。单用一味为丸,更能补精种子,世人未知也。

或疑巴戟天入汤剂最妙,何以前人未见用之?曰:前人多用,子未知之耳。夫巴戟天,补水火之不足,益心肾之有余,实补药之翘楚也。用之补气中,可以健脾以开胃气;用之补血之中,可以润肝以养肺阴。古人不特用之,且重用之,自黄柏、知母之论兴,遂置巴戟天于无用之地。嗟乎! 人生于火,而不生于寒,如巴戟天之药,又乌可不亟为表扬哉!

五加皮

五加皮,味辛而苦,气温而寒,无毒。近人多取而酿酒,谓其有利益也,甚则夸大其辞,分青、黄、赤、白、黑,配五行立论,服三年可作神仙,真无稽之谈也。此物止利风湿,善消瘀血则真。若言其扶阳起痿,止小便遗沥,去妇人阴痒,绝无一验。而举世宗之,牢不可破,亦从前著书者之误也。余故辨之,使世人毋再惑耳。

或问:五加皮,举世皆以为补,先生独言非补,世人饮此酒未见有损,何也? 曰:有其功则言功,有其弊而言弊。五加皮,实有损无益之药,而举世宗之,余所以大声疾呼也。此酒江淮之间最多,然饮之而未见损者,亦有其故。盖江淮地势卑湿,服五加皮之酒以去湿,似乎得宜。若非江淮污下之所,而地处高燥,则燥以益燥,吾日见其损,而不见其益矣。

或问:东华真人煮石法用五加皮,世为仙经所需,而昔年鲁定公母单服五加皮,以致不死,岂皆不可信耶? 曰:此皆造酒附会之辞也。五加皮实止除湿,而不能延年,欲藉其轻身耐老,此余之所不敢信也。

川 芎

川芎，味辛，气温，升也，阳也。无毒。入手、足厥阴二经。功专补血。治头痛有神，行血海，通肝经之脏，破癥结宿血，产后去旧生新，凡吐血、衄血、溺血、便血、崩血，俱能治之。血闭者能通，外感者能散，疗头风甚神，止金疮疼痛。此药可君可臣，又可为佐使，但不可单用，必须以补气、补血之药佐之，则利大而功倍。倘单用一味以补血，则血动，反有散失之忧；单用一味以止痛，则痛止，转有暴亡之虑。若与人参、黄芪、白术、茯苓同用以补气，未必不补气以生血也；若与当归、熟地、山茱、麦冬、白芍以补血，未必不生血以生精也。所虞者，同风药并用耳，可暂而不可常，中病则已，又何必久任哉？

或问：川芎既散真气，用四物汤以治痨怯，毋乃不可乎？不知四物汤中，有当归、熟地为君，又有芍药为臣，用川芎不过佐使，引入肝经，又何碍乎？倘四物汤，减去川芎，转无效验。盖熟地性滞，而芍药性收，正藉川芎辛散以动之也。又未可鉴暴亡之失，尽去之以治虚劳也。

或问：佛手散用川芎，佐当归生血，为产门要药，我疑其性动而太散，何以产后之症偏服之，而生血且生气也？夫血不宜动，而产后之血，又惟恐其不动也。产后之血一不动，即凝滞而上冲，则血晕之症生矣。佛手散，正妙在于动也，动则血活，旧血易去，而新血易生。新血既生，则新气亦自易长，又何疑川芎性动而太散哉？

或问：川芎散气是真，何以补血药必须用之，岂散气即生血乎？曰：血生于气，气散则血从何生？不知川芎散气，而复能生血者，非生于散，乃生于动也。血大动，则走而不能生；血不动，则止而不能生矣。川芎之生血，妙在于动也。单用一味，或恐过动而生变，合用川芎，何虞过动哉？所以为生血药中之必需，取其同群而共济也。

或问：川芎妙在于动而生血，听其动可也。胡必用药以佐之，使动而不动耶？不知动则变者，古今之通义。防其变者，用药之机权。川芎得群补药，而制其动者，正防其变也。虽然，天下不动则不变，不制其动而自动者，必生意外之变，其变为可忧；制其动而自动者，实为意中之变，其变为可喜。盖变出意外者，散气而使人暴亡；变出意中者，生血而使人健旺。血非动不变，血非变不化也。

或疑川芎生血出于动，又虑其生变而制其动，则动犹不动也，何以生血之神哉？曰：不动而变者，无为而化也。川芎过动，而使之不动，则自忘其动矣。其生血化血，亦有不知其然而然之妙，是不动之动，正治于动也。

或疑川芎生血而不生气，予独以为不然。盖川芎亦生气之药，但长于生血，而短于生气耳。世人见其生血有余，而补气不足，又见《神家本草》言其是补血之药，遂信川芎止补血，而不生气，绝无有用补气之中。岂特无有用之于补气，且言耗气而相戒。此川芎生气之功，数千年未彰矣，谁则知川芎之能生气乎？然而川芎生气，实不能自生也，必须佐参、术以建功，辅芪、归以奏效，不可嫌其散气而不用之也。

或疑川芎生气，终是创谈，仍藉参、术、芪、归之力，未闻其自能生气也。曰:用川芎,欲其自生气也,固力所甚难;用川芎,欲其同生气也,又热所甚易。盖川芎得参、术、芪、归,往往生气于须臾,生血于眉睫,世人以为是参、术、芪、归之功也。然何以古人不用他药以佐参、术、芪、归,而必用川芎以佐之,不可以悟生气之说哉?

或疑川芎用之于佛手散中,多获奇功,离当归用之,往往偾事,岂川芎与当归,性味之相宜耶? 夫当归性动,而川芎亦动,动与动相合,必有同心之好,毋怪其相得益彰也。然而两动相合,反不全动,故不走血,而反生血耳。

或问:川芎性散而能补,是补在于散也。补在散,则补非大补,而散为大散矣。不知散中有补,则散非全散。用之于胎产最宜者,盖产后最宜补,又虑过补则血反不散,转不得补之益矣。川芎于散中能补,既无瘀血之忧,又有生血之益,妙不在补而在散也。

芍 药

芍药、味苦、酸,气平、微寒,可升可降,阴中之阳,有小毒。入手足太阴,又入厥阴、少阳之经。能泻能散,能补能收,赤白相,无分彼此。其功全在平肝,肝平则不克脾胃,而脏腑各安,大小便自利,火热自散,郁气自除,痈肿自消,坚积自化,泻痢自去,痛痛自安矣。盖善用之,无往不宜,不善用之,亦无大害。无如世人畏用,恐其过于酸收,引邪入内也。此不求芍药之功,惟求芍药之过。所以,黄农之学,不彰于天下,而夭札之病,世世难免也,予不得不出而辨之。夫人死于疾病者,色欲居其半,气郁居其半。纵色欲者,肝经之血必亏,血亏则木无血养,木必生火,以克脾胃之土矣。脾胃一伤,则肺金受刑,何能制肝?木寡于畏,而仍来克土,治法必须滋肝以平木。而滋肝平木之药,舍芍药之酸收,又何济乎?犯气郁者,其平日肾经之水,原未必大足以生肝木,一时又遇拂抑,则肝气必伤。夫肝属木,喜扬而不喜抑者也。今既拂抑而不舒,亦必下克于脾土,脾土求救于肺金,而肺金因肝木之旺,肾水正亏,欲顾子以生水,正不能去克肝以制木,而木气又因拂抑之来,更添恼怒,何日是坦怀之日乎?治法必须解肝木之忧郁,肝舒而脾胃自舒,脾胃舒,而各经皆舒也。舍芍药之酸,又何物可以舒肝乎?是肝肾两伤,必有资于芍药,亦明矣。然而芍药少用之,往往难于奏效。盖肝木恶急,遽以酸收少济之,则肝木愈急,而木旺者不能平,肝郁者不能解。必用至五、六钱,或八钱,或一两,大滋其肝中之血,始足以慰其心而快其意,而后虚者不虚,郁者不郁也。然则芍药之功用,如此神奇,而可以酸收置之乎?况芍药功用,又不止二者也,与当归并用,治痢甚效;与甘草并用,止痛实神;与栀子并用,胁痛可解;与蒺藜并用,目疾可明,且也与肉桂并用,则可以祛寒;与黄芩并用,则可以解热;与参、芪并用,则可以益气;与芎、归、熟地并用,则可以补血。用之补则补,用之泻则泻,用之散则散,用之收则收,要在人善用之,乌得以酸收二字而轻置之哉?

或问:芍药有不可用之时,先生之论,似乎无不可用,得毋产后亦可用,而伤寒传经亦可用乎?曰:产后忌芍药者,恐其引寒气入腹也,断不可轻用。即遇必用芍药之病,止可少加数分而已。若伤寒未传太阳之前,能用芍药,则邪尤易出。惟传入阳明，则断乎不可用。至于入少阳、厥阴之经，正须用芍药和解，岂特可用而已哉？

或问：芍药平肝气也，肝气不逆，何庸芍药，吾子谓芍药无不可用，毋乃过于好奇乎？夫人生斯世，酒、色、财、气，四者并用，何日非使气之日乎？气一动，则伤肝，而气不能平矣。气不平，有大、小之分，大不平，则气逆自大，小不平，则气逆亦小。人见气逆之小，以为吾气未尝不平也，谁知肝经之气已逆乎？故平肝之药，无日不可用也，然则芍药又何日不可用哉？

或问：郁症利用芍药，亦可多用之乎？曰：芍药不多用，则郁结之气，断不能开。世人用香附以解郁，而郁益甚，一多用芍药，其郁立解，其故何也？盖郁气虽成于心境之拂抑，亦终因于肝气之不足，而郁气乃得而结也。用芍药以利其肝气，肝气利，而郁气亦舒。但肝因郁气之结，则虚者益虚，非大用芍药以利之，则肝气未易复，而郁气亦未易解也。故芍药必须宜多用以平肝，而断不可少用以解郁耳。

或问：芍药虽是平肝，其实乃益肝也。益肝则肝木过旺，不畏肝木之克土乎？曰：肝木克土者，乃肝木之过旺也。肝木过旺则克土，肝木既平，何至克土乎？因肝木之过旺而平肝，则肝平而土已得养。土得养，则土且自旺，脾胃既有旺气，又何畏于肝木之旺哉？况肝木因平而旺，自异于不平而自旺也。不平而自旺者，土之所畏；因平而旺者，土之所喜。盖木旺而土亦旺，土木有相得之庆，又何畏于肝木之克哉？

或问：芍药妙义，先生阐发无遗，不识更有异闻，以开予之心胸乎？曰：芍药之义，乌能一言而尽哉？但不知吾子欲问者。用芍药治何经之病也，或人以克胃者，何以用芍药耶？夫芍药平肝，而不平胃，胃受肝木之克，泻肝而胃自平矣，何必疑。

或又曰：非此之谓也。余所疑者，胃火炽甚，正宜泻肝木，以泻胃火，何以反用芍药益肝以生木，便木旺而火益旺耶？曰：胃火之盛，正胃土之衰也。胃土既衰，而肝木又旺，宜乎克土矣。谁知肝木之旺，乃肝木之衰乎？肝中无血则干燥，而肝木欲取给于胃中之水以自养，而胃土之水，尽为木耗，水尽则火炽，又何疑乎？用芍药以益肝中之血，则肝足以自养其木，自不至取给于胃中之水，胃水不干，则胃火自息，山下出泉，不可以济燎原之火乎？此盖肝正所以益胃也。或人谢曰：先生奇论无穷，不敢再难矣。

或又问曰：肝木之旺，乃肝木之衰，自当用芍药以益肝矣，不识肝木不衰，何以亦用芍药？曰：子何以见肝木之不衰也。或人曰：胁痛而至手不可按，目疼而至日不可见，怒气而血吐之不可遏，非皆肝木之大旺而非衰乎？嗟乎！子以为旺，而我以为衰也。夫胁痛至手不可按，非肝血之旺，乃肝火之旺也，火旺由于血虚；目痛至日不可见，非肝气之旺，乃肝风之旺也，风旺由于气虚怒极；至血之狂吐，非肝中之气血旺也，乃外来之事，触动其气，而不能泄，使血不能藏而外越，然亦因其平日之肝木素虚，而气乃一时不能平也。三症皆宜用芍药以滋肝，则肝火可清，肝风可去，肝气可舒，肝血可止。否则，错认为旺，而用泻肝之味，变症蜂起矣。总之，芍药毋论肝之衰旺虚实，皆宜必用，不特必用，而更宜多用也。

或又问曰：肝虚益脾，敬闻命矣，何以心虚而必用芍药耶？夫肝为心之母，而心为肝之子也，子母相关，补肝正所以补心，乌可弃芍药哉？或人曰：予意不然。以心为君主之官，心虚，宜五脏兼补，何待补肝以益心哉？嗟乎！补肾可以益心，必不能舍肝木而上越；补脾可以益心，必不能外肝木而旁亲；补肺可以益心，亦不能舍肝木而下降。盖肾交心，必先补肝，而后肾之气始可交于心之中，否则，肝取肾之气，而心不得肾之益矣。脾滋心，必先补肝，而后脾之气，始足滋于心之内，否则，肝盗脾之气，而心不得脾之益矣。肺润心，必先补肝，而后肺之气，始得润于心之宫，否则，肝耗肺之气，而心不得肺之益矣。可见肾、脾、肺三经之入心，俱必得肝气而后入，正因其子母之相亲，他脏不得而间之也。三脏补心，既必由于肝，而肝经之药，何能舍芍药哉？非芍药不可补肝以补心，又何能舍芍药哉？

或问：芍药平肝之药也，乃有时用之以平肝，而肝气愈旺，何故乎？曰：此肺气之衰也。肺旺，则肝气自平，金能克木也。今肝旺之极，乃肺金之气衰极也，不助金以生肺，反助木以生肝，则肝愈旺矣，何畏弱金之制哉？此用芍药而不能平肝之义也。

或问：芍药不可助肝气之旺，敬闻命矣。然有肝弱而用之，仍不效者，又是何故？此又肺气之过旺也。肝弱补肝，自是通义。用芍药之益肝，谁曰不宜？然而肝之所畏者，肺金也，肺气大旺，则肝木凋零。用芍药以生肝气，而肺金辄来伐之，童山之萌芽，曷胜斧斤之旦旦乎？故芍药未尝不生肝经之木，无如其生之而不得。必须制肺金之有余，而后用芍药以益肝木之不足。樵采不入于山林，枝叶自扶苏于树木，此必然之势也，又何疑于芍药之不生肝木哉？

或问：芍药生心，能之乎？夫心乃肝之子也，肝生心，而芍药生肝之物,独不可生肝以生心乎?独是生肝者,则直入于肝中,而生心者,乃旁通于心外,毕竟入肝易,而入心难也。虽然,心乃君主之宫,补心之药不能直入于心宫,补肝气,正所以补心气也。母家不贫,而子舍有空乏者乎?即有空乏,可取之于母家而有余。然则芍药之生心,又不必直入于心中也。

或疑芍药味酸以泻肝,吾子谓是平肝之药,甚则誉之为益肝之品,此仆所未明也。嗟乎!肝气有余则泻之,肝气不足则补之。平肝者,正补泻之得宜,无使不足,无使有余之谓也。芍药最善平肝,是补泻攸宜也。余言平肝,而泻在其中矣,又何必再言泻哉!

或疑芍药赤、白有分,而先生无分赤、白,又何所据而云然哉?无芍药之不分赤、白,非创说也,前人已先言之矣。且世人更有以酒炒之者,皆不知芍药之妙也。夫芍药正取其寒,以凉肝之热,奈何以酒制,而使之温耶?既恐白芍之凉,益宜用赤芍之温矣,何以世又尚白而尚赤也?总之,不知芍药之功用,而妄为好恶,不用赤而用白,不用生而用熟也,不大可哂也哉!

黄 芩

黄芩,味苦,气平,性寒,可升可降,阴中微阳,无毒。入肺经、大肠。退热除烦,泻膀胱之火,止赤痢,消赤眼,善安胎气,解伤寒郁蒸,润燥,益肺气。但可为臣使,而不可为君药。近人最喜用之,然亦必肺与大肠、膀胱之有火者者,用之始宜,否则,不可频用也。古人云黄芩乃安胎之圣药,亦因胎中有火,故用之于白术、归身、人参、熟地、杜仲之中,自然胎安。倘无火,而寒虚胎动,正恐得黄芩而反助其寒,虽有参、归等药补气、补血、补阴,未必胎气之能固也。况不用参、归等药,欲望其安胎,万无是理矣。

或问:黄芩清肺之品也,肺经之热,必须用之,然亦有肺热用黄芩而转甚者,何也? 曰:用黄芩以清肺热,此正治之法也。正治者,治肺经之实邪也。肺经有实邪,黄芩用之,可以解热;肺经有虚邪,黄芩用之,反足以增寒。盖实邪宜正治,而虚邪宜从治也。

或问:黄芩举世用而无疑,与用知母、黄柏颇相同,乃先生止咎用知母、黄柏之误,而不咎用黄芩,何也? 曰:黄芩亦非可久用之药,然其性寒而不大甚,但入于肺,而不入于肾。世人上热多,而下热者实少,清上热,正所以救下寒也。虽多用久用,亦有损于胃,然肾经未伤,本实不拨,一用温补,便易还原,其弊尚不至于杀人。若知母、黄柏泻肾中之火矣,肾火消亡,脾胃必无生气,下愈寒而上愈热,本欲救阴虚火动,谁知反愈增其火哉? 下火无根,上火必灭,欲不成阴寒世界得乎? 此用黄柏、知母之必宜辟也。

或问:黄芩乃清肺之药,肺气热,则肾水不能生,用黄芩以清肺金,正所以生肾水乎? 曰:黄芩但能清肺中之金,安能生肾中之水? 夫肺虽为肾经之母,肺处于上游,居高润下,理之常也,何以清金而不能生水? 盖肺中之火乃邪火,而非真火也,黄芩止清肺之邪火耳,邪火散而真水自生,安在不可下生肾水。不知肾水之生,必得真火之养,黄芩能泻邪火,而不能生真火,此所以不能生肾水也。予之取黄芩者,取其暂用以全金,非取其久用以益水。

或疑黄芩之寒凉,不及黄柏、知母,以黄芩味轻,而性又善散,吾子攻黄柏、知母宜也,并及黄芩,毋乃过乎? 曰:黄芩之多用,祸不及黄柏、知母远甚,余未尝有过责之辞,独是攻击知母、黄柏,在于黄芩门下而畅论之,似乎并及黄芩矣。谁知借黄芩以论黄柏、知母,意重在黄柏、知母也。见黄芩之不宜多用,益知黄柏、知母,意重在黄柏、知母也。见黄芩之不宜多用,益知黄柏、知母之不可重用矣。世重寒凉,病深肺脏,不如此,又何以救援哉?

黄 连

黄连,味苦,寒,可升可降,阴也,无毒。入心与胞络。最泻火,亦能入肝。大约同引经之药,俱能入之,而入心,尤专经也。止吐利吞酸,善解口渴。治火眼甚神,能安心,止梦遗,定狂躁,除痞满,去妇人阴户作肿。治小儿食土作疳,解暑热、湿热、郁热,实有专功。但亦臣使之药,而不可以为君,宜少用而不宜多用,可治实热而不可治虚热也。盖虚火宜补,则实火宜泻。以黄连泻火者,正治也;以肉桂治火者,从治也。故黄连、肉桂,寒热实相反,似乎不可并用,而实有并用而成功者。盖黄连入心,肉桂入肾也。凡人日夜之间,必心肾两交,而后水火始得既济,火水两分,而心肾不交矣。心不交于肾,则日不能寐;肾不交于心,则夜不能寐矣。黄连与肉桂同用,则心肾交于顷刻,又何梦之不安乎?

或问:苦先入心,火必就燥,黄连味苦而性燥,正与心相同,似乎入心之相宜矣,何以久服黄连,反从火化,不解心热,而反增其焰者,何也? 曰:此正见用黄连之宜少,而不宜多也。盖心虽属火,必得肾水以相济,用黄连而不能解火热者,原不可再泻火也。火旺则水益衰,水衰则火益烈,不下治而上治,则愈增其焰矣。譬如釜内无水,止成焦釜,以水投之,则热势上冲而沸腾矣。治法当去其釜下之薪,则釜自寒矣。故正治心火而反热者,必从治心火之为安,而从治心火者,又不若大补肾水之为得。盖火得火而益炎,火得水而自息耳。

或问:黄连止痢而厚肠胃,吾子略而不谈,何也?曰:此从前《本草》各书,无不载之,无俟再言也。然而予之不谈者,又自有在。盖黄连非治痢之物,泻火之品也。痢疾湿热,用黄连性燥而凉,以解湿而除热似矣。殊不知黄连独用以治痢,而痢益甚,用之于人参之中,治噤口之痢最神;用之于白芍、当归之中,治红赤之痢最效,可借之以泻火,而非用之以止痢,予所以但言其泻火耳。况上文曾言止吐利吞酸,利即痢也,又未尝不合言之矣。至于厚肠胃之说,说者谓泻利日久,下多亡阴,刮去脂膜,肠胃必薄矣,黄连既止泻利,则肠胃之薄者,可以重厚。嗟乎!此臆度之语,而非洞垣之说也。夫黄连性燥而寒凉,可以暂用,而不可久用。肠胃之脂膜既伤,安得一时遽厚哉?夫胃薄者,由于气血之衰,而肠薄者,由于精水之耗。黄连但能泻火,而不能生气血、精水,吾不知所谓厚者,何以厚也。

或问:黄连泻火,何以谓之益心,可见寒凉未必皆是泻药。曰:夫君之论,是欲扬黄柏、知母也。吾闻正寒益心,未闻正寒益肾。夫心中之火,君火也;肾中之火,相火也。正寒益心中之君火,而益心中之相火。虽心中君火,每藉心外相火以用事,然而心之君火则喜寒,心之相火则喜热。以黄连治心之君火,则热变为寒;以黄连治心之相火,则寒变为热。盖君火宜正治,而相火宜从治也。夫相火在心火之中,尚不用寒以治热,况相火在肾水之内,又乌可用寒以治寒乎?昔丹溪用黄柏、知母,入于六味丸中,未必不鉴正寒益心,亦可用正寒以益肾也。谁知火不可以水灭,肾不可与心并论哉!

或疑世人用黄连,不比用黄柏、知母,先生辟黄柏、知母,何必于论黄连之后,而大张其文澜哉?嗟乎!是有说焉,不可不辨也。夫人生于火,不闻生于寒也。以泻火为生,必变生为死矣。从来脾胃喜温,而不喜寒,用寒凉降火,虽降肾火也,然胃为肾之关门,肾寒则胃寒,胃寒则脾亦寒。脾胃既寒,又何以蒸腐水谷哉?下不能消,则上必至于不能受,上下交困,不死何待乎?又肺金之气,必夜归于肾之中,肾火沸腾,则肺气不能归矣。然补其肾水,而益其肺金,则肾足,而肺气可复归于肾。倘肾寒则肾火不归,势必上腾于肺,而又因肾之寒,不敢归于下,则肺且变热,而咳嗽之症生。肺热而肾寒,不死又何待乎?概自虚火实火、正火邪火、君火相火之不明,所以治火之错也。夫黄连,泻实火也,补正火也,安君火也,不先将黄连之义,罄加阐扬,则虚火、邪火、相火之道,终不明于天下。吾所以于黄连门中,痛攻黄柏、知母,使天下后世知治火之药,不可乱用寒凉,实救其源也。

桔 梗

桔梗,味苦,气微温,阳中阴也,有小毒。入手足肺、胆二经。润胸膈,除上气壅闭,清头目,散表寒邪,祛胁下刺痛,通鼻中窒塞,治咽候肿痛,消肺热有神,消肺痈殊效,能消恚怒,真舟楫之需,引诸药上升,解小儿惊痫,提男子血气,为药中必用之品,而不可多用者也。盖少用，则攻补之药，恃之上行以去病；多用，则攻补之药，借之上行而生殃。惟咽喉疼痛，与甘草多用，可以立时解氛，余则戒多用也。

或问：桔梗乃舟楫之需，毋论攻补之药，俱宜载之而上行矣，然亦不能载之者，何故？曰：桔梗之性上行，安有不能载之者乎？其不能载者，必用药之误也。夫桔梗上行之药，用下行之药于攻补之中，则桔梗欲上而不能上，势必下行之药，欲下而不能下矣。余犹记在襄武先辈徐叔岩，闻余论医，阴虚者宜用六味地黄汤，阳虚者宜用补中益气汤。徐君曰：余正阴阳两虚也。余劝其夜服地黄汤，日服补中益气汤，服旬日，而精神健旺矣。别二年复聚，惊其精神不复似昔，问曾服前二汤否。徐君曰：子以二汤治予病，得愈后，因客中无仆，不能朝夕煎饮消息子之二方，而合为丸服，后气闭于胸膈之间，医者俱言二方之不可长服，予久谢绝。今幸再晤，幸为我治之。予仍以前二方，令其朝夕分服，精神如旧。徐君曰：何药经吾子之手，而病即去也，非夫医而何？余曰：非余之能，君自误耳。徐问故。余曰：六味地黄汤，补阴精之药，下降者也；补中益气汤，补阳气之药，上升者也。二汤分早晚服之，使两不相妨，而两有益也。今君合而为一，则阳欲升，阴又欲降，彼此势均力敌，两相持，而两无升降，所以饱闷于中焦，不上不下也。徐君谢曰：医道之渊微也如此。夫桔梗与升麻、柴胡，同是升举之味，而升麻、柴胡用之于六味汤丸之内，其不能升举如此，然则桔梗之不能载药上行，又何独不然哉！正可比类而共观也。

或问：桔梗散邪，而不耗正气，何以戒多用也？曰：桔梗亦有多用而成功。少阴风邪，致喉痛如破者，多用之而邪散如响。是邪在上者，宜多用，而邪在下者，即不宜多用。

或问：《古今录验方》中载桔梗治中蛊毒，下血如鸡肝片者血块石余，服方寸匕，七日三服而愈，其信然乎？曰：此失其治蛊之神方，止记其引导之味也。中蛊必须消毒，下血必须生血，一定之理也。桔梗既非消毒之品，又非生血之药，乌能治蛊而止血乎？盖当时必有神奇之丸，以酒调化，同桔梗汤送之奏功，而误传为桔梗，《古今录》遂志之也。

或问：桔梗不可多用，而吾子又谓可以多用，何言之相背也？曰：邪在上者宜多，邪在下者宜少，余已先辨之，未尝相背也。虽然，用药贵得其宜，要在临症斟酌。有邪在上，多用桔梗而转甚；有邪在下，少用桔梗而更危。盖邪有虚实之不同，而桔梗非多寡之可定，故实邪可用桔梗，而虚邪断不可用桔梗也。

栝蒌实 附天花粉

栝蒌实，味苦，气寒，降也，阴也，无毒。入肺、胃二经。最能下气涤秽，尤消郁开胃，能治伤寒结胸，祛痰，又解渴生津，下乳。但切戒轻用，必积秽滞气结在胸上，而不肯不者，始可用之以荡涤，否则，万万不可孟浪。盖栝蒌实最消人之真气，伤寒结胸，乃不得已用之也。苟无结胸之症，何可轻用。至于消痰、解渴、下乳，止可少少用之，亦戒不可重任。他本言其能治虚怯劳嗽，此杀人语，断不可信，总惑于补肺之说也。夫栝蒌乃攻坚之药，非补虚之品。

天花粉，即栝蒌之根，而性各不同。盖栝蒌实其性最悍，非比天花粉之缓，用栝蒌实，不若以天花粉代之。天花粉，亦消痰降气，润渴生津，清热除烦，排脓祛毒，逐瘀定狂，利小便而通月水。其功用多于栝蒌实，虚人有痰者，亦可少用以解燥而滋枯，又何必轻用栝蒌实哉！

或问：栝蒌实能陷胸中之邪，为伤寒要药，而吾子切切戒之，何不删去栝蒌，独存天花粉之为哉？曰：医道必王、霸并用，而后出奇制胜，始能救生死于顷刻。结胸之症，正死在须臾也，用天花粉以消痞满，其功迟，用栝楼以消痞满，其功捷。但结胸之痞满不同，小痞小满之症，不妨用天花粉以消之；大痞大满之症，非栝蒌断然不可。又在人临症细辨，非栝蒌之竟可不用也。

或疑栝蒌推胸中之食，荡胃中之邪，其势甚猛。伤寒至结胸，其正气已大丧矣，又用此以推荡之，不虚其虚乎？先生又谓不可用天花粉相代，岂伤寒之虚，可以肆然不顾乎？曰：伤寒不顾其虚，则邪且铄尽人之元气，顷刻即死矣，乌可肆然不顾乎？用栝蒌以陷胸，正所以顾其虚也。夫陷胸之成，由于邪退之时，而亟用饮食，则邪仍聚而不肯散。夫邪之所以散者，由于胃中空虚，邪无所得，故有不攻而散之意。邪甫离胃，而胃气自开，以致饥而索食，此时而能坚忍半日，则邪散尽矣。无如邪将散，而人即索食，食甫下喉，而邪复群聚而逐矣。仲景张夫子所以又立陷胸汤，用栝蒌为君，突围而出，所向无前，群邪惊畏，尽皆退舍，于是，渐次调补，而胸胃之气安焉。是推荡其邪气，非即急救其正气之明验乎？倘畏首畏尾，不敢轻用栝蒌，虽久则食消，亦可化有事为无事。然所伤正气多矣，此栝蒌之宜急用，而不可失之观望耳。

　　或问:栝蒌陷胸,以救胃中之正气是矣,然吾恐栝蒌祛邪以入脾,走而不守,则脾当其害,不犹以邻国为壑乎? 曰:栝蒌但能陷胸,而不能陷腹。胸中之食,可推之以入于腹,脾中之食,不必荡之以入于肠。盖脾主出而易化,胃主纳而难消也。

　　或问:栝蒌陷胸中之邪,抑陷胸中之食耶? 曰:结胸之症,未有不因食而结者也。陷胸汤乃陷食,而非陷邪也。虽然,邪因食而复聚,虽邪不入于胃之中,而邪实布于胃之口。陷胸中之食而邪解散,即谓之陷邪亦可也。然而食可陷,而邪不可陷。食陷必入于脾,邪陷必入于肾。入脾者,栝蒌可乘胜而长驱,入肾者,栝蒌不能入肾,势必变生不测。今用陷胸,而食消邪散,是陷胸汤实陷食,而非陷邪也。但止陷食而不陷邪,而邪何以竟散耶? 是结胸之症因得食而结,则陷胸之汤,其邪亦因陷食而散也。

　　或疑陷胸汤用栝蒌,不止陷胸中之邪,亦陷腹中之邪也,邪在腹中,安知不祛之入肾乎? 曰:陷胸汤势最捷,邪逢栝蒌即散,安在又入于肾乎? 况邪已在腹,与在胸者有别,在胸者,居高临下,恐有走失入肾之虞;在腹者,邪趋大肠,其势甚便,岂返走于肾经哉?

　　或问:栝蒌与天花粉,同为一本,何以天花粉反不似栝蒌之迅扫胸中之邪耶? 曰:天花粉消痞满,其功缓;栝蒌实消痞满,其功捷,余前条已言,但未言其所以缓与捷也。夫栝蒌为天花粉之子,而天花粉为栝蒌之根,子悬于天下,而性实顾根,故趋于下者甚急;根藏于地中,而性实恋子,故育于上者自缓。缓捷之故,分于此,而陷消之功,亦别于此。故宜缓者用天花粉,宜急者用栝蒌实,又何虑功效之不奏哉!

紫　菀

紫菀,味苦、辛,温,无毒。入手太阴,兼入足阳明。主咳逆上气,胸中寒热结气,去蛊毒,疗咳唾脓血,止喘悸、五劳体虚,治久嗽。然亦止可为佐使,而不可单用以取效。

或问:缪仲醇云:观紫菀能开喉痹,取恶涎,则辛散之功烈矣。然而又云:其性温,肺病咳逆喘嗽,皆阴虚肺热症也,不宜多用等语,似乎紫菀并不可以治嗽也。曰:紫菀舍治嗽之外,原无多奇功。治缠喉风、喉闭者,正取其治肺经咳逆、阴虚肺热也,而仲醇以此相戒,何哉?夫喉闭,未有非下寒上热之症也。紫菀性温,而又兼辛散,从其火热之性而解之,乃从治之法,治之最巧者也。仲醇最讲阴虚火动之旨,何独于紫菀而昧之,此铎所不解也。

或谓:紫菀治肺之热,而性温而辛散,从火热之性而解之是矣。然而肺经最恶热,以热攻热,必伤肺矣。吾恐邪去而肺伤也。曰:久嗽则肺必寒,以温治寒,则肺且受益,何伤之有?

贝　母

贝母,味苦,气平、微寒,无毒。入肺、胃、脾、心四经。消热痰最利,止久嗽宜用,心中逆气多愁郁者可解,并治伤寒结胸之症,疗人面疮能效。难产与胞衣不下,调服于人参汤中最神。黄瘅赤眼,消渴除烦,喉痹,疝瘕,皆可佐使,但少用足以成功,多用或以取败。宜于阴虚火盛,不宜于阳旺湿痰。世人不知贝母与半夏,性各不同,惧半夏之毒,每改用贝母。不知贝母消热痰,而不能消寒痰,半夏消寒痰,而不能消热痰也,故贝母逢寒痰,则愈增其寒,半夏逢热痰,则大添其热。二品泾渭各殊,乌可代用?前人辨贝母入肺,而不入胃,半夏入脾胃,而不入肺经,尚不知贝母之深也。盖贝母入肺、胃、脾、心四经,岂有不入脾、胃之理哉!正寒热之不相宜,故不可代用也。

或问:贝母之疗人面疮,可信不可信乎?曰:此前人之成效,胡必疑之。然而有可疑者。人面疮,口能食而面能愁,盖有祟凭之矣。祟凭必须解祟,何以用贝母即解,予久不得其故。后遇岐天师于燕市,另传治法,而后悟贝母之疗人面疮也。亦消其痰而已矣。夫怪病多起于痰,贝母消痰,故能愈也。如半夏亦消痰圣药,何治人面疮无效?不知人面疮,乃热痰结成热毒,半夏性燥,燥以治热,更添热矣。贝母乃治热痰圣药,以寒治热,而热毒自消,又何疑哉!

或问:贝母消痰,消热痰也,然火沸为痰,非热乎,何以用之而绝无效耶?曰:火沸生痰,乃肾中之火上沸,非肺中之火上升。贝母止可治肺中之火痰,不化肾中之火痰也。岂惟不能化肾中之火痰,且动火而生痰矣。夫肾中之火,非补水不能除,肾火之痰,亦非补水不能消。贝母消肺中之痰,必铄肺中之气,肺虚则肾水之化源竭矣,何以生肾水哉?肾水不生,则肾火不降。肾火不降,又何以健脾而消痰哉?势必所用水谷不化精而化痰矣。然则用贝母以治火沸为痰,不犹添薪而望止沸乎?毋怪眷无功效也。

或疑贝母不可治火沸为痰之症,吾用之六味丸中,亦可以治之乎?曰:六味汤止治火沸为痰之圣药也,加入贝母,则不效矣。盖火沸为痰,乃肾中之真水上沸而成痰,非肺中之津液上存而为痰也。六味汤补水以止沸,非化痰以止火,倘加入贝母,则六味欲趋于肾中,而贝母又欲留于肺内,两相牵掣,则药必停于不上不下之间。痰既不消,火又大炽,不更益其沸,而转添其咳嗽哉?此贝母断不可入于六味汤丸之中,治火沸为痰之病也。

款冬花

款冬花,辛、甘而温,阳也,无毒。善止肺咳,消痰唾稠黏,润肺,泻火邪,下气定喘,安心惊胆怯,去邪热,除烦燥,平肝明目。烧烟吸之,亦善止嗽,尤能止肺咳肝嗽。近人喜用紫菀,而不用款冬者,殊不可解。紫菀虽亦止久嗽,而味苦伤胃,不若款冬之味甘,清中有补也,余所以取款冬而弃紫菀耳。

或问:款冬花,清中有补,多用之以益肺、益肝、益心可乎?曰:款冬花虽清中有补,而多用亦复不宜,盖补少而清多也。夫款冬花入心则安心,入肝则明目,入肺则止咳,是其补也。然入心,则又泻心之火,多用则心火过衰,反不生胃以健食矣;入肝,则又泻肝之气,多用则心火过凋,反不能生心以定神矣;入肺,则又泻肺之气,多用则肾气过寒,反不能生脾以化物矣。是款冬花多用则伤,少用则益,又何必多用哉!

广木香

广木香,味甘、苦,气温,降也,阴中阳也。无毒。能通神气,和胃气,行肝气,散滞气,破结气,止心疼,逐冷气,安霍乱吐泻,呕逆翻胃,除痞癖癥块、脐腹胀痛,安胎散毒,治痢必需,且辟疫气瘴疬。但此物虽所必需,亦止可少用之为佐使,使气行即止,则不可谓其能补气,而重用之也。大约用广木香由一分、二分,至一钱而止,断勿出于一钱之外,过多反无效功,佐之补而不补,佐之泻而亦不泻也。

或问:广木香与青木香,同是止痢之药,子何取广木香,而弃青木香？盖广木香气温,而青木香气寒耳。夫痢乃湿热,青木香寒以去热,似相宜,而余毅然删去者,恶青木香之散气,虽有益于痢,终有损于气也。若广木香则不然,气温而不寒,能降气而不散气,且香先入脾,脾得之而喜,则脾气调而秽物自去,不攻之攻,正善于攻。此所以删青木香,而登广木香也。

卷之三　角集

香　附

香附,味苦而甘,气寒而厚,阳中阴也,无毒。入肝、胆之经。专解气郁气疼,调经逐瘀,除皮肤瘙痒,止霍乱吐逆,崩漏下血,乳肿痈疮,皆可治疗。宿食能消,泄泻能固,长毛发,引血药至气分,此乃气血中必用之品。可为佐使,而不可为君臣。今人不知其故,用香附为君,以治妇人之病,如乌金丸、四制香附丸之类,暂服未尝不快,久之而虚者益虚,郁者更郁,何也? 香附非补剂也,用之下气以推陈,非用之下气以生新;引血药至气分而散郁,非引血药入气分而生血也。舍气血之味,欲其阴生阳长得乎? 故气虚宜补,必用参、芪;血少宜生,必须归、熟。香附不过调和于其内,参赞之寮佐,而轻任之为大将,鲜不败乃事矣。

或问:香附为解郁圣药,吾子谓不可为君,岂香附不能解郁耶? 曰:香附不解郁,又何药以解郁? 但不可专用之为君耳。盖郁病未有不伤肝者也,香附入肝入胆之经,而又解气,自易开肝中之滞涩。但伤肝必伤其血,而香附不能生血也,必得白芍药、当归以济之,则血足而郁尤易解也。夫药中之解郁者,莫善于芍药。芍药得臣使,速于解者,莫妙于香附、柴胡。是芍药为香附之君,而香附为芍药之佐,合而治郁,何郁不解乎?

或问:香附解郁而开胃,乃有用香附而郁仍不解,胃仍不开,岂又芍药、当归之未用乎？曰：是不尽然也。香附解郁者，解易舒之郁也；香附开胃者，开未伤之胃也。相思之病，必得其心上之人，而郁乃解；断肠之症，必得其意外之喜，而胃乃开。区区香附，固自无功，即益之以大料之芍药、厚味之当归，亦有无可如何者矣。岂尽可望于草木之解郁而开胃哉？

或问：香附解郁之品，先生谓解郁之无用，是郁症乃不可解之症，吾甚为天下之有郁者危矣。嗟！郁之不解者，非草木之能开，而郁之可解者，舍草木，又奚以开之耶？香附正开郁之可解者也。可解之郁，而欲舍香附而求之草木之外，斯惑矣。

或疑香附性燥，故易入肝，肝气既郁，而肝木必加燥矣，以燥投燥，又何解郁之有？曰：香附之解郁，正取其燥也。惟燥，故易入于燥之中，惟燥，故不可单用于燥之内，和之以芍药、当归，则燥中有润而肝舒，燥中不燥而郁解也。

益　智

益智，味辛，气温，无毒。入肺、脾、肾三经。能补君、相二火，和中焦胃气，逐寒邪，禁遗精溺，止呕哕，摄涎唾，调诸气，以安三焦。夜多小便，加盐服之最效，但不可多用，恐动君相之火也，然能善用之，则取效甚捷。大约入于补脾之内则健脾，入于补肝之内则益肝，入于补肾之中则滋肾也。

砂　仁

砂仁，味辛、苦，气温，无毒。入脾、肺、膀胱、大小肠。止哕定吐，除霍乱，止恶心，安腹痛，温脾胃，治虚劳冷泻，消宿食，止休息痢,安胎颇良。但止可为佐使,以行滞气,所用不可过多。用之补虚丸绝佳,能辅诸补药,行气血于不滞也。

或问:砂仁消食之药,入之补虚之中,似乎不宜,何以绝佳?不知补药味重,非佐之消食之药,未免过于滋益,反恐难于开胃。入之砂仁,以苏其脾胃之气,则补药尤能消化,而生精生气,更易易也。

或问砂仁香能入脾,辛能润肾,虚气不归元,非用此为向导不济,殆胜桂、附热毒之害多矣。曰:此不知砂仁者也。砂仁止入脾,而产入肾,引补肾药入于脾中则可,谓诸补药,必借砂仁引其由脾以入肾则不可也。《神农本草》并未言其入肾,不过说主虚劳冷泻耳。夫冷泻有专属于脾者,何谓脾寒俱是肾寒?

肉豆蔻

肉豆蔻,味苦、辛,气温,无毒,一名肉果。入心、脾、大肠经。疗心腹胀疼,止霍乱,理脾胃虚,能消宿食,专温补心包之火,故又入膻中与胃经也。但能止下寒之泻,而不能止下热之痢,从前本草,多信治血痢有功,而不言其止泻痢。夫泻不同,五更时痛泻五六次,到日间反不泻,名大瘕泻也。大瘕泻者,肾泻也。肾泻,乃命门无火以生脾土,至五更亥子之时,正肾气正令之会,肾火衰微,何能生土,所以作泻。故大瘕病,必须补命门之火,火旺而土自坚矣。肉豆蔻,非补命门之药也,然命门之火上通,心包之火不旺,而命门愈衰,故欲补命门,必须上补心包也。膻中,即心包,一物而两名之。肉豆蔻补心包火,补心包,正所以补命门也。况理脾胃寒虚,原其长技,命门旺,而脾胃又去其虚寒。脾胃得肾气,自足以分清浊而去水湿,又何至五更之再泻哉?

或问:肉豆蔻开胃消食,子舍而不谈,反言其能止大瘕之泻,亦何舍近而言远乎? 曰:大瘕之泻,正所以表肉豆蔻之开胃而消食也。凡人命门之火不旺,则下焦阴寒何能蒸腐水谷。下不能消,所以泻也。泻久则亡阴,阴亡则肾不能交于心包,而心包亦寒。心包寒,则火不能生胃,而胃又寒。胃寒,则胃气萧索,又何能消食耶? 肉豆蔻,温补命门而通胞,两火相生于上下,水泻止,而脾胃之气自开,不求其消食而自化。言止肾泻,而开胃消食即在其中,又何必再言哉?

或问:肉豆蔻暖胃而健脾,温肾而止泻,故人之四神丸中,以治脾肾寒虚之作泻,然而有效、有不效者,何故? 盖肾虚作泻,又有不是命门之寒,故服四神丸,而反多后重之症矣。夫肾虚未有不寒者,寒则泻。不寒则何以泻? 乃饮酒过多,又加色欲,使酒湿入于肾之中,故作泻也。倘亦以肉豆蔻治之,安能治肾寒者速效哉?

白豆蔻

白豆蔻,味辛,气大温,阳也,无毒。入手太阴肺经。别有清高之气,非草豆蔻之可比也。散胸中冷滞之气,益心包之元阳,温脾胃,止呕吐翻胃,消积食目翳。但此物尤难识,铺家多以草豆蔻充之,所以用多不效。总之,必须白者为佳,正不必问真假也。

或问:白豆蔻与砂仁相似,用砂仁,可不必用白豆蔻矣。而不知各有功效:砂仁宜用之于补药丸中,而白豆蔻宜用之于补剂汤中。盖砂仁性缓,而白豆蔻性急也。

藿　香

藿香，味辛、甘，气微温，可升可降，阳也，无毒。入肺、脾二经。定霍乱有神，止呕吐尤效，开胃消食，去臭气，利水肿。但亦可佐使，而不可为君臣。盖藿香逐邪甚速，未免耗气亦多，故佐气血之药往往取效，否则无功耳。

或问：藿香散暑气，子未言也。不知藿香虽散暑气，亦散真气也。用藿香以散暑，是犹执热以止热，余所以不言耳。虽霍乱亦暑症之一，然用藿香以定霍乱，实取其降气，非取其消暑，又不可不知也。

或问：藿香为定喘奇方，而子何以未言？夫藿香定喘，乃言感暑气而作喘也，非藿香于治暑之外而更定喘也。余所以止言其治霍乱逐邪，而不言其定喘。夫喘症多生于虚，误认虚喘为实喘，下喉即便杀人。故不敢言藿香之定喘，实有微意耳。

高良姜

良姜，味辛，气大温，纯阳，无毒。入心与膻中、脾、胃四经。健脾开胃，消食下下气，除胃间逆冷，止霍乱转筋，定泻痢翻胃，祛腹痛心疼，温中却冷，大有殊功。倘内热之人误用之，必至变生不测，又不可不慎也。高良姜止心中之痛，然亦必与苍术同用为妙。否则，有愈、有不愈，以良姜不能祛湿故耳。

或问：良姜最能解酒毒，何子之未言也？夫良姜辛温大热，治客寒犯胃者实效，倘胸腹大热者，愈增烦烧之苦矣。良姜宜于治寒，而不宜于治热也。酒性大，投之解酒，不以热济热乎？缪仲醇谓其能解酒毒,此子所不信也。

紫 苏附梗子

紫苏叶梗,味辛,气微温,无毒。入心、肺二经。发表解肌,疗伤风寒,开胃下食,消胀满,除脚气口臭。苏子降气定喘,止咳逆,消膈气,破坚癥,利大小便,定霍乱呕吐。紫苏虽有叶与梗、子之分,而发表解肌,止喘定呕,未尝有异。但叶与梗宜少用,而子可多用也。盖叶、梗散多于收,而子则收多于散,亦在人临症而酌用之耳。

或问:苏叶表散风邪,古人加人参同治,奏功如响,何也?曰:苏叶不得人参,其功不大。今人一见用人参以祛邪,辄惊骇不已,宜乎医生之不敢用,往往轻变重,而不可救。夫邪初入人体,正气敢与邪战,用参以助正气,则正气旺,而又得祛邪之便,则群邪自行解散,此用参于苏叶之内,大有深意也。至于风寒已感三四日,则不可轻用人参,当看虚弱壮盛而用药矣。

或又问:苏子定喘,有喘症用之而不效者,何也?盖喘症有虚、有实,未可谓苏子定喘,而概用之也。苏子止可定实喘耳,虚而用苏子,增其喘矣,岂特不效而已哉!

或疑苏子正是治虚喘之药,先生反谓虚喘用苏子而愈增喘,其义何乎?盖虚喘者,乃气虚也。苏子虽能定喘,而未免耗气,气耗则气愈虚而喘更甚。故治虚喘者,必须大加人参、熟地之药,而不可增入苏子,以增其喘也。

或问:苏叶散风邪之圣药,用之以发表中之风邪,尤为相宜,乃用之以散里中之风邪,往往不效,其必有义存焉。先生既深知

《本草》之微，愿备有以教我。曰：苏叶之义，不过散表邪耳，原不深入于里。既不能深入，又何能散在里之风邪哉？然而以所不能深入之故，予则可宜也。苏叶性轻而味厚，性轻则上泛，味厚则下沉，宜乎可以通达内外矣。然而，性轻而香，味厚而辛，辛香则外驰易而内入难，故但散在表之风邪，而不散在里之风邪也。

或问：宗奭有言：脾胃寒人，食紫苏多滑泄，果有之乎？曰：紫苏乃风药也，善能平肝。土为木制，则人多滑泄。肝木既平，则脾土得养矣。况紫苏辛温，辛能祛温，温能祛寒，脾胃寒之人，宜无所忌，何致滑泄耶？惟是辛香之味，能散人真气，暂服无碍，而久服有伤，亦当知忌也。

防　风

防风，味甘、辛，气温，升也，阳也，无毒。系太阳本经之药，又通行脾、胃二经。古人曾分上、中、下以疗病，其实，治风则一。盖随所用而听令，从各引经之药，无所不达，治一身之痛，疗半身之风，散上下之湿，祛阴阳之火，皆能取效。但散而不收，攻而不补，可暂时少用以成功，而不可经年频用以助虚耳。

或问：通圣散，专恃防风经散风邪，可常用乎？曰：此方暂服尚不可，乌可常哉？盖防风散人真气，即以之散风邪，亦未可专恃也。

或问：防风得黄芪，则不散邪而辅正，是防风亦可补之物，先生何谓攻而不补乎？夫黄芪得防风，而其功更大，未闻防风得黄芪，而其功更神。然则防风仍是攻而不补，非攻而亦补之物也。近人皆以防风为散风神药，毋论外感与非外感俱用之，乃服而不效也。

或疑所用之不多也，更加分两，以致散尽真气，不可哂乎？殊不知防风宜于无风之时，同黄芪用之，可以杜邪风之不入于皮毛，非风邪已入而可用之物也。古人名一物，必在深意，顾名而可悟矣。

防 己

防己，味辛、苦，气寒，阴也，无毒。能入肾以逐湿，腰以下至足温热，足痛脚气皆除，利大小二便，退膀胱积热，消痈散肿，除中风挛急，风寒湿疟热邪。似乎防己乃祛湿热行经之圣药也，然其性止能下行，不能上达。凡湿热在上焦者，断不可用，用之则真气大耗，必至危亡。说者谓防己乃下焦血分之药，可行于血分，而不可行于气分也。不知即是下焦湿热之病，止可一用，而亦不可再用。防己之气味尤悍，一服而湿热之在肾经者，立时解散。肾有补而无泻，多服则泻肾矣，如之何可再用乎？

或问：《本草》俱言通十二经，而吾子止言入肾，子不能无疑也。防己果通十二经，则上焦头目之病、胸膈咽喉之间，宜无不治之矣，何以止见其治腰以下之病而能愈耶？夫腰至于足，正肾之所属，而谓非入肾者明验乎？然则言入十二经者，乃前人流传之误。而余说入肾者，实有据之谈也。

或问：防己治肾中之湿，与豨莶治肾内之风，二者合之，不识可治肾乎？此其言似善而其祸实大也。夫肾有补而无泻，用一缓泻，尚为不得已之治法，二者同施，肾将立惫矣。原因吾子之问，以诚天下之人也。

或问:防己利湿,不止在肾,而吾子独谓入肾,以为止能治腰足之湿也。然而,腰足之下,不尽属之肾,与腰相对者,脐也,与足相附者,筋也。脐属脾而筋属肝,安在尽属于肾,而必谓防己之治肾,而不治肝脾,人谁信之?故肾病,而脐与筋无不病矣。防己治肾中之湿,而脐与筋中之湿尽消,非入肾而又入脾肝之谓也。防己入肾,不入肝脾,何必固疑?

荆 芥

荆芥,味辛、苦,气温,浮而升,阳也,无毒。能引血归经,清头目之火,通血脉,逐邪气,化瘀血,除湿痹,破结聚,散疮痕。治产后血晕有神,中风强直,亦能见效。但入之血分之药中,使血各归经,而不至有妄行之虞。若入之于气分药中,反致散气之失。荆芥性升,与柴胡、升麻相同,乃柴胡、升麻入之补气之中,能提气以升阳,而荆芥独不能者,以荆芥虽升而性浮动,补阳之药,尤恶动也。血过凝滞,荆芥之浮动则易流,所以可引之以归经。气易散乱,荆芥之不更助其动乎?气过动必散,此所以不可用之于补气之药耳。

或问:荆芥引经,走血分甚速,走气分甚迟,前人言之,而子尚未阐扬,愿畅谈之。曰:荆芥本阳药,而非阴药。阳入阴则行速,阳入阳则行迟。夫阳属气,而阴属血。血行迟,而气行速。荆芥入血而速者,乃血行迟,而若见荆芥之行速也;荆芥入气而迟者,乃气行速,若见荆芥则行迟也。非荆芥走血分甚速,气分独迟也。

或问:荆芥引血归经,亦有引之而不归经者乎?夫荆芥炒黑,则引血归经,生用则引气归经。引血归经者,有益于血;引气归经者,有益于气。有益于血者,血无乱动之虞;益于气者,气有过动之失。气过动,而血不能静矣,故用荆芥必须黑炒也,炒黑以治,无不归经也。

或问:荆芥亦能入肾乎?荆芥何能入肾也。虽然用之补肾药中,未尝不可入肾,但必须炒至纯黑,则肾属黑,正可同色以相入。夫荆芥之药,本不必引入肾经。盖肾有补而无泻也,虽肾亦感邪之日,祛肾中之风邪,风药原无几味,与其药用豨莶、防己之类以伐肾中之邪,不若用炒黑荆芥,虽散邪,而不十分耗正之为得也。

白 芷

白芷,味辛,气温,升也,阳也,无毒。入手足阳明二经,又入手太阴之经。治头痛,解寒热中风,止崩漏、赤白带,血闭能通,散目中痒,止痢消瘕,治风通用,定心腹血痛,尤可外治各疮痈痔漏,消毒生肌,杀蛇虫。此药可为臣使,未可恃之为君,止外治可以为君耳。盖白芷辛散,多服恐耗散元阳也。

或问:白芷散气,外治独不俱其坏事乎?子之何虚之深也。此药修合之时,便可验其有无之效。我有一法辨之尤佳。凡买白芷治病,其色皆白,持回家中修合,忽变为黑色者,不必修合之也;变为微黄色者,半效;变为老黄色者,效少;变为黄黯色者,无效也。辨其色之白者,多用之即愈。否则,递减用药,又何至外治散人真气哉?此药尤录,故善变色。老医自有知之者,非创说也。

细 辛

细辛，味大辛，气温，升也，阳也，无毒。入手足少阴。止头痛如神，治诸风湿痹，尤益肝、胆之经。肾得之而温。利窍清痰，止迎风泪眼，疗妇人血闭，祛在里之寒邪。口臭齿肿，含漱亦良。但止可少用，而不可多用，亦止可共用，而不能独用。多用则气耗而病增，独用则气尽而命丧，可不慎欤！

或问：细辛既能温肾，自是补剂，何故又散气耶？夫细辛，阳药也，升而不沉，虽下而温肾中之火，而非温肾中之水也。火之性炎上，细辛温火，而即引火上升，此所以不可多用耳。

或问：细辛散人真气，何以头痛能取效？盖头为太阳之首，清气升而浊气降，则头目清爽。惟浊气升而清气降，则头目沉沉欲痛矣。细辛气清而不浊，故善降浊气而升清气，所以治头痛如神也。但味辛而性散，必须佐之以补血之药，使气得血而不散也。

麻 黄

麻黄，味甘、辛，气寒，轻清而浮，升也，阳也，无毒。入手足四经，手太阴本经、阳明经、荣卫之药，而又入足太阳经、手少阴经也。发汗解表，祛风散邪，理春间温病，消黑斑赤痛，祛荣寒，除心热头痛，治夏秋寒疫。虽可为君，然未可多用。盖麻黄易于发汗，多用恐致亡阳也。

或问：麻黄既是太阳经散荣表肌圣药，凡太阳经有荣邪未散，而表症未解者，似宜多用之矣，而子何戒人多用也？夫君药原不论多寡也。太阳荣邪，能用麻黄，即为君主，用之则邪自外泄,而不必多用之者,盖麻黄少用,邪转易散,多用则不散邪,而反散正矣。

或问:麻黄易于发汗,用何药制之,使但散邪,又不发汗耶?曰:麻黄之所尤畏者,人参也。用麻黄而少用人参,则邪既外泄,而正又不伤,何致有过汗之虞。倘疑邪盛之时不宜用参,则惑矣。夫邪轻者,反忌人参,而邪重者,尤宜人参也。用人参于麻黄汤中,防其过汗亡阳,此必重大之邪也,又何足顾忌哉!

或问:麻黄误汗,以致亡阳,用何药以救之乎?曰:舍人参无他药也。夫人参止汗之药,何以能救麻黄之过汗。盖汗生于血,而血生于气也。汗出于外,而血消于内,非用人参以急固其气,则内无津液之以养心,少则烦燥,重则发狂矣。此时而欲用补血之药,由血不易生;此时而欲用止汗之药,则汗又难止。惟有人参补气,生气于无何有之乡,庶几气生血,而血生汗,可以救性命于垂绝,否则,汗出不已,阳亡而阴亦亡矣。

或问:麻黄善用之则散邪,不善用之则散正,何不示人以一定之法,无使误用也。夫用麻黄,实有一定之法,而世人未知也。麻黄散营中之邪也。见营中之邪,即用麻黄,又何误哉?惟其不能明辨营中之邪,所以动手即错,而营中之邪,又尤易辨也。凡伤寒头疼除,而身热未退,即邪入营矣,便用麻黄,邪随解散,又宁有发汗亡阳之虑哉?夫亡阳之症,乃邪未入于营,而先用麻黄以开营之门,而方中又不入桂枝,以解卫中之邪,复不入石膏以杜胃中之火,此所以邪两无所忌,汗肆然而大出也。倘合用桂枝、石膏、麻黄三味同入,必不至有阳亡之祸矣。

或疑麻黄一味乱用,已致出汗亡阳,何以合桂枝、石膏同用,反无死亡之祸,此仆所未明也。不知药单用则功专,同用则功薄,麻黄单用,则无所顾忌,专于发汗矣。苟有桂枝同用,则麻黄寒,而桂枝热,两相牵掣,而有以夺其权;苟有石膏同用,则石膏重,而麻黄轻,两相别而得以争其效,虽汗出而不致亡阳。又何有暴亡之惨哉?

或疑慎用麻黄,宜少而不宜多,乃何以亦有少用而亡阳者乎?此盖用之不当,虽少,阳亦亡也。故医贵辨症分明,不在用药谨伤也。

或疑麻黄有初病伤寒而即用,亦有久病伤寒而仍用者,又是何故?盖在营之风邪未散也。而在营之风邪未散,何从而辨?身热而畏寒者是也。凡见伤寒之症,虽时日甚久,而身热未退,又畏风寒,非前邪未退,即后邪之重入,宜仍用麻黄散之,但戒勿多用耳。盖初感之邪其势盛,再感之邪其势衰。邪盛者,少用而邪难出;邪衰者,多用而邪易变也。

或疑麻黄善变,何法以安变乎?不知麻黄未尝变也,人使之变耳。如宜汗不汗,不用麻黄汗将安变?惟不宜汗而汗之,又用麻黄始汗大出,甚则出而不已,将六经传变,其不死者幸也。可见防变之道,不在麻黄之不汗,而在麻黄之过汗也。宜麻黄之发汗,汗之而变不生;不宜麻黄之发汗,汗之而变必甚。然则防过汗可也,何必防麻黄,而求安变之法哉?

或问:麻黄性寒,而善治风邪,殊不可解矣。伤寒初入于卫,原是寒邪,因入于卫,得卫气之热,而寒变为热矣?邪既变为热,倘仍用桂枝汤,欲以热散热,安得而不变为更热乎?故仲景夫子不用桂枝之热,改用麻黄之寒,祛邪从营中出也。从来治风之药,未尝不寒者,以寒药散寒邪,似乎可疑,今以寒散热,又何疑乎!

或问:麻黄气温,而吾子曰气寒,缪仲醇又曰味大辛,气大热,何者为是乎?曰:麻黄气寒,而曰微温犹可,曰热则非也。盖麻黄轻扬发散,虽是阳药,其实气寒。若是大热,与桂枝之性相同,用桂枝散太阳寒邪,不必又用麻黄散太阳热邪矣。惟其与桂枝寒热之不同,虽同入太阳之中,而善散热邪,与桂枝善散寒邪迥别。故桂枝祛卫中之寒,而麻黄解营中之热,不可因桂枝之热,以散太阳之邪,而亦信麻黄为大热也。

或疑麻黄性温,而吾子辩是性寒,得毋与仲景公《伤寒》之书异乎?夫仲景夫子何曾言麻黄是温也?观其用麻黄汤,俱是治太阳邪气入营之病。邪在卫为寒邪,入营中为热,此仲景夫子训也,铎敢背乎?此所以深信麻黄是寒,而断非热也。

或问:麻黄发汗,而麻黄根节止汗,何也?此一种而分两治者,亦犹地骨皮泻肾中之火,而枸杞子补精而助阳也,原无足异。惟是麻黄性善行肌表,引诸药至卫分,入腠理,则彼此同之,故一用麻黄之梗,发汗甚速,一用麻黄之根节,而止汗亦神也。

或问:麻黄世有用之数两以示奇者,宜乎?不宜乎?此杀人之医也。麻黄易于发汗,多用未有不亡阳者,安能去病而得生哉!然而世人敢于多用者,必郁结之症,有可解之状,多用麻黄,以泄其汗,则汗出而郁亦解,犹可。倘见身热无汗,绝非郁症,而多用麻黄,未有不汗出如雨,气喘而立亡者,可不慎哉!

或问:人不善用麻黄,以致发汗亡阳,将何药同麻黄共用,以救其失乎?夫麻黄,发汗之药也,制之太过,则不能发汗矣。宜汗而制之使不汗,本欲制麻黄以救人,反制麻黄以杀人乎?无已则有一法,遇不可不汗之症,而又防其大汗,少用麻黄,多用人参,同时煎服,既得汗之益,而后无大汗之虞,则庶乎其可也。

或问:王好古论麻黄治营实,桂枝治卫虚,是以二物为营卫之药也。又曰心主营为血,肺主卫为气,故以麻黄为手太阴肺之剂,桂枝为手少阴心之剂,即李时珍亦以麻黄为肺分之药,而不以为太阳经之药。其论可为训乎?曰:不可也。盖桂枝入卫,而麻黄入营,虽邪从皮毛而入,必从皮毛而出,但邪由皮毛既入于卫,必由卫而非于营矣。是邪在太阳,而不在肺也。传经伤寒,无由营卫而入心者。若入于心,且立死矣,桂枝亦何能救乎?若二人之论,皆似是而实非,子不得不辨之以告世也。

葛　根

葛根,味甘,气平,体轻上行,浮而微降,阳中阴也,无毒。入胃足阳明,疗伤寒,发表肌热。又入脾,解燥,生津止渴。解酒毒卒中,却温疟往来寒热,散疮疹止疼,提气,除热蒸。虽君药而切戒过用,恐耗散人真气也。

或问:葛根解寒伤营之圣药,何以有时用之以解营中寒邪,而风邪不肯散,得毋葛根非解营之圣药耶?夫葛根实解寒伤营之圣药也。因人多用,反致伤营之正气,正气伤,而寒邪欺正气之弱,不肯外泄,反致无功。盖葛根轻浮,少用则浮而外散,多用则沉而内降矣。

或问:葛根解肌表之邪,何以仲景张公用之于青龙汤中,以入阳明耶?曰:葛根原是阳明之药,少用则散肌中之风,多用则解胃中之热,一物而可以两用也。况寒邪由营以入府,邪入胃中,而未必尽入胃也,半入于胃,而半留于营。用葛根,则营卫不两解乎?此青龙汤所以用葛根也。

或问:用葛根以退胃中之邪热,而胃之热不能去,胃之邪不能解,必用石膏白虎汤而后解,似乎葛根非阳明之药也。不知葛根止能退阳明初入之邪,不能退阳明变热之邪。变热之邪,必须用石膏,而不可用葛根,非葛根不是阳明之药也。

或问:葛根解肺之燥,何以又入胃中,以解肌中之热,得毋有误乎?非误也。葛根体轻则入肺,下降则入胃,又何疑焉。惟是解胃中之热,即所以解肺中之燥,不可不知其义也。伤寒肺燥者,邪入于胃也。胃热则火炽,火炽则金燥,胃本生肺,过燥,则生肺者转克肺矣。葛根解胃中之热,热解而火息,火息而土之气生,土之气生而金之气亦生,金之气生而肺之燥自解。用一葛根,肺与胃已两治之矣,不必解胃中之热,又去解肺中之燥也。

或问:葛根发表除热,而表不能发,热不能除者,何故?此不善用葛根之故也。葛根轻清,少用则遂其性而上行,多用则违其性而下降。夫风邪在外,宜引而外也,不宜引而内入。火邪炎上,宜引出上散,不宜引而下散,乃不少用以遂其性,反多用以违其性,自然风邪不外出而内入,火邪不上散而下攻矣,欲其发表除热得乎,此葛根所以宜善用也。

或疑葛根发表解肌热,与麻黄功用相同,何以麻黄在亡阳之列,而葛根独不之戒耶?盖葛根未尝不能亡阳,但较麻黄则少轻耳,不然,亦何必劝人少用,而不可多用乎哉!

或疑葛根散邪而不补正,今人用之者甚多矣,未见其害人也。曰:葛根耗人元气,原在无形。天下有形之损,其损小;无形之损,其损大,不可不知也。

或问:葛根轻清之味,耗人之元气,亦必不甚,安有损于无形者大乎?夫元气甚微,损伤于无形,从何而知其非大耶?大凡气之重者可防,味厚者可辨。葛根之味则淡也,气则微也,宜乎世不用信。然余实闻诸异人之言,故告世共知之,诚以淡之中而有危机,微之内而有死法,杀人于气味之外耳。

威灵仙

威灵仙,味苦,气温,可升可降,阴中阳也,无毒。入各经络。消肠中久积痰涎,除腹内痃癖气块,散爪甲皮肤风中痒痛,利腰膝胫踝湿渗冷疼,尤疗折伤,治风湿各病,皆宜用之,以其十二经络无处不到也。但其性走而不守,祛邪实速,补正实难。用之于补气补血之中,自得祛痛祛寒之效。倘单备此一味,或漉酒长饮,或为丸频服,未有不散人真气,败人之血者也。

或问:威灵仙乃攻痰去湿妙药,子谓散人真气,败人活血,是威灵仙乃害人之物,非益人之物乎?曰:吾戒人长饮频服者,恐风痰邪湿已去仍用之,非教人风痰邪湿之未去而用之,故戒之也。

秦　艽

秦艽,味苦、辛,气平、微温,可升可降,阴中阳也,无毒。入大肠之经。养血荣筋,通利四肢,能止诸痛,通便利水,散黄疸。又止头风,解酒毒,疗肠风下血。但小有补血,终非君药。前人称其能去骨蒸传尸,此乃所不敢信也。

或问：秦艽散风邪之品，前人称其能去骨蒸传尸，而吾子不敢信，便余疑信相半，幸为我论之。曰：骨蒸，痨瘵之渐也，内无真阴之水，以冲养其骨中之体，故夜发热而日不热也。且夜热之时，在骨中内，皮之热反轻。此非外有邪犯，又非邪入肾中，乃精自内空。必须填补真阴，少加退阴火之味，始能奏效。秦艽止能散内风，病既无风，用之不益加内热乎？传尸之症，乃痨瘵之已成也。内生尸虫，食人精血，以致咳嗽不止，日事补阴尚难，秦艽况益以散风利水之药，以重其虚乎？此余之所不敢信，又天下之所宜共信余之言者也。

薄 荷

薄荷，味辛、苦，气温，浮而升，阳也，无毒。入肺与胞络二经，又能入肝、胆。下气冷胀满，解风邪郁结，善引药入营卫，又能退热，但散邪而耗气，与柴胡同有解纷之妙。然世人止知用柴胡，不知薄荷者，以其入糕饼之中，轻其非药中所需也。不知古人用入糕饼中，正取其益肝而平胃，况薄荷功用又实奇乎！惟前人称其退骨蒸之热，解劳乏之困，乃未免虚张其辞。余尝遇人感伤外邪，又带气郁者，不肯服药，劝服薄橘茶立效。方用薄荷一钱、茶一钱、橘皮一钱，滚茶冲一大碗服。存之，以见薄荷之奇验也。

或问：薄荷实觉寻常，子誉之如此，未必其功之果效也？曰：余通薄荷之实耳。薄荷不特善解风邪，尤善解忧郁。用香附以解郁，不若用薄荷解郁更神也。

或问：薄荷解风邪郁结，古人之有用之否？昔仲景张夫子尝用之,以解热入血室之病,又用之以治胸腹胀满之症,子未知之耳。夫薄荷入肝、胆之经,善解半表半里之邪,较柴胡更为轻清。木得风乃条达,薄荷散风,性属风,乃春日之和风也。和风,为木之所喜,故得其气,肝中之热不知其何以消,胆中之气不知其何以化。世人轻薄荷,不识其功用,为可慨也。

香　薷

香薷,味辛,气微温,无毒。入脾、胃、心、肺四经。主霍乱,中脘绞痛,治伤暑如神,通小便,散水肿,去口臭,解热除烦,调中温胃,有彻上彻下之功,拨乱反正之妙,能使清气上升,浊气下降也。但宜冷饮,而不可热饮,宜少用,不可大用。不用,助气以祛邪;大用,乃助邪以耗气;冷饮,乃顺邪解暑;热饮,乃拒邪以格热。此又用香薷者所宜知也。

或问:香薷解暑,宜有暑气,尽可解之,何以有解有不解也?岂多用之故,抑热饮之故耶? 夫香薷热饮多用,固难见效,然又有冷饮少用又不效者,盖香薷止能散暑气之邪,不能助正气之乏也。正气虚,而后暑邪中,祛暑不补正气,焉能效耶? 故香薷饮,宜多加参、术为妙矣。

或疑香薷祛暑,必须补正气,然有补正气以祛暑,而暑邪愈炽者,岂香薷不可用乎? 抑正气不可补乎? 曰:补正祛邪,王道也;单祛邪不补正,霸道也。补正多于祛邪,王道之纯也;祛邪多于补正,霸道之谲也。补正不敢祛邪,学王道误者也。祛邪又敢于泻正,学霸道之忍者。以上六者,皆能去暑。今谓补正气以祛暑气,是王霸兼施之道也,焉有暑气之不解,反谓暑邪愈炽,疑于正气之不可补哉？香薷用于补正之中，正千古不易之论也。

或问：香薷用于补正之中，毕竟宜多宜少？曰：香薷解暑，感暑症者，自宜以香薷为君，多用之。倘元气素虚，又宜以香薷为佐，以补气之药为君。倘元气大虚，又不可以香薷为臣，以香薷为使，少少入之，总在人临症善用之也。

或疑香薷解暑之外无他用，《本草》称其功用甚多，又可信之乎？此固不可尽信也。然暑症多端，凡与暑症同时病者，香薷但有以治之，乃又不可谓香薷于解暑外，竟无他用矣。

葳 蕤

葳蕤，味甘，气平，无毒。一名玉竹，即华佗所食漆叶青黏散中之青黏也。入心、肾、肺、肝、脾五脏。补中益气，润津除烦。主心腹结气，虚热湿毒。治腰脚冷痛，定狂止惊，眼目流泪，风淫手足，皆治之殊验。去黑𪒰，泽容颜，乌发须，又其小者。此物性纯，补虚热，且解湿毒。凡虚人兼风湿者，俱宜用之，但其功甚缓，不能救一时之急，必须多服始妙。近人用之于汤剂之中，冀目前之速效，难矣。且葳蕤补阴，必得人参补阳，乃阴阳既济之妙，所收功用实奇。故中风之症，葳蕤与人参煎服，必无痿废之忧。惊狂之病，葳蕤与人参同饮，断少死亡之病。盖人参得葳蕤益力，葳蕤得人参而鼓勇也。

或问：葳蕤，华元化加入漆叶，以黑髭须，近人用之不验，何也？盖葳蕤原不能乌须，因得漆叶，乃能黑矣。然漆叶离葳蕤又无效，二味两相制，两相成，今人用之不效者，非轻重之不同，即服食之不如法。犹记楚大中丞林公讳天擎者，曾服此方，年七旬而须髭如漆。问其服食方法，二味各等分，子、午、卯、酉之时，各服三分，数十年如一日也。天下能如林公之服法者乎？或一日服、一日不服，或早服、晚不服，或分两之多寡不同，安得尽效哉？

或问：葳蕤功用甚缓，今人皆比于人参之补益，谓人参之功验无力，葳蕤之功缓有成，然乎？否乎？嗟乎！葳蕤、人参，乌可同日论？人参有近功，更有后力，岂葳蕤之可比。惟是葳蕤功缓，久服实有专效，如中风痿症，佐人参为调理之药，殊有益耳。

或疑葳蕤为黄精之别种，黄精功用甚缓，宜葳蕤之功久缓，先生删黄精，取葳蕤，又谓之何？夫葳蕤实与黄精相同，删黄精而不删葳蕤者，取其治痿废之症，宜于缓图而得效，为不同于黄精也。

蛇床子

蛇床子，味苦、辛，气平，无毒。治阴户肿疼且痒，温暖子宫，疗男子阴囊湿痒，坚举尿茎，敛阴汗，却癫痫，拂疮疡，利关节，主腰膝胻痛，祛手足痹顽，治产后阴脱不起，妇人无娠，尤宜久服，则功用颇奇。内外俱可施治，而外治尤良。若欲修合丸散，用之于参、芪、归、地、山茱之中，实有利益，然又宜乎阴寒无火之人，倘阴虚火动者，服之非宜也。

或问蛇床子外治实佳，内治未必得如外治。不知蛇床子内、外治无不佳也。吾言其内治之，益绝阳不起，用蛇床子一两、熟地一两，二味煎服，阳道顿起，可以久占，大异平日，非内治之尤佳乎？以之修合丸散，尤有久力。可见，蛇床子煎丸并用，无不佳妙。不可谓外治佳，内治不佳也。

　　或问蛇床子除熟地同用之外，何药更可并用？曰：蛇床子同黄芪各一两，兴阳倍奇于用熟地，推之而当归可并用也，推之而白术可并用也，推之而杜仲可并用也，推之菟丝子可并用也。或健脾，或安神，或益血，要任人善用之何如耳，安在不可出奇哉？

　　或疑蛇床子乃外治之药，可妄言内治乎，试之杀人之咎将安归？曰：蛇床子实可内治，而世人以外治，而掩其内治之功，予所以表其奇也，岂好异哉！

龙胆草

　　龙胆草，味苦涩，气大寒，阴也，无毒。其功专于利水消湿，除黄疸，其余治目、止痢、退热、却肿，皆推广之言也。但此种过于分利，未免耗气败血，水去血又去，湿消气又消。初起之水湿黄疸用之，不得不亟；久病之水湿黄疸用之，又不可不缓。正未可全恃之为利水神丹、消湿除痹之灵药也。

　　或谓龙胆草治湿热尤利，瘅病正湿热之病也，然用龙胆草以治黄疸，多有不效者，何也？黄疸实不止湿热之一种也，有不热又成黄病者。龙胆草所治也，龙胆草泻湿热，不能泻不热之湿也。

　　或疑龙胆草苦寒，虽为利湿热之要药，治黄之症，不能舍之他求，然多服损胃，黄疸之病未必全消，元气已失用矣。曰：治湿热与治虚火大异。湿热乃热结膀胱，虚火乃火炎于肾脏。热结于膀胱，不用龙胆之苦寒，乃膀胱之热不能下泻。湿且流于肢体，火炎于肾脏，一用知、柏之苦寒，乃肾脏之火不能下归，寒且留于脾胃。予辟用黄柏、知母之失，遇大寒之药，不论其治病之有益无益，尽戒人之不用也，不几因噎废食乎？龙胆草治黄疸，余所以教人亟用，而不可缓用也。

或问：龙胆草治黄疸，何以有效、有不效？先生谓龙胆草，正治湿热之黄疸，非湿热者不能治，然实是湿热，仍不效，余不得其解也。夫湿热之不同也，久矣。湿热入肝者，其热易散；湿热入于胆者，其湿难祛。盖湿热之邪，无不从膀胱泻出也。胆主渗入，而不主渗出，膀胱止可泻胆中已出之湿，不能泻胆中已入之湿热。故在肝者易见功，在胆者难收效耳。

或问：龙胆草不能泻胆中之湿热，又用何药以收功？子曰：泻湿热不用龙胆草，余未见其可也。然专用龙胆草，又苦不能去病。惟有如柴胡舒其胆中之气，便湿热之邪仍从外渗出，庶几难于收功者，变为易于收功乎！龙胆草正不必多用也。

或疑龙胆草利湿，利热中之湿也，不识又能利寒中之湿乎？曰：今人利湿，不问寒热，一见水症，尽用龙胆草以利湿。不知龙胆能泻湿热，又能泻湿寒，但消湿热其功速，消湿寒其功缓。速则去湿而元气不伤，缓乃未免有伤元气矣。盖速乃龙胆草不必多用，而缓乃龙胆草势不得不久用矣。故利湿热宜用龙胆草，湿寒不宜用龙胆草。

泽　泻

泽泻，味甘、酸、微咸，气寒，沉而降，阴中微阳，无毒。入太阳、少阳足经，能入肾。长于利水，去阴汗，利小便如神，除湿去渴之仙丹也。

或问：泽泻，既是利水消湿之物，宜乎水去湿干，津液自少，故为反能止渴？岂知泽泻不独利水消湿，原善滋阴。如肾中有水湿之气,乃所食水谷不化精而化火,此火非命门之真火,乃湿热之邪火。邪火不去,则真火不生,真火不生,乃真水不生也。泽泻善泻肾中邪火,泻邪火,即所以补真水也。苟非补肾火,六味丸中,仲景夫子何以用泽泻耶?夫肾有补无泻,泽泻补肾,非泻肾,断断无差。不然,何以泻水而口不渴,非泻邪水耶?所以生真水之明验乎!所以五苓散利膀胱,而津液自润也。

或曰:泽泻泻中有补,敬闻命矣,然所泻者水而非火,吾子之谓是泻火,不亦异乎?盖泻火而不泻水,是有说焉。膀胱者,太阳之腑也,原属火,不属水。膀胱之水不能下通,本于寒者少,由于热者多。盖膀胱无火乃水闭,有火又水闭也。泽泻用之于五苓散中,虽泻水,实泻火也,因其为泻火之味,所以用之出奇。不然,二苓、白术泻水有余,又何必借重泽泻乎?此泻火之确有至理,人未之思耳。

或问:泽泻利多补少,而子必曰补,想因仲景张公用之于六味丸中,故曰泽泻利中有补。不独六味丸中为然,即五苓散中用之,何独不然?凡小便不利之人,未有口不渴者,一利小便而口渴解。五苓散,利小便也。利小便口渴解者,口中生津液也。五苓利小便之水,去则无水以润口,宜其渴矣,乃不渴,而反生津液,非利中有补之明验乎?且小便之所以不利者,以膀胱之有邪火。膀胱有火,乃热干津液而口漏。泽泻在五苓散中,逐邪火而存真水,火去用水自升,水升乃津液自润,津液润,而灌注于肾宫。谁谓泽泻有泻而无补乎?

或问:泽泻用于六味丸中,乃泻中有补,不识用于八味丸中何意?曰:有深意也。夫肾中无火,故用八味地黄丸,于水中补火也。然而火性炎上，不用药以引其下行，乃龙雷之火未必不随火而沸腾。而用下行之药，但有泻无补，又恐补火，而火仍随水而下泄，又复徒然。使下行，但有补无泻，又恐补火，而火不随水而下泄，乃补火大旺，必有强阳不倒之虞。妙在泽泻性既利水，而泻中又复有补，引火下行，泻火之有余，而不损火之不足，辅桂、附以成其既济之功。谁谓仲景公用泽泻于八味丸中，意漫无妙义哉？

或问：泽泻举世皆以为泻，先生独言泻中有补，且各尽宣其异义，不识八味、六味、五苓之外，更有何说以广鄙见乎？夫泽泻之义，于三方可悟其微，三方最未尽其妙。泽泻不特泻火之有余，而且泻水之有余；不特损火之不足，而且不损水之不足。此泻中有补，前文尽宣。然而功不止此，泽泻更能入于水之中，以补火之不足，入于火之中，以泻水之有余。虚寒之人，夜多遗溺，此火之不足也，势必用益智仁、山茱萸、五味子之类，补以收涩其遗矣。然徒用酸收之味，不加咸甘之品子其中，乃愈涩而愈患，泽泻正咸甘之味也。入于益智、山茱萸、五味子之内，遗溺顿痊。若非利中补火，不更助其遗乎？虚热之人，口必大渴，此水之走也，势必用元参、生地黄、沙参、地骨皮、甘菊之类泻火，滋润其渴矣。然徒用苦寒之味，不加甘咸之品于其中，乃愈止而愈渴。泽泻正甘咸之味也，入之于元参、生地、沙参、地骨丹皮、菊花之内，口渴自愈。若非利中补水，不益增其渴乎？此泽泻之微义又如此矣。

或疑泽泻有功有过，但言其功，而不言其过，恐非持论之平。不知泽泻利水，单用乃有功有过，共用乃少过多功。盖单用可以泻水盛之人，不可以泻水虚之子，泻水盛乃有功，泻水虚乃有过也。共用宜于补剂，不宜于攻剂，补虚乃多功，攻实乃少过也。有过有功，是人之不善用也，与泽泻何过哉！

或问：扁鹊公云多服泽泻，病人服是泽泻，过于利水，非补阴之药矣？此非扁鹊公之言，乃后人托而传之者也。泽泻用之六味、八味诸肾药中，但补而无泻，多服、久服，正得大益，又安能损目哉？惟肾气乏绝，阳衰流精，肾气不固，精滑目痛，不可单服泽泻，以虚其虚。若入于群补肾药中，又正无害也。

元　参

元参，味苦、咸，气微寒，无毒。忌铜器，犯之噎喉丧目。入肺、肾、胃三经。强阴益精，补肾明目。治伤寒身热支满，忽忽如不知人；疗温疟寒热往来，洒洒时常发颤；除女人产乳余疾，祛田子骨蒸传尸，逐肠风血瘕坚癥，散头下痰核痈肿。乃枢机之剂，领诸气上下，肃清而不致浊，治空中氤氲之气，散无根浮游之火，惟此为最。前人之论如此，近有轻之不用，即用之，不敢多。岂知元参乃君药，实可恃之夺命以救人者乎？夫天下尤难治者，火症也；火症之中，尤难降者，无如胃、肾之二火。肾火沸腾，乃龙雷之火也，其势尤烈，以苦寒折之，反致增焰，焚林劈林，每在阴寒大雨之时，夏日炎氛之间，一遇凉风白露，龙雷收藏矣。故以苦寒直治，不若以微寒从治。元参正微寒之品，而又善散浮游之火，治之正复相宜，此治肾火之所必需也。若胃火之起，势若燎原，不尽不止，往往热气腾天，火星口出，登高而歌，弃衣而走，见水而入。苟不以辛凉大寒之药救之，乃发狂亡阳，立时身丧，此非急用白虎汤不可。然石膏过寒，多服损胃，虽一时救急，不可以善后。元参治空中氤氲之气，泻火正其所长。石膏之后，即续之以元参，则阳火自平，而阴火又长，何至有亡阳之惧乎！此又治胃之所必需也。但久水难以救焚，反致至焰。若胃火乃阳火也，必多用元参，然后可以息其炽。况无参原是君药，不妨自一两用至五、六两，以出奇制胜。倘畏首畏尾，不敢多用，听其死亡而不救，冀免于无过难矣。吾愿行医者，闻吾言而重用元参，以治胃、肾之二火可乎！

或问：元参以退胃、肾之火，既不损胃，又且滋阴，但必须多用，不妨一两以用至五六两，毋乃太多，恐脾胃难于承受，万一变生饱闷，不欲饮食之症奈何？噫！免过虑矣。夫胃、肾之火上腾者，由于下之无水也。火旺之极，乃水亏之极，水不亏，乃火不旺。天地之道，阴阳之道，阴阳所以相根。人身之中，水火原以相召，有水以制火，乃火安平，下焦断不沸越于上焦也。故火不得水乃已，一得水乃相安，敛戢甚神且速也。然乃火之腾空，正望水不可得，惟恐水之细微，不足以解其燥烈之炎氛，岂有得滂沱及厌恶作祟之理。是以入于胃而胃苏，入于脾而脾乐，况胃、肾二火炎上，各经之水皆烁，水即滂沱，尚恐分润之不足，何至有触留于补，胃艰于承受，致生饱闷不欲食之症哉？此必无之事，可放胆用之。而吾犹以为少耳，更当佐之以麦冬，益之以生地、甘菊，庶几同群共济，有需足之快也。

或疑元参退浮游之火，退上焦之虚火，非退下焦之虚火，吾子盛称其功，得无错认肾中之火上游耶？非错也。夫浮游之火，正下焦之火，非上焦之火。凡火在上焦者，盛易消；火在焦者，炎难息。元参解下焦之火,故非多用,不能成功。盖上焦之火,肺火也、心火也。肺火用黄芩,心火用黄连,不易之法也。肺火虽盛,黄芩用二钱,无不清凉;心火虽烈,黄连用三钱,无不消灭。正以上焦之火,原易炎上,又易解故也。若下焦之火,非出之于肝木,即出之于肾水。肝、肾之火,皆龙雷之火也,忽然上腾,忽然下降,其浮游无定之状,实予人难以捉摸,非大用元参,乃水不足济火,其焚林劈木之威,有不可言者矣。人人见用元参不能降火,谁知是少用元参,不能以益水耶? 总之,实火可泻,而虚火可补。泻实火,可少用寒凉,而泻虚火,必须多用滋润。此元参退肾、肝之虚火,断宜多用,以定浮游,切戒少用以增其酷烈也。

或疑元参退浮游之火,火退又用何药,便浮游之火不再浮游,抑仍用元参为善后之策乎? 夫元参可以退一时之火,安能退久远之火。火性炎上,非水足以济一时之急;火性又善藏,非水不足救万火之炎。用元参以降火,随用肉桂以安火,大用元参,而少用肉桂,或佐之以纯补真阴之药,自然火得水以相制,火得水而潜藏,又何至再为浮游哉!

或疑元参用之于肉桂之中,恐寒热之未宜,此乃未知阴阳之妙矣。夫阴阳之道,彼此相根,无阴,乃阳从何生,无阳,乃阴从何长。元参得肉桂,乃阴易生,肉桂得元参,乃阳又易长。惟阳长而后阴消,阴消于下,而火不腾于上矣。二味合用,正阴阳之妙用也。

或疑阴阳平而后无病,今用元参、肉桂,一多一少,吾恐轻重不同,阴阳不其平也。夫阴阳之不平也,久矣。诚观天地,无不阴多于阳,君阴之中,得一阳而安,倘阳多于阴,乃成酷烈世界

矣。人一身之中，五脏七腑，无非火气，然非水气之弥满，乃又成
焦枯肢体矣。所以，补阴之阴之药不可不多，而补阳之药不可不
少。盖阴旺，则水旺可以制火；若阳旺，则乃火旺，必至烁水矣。
用元参滋补，必宜多，肉桂益阳，必宜少。二味一多一少，似乎阴
阳之不得其平，谁知阴多于阳，正阴阳两得其平哉！

或疑元参降火，又要知母、黄柏之流亚也，先生戒知母、黄柏
之不宜轻用，又劝人治浮游之火者，多用元参，何其自相皆谬乎？
非谬也。元参微寒，非大寒大寒之地，草木不生，微寒之地，草木
更茂。所以弃知母、黄柏，而用元参、地骨也。况元参、地骨微寒
之中，又有滋补之味，异于黄柏、知母甚远，乌可同类而并论哉？

或疑寒凉既有损于脾胃，而微寒之药岂无损哉？夫治病去
其甚者，未可一概尽去。吾患黄柏、知母过寒凉，非尽谓寒凉之
不可用也。故倘知母、黄柏尚称其功，以示可用，岂元参、地骨微
寒之药，而反去之乎？况元参、地骨治虚火之内热上游，实有殊
功，余又何可不亟为表扬，以功世之必用哉！

或问：元参微寒，何以能泻浮游之火耶？盖火分虚实，实火
宜大寒之品，以降其炎腾之势；虚火宜微寒之味，以引其归敛之
途。元参泻中有补，治虚火实宜，浮游之火，正虚火也，故亟需
之耳。

沙　参

沙参，叶苦而甘，气微寒，无毒。入肺、肝二经。治诸毒，排
脓消硬，宁五脏，益肺补肝，止疝气绞疼实神，散淫风瘙痒，除邪
热，去惊烦。可为君药，但其功甚缓，必须多用分量为得。易老

用代人参,乃过矣。说者论其能安五脏,与人参同功,又云人参补五脏之阳,沙参补五脏之阴,皆不知沙参之功用而私臆之也。夫沙参止入肺、肝二经,诸经不能俱入也。既不能俱入,何以《本草》言其能安五脏?不知人身肺、肝病,乃五脏不安矣。沙参能滋肺气,乃上焦宁谧,而中、下二焦安有乱动之理。沙参又能通肝气,肝气通,乃中、下二焦之气又通。下气既通,岂有逆之犯之变哉?此上焦又安其位,无浮动之病也。安五脏之义如此,古今差会其意,谓沙参能安五脏,用之以代人参,误矣。然乃沙参非补阴之物乎?沙参不补阴,何如能入肝、肺之经?沙参益肝、肺二脏之阴,非补心、脾、肾三脏之阴也,且阴阳之功用不同,人参补阳,能回阳于顷刻,沙参补阴,乃不能回阳于须臾。故人参少用,可以成功,而沙参非多用,必难取效。是沙参不可以代人参,又明矣。

或问:沙参益阴,何以能治疝气?前人但言其功,未彰其义也。夫沙参治疝,此缪仲醇之言也。其所以能治之故,仲醇又未明言,余当畅其故。凡疝病,成于湿者居其六,成于房劳而得风者居其三,成于胎气者居其一,然皆阴虚邪中之也。沙参补阴,阴足,邪自难留。况沙参又善消诸硬,疝症之不能久愈者,正以腹中有硬也。沙参消硬,而疝无巢穴,不攻自散矣。沙参治疝之义如此,而余更有说焉。沙参治疝,必须多用以益阴,少加野杜若根佐之,乃奏功更神。有沙参补阴为君,又得杜若根攻邪为佐,乃攻补并用,又何各疝病之不尽拔其根株哉!

或疑沙参益阴,为补阴圣药,何以仲景张公不入之于地黄丸中?夫地黄丸中之若干药,皆并入阴之中,沙参止补肝、肺之阴,所以仲景夫子不取也。虽肺为肾之母，肝为肾之子，子母可以同治。然而既欲独补肾，又顾母补肺，又顾子而补肝、胆，盼于子母之间，补肾功力反分纷而不全，故弃不用也。倘或肺气大虚，不妨加沙参，同麦冬、五味，入之丸中，为肺肾之两治；倘或肝气大伤，不妨加沙参，同芍药、当归，入之丸中，为肝肾之双疗也。

或问：沙参补五脏之阴，先生谓止补肺、肝之二脏，与前人之论大殊，何也？曰：沙参固能补五脏之阴，何以治肺、肝乃效，而治心、脾、肾则不效。安与补，各有义也。安者，宁静之辞；补者，滋润之谓。用沙参五脏宁静者，连心、脾、肾言；用沙参而滋润者，主肺、肝而言之也。用药先不知五脏之所益，何以治病哉！

地栗粉

地栗粉，即荸荠，又名乌芋。切片，晒干入药。最消痞积，与鳖甲同用最佳，又不耗人真气。近人未知入药，故特表出之。地栗有家种、野产之分，用药宜野产为佳。然无野产，即拣家种之佳者，切片，连皮晒干用之，不特消痞积，更能辟瘴气也。

或问荸荠，吴越人喜啖，而吴越人最多痞积，似乎荸荠非攻消之品也，且其味甘甜，宜带补性。不知荸荠独用，乃消肾气者，泻无补；与鳖甲、神曲、白术、茯苓、枳壳之类并投，乃能健脾去积，有补兼攻。所以单食乃无功，而同用乃有益也。

丹　参

丹参，味苦，气微寒，无毒。入心、脾二经。专调经脉，理骨筋酸痛，生新血，去恶血，落死胎，安生胎，破积聚癥坚，止血崩带下。脚痹软能健,眼赤肿可消。辟精魅鬼祟,养正祛邪,治肠鸣亦效。仅可佐使,非君臣之药,用之补则补,用之攻乃攻,药笼中所不可缺也。其功效全在胎产之前后,大约产前可多加,产后宜少用,自然成功多,而取败少也。

或问:丹参世所共用,吾子又亟称之,吾恐损胃伤脾不少也。是言何爱余之深也。虽然余誉丹参,一乃曰仅可佐使,再乃曰产后多用取败,非戒之辞乎?可用而用,非教人不可用而又用也。

白　薇

白薇,味苦、咸,气平、大寒,无毒。入心、脾二经。主中风身热腹满,忽忽不知人事。疗温疟,寒热酸疼洒洒,发作有时。狂惑鬼邪堪却,伤中淋露可除。利气益精,下水渗湿。此佐使要药,非君臣主药也。用之必须用参、苓、柴、术,始可奏功。然又不可出二钱之外,以其大寒损胃也。

或问:白薇却邪定神,是有益于正气之药,多用何伤?夫邪病多热,白薇寒以解热而却邪,非补正消邪也。大寒之物,多乃损胃,所以戒之也。

或问:白薇功用止此乎?夫白薇功用不止此,而其尤效者,善能杀虫。用之于补阴之中,乃能杀痨瘵之虫也;用之健脾开胃之中,乃能杀寸白蛔虫也。以火焚之,可以辟蝇断虱;以酒散敷之,可以愈疥而敛疮也。

茵　陈

茵陈，味苦、辛，气微寒，阴中微阳，无毒。入足太阳、少阳之经。专治瘅症发黄，非黄症，断不可用。果是真黄病，可用之为君。但黄症又不同，有阴黄、阳黄，有热黄、寒黄、燥黄，有血黄、气黄之殊，不可不辨。世人一见发黄，全不分别，俱用茵陈，无引经之品，共相佐使，所以有效有不效也，谨细陈之。阴黄之病，其湿不甚，黄色又不深，下身黄，上身不黄者也，夜间反觉不安，小便反涩，日间小便反利，转觉安宁。治法宜用茵陈为君，佐之茯苓、泽泻、薏苡仁之类，或加之五苓散又妙。茵陈可用至三钱至五钱，不可越五钱之外，连服数剂，黄可尽退也。阳黄之病，其湿又不太甚，但黄色如金，上身眼目尽黄，而下身乃不黄者是也。日间小便艰涩，或痛或不痛，夜则安然自利。治法宜用茵陈为君，而佐之升麻、桔梗、茯苓、天花粉、麻黄、黄芩之类，数服即愈，茵陈必须多加五、六钱也。热黄之病，口必大渴，然多饮反觉不快，一身上下俱黄，眼目反觉色淡，小便时急数疼痛，其溺必如黄汗，盖热结膀胱而不得出耳。法又用茵陈为君，大约必须五钱为止，佐之龙胆草、炒栀子、芍药、茯苓、猪苓、泽泻之类，则火热泻而黄又愈也。寒黄之病，一见水，则大吐不已，畏寒怕冷，腹中时痛，手按之始安，一身上下又黄，眼目自白，小便清长，夜间尤利。盖寒结于膀胱，命门无火以通，则水气流入于脾，而脾又寒虚，乃渗走于皮毛而为黄，其黄色必如秋葵之色者也。虽又用茵陈为君，但止可用至一钱，切戒多用，必须佐之白术、茯苓、山药、芡实、薏仁，少用附子数分，以温补其命门之火，不须十剂，则痊愈矣。湿黄之病，全是水湿之气也，虽黄症俱是水湿，而湿黄之水湿更甚，一身上下、眼目、手足尽黄，俱身必浮肿，按之如泥，又用茵陈四五钱，加入升麻、甘遂、牵牛、车前、泽泻之类，少升其气，使水尽从大小便出，一剂水湿减去大半，而黄尽退矣，断不可服三剂。盖牵牛、甘遂性悍，多服恐伤人元气耳。燥黄之病，全非水湿，其外观之症，不过胸前之皮肉少黄，而一身上下、眼目不黄，此肺金燥极，黄发于胸前，乃假象也。然既已发黄，茵陈又不可全然不用，可用七、八分，加入麦冬、栀子、芍药、陈皮、天门冬、元参、天花粉、白芥子之类，久服自愈，肺经不燥，而胸黄自除也。血黄之症，上下一身、眼目俱黄，身必发热，胸必烦闷，腹必疼痛，此血瘀于腹中胸下，故变为发黄。伤寒症中，最多此病，论理可遵仲景夫子之方，照症分治。而余又酌定一方，以便世之采用。茵陈为君，加丹皮、牛膝、当归、栀子、川芎、大黄之品，一服而疼痛烦闷除，其黄必渐愈。苟或服药，仍然闷痛，必须加入水蛭一钱，其瘀血始解，发黄尽退也。气黄之病，身不发热，又无饱闷烦燥之状，但头面发黄如淡金之色，饮食知味少，若行动，便觉气怯不能动履，小便不数，大便反燥，然又不结，此气虚不能运此水湿之气，以成黄病者也。可用茵陈一二钱，加入人参、白术、黄芪、茯苓、车前子，大剂煎饮，自然气旺，黄色全消矣。吾言至此，虽不敢谓黄症治法全备，然分病既清，用药无误，要不能越此范围。愿人之临症之时，细察而分治之可耳。

　　或问：子论黄病，实发天地之奇，黄病岂尽于此乎？曰：更有一种，身不黄，足反黄，此湿热壅闭于中焦，乃脾胃之虚，不能化水也。又用茵陈加白术、茯苓、陈皮、甘草、白芥子、枳壳、槟榔、白芍之类治之,则水渐利而黄渐去。倘身黄,而手足反不黄者,乃不治之症也。

青　蒿

青蒿,味苦,气寒,无毒。入胃、肝、心、肾四经。专解骨蒸劳热,尤能泻暑热之火,愈风瘙痒,止虚烦盗汗,开胃,安心痛,明目辟邪,养脾气,此药最佳。盖青蒿泻火热,又不耗伤气血,用之以佐气血之药,大建奇功。可君可臣,而又何佐使,无往不宜也,但心须多用。因其体既轻,而性兼补阴,少用转不得力。夫人身最嫌火盛,泻火之药动必伤阴,欲其泻火不损阴者,原无多味,乌可置青蒿于无用之地耶? 人身不离阴阳,火盛则阴不生,阳不长,阴阳既不生长,势必阴阳不交而身病矣。倘不平其火,而徒补其阳,则火盛而阳益旺;不平其火,徒补其阴,则水燥而阴愈衰。故无论补阴补阳,总以平火为先务。然火又宜养,而不宜平。火过旺,则阴阳不生;过衰,则阴阳又不长。必寓补于平之中,而后阳得之安,阴得之而泰也。青蒿平火而又补水,此阴阳所以两宜之也。

或问:青蒿退暑则有之,退虚热则未也。何以先之以其有臭气,必然散气故耳? 是未知青蒿者也。青蒿生于火道之旁,常夏日之炎蒸,而色更青翠,其得至阴之气者多矣。况气臭入肾,青蒿为补阴之药无疑,而疑其不能退虚热乎? 夫阳药补阳,阴药补阴,青蒿既得至阴之气,其非阳药可知。既非阳药,而谓不能退虚火也,此则所不信也。

或疑青蒿至贱,而吾子誉之如神,真所谓臭腐而出神奇矣。顾青蒿何尝臭腐哉? 以青蒿为臭者,薄之辞也。余尝行田野间,往往有一种蘭气亲人,不见之,知气从青蒿中出,是青蒿气香,非臭也。且其气能辟蝇虱,凡案间有青蒿,蝇不集也。夫蝇逐腐,畏青蒿而不集,其非腐可知。惜其丛生至多,人皆贱之,倘或为鲜产之物,吾不知若何珍之矣。青蒿实有至补之功,以臭腐轻误矣。

或问:青蒿退阴火至速,何以前人并未用之,而吾子盛称其功效,亦又有所试而云然乎?曰:青蒿退骨蒸劳热,前人既言之,宁得不用之,何必余试而后信。青蒿之退阴火,退骨中之火也。然不独退骨中之火,即肌肤之火,未尝不其泻之也。故阴虚而又感邪者,最宜用耳。

或问:阴虚火盛者,用沙参、地骨皮,自是正法,今先生言青蒿退阴火,则用青蒿,可不必又用沙参、地骨皮矣?曰:是又不然。青蒿最宜与沙参、地骨皮共用,则泻阴火更捷。青蒿能别骨中之火行于皮肤,而沙参、地骨皮只能凉骨中之火,而不能外泄也。

仙 茅

仙茅,味辛,气温,有毒。入肾。治心腹冷气,疗腰膝挛痹,不能行走,男子虚损劳伤,老人失溺,无子,益肌肤,明耳目,助阳道,长精神,久服通神强记。中仙茅毒者,含大黄一片即解,不须多用大黄也。此种药近人最喜用之,以《本草》载其能助阳也。然全然不能兴阳。盖仙茅气温,而又入肾,且能去阴寒之气,以止老人之失溺。苟非助阳,焉能如此?而子独谓全不兴阳者,以仙茅之性,与附子、肉桂迥异。仙茅虽温,而无发扬之气,长无闭精,而短于动火。闭精,则精不易泄,止溺,则气不外走,无子者自然有子,非因其兴阳善战,而始能种玉也。子辨明其故,使世之欲闭其精者,用之以固守其精,而元阳衰惫,痿弱而不举者,不可惑于助阳之说,错用仙茅,归咎于药之不灵也。

附 子

附子,味辛,气温、大热,浮也,阳中之阳,有大毒。大者为天雄,小者为川乌。天雄过热,不可用;川乌热太劣,不若附子之适于用也。制法:每个用甘草五钱,煮水一碗,将附子泡透,不必去皮脐尖子,正要全用为佳。取甘草至仁,以制不仁也。无经不达,走而不守,但可为臣使,佐群药通行诸经,以斩关夺门,而不可恃之安抚镇静也。去四肢厥逆,祛五脏阴寒,暖脚膝而健筋骨,温脾胃而通腰肾,真夺命之灵丹,回春之仙药也。用之当,则立刻重生;用之不当,则片时可死。畏之而不敢用,因循观望,必有失救之悲;轻之而敢于用,孟浪狂妄,又有误杀之叹。要在人辨寒热阴阳,而慎用之也。夫附子,阳药也,以阳治阴,最为相宜,以阳治阳,自然相恶。阳主热,而阴主寒,有如冰炭,何至错误。惟阳似阴,而阴似阳,以假乱真,往往杀人,惨于刀刃也。我今辨阴阳寒热之殊,使用附子者尽生人,而不再误杀人也。阴热之症,乃肾水之耗,而肾守之火不能下安于肾宫,上冲于咽喉口齿之间,其舌必滑者也。论理大补其真阴之水,水旺而火又不归。然而,徒补其水,火虽少衰,终不能时骤降,少用附子,同肉桂入于六味地黄汤中,大剂冷服,下喉而火即消,归下肾内,上焦之热,尽化为清凉矣,此用附子以治阴热之秘法也。阳热之症,乃心火之盛,移于其热胃中,发狂而大叫,或失神而谵语,手足反现冰冷,而胸前膈上多有发斑者,必大渴呼水,而舌胎或红,或黄,或灰黑,必燥而峭,开裂成绫者也。论理不必从治,竟用三黄石膏直治其火,火泻而肾水不干,可免亡阳祸。然火过于旺盛,用大寒之药,恐致格拒,尚不入加附子一片,重一分,入于三黄石膏汤中,以火从火,引苦寒之药下行,而不相背,热性过而寒性发,自能泻火邪于顷刻矣,此用附子以治阳热之秘法也。阴寒之病,乃寒邪直中于肾经,此伤寒之卒病也。肾受寒邪,命门之火自不能藏,欲遁出于躯壳之外,而寒乘胜追逐,犯于脾则腹痛,犯于肝乃胁痛,犯于心则心痛,或手足青者有之,或筋骨拘挛者有之,或呕或吐,或泻或利,甚则身青袋缩,死生悬于反掌,真危急存亡之秋也。控其舌必滑,急用附子二三钱、人参五六钱或一二两、白术一二两、干姜二钱,同煎服之,下喉而阳回寒散矣,此阴寒用附子之法有如此。阳寒之病,平毒伤其脾胃之气,不能荣卫于一身,以致风寒但犯,发热恶寒,喜卧而不喜语言,喜静而不喜纷扰,与之饮食,又能知味,身虽热,而神思甚清,脉必细微,气必甚怯,此阳气不足,而邪乃中之也。其舌虽干而必滑,急用理中汤加附子一钱治之,正气足而邪自散矣。温甘除大热,非此之谓欤! 阳寒用附子之法,又如此。知此四治,触类旁通,断无误用之失矣。

或问:附子有毒,用之得当,可以一服即回阳,有毒者固如是乎? 附子之妙,正取其有毒也。斩关而入,夺门而进,非藉其刚烈之毒气,何能祛除阴寒之毒哉! 夫天下至热者,阳毒也,至寒者,阴毒也。人感阴寒之气,往往至手足一身之青黑而死,正感阴毒之深也。阴毒非阳毒不能祛,面阳毒非附子不胜任。以毒治毒，而毒不留，故一祛寒而阳回，是附子正有毒以祛毒，非无毒以治有毒也。

或问：附子入之于三生饮中，救中风之垂绝，何以必生用之乎？此实有妙义存焉。夫中风，非风也，乃气虚而痰塞于心中，故一时卒中，有似乎风之吹倒也。若作风治，十死九矣。必须用人参为君，附子为佐，加之生南星、生半夏、生姜，而后可以开其心窍，祛逐其痰涎，使死者重生也。世人皆以为人参之功也，苟非附子，何以推荡而奠宁哉？然此时用熟附子，正恐未必神效，往往有缓不济事之忧。必生用之者，取其无所牵制，则斩关突围而入，自能破劲敌于须臾也。药中用霸气而成功者，此类是欤！

或问：参附汤之治阴寒直中，又救一时之垂绝者，何以又不用生附子耶？夫熟附子之治直中阴寒也，寒入于至阴之肾中，祛命门之火出外，而不敢归宫，真火越出，而阴寒乘势祛逐，元阳几无可藏之地，此时而不大用人参，则元阳飞出于躯壳之外矣。然而徒用人参，不佐之以附子，则阴寒大盛，人参何能直入于腹中，以生元阳于无何有之乡？既用附子，而不制其猛悍之气，则过逐阴寒，一往不顾，未必乘胜长驱，随阴寒而尽散热，必元阳无可归，而气又遽亡。故必须用熟者，同入于人参这中，既能逐阴寒之外出，又且引元阳之内归，得附子之益，去附子之损，所谓大勇而成其大仁也。

或问：附子阳药，宜随阳药以祛除，何以偏用之阴药以滋补乎？盖附子大热之品也，入于阳药之中者，所以救一时之急；入于阴药之中者，所以治久滞之疴。凡阳虚之症，宜用阳药救之，故附子可多用以出奇；阴虚之病，宜用阳药养之，故附子可少用以济胜。阳得阴而功速,阴得阳而功迟,各有妙用也。

或疑附子之功,有以少而成功者,又是何故?夫急症宜多,而缓症宜少,此用附子之法也。但古人有用附子止一片而成功,非藉其斩关夺门之神也。盖附子无经不达,得其气而不必得其味,入于经而不必留于脏,转能补气以生气,助补血而生血,而不至有增火增热之虞,反成其健土开胃之效也。

或问:附子何以必得人参以成功,岂他药独不可制之乎?夫人参得附子则直前,无坚不破;附子得人参则功成,血脉不伤。至于他药,未尝不可兼投。然终不知人参与附子,实有水乳之合也。

或问:缪仲醇论附子之害,其言又可采否?噫!仲醇之心则仁矣,而论证尚未尽善也。如言外寒,脾阴不足,以致饮食无味,喜饮冷浆及鲜果,血虚腹痛,按之即止,火炎欲呕,或干霍乱,或大疟寒热并盛,老人精绝,阳痿,少年纵欲伤精,阴精不守,精滑,脑漏,妇人血枯无子,血枯经闭,肾虚小便余沥,梦寐纷纭,行履重滞,痹症,中风僵仆不语,中风口眼歪斜,中风言语蹇涩,中风半身不遂,中风痰多神昏,阴症痈疽未溃,其三十一症,皆必须附子,十补阴,三补阳,始能夺命奏功。仲醇一概戒人勿用,庸医执滞不通,坚信不用附子以回阳,又何以生阴以续命乎?虽仲醇过于谨慎,与其乱用杀人于顷刻,不若慎用以听其自生。然病实可生,任其悠忽,因循失救,而奄奄坐已,又行医之过也。铎所以将仲醇所忌七十二症之中,摘其宜用附子者,表而出之,以亦其救病之延生,勿坐视听死也。

或问:缪仲醇之过慎,未必非全生之道,吾子以其所忌者,摘出以交之,必自万一杀人,过不在子乎?嗟乎!仲醇之所慎者,正病所不必慎者也。岂独不必慎，实症之不可慎者也。宜慎而不慎，与不可慎而又慎者，非至中之道也。

天南星

天南星，味苦、辛，气平，可升可降，阴中阳也，有毒。入脾、肺、心三经。善能化痰，利膈下气，散瘀血，坠胎，破坚积，消痈肿。治中风不语，极能开关，兼治破伤风。又斩关夺门之将，可一用，而不可再用也。三生饮用之，佐附子以出奇，祛痰而化滞，非借其清肺而安心，故止可暂用耳。虽然三生饮中，若无人参为君，则附子、南星皆无用矣。即一三生饮，可以悟用药之妙也。

或问：天南星消顽痰以开关，破积坚障，其勇往之气，实又藉附子以鼓勇，无附子，恐不能如是之猛矣。或三生饮不可常用，在他方或可以常用乎？盖消痰之药，未有如南星峻猛者也。中风闭关，不得不用之斩关直入。若其他痰病，原未有关之坚闭，又何必用南星哉！

半　夏

半夏，味辛、微苦，气平，生寒，熟温，沉而降，阴中阳也。入胆、脾、胃三经。研末，每一两，用入枯矾二钱、姜汁一合，捏饼，楮叶包裹，阴干，又名半夏曲也。片则力峻，曲则力柔，统治痰涎甚验。无论火痰、寒痰、湿痰、老痰与痰饮、痰核、痰涎、痰结、痰迷，俱可用，但不可治阴火之痰。孕妇勿用，恐附胎元。然有不可不用之时，暂用亦无碍。吐血家亦不可用，恐性愈动火也。片半夏为末，吹鼻中，可救五绝，并产后血晕甚效。

人身原无痰也，饮食入胃，化精而不化痰。惟肾中真火虚，则火沸为痰，亦肾之真水虚，则水泛为痰矣。火沸为痰与水泛为痰，虽原于肾，而痰乃留于脾也。半夏既治痰，岂难消化？况痰已入脾中，安在不能化之？然而终不能消者，以其能消已入脾中之痰，而不能断其将入脾中之痰也。盖肾中之痰也，必须肾气丸，始得逐之，非半夏所能祛也。半夏泄痰之标，不能治痰之本。半夏性沉而降，似乎能入至阴之中，然而阳多于阴，止可浅入脾阴，而不能深入肾阴也。况半夏泻阴而不补阴，而肾又可补而不可泻，半夏欲入于肾，而肾所以不受也。半夏既不能入肾之内，又何以化肾中之痰哉？可见痰在脾为标，痰在肾为本，以脾之痰出于肾也。消脾之痰，不可以见标本之异哉？

肾气丸治痰，是择其本也。水不上泛为痰，何必更消其痰；火不上沸为痰，何必再清其痰。用肾气丸而痰已绝。用半夏以治标，恐及动其祛痰也。

半夏燥气之药，再耗肾中之气，气一耗，则火动水燥，不生精而生痰，势所必至，不特无益，反害之矣。故既治本，不必更治标也。

或疑半夏性燥，故便于治湿痰也，不识用何药以制其燥，并可以治热痰乎？夫燥湿之性各殊，虽制之得宜，止可去其大过，而不能移其性也。然而未制其燥，与已制其燥，自然少异。铎有制法，并传于此。用半夏一斤、生姜片四两，先煮数沸，取起晒干。用桑叶一百片，水十碗，煎汁二碗，将半夏泡透，又晒干。复用盐一两、滚水一碗，又泡透，切片用之，则燥性去其六，湿之性得其四。寒热之痰，与水火泛沸之痰，俱可少用，以为权宜之计矣。然又止可暂用，而不可据之为久治也。

或疑制半夏，以治燥热之痰妙矣，恐反不宜于寒湿之痰，奈何？此则无容虑也。半夏性燥，治寒湿之痰正宜，制过燥，而无伤气之忧与损肺之失，可用之而无恐也。

或疑半夏治湿痰，而不可治燥痰，治寒痰，而不可治热痰，俱闻命矣。痰之中更有吐黑痰者，其故何也？吾观其人则甚健，谓是火而口不渴，谓是虚而肾不亏，又可以半夏治之乎？此乃邪结于肾之中，非痰塞于肺之窍也。此症本起于久旷之夫，思女色而不可得，又不敢御外色以泄精，于是邪入于肾中，精即化痰，而若吐有墨之黑者矣。宜用于降火之药，佐之白芥子以消痰，而更用于荆芥之类，以散其火于血分之中。否则，必有失血之患，温疟之苦矣。数剂之后，身必畏寒，然后用于加味逍遥散，大用于半夏，以清于其表里之邪，则寒热乃除去，而黑痰又乃以渐愈矣也。此等之病症，尝实亲试之，而往往有效验也，故敢论之于书也。

蓬莪茂

蓬莪茂，味苦、辛，气温，无毒。入肝、脾二经，血分中药也。专破气中之血，痃癖可去，止心疼，通月经，消瘀血，治霍乱，泻积聚，理中气。乃攻坚之药，可为佐使，而不可久用。专入于气分之中以破血，虽破血，然不伤气也。蓬莪茂与京三棱，同是攻坚之药，余舍三棱而取蓬莪者，以蓬莪破血，三棱破气也。夫血乃有形之物，破血而气犹不伤；气乃无形之物，破气而血必难复。气不伤，易于生血；气不复，艰于生气耳。

或问：蓬莪茂入于气分之中以破血，吾疑血破而气亦破矣。

夫入气以破血,又贤于入血以破气乎？虽气血俱不可伤,而血郁于气之中,不得不消血也。然而,消药必伤气血,与其消气,不若消血,况原病于血之瘀也。蓬莪茂专消气中之血,但破血而不破气。血有可破而破之,气无壅滞,无可破也,又宁破气哉？

骨碎补

骨碎补,味苦,气温,无毒。入骨,用之以补接伤碎最神。疗风血积疼,破血有功,止血亦效。同补血药用之尤良,其功用真有不可思议之妙。同补肾药用之,可以固齿；同失血药用之,可以填窍,不止祛风接骨独有奇功也。

或问：骨碎补入骨,且能接续于损伤,不知亦可用之以补肾乎？骨碎补虽能入肾,而不能益肾也。夫骨者,乃肾之余,接骨即补肾也,何在肾之不能益乎？虽然肾中之水,无形之水,肾中之火,亦无形之火也。骨碎补但能补有形之齿骨,不能补无形之水火。然而,有形之齿骨乃无形之水火所生,即谓骨碎补之能益补也,又何独不可哉？

泽 漆

泽漆,大戟之苗也。味辛,气寒,阴中微阳也。退皮肤邪热,却面目浮肿,尤消水气。

或问：泽漆,气味与大戟同,既删大戟,又取泽漆,岂玉枢丹中可不用大戟,而用泽漆乎？玉枢丹若改大戟为泽漆,则其功效更神。惟其用大戟,而不用泽漆,故止可祛邪,不可调和正气。然则,何不添入泽漆？不知止用大戟,尚有正气大伤之虑,乌可增其党羽以损乎！

三七根

三七根,味甘、辛,气微寒,入五脏之经。最止诸血,外血可遏,内血可禁,崩漏可除。世人不知其功,余用之治吐血、衄血、咯血,与脐上出血、毛孔渗血,无不神效。然皆用之于补血药之中,而收功独捷。大约每用必须三钱,研为细末,将汤剂煎成,调三七根末于其中饮之。若减至二钱,与切片煎药,皆不能取效。

三七根,止血神药也,无论上、中、下之血,凡有外越者,一味独用亦效,加入于补血补气之中则更神。盖止药得补,而无沸腾之患,补药得止,而有安静之休也。

三七根,各处皆产,皆可用,惟西粤者尤妙,以其味初上口时,绝似人参,少顷味则异于人参耳,故止血而又兼补。他处味不能如此,然以治止血,正无不宜也。

万年青

万年青,味苦涩,气微寒。入肾经,专通任、督之脉。亦能入肺杀痨虫,治尸气,尤善黑须发,入之乌芝麻、山药、熟地、何首乌、小黄米、白糖之中极效。但最难干,必人身怀之三日,方可磨为粉,入煎药内。惟是性寒,忌多用,多用则损气。大约乌芝麻前药各用一斤,万年青只可用十片,断断莫多用也。

万年青,最能杀虫子无形之中,然多用,则杀虫于顷刻,必须吐而出,未免大伤肺气,反有性命之忧。不若用之于补阴之内,潜移点夺,正既无伤,而虫又尽杀无遗也。

万年青之子，更佳于叶，凡叶用三片者，子只消用一粒。其功用与叶相同，亦乌须黑发，杀痨虫解尸气也。人家种此花，更能辟祟。

或疑万年青，古人并未有言及乌须者，子何足征乎？铎实闻诸异人之言，至于杀痨虫，又实亲试而验者也。尝游楚寓汉口，有醎醘主人患久嗽，说胸中微痒，则嗽不能止，若痛则必吐血矣。问何以得此。云因泊舟浔江，偶飓风夜起，呼舵工整备蓬缆，一时骤雨至，洒热背，觉寒甚，自此便嗽至今。初嗽时，无痒痛之症，自痒而痛，自痛而吐血。余曰：此寒雨透入于肺俞，必肺生虫矣。渠不信，未几而胸痛，曰：必吐血矣，奈何？余曰：急服乌梅则可止。乃服之而安。渠问故。余曰：此权宜之法，以试虫之有无也。虫得酸则伏，今饮乌梅汤而痛定，非虫而何？渠乃信服。余用万年青捣汁，用酒冲一碗，候胸中痛时急服。至夜分，胸果痛，乃服万年青，服下疼甚，几不欲生，欲饮茶，予禁不与，渴甚，劝其再服万年青，不听，余固请饮之，而痛益加，喉中痒甚。余曰：此虫欲出也，急再饮万年青汁。又饮之，乃吐血，而虫随涌出，长二寸半，大如指，形如促织，长腿如螳螂，其色纯紫，灯下视之如火有焰，额上有须二条长寸许，背上有翅尚未长，而腹尚未全生，乃如大指大一血块。倘羽毛丰满，身腹俱全，岂肯久安于人膈乎？一艓之人，无不惊叹神医也。病者见之，晕绝。余曰：今后不必再忧死亡矣。乃用人参、麦冬、当归、熟地滋阴之药十剂，又用健脾补气之药十剂，调理而愈。前后用万年青，不过一株也。呜呼！异哉。使余不遵异人之教，必不知万年青之杀痨虫也。然非生人确信吾言，亦不能奏功之神如此。其虫数日尚活,客有劝主人煅火以服之,谓能复还从前气血。余曰不可。主人狐疑不决。余曰:虫得人之灵气,以生于胸中,安知不如蚂蝗水蛭,见水而再生乎。主人闻之色怯。余乃用火烧死,而埋之江边。万年青杀虫之疑验,如此之神,而言乌须之效,又可比类而共信矣。

两头尖

两头尖,味甘,气温,无毒。入脾、胃、大肠之经。尤善降气化食,尤善化痞结癥瘕。近人错认鼠粪为两头尖,谁知是草木之药,生在陇右。土人以之治小儿食积,神效。妙在攻坚不耗气也。

两头尖,治痞最神。余在通渭,亲见此草。其根绝似麦冬,但色带丹,气亦香,考之《县志》,俱载之,可见两头尖非鼠粪也。

柘木枝

柘木,即柞木也。最消酒毒,一缸佳酿,只消一枝柘木入之,即变为水。尤能开产门交骨,同人参、当归、川芎服下,少刻即骨响,而儿门大开,儿随之而下矣。此物必须儿头在产门边始可用,否则,先开交骨,又变生不测矣。

柘木枝,开产门交骨尤神,下喉不须一时立开,余亲试而奏效者也。但服后断须安眠,则骨开自易。三吴临产之时,每教产妇绕室而走,走则骨坚,转难开矣,非柘木之不效也。

或柘木枝,既是开产门交骨神药,则交骨一开,儿即易生,又何必谆谆致戒于儿首之到门哉?不知难产之润,非交骨之不开也,儿未转身,则儿头断不至门也。盖生产必儿转身而始产,儿不转身,断不即产。几不欲产,而先开产门,则风易入也。风入,不特母病于须臾,而亦必变生于意外,非生下有脐口之惊,必产后有牵搐之苦。故必问儿首到门,而后用柘木以开关,既庆生全,又无后患也。

蜀　漆

蜀漆,常山之苗也。常山不可用,而苗则可取。味苦,纯阴。散火邪错逆,破痈瘕癥坚,除痞结积凝,辟蛊毒鬼疰,久疟兼治,咳逆且调。

或问蜀漆,即常山之苗,子删常山而取其苗,何谓也? 盖常山性烈而功峻,虽取效甚速,而败坏元气亦最深。世人往往用常山治疟,一剂即愈,而身体狼狈,将息半载,尚未还元。设再不慎,疾一朝重犯,得免于死亡幸也。其不可轻用,亦明矣。蜀漆虽是常山之苗,不比根之猛烈。盖苗发于春,其性轻扬,且得春气之发生,散邪既速,而破气亦轻,可借之以攻坚,不必虑其损内。此所以舍常山而登蜀漆也。

白头翁

白头翁,味苦,气温,可升可降,阴中阳也,无毒。一云味甘、苦,有小毒者,非。主温疟、阳狂、寒热,治癥瘕积聚,逐血,愈金疮,祛风暖腰,疗血疝疝肿,并疗百节骨疼痛,赤痛之痢,所必用也。

或问白头翁,人多错认是鸟名,谁知是《本草》之药耶?《本草》言其功效颇多,皆不足深信。惟伤寒中之下利,乃热毒也。芩、连、栀子不足以解其毒,必用白头翁,以化大肠之热,而又不损脾气之阴,逐瘀积而留津液,实有奇功也。若胃虚寒,不思食,及下利完谷不化,不由于湿毒者,俱宜忌之也。

牡丹皮

牡丹皮,味辛、苦,气微寒,阴中微阳,无毒。种分赤、白,性味却同。入肾、肝二经,兼入心胞络。凉骨蒸之热,止吐血、衄血、呕血、咯血,兼消瘀血,除癥坚,定神志,更善调经,止惊搐,疗痈肿,排脓住痛。亦臣、佐、使之药,而不可为君也。仲景张夫子入之八味丸中,所以治汉武帝消渴之症也。消渴,本是热症,方中加入桂、附,以火治火,奇矣。盖此火乃相火,而非火。相火者,虚火也。实火可泻,虚火必须滋补;阳火可以水折,阴火必须火引。地黄汤中既用熟地、山药以滋阴,不用桂、附以引火,则火不归源,而渴终不可止。但既用桂、附以引火,而火归于下焦,而上焦余热,何能顿清?吾恐命门之火已归于肾宫,心包之火仍炎于心位,热必余焰尚存,而渴仍不止也。故方中又加入牡丹皮,调和于心、肝、肾之际,滋肾而清其肝中之木,使木不助心包之火。而牡丹皮又自能直入于膻中,以凉其热,下火既安,而上火亦静,火宅之中,不成为清凉之境乎?此仲景夫子制方之神,而亦牡丹皮之功,实有如是者也。不特此也,牡丹皮在六味地黄丸中,更有奇议。肾有补无泻,用熟地、山药以补肾,又何必用特丹皮以滋其骨中之髓耶?若云泻火,则已有泽泻矣;若云健脾,则已用茯苓矣;若云涩精,早已用山药矣。然则何所取,而又用牡丹皮哉?不知牡丹皮,所以佐五味之不足也。补阴之药过于寒,则阴不能生,而过于热,则阴亦不能生。六味丸中不寒不热,全赖牡丹皮之力,调和于心、肝、脾、肾之中,使骨中之髓温和,而后精闭于肾内,火泻于膀胱,水湿化于小便,肺气清肃,脾气健旺,而阴愈生矣。

或问:地骨皮治有汗之骨蒸,牡丹皮治无汗之骨蒸,此前人之成说,吾子何略而不谈?岂牡丹皮非治无汗之骨蒸耶?铎所亟欲辨者也。夫地骨皮未尝不治无汗之骨蒸,牡丹皮未尝不治有汗之骨蒸也。元素将二药分有汗、无汗,为骨蒸之法,余不知其何所见而分。据其论,牡丹皮牡而不牝,其色丹,象离阳中之火,能泻,似乎牡丹皮乃阳中之阴,亦宜治有汗之骨蒸,而不宜治无汗之骨蒸矣。总之,牡丹皮乃治骨蒸之圣药,原不必分有汗、无汗也。

或问:仲景张公制八味丸,经吾子之阐发奇矣,不知更有异闻乎?曰:医道何尽,请于前论而再穷其义。夫火有上、下之分,下火非补不能归,其在上之火,非凉不能息。补其在下之火,则火安而上不炎,凉其在上之火,则火静而下亦戢。虽然牡丹皮补肾水,而不补肾火,似乎下火之炎上,不能使其归于下也。然而,牡丹皮虽不能补肾中之火,实能补肾中之水,补水之不足,即能制火之有余。火有所制,自然不敢沸腾,然后用附子、肉桂,引其下伏,则火藏于至阴之肾矣。牡丹皮亦补肾以益心,而不能补肾以克心者也,似乎上火趋下,不能使其静于上也。然牡丹皮虽不能补肾水克心,实能补肾水以益心气之不足。即能制心气之有余,必有所养,自然常能宁定。然后用附子、肉桂导其上通,则暗交于至阴之心矣。此前论所未及者,而阐发其奇又如此矣。

或又问:仲景张公八味丸,已发异论,不识六味丸亦有异论乎？曰：六味丸中，别有微义也。牡丹皮用之于六味丸中，岂独凉骨中之髓，以生阴水哉？夫独阴不生，独阳不长。六味丸中，乃纯阴之药也，苟不用阴中微阳之药，入于群阴之内，虽以水济火，似亦为阴虚者之所喜，然而孤阴无阳，仅能制火之有余，不能生水之不足。丹皮虽亦是阴药，入于肾经，但性带微阳，入于六味丸，使阳气通于阴之中，而性亦微寒，但助阴以生水，而不助阳以动火。此仲景夫子立方之本意，铎实有以窥其微而尽发之也。

或问：牡丹皮阴中微阳，又入于群阴之内，恐阳气更微，虽各药亦有兼于阳者，毕意阴重而阳微也。不知他药如茯苓、泽泻、山药之类，入于群阴之中，全忘乎其为阳矣。惟牡丹皮虽在阴药之中，而阳之气不绝。子试将六味丸嗅之，牡丹皮之气未尝全消，不可以悟其微阳之独存，不为群阴所夺之明验乎？惟牡丹皮于群阴之中，独全其微，且能使茯苓、泽泻、山茱萸、熟地、山药之阳气不散，以助其生阴之速。故牡丹皮用之于地黄丸中，尤非无意也。

或问：牡丹皮能退骨蒸之虚热，是亦地骨皮之流亚也，乃先生誉地骨皮之解骨蒸，而不及牡丹皮，岂别有意欤？夫牡丹皮之解骨蒸，虽同于地骨皮而微有异者，非解有汗与无汗也。牡丹皮之解骨蒸，解骨中之髓热也；地骨皮之解骨蒸，解骨中之血热也。骨中不止髓，髓之外必有血以裹之。骨中之髓热，必耗其骨中之血矣；骨外之血热，必烁其骨中之髓矣。故治骨蒸者，二味必须兼用，不可以有汗用地骨皮、无汗用牡丹皮也。此等论，实前人所未谈，言之必惊世人，然予实闻之吾师，非凿空而论也。髓中有血，斯亦何奇？余尝见人骨折者，骨中流血，与髓俱出，非明验乎！独是地骨皮凉骨中之血,牡丹皮凉骨中之髓,无人证吾言耳。

大蓟、小蓟

大、小蓟,味甘、苦,气凉,无毒。入肺、脾二经。破血止血甚奇,消肿安崩亦效,去毒亦神,但用于初起之血症,大得奇功,而不能治久伤之血症也。盖性过于凉,非胃所喜,可以降火,而不可以培土故耳。

或问:大、小蓟,皆是止血圣药,一时急症,用鲜尤佳。倘无鲜者,干者亦可用乎?夫鲜者难遽得,热必用干者矣。但必须将大、小蓟用水先煎取汁,然后煎补血、生血、止血之药,同饮才妙,不比鲜者,捣汁即可用也。

或问:大、小蓟同是血分之品,毕竟何胜?二者较优劣,大蓟不如小蓟之佳。小蓟用一两者,大蓟必须加五钱,其功用实未尝殊也。

或问:大、小二蓟,北人以之治吐血多功,南人以之往往鲜效,何也?盖二蓟过于寒凉北人秉性刚强,非患热症,不易吐血;南人柔弱,不必犯热,即能吐血也,故宜北而不宜于南。然而,北人不因热而致吐血者,服之未必相宜;南人偶因热而致吐血者,服之未必不相宜也。

或问:大、小蓟,既分大小,毕竟功效亦别,岂尽同而无异乎?曰:同者止血,异者止热也。大蓟止热,而小蓟则力不胜。故遇热症,不妨用大蓟一二钱,使热退而不动血耳。

刘寄奴

刘寄奴，味苦，气温，无毒。入心、脾、膀胱之经。下气，止心腹痛，下血消肿，解痈毒，灭汤火热疮，并治金疮。《本草》诸书，言其能却产后余疾，则误之甚者也。刘寄奴性善走迅，入膀胱，专能逐水。凡白浊之症，用数钱，同车前子、茯苓利水之药服之，立时通快，是走而不守。产后气血大亏，即有瘀血，岂可用此迅逐之乎？夫走而不守之药，何以能止金疮之血？盖寄奴非能止血，能逐血也。血欲外出，寄奴逐之，血不敢外出矣，此反治之道也。

或问：刘寄奴，以治金疮得名，而子谓非治金疮之药，非好异乎？夫寄奴逐血以止血，与治金疮之说，两无妨也。然而以之治金疮，未见捷效，以之治白浊，实得神效。吾疑刘寄奴当日治金疮，或别有他药，未必不借此惑世，英雄欺人，不可全信也。

延胡索

延胡索，味辛、苦，气温，无毒。入肺、脾二经，又入肝足厥阴。调月水气滞血凝，止产后血晕，跌扑损伤，下血崩淋，心腹卒痛，小肠胀疼，皆能主治。及气血中佐使之品，可偶用见长者也。产后亦宜少用，非曰用之于补气、补血之内，便可肆然多用耳。

或同：延胡索乃妇人所宜用，而子曰宜慎用者，何也？延胡索，破气、破血之药也。无气之滞，无血之瘀，用之能安然无恙乎？用之于补血、补气之内，补血而不能救其破血之伤，补气而不能救其破气之损，况全无补剂，其伤损之大，更何如哉？

郁　金

郁金,味苦,气寒,纯阴,无毒。入心、肺、肝三经。血家要药。又能开郁通滞气,故治郁需之,然而,终不可轻用也。因其气味寒凉,有损胃中生气,郁未必开,而胃气先弱,殊失养生之道矣。至于破血、禁血、止血,亦一时权宜之用,病去即已,而不可恃之为家常日用也。

或问:郁金解郁,自然不宜多用,但入之补剂之内,不知可常服乎?夫郁金解郁,全恃补剂,无补剂则郁不能开,多补剂则郁且使闭。故郁金可暂用于补之中,而不可久用于补之内。

或问:《范石湖文集》云:岭南有采生之害,于饮食中行厌胜法,致鱼肉生入腹而死胀,郁金可解毒得生,有之乎?此李巽岩侍郎欺人语,不足信也。夫采生,即蛊毒也。郁金并非解毒之药,何能消之哉!

或问:郁金为血家要药,而朱丹溪又有治血则误之语,何也?夫郁金乃入血分之气药,其治诸血症,正因血之上行,皆属于内热火炎。郁金能降气,而火自降矣。况性又入血分,故能降下火气,则血自安经而不妄动也。丹溪之论,唯真正阴虚火动,以致呕血、咳血,非关气分之拂逆者,则宜忌之耳。

艾　叶

艾叶,味苦,气温,阴中之阳,无毒。世人俱以蕲艾为佳,然野艾佳于蕲艾。盖蕲艾乃九牛草也,似艾而非艾,唯香过于艾,而功用殊不若野艾。入脾、肾、肺三经。祛寒气而逐湿痹,安疼痛而暖关元。胎漏可止,胎动可安,月经可调,子宫可孕,且灸经穴,可愈百病,无如世人舍近而求远,舍贱求贵,为可叹耳。

或问:艾叶,取野而不取蕲,前人已论之,但未言野艾之何以佳于蕲艾耳?夫蕲艾依种而生者,野艾则天然自长于野者也,得天地至阳之气,故能逐鬼而辟邪,祛寒而散湿,其功实胜于蕲艾药,何舍此而取彼哉!

地　榆

地榆,味苦、酸,气微寒,阴中阳也,无毒。止妇人赤带、崩下及月经不断,却小儿疳热,止热痢,下瘀血,治肠风下血,愈金疮。但治热而不治寒,虚寒之人,不可轻用地榆凉血之品也。血热病,生用之凉血,正得其宜。然而血热则必动,动则必有散失之虞;血寒则又凝,凝则必有积滞之患。过用地榆以凉血,则热变为凉,而阴寒结于肠胃,将腹痛之症生,反致血崩下血而不可止,犹以为地榆之少也,更佐之以凉血之药,势必至死亡而后已,良可叹也!

或问:地榆治大肠之血,实有奇功,新久皆可用之否?曰:不可也。大肠有火,则新旧皆宜;无火,则新旧皆忌,此言其常也。大肠前有火而后无火,则前宜而后不宜;久无火而暂有火,则久当忌而暂不宜忌,此言其变也。审常变而察可否,岂特用地榆一味为然哉!

或问:地榆凉大肠之血,单用一味,往往见功,而合用他药,反致无效,何也?盖单用一味,则功专而效速,合用他药,未免拘牵矣。倘所用他药尽入大肠之经,则调和于寒热之间,赞襄气血之中,功既速成,而身亦甚健。惟其所用之他药,非尽入于大肠经之味,则彼此异宜,上下违背,安能奏功乎?可见用药贵纯而不贵杂,不在单用与不单用也。

或疑地榆凉血,何以能止也?不知地榆亦能补血也。倘徒凉血,则血正不能骤止,惟凉血又兼补血,所以单味亦成功耳。

枲耳实 即苍耳子

苍耳子,味苦、甘,气温,叶苦、辛、微寒,俱有小毒。善解大麻风之毒,余病禁用。各《本草》称其效,皆不足信也。盖此最利关节,凡邪物在脏腑者,服之无不外出。大麻风之毒,正苦其留于脏中,必借此引出于皮毛。他病原非脏毒,何必借重。况枲耳子与叶,散尽真气,乌可轻服哉?若大麻风,亦畏散其气,然受毒甚炽,有病则病受之,尚不至十分尽耗,故用之无妨。然亦必入之活血、凉血之药中始得,非单用一味可恃之而取效也。

或问:苍耳子,他病亦有用处,如治汗斑之去风,脚膝之去湿,未尝无效,而子止言其治大麻风,毋乃太过乎?非过也。苍耳子实止可治大麻风,而不可治他病。如汗斑,细病也,何必用此以耗元气。脚膝,下病也,何必用此升散。舍可用之药,而求之不可用之草,此世用药之好奇,非吾论之太过也。

茜 草

茜草,味苦,气寒,阴中微阳,无毒。入胃、脾二经。止下血崩漏,治跌折损伤,散瘀血。女子经滞不行,妇人产后血晕,体黄成疸,皆能治之。但止行血而不补血,宜同补气之药以行血,不宜同补血之药以散气。至于各书言其能补虚热，且治劳伤后，虚语耳，吾未见其功也。

或问：茜草色红，何以止血？夫茜草本行血之药，行血而反能止血者，引血之归经耳。当血之逆行也，少拂其性，而其势更逆。茜草之色与血色相同，入之血中，与血相合而同行，遂能引之归经，而相忘其非类，此治法之功也。但既引入于各经，即当以补阴之药继之，则血安而不再沸。否则，血症未尝有不再发者也。

夏枯草

夏枯草，味苦，气温。曰寒者，误。入肺、脾、心三经。专散痰核鼠疮，尤通心气，头目之火可祛，胸膈之痞可降。世人弃而不收，谁知为药笼中必需之物乎？夫肺气为邪所壅，则清肃之令不行，而痰即结于胸膈之间而不得散。倘早用夏枯草，同二陈汤煎服，何至痰核之生？心火炎上，则头目肿痛，而痰即结于胸膈而成痞。早用夏枯草，入于芩、连、天花粉之内，何至头痛目肿乎？盖夏枯草直入心经，以通其气，而芩、连、天花粉之类，得以解炎上之火也。尤妙心火一平，引火下生脾土，则脾气健旺，而痰更消亡，鼠疮从何而生乎！《本草》止言其破癥坚、消寒热、祛湿痹，尚未深知夏枯草也。

或问：夏枯草，近人亦知用之，但不能入之汤剂之内也，今欲用之，不知多寡宜若何耳？夫夏枯草，阴药也，阴药宜多用以出奇，而不可少用以待变也。

百 部

百部，味甘、苦，气微温而寒，无毒。专入肺经，亦入脾、胃。止肺热咳嗽上气，治传尸骨蒸，杀寸白蛔虫。洗衣除虱，烧汤洗牛马身，虱不生；烧烟熏树木，蛀虫即死；人家烧烬，尽逐蠓蝇。此物杀虫而不耗气血，尤有益于人。但其力甚微，用之不妨多也，然必于参、茯、芪、术、归、芎同用为佳。大约用百部自一钱为始，可用至三四钱止，既益肺、胃、脾之气，又能杀虫。倘痨病有传尸之虫者，须用地骨、沙参、丹皮、熟地、山药共用为妙矣。

或问：百部，杀虫之药未有不耗气血者，而百部何以独异乎？夫百部原非补剂，不补则攻，然而，百部非攻药也，乃和解之药，而性亦杀虫，能入于虫之内，而虫不知其能杀也。杀虫之药，必与虫相斗，百部不特不斗，而并使虫之相忘其杀也，又何至有气血之耗哉！

或疑百部杀虫，何能使虫之不知？夫百部味甘，虫性喜甘，投其所好，妄甘味能之杀身也。故食之而不知耳，及至已食在部，而虫之肠胃尽化为水，欲作祟而不能，有不知其何以死而死者矣。

百 合

百合，味甘，气平，无毒。入肺、脾、心三经。安心益志，定惊悸狂叫之邪，消浮肿痞满之气，止遍身疼痛，利大小便，辟鬼气时疫，除咳逆，杀虫毒，治痈疽、乳肿、喉痹，又治伤寒坏症，兼能补中益气。此物和平，有解纷之功，扶弱锄强，祛邪助正。但气味甚薄,必须重用,其功必倍。是百合可为君主,而又司为佐使者也,用之可至一二两。若止用数钱,安能定狂定痛,逐鬼消痈。倘用之安心益志,益气补中,当与参、术同施,又不必多用也。

或问:百合能止喘。百合非止喘之药也,但能消痞满耳。喘生于痞满,痞满消而喘胀除,故言痞满,而治喘在其中矣也。

或问:伤寒证中有百合病,特用百合为汤治之,而子何以不言耶?曰:伤寒门中之百合病,即将成之坏证也。言坏症,而百合在其内矣。夫坏症何以用百合?正取其气味之和平,解各经之纷纭,即定各经之变乱也。

旋覆花

旋覆花,味酸、甘,气温,无毒。一云冷利,有小毒,误也。入心、肝、大小肠。治头风,明目,逐水通便,去心满、噫气、痞坚,消胸结痰涎,定惊怪,止寒热。此物有旋转乾坤之象,凡气逆者,可使之重安,但止可一用,而不可再用。至虚之人,尤不宜轻用也。

或问:旋覆花治气逆甚神,为伤寒要药,但不识可于伤寒之外,而亦治之乎?夫气逆之症,不止伤寒,旋覆花之治气,尤于伤寒之外见奇。但伤寒气逆,不必加入人参,而杂症门中之气逆,非人参不能奏功,必须共用耳。

或问:旋覆花不可独用见奇功,有之乎?旋覆花固不可独用也,得代赭石,则能收旋转之功。凡逆气而不能旋转者,必须用之,下喉而气即转矣。

或问:旋覆花谓是走散之药,然乎?夫旋覆善转气,非走气也,故气逆者,得之而顺。岂气顺者,反用之而散乎?

大 黄

大黄,味苦,气大寒,阴中之阴,降也,无毒。入胃与大肠。然有佐使,各经皆达也,其性甚速,走而不守,善荡涤积滞,调中化食,通利水谷,推陈出新,导瘀血,滚痰涎,破癥结,散坚聚,止疼痛,败痈疽热毒,消肿胀,俱名如神。欲其上升,须加酒制;欲其下行,须入芒硝;欲其速驰,生用为佳;欲其平调,熟煎尤妙;欲其少留,用甘草能缓也,此药有勇往直前之迅利,有推坚荡积之神功,真定安奠乱之品,祛邪救死之剂也。但用之必须看症甚清,而后下药甚效,否则,杀人于眉睫也。夫大黄乃君主之药,故号将军。然而将军无参赞之贤,不剿抚并用,亦勇而不仁。所以,承气汤中,必加人参、当归以助之,其他用大黄者,未有不益之补气、补血之味也。然而,补气之药未可重加,而补血之药断宜大用。盖肠胃燥结,而后瘀滞不行,徒用大黄以祛除,而肠中干涸,无水以通舟楫。大黄虽勇,岂能荡陆地之舟哉?故凡有闭结,必须多用补剂,使之生血以出陈,败瘀以致新也。至于补气之药,似乎可止,不知血必得气而易生,况大黄以祛除,未免损伤肠胃之气。吾先用参、芪以补之,气既不伤,且助大黄之力,易力推送,邪去而正又不伤,不必已下之后,再去挽回矣。但气药可以少用者,恐过助其气,以固肠胃,则大黄有掣肘之虞。然而虚弱去怯之人,当大黄必用之时,万不可势可用之说,减去参、芪,又虞有气脱之虑。总之,补气者,防其气脱;补血者,防其亡阴。要在临症察之,而不便先为悬度之也。

或疑邪盛者宜泻,或用大黄至五六钱不泻者,又奈之何?

噫！用大黄又不可拘泥也。邪轻者，少用犹须防其更变；邪重者，多用亦宜豫为图后。总以制之得宜，何忧重用乎？然而少则徐加，多则难以收拾。故邪重者，不妨由少以增多，断不可嫌少而骤多也。

或问：大黄用之于承气汤中，少若差错，下喉立亡，何利而用之乎？夫承气汤，乃夺命之命药也。不善用之，夺命变为丧命矣，非大黄之过也。且子亦知大黄之功乎？当少腹之硬痛也，求生不得，求死不能，一用大黄泻之，苦楚之境，忽易为快乐之场，不特腹中安然，而身躯手足疼痛解热冤，其功之大为何如乎？倘用芒硝、厚朴、枳实，而不用大黄，虽亦能逐邪荡硬，然必不能如是之功速而效神也。可疑其无利而不用乎？

或疑大黄功多而过亦多，予终不敢信为夺命之药而轻用之也。夫用大黄治至急之症也，缓症可以迟用，而急症断不宜迟。逍遥观望，因循谨慎，而杀人者正多。凡邪入下焦，而上焦喘满、中焦痞闷者，断宜速下。倘手按之痛甚而不可按者，急下无疑，庶几可以夺命。否则，气逆而死矣。胡可虑其亡阴之过，而不收其救阳之功哉！

或曰：用大黄误下，往往致不可救，可不顾其亡阴，单收其救阳之功乎？曰：亡阴之祸，乃误下之过，非宜下之过也。宜下而不下，与不宜下而下，过正相同。倘虑误下，难于垂援，先预防而用补剂，或投而为佐使，自无误下之愆。即误下，而亦无难急之祸，亦何至有亡阴之失哉！

或疑大黄亦斩关夺门之将，何以又不宜用人参？大黄亦何尝不宜人参哉！第古人用人参于大黄中者绝少。盖用大黄之症,多是下行而不上行。上行之症,邪多变迁之不定;下行之症,邪有趋散之无忧。用大黄以逐邪,所以止加当归以助其势,而不用人参以防其机也。

或疑大黄逐瘀,而气弱之人,往往随下而辄亡,独不可用人参以扶其气乎? 曰:吾前言大黄未尝不宜人参者,正言气弱之人也。邪在于大肠之中,结燥屎而作痛,非大黄之猛利,何以迅逐其邪,而兼去其燥屎乎? 倘其人为虚弱之人,似宜和解为得。然而邪已下趋大肠,和其中焦,而下焦更为急迫,其痛必甚,势必下之为快。然而下之,而气亦随下而俱脱也。苟不用人参以急补其气,则气脱又何救乎? 然而与其下之气脱,而后救之以人参,何不先用人参于大黄之中,未下而先防其脱乎? 况人参、大黄同用,则人参助大黄以奏功,大黄亦得人参而缓力,但去其燥屎之邪,而不崩其虚弱之气,是两用之而得宜也。

或又问:人参用于大黄之中,万一补住其邪,而燥屎不得下,不因用人参而误乎? 夫大黄走而不守,人参安得而留之乎? 况邪又不在上、中二焦,而在下焦之大肠。邪在大肠,原宜直下,用大黄者,不过顺以推之,而非逆以提之也。顺推而用人参,又安得变顺而转为逆乎? 故人参用之于大黄之中,万无补住其邪之祸者也。

或疑虚人不可用攻,古人有先服人参,后服大黄者,可乎? 不可乎? 此亦权宜之法,而不可为训也。愚意不若人参、大黄同用为佳。先服大黄,恐气脱而不及救;先服人参,恐邪壅而不能攻。惟同用于一时,自然相制相宜,大黄无过攻之虞,而人参无过补之失也。

或问：大黄性猛，过于迅速，似乎熟用尚非所宜，何以古人不尚熟而尚生乎？夫大黄过煮，则气味全散，攻毒不勇，攻邪不急，有用而化为无用矣。大黄之妙，全在生用为佳。将群药煎成，再投大黄，略煎一沸即服，功速而效大，正取其迅速之气而用之也。不可畏其猛烈，过煎煮以去其竣利也。

连　翘

连翘，味苦，气平、微寒，性轻而浮，升也，阳也，无毒。入少阴心经，手足少阳、阳明。泻心中客热，脾胃湿热殊效，去痈毒，寸白蛔虫，疮科攸赖。通月经，下五淋，散诸经血凝气聚。但可佐使，非君臣主药。可用之以攻邪，不可恃之以补正，亦可有可无之品。近人无论虚实，一概乱投，为可哂焉。

或问：连翘为外科要药，是亦药中之甘草也，吾子以为可有可无，何也？连翘实不足轻重也。盖败毒必须用甘草，化毒必须用金银花，消毒必须用矾石，清毒必须加用芩、连、栀子，杀毒必须加用大黄。是治毒之法，无一件可劳连翘，无之不加重，有之不减轻。但有之以为佐使，则攻邪有力，又未必无小补也。

射　干

射干，味苦，气平、微温，阴中阳也，无毒。入肺、肝、脾三经。散结气，平痈毒，逐瘀血，通月经，止喉痹气痛，祛口热臭秽，化湿痰、湿热，平风邪作喘殊效，仍治胸满气胀，咳嗽气结。此物治外感风火湿热痰症，可以为君，但可暂用，而不可久用者也。久用止可为佐使矣。

或问：射干治外感痰喘，喉中作水鸡声者，必用射干汤治之，是射干必用之需明矣。但云可暂用而不可久用者，何也？夫喘症，未必有不伤气者，肺气为邪之所伤，风痰随挟之而上冲。射干入肺，而能散气中之结，故风痰遇之而消。但有结则散结，无结则散气。肺气前为风痰所伤，复为射干所损，势必实喘而变为虚喘矣也。人不悟其故，以为从前射干之能定喘也，更用射干治之，不益伤肺气乎？此予所以谓可暂用，而不可久用也。推之他病，何独不然矣。

苦　参

苦参，味苦，气寒，沉也，纯阴，无毒。入心、肝、肾、大肠之经。治肠风下血，热痢刮痛难当，疗狂言心燥，结胸垂死，赤癞眉脱者，祛风有功，黄疸遗溺者，逐水立效，扫遍身痒疹，止卒暴心疼，杀疥虫，破癥瘕，散结气，明目止泪，解渴生津，利九窍，通大便。第过于迅利，宜少用为佐使，不宜多用为君臣。至称益肾、安五脏、定心志，不可信之辞也。

或问：苦参非益肾之药，夫人而知之也，但未知其所以损肾之故乎？苦参之不益肾，岂待问哉？沉寒败肾，必有五更泄利之病；苦寒泻肾，必有少腹作痛之疴。苦参味苦而寒，气沉而降，安得不败肾而泻肾乎！而五更泄利，小腹作痛，必不能免矣。败泻肾气，而反言益肾，殊不可解，愿吾子勿信也。

牵　牛

牵牛,味辛而苦,气寒,有毒。虽有黑、白二种,而功用则一。入脾与大小肠,兼通膀胱。除壅滞气急,及疝癖蛊毒,利大小便难,并脚满水肿,极验。但迅利之极,尤耗人元气,不可轻用。虽然不言其所以不可轻用之故,而概置不用,亦一偏之辞也。夫牵牛利下焦之湿,于血中泻水,极为相宜,不能泻上焦之湿。于气中泻水,未有不损元气者也。李东垣辨之至明,似无容再辨,但未论及中焦也。中焦居于气血之中,牵牛既利血中之水,安在中焦不可半利其血中之水乎?嗟乎!水湿乃邪也,牵牛既能利水,岂分气血?但水从下受,凡湿邪从下受者,乃外来之水邪,非内伤之水邪也。牵牛止能泻外来之水,而不能消内伤之湿。上焦之水肿,乃气虚不能化水,故水入之而作胀,久则与水肿无异,故用牵牛,往往更甚。下焦之水肿,若是气虚,用牵牛迅逐,亦每无功,与上焦正相同。是真正水邪,用牵牛利之,始效验如响。可见,牵牛止可治外来之水,而不能治内伤之湿也明矣,非止治血中之水,而不治气中之水也。然则,外来之水与内伤之水,何以辨之?亦辨之于皮内而已。外邪之水,手按皮肉必然如泥;内伤之水,手按皮肉必随按随起,即或按之不起,必不如泥而可团捻也,按之或起或下。起者又有分别,按之即起者,气虚而犹有命门之火也;按之久而不起者,气虚极而并少命门之火矣。按之如泥者,必须用牵牛以泻水;按之不如泥,而或起或不起者,必须用补肾中先天之气,而又加健脾开胃,以益后天之气,始能奏功。倘亦用牵牛,岂特耗气而已,有随利水而随亡者矣,可不慎乎?

予所以表牵牛之功,而并辨东垣论药之误也。

牵牛治外来之水,而不治内伤之湿,余已明辨之矣。然而牵牛治外来之水,又各有异。夫外来之水,有从下而外入者,有从中而外入者。从下而外入者,乃从脚而入也;从中而外入者,乃从腰脐而入也。世人止知外邪之水,从脚而入,未知从腰脐入也。从脚入者,其脚先肿,人易识;从腰脐入者,其腰重而脐肿,人难识也。水肿不分脚与腰脐,而概以牵牛泻水之湿,毋怪其有不效也。然则用牵牛之法,又乌可不分别之乎?凡治水从脚入者,用牵牛、甘遂以消之;若水从腰脐入者,用牵牛于白术之中,一剂而腰重除而脐肿平,三剂而腰脐俱利矣。

卷之四　徵集

泽　兰

泽兰,味苦、甘,曰辛误,气微温,无毒。入肝、脾二经。理胎产,消身面、四肢浮肿,破宿血,去癥瘕,行瘀血,疗扑损,散头风目痛,逐痛肿疮脓,长肉生肌,利关开窍。此系女科佳品,然亦佐使之药也。《本草》称其能治百病,未考为训也。

或问:泽兰每每用之妇人,而不用于男子,岂亦有说乎?夫男女之病,本无分别,而药味又何须分别?惟是女子善怀,一不得志,而闺中怨尤,无以解其郁郁无聊之气,而经血不行,行经作痛,千般怪病,后此生焉。泽兰气味和平,又善于解郁,尤宜于妇人,故为妇科妙药,非单宜妇人,而不宜于男子也。

或问:泽兰,吾于解郁而世人未知,岂前人未尝用之乎?曰:泽兰解郁,前人多用之,近人不知者,以其辨之不真耳。世以泽兰为泽草,谁知泽兰别是一种草药,非兰蕙馨香之药也。生于楚地,无花,而叶似兰,而根则宛如兰也。兰生于山,而泽兰发生于水泽,故不曰兰,而曰泽兰也。

萆　薢

萆薢,味苦、甘,气平,无毒。俗呼为土茯苓。入肾、肝二经。善治痹症,祛风寒湿痹,腰背冷痛,止筋骨掣痛,缩小便明目,逐关节久结,能消杨梅疮毒。此物败毒祛邪,不伤元气,但功用甚缓,可治缓病,而不可治急症者也。近人以之治轻粉结毒,正取其缓消,而不损伤元气故耳。然而,经年累月殊无功效者,单藉一味以作汤,而不加补气血之味也。苟用补气血之药,加人参、芪、术、茯苓、麦冬、熟地、山药、元参、地骨皮、沙参之类,用草薢数两,先煮汤以煎药,不须十剂,而轻粉之毒全消,杨梅之毒亦散矣。

或问:草薢非土茯苓,别一种也。草薢生于川蜀,而土茯苓处处有之,未可以二物而合为一也。曰:草薢,即土茯苓也,岂特一物而两名之?一曰拔葜,一曰冷饭块,一曰岐良,是一物而五名。生于川蜀者曰草薢,其生于他处者,随俗名之,正不止四名已也。大约川蜀所产为第一,他处用一两者,川蜀止消用五钱,故古人取川中草薢,而不取他处也。然而,生他处者,未尝不可解杨梅结毒,要之地产虽殊,而秉性无各别耳。

豨莶

豨莶,味苦,气寒,有小毒。一云:性热,无毒者非。入肾。疗暴中风邪,口眼㖞斜,治久湿痹,腰脚酸痛,主热匶烦满。然散人之真气,尤不宜服,不宜用,而入之兹编者,何也?盖肾经之药,药品中尤少,肾犯风邪湿气,又尤难治,姑存之,以治肾中风湿之病。不知何故古人尽称此品,近人亦多乐用之,且有赞其百服则耳目聪明,千服则须发乌黑,追风逐湿。犹作泛等闲语,此真杀人之语也。余客闽,有一贵人卒然中风,余切其脉,绝无浮象,甚微细欲绝。余曰:此真气虚绝将脱之症。急用参、芪、熟地、山茱、麦冬、五味之药,大剂投之,一剂而神思清,再剂而语音出。余咎其平日之纵欲也。贵人曰：余已绝欲数年矣，尚恐欠健，日服补剂，病乃中风。而先生绝不治风，竟用大补血气，填益精髓之品，以救吾命，此仆所不解也。余问所用是何补药？曰：客有劝余服豨莶丸者，服之已一年矣。余曰：是矣。豨莶耗人真气，岂可常服？曰：然。余服之，久不见功效，心窃疑之，今闻先生之教，乃恍然大悟。瓶中余药，呼儿尽弃之。恪遵吾方而痊愈。嗟乎！贵人幸遇吾，得不死。此吾所见治而知豨莶之杀人也。而余所不及是闻者，不甚多乎？虽然，豨莶亦非能杀人，不善用之，多致杀人耳。而善用之若何？中风之症，必问其腰间索有水湿之癖否。有水湿之癖，又必问其肾囊之干湿若何。肾中有风，其人必然腰痛而重；肾中有湿，其人必然囊破而疮。即用豨莶，亦必与人参、白术大剂共用，又何至误杀人乎？至于湿痹腰脚酸痛之症，又必加入薏仁、茯苓、黄芪、芡实同施，始万全也。

　　或问：豨莶为举世嘉尚，而先生弃之至此乎？夫豨莶未尝无功，余虑人误认补味，而常用之耳。风湿入肾者尤难治，存豨莶而不删去者，正备妙用耳。不然，防己可祛肾内之风湿，存防己可，必复取豨莶，正以豨莶功用胜防己，其耗散精血，亦逊于防己。所以，存防己而仍存豨莶。盖防己治肾内之风湿，止可一用以出奇，不可再用以贻害。若豨莶则不妨一用，而至于再用，但不可久用耳。

海　藻

　　海藻，味苦、咸，气寒，无毒。云有毒者，非。反甘草。入脾。治项间瘰疬，颈下瘿囊，利水道，通癃闭成淋，泻水气，除胀满作肿,辟百邪鬼魅,止偏坠疝疼。此物专能消坚硬之病,盖咸能软坚也。然而单用此一味,正未能取效,随所生之病,加入引经之品,则无坚不散矣。

或问:海藻消坚致效,亦有试而言之乎?夫药必有试而言之,则神农氏又将何试哉?虽然言而未试,不若试而后言之为验。余游燕赵,遇中表之子,谈及伊母生瘿,求于余。余用海藻五钱、茯苓五钱、半夏一钱、白术五钱、甘草一钱、陈皮五分、白芥子一钱、桔梗一钱,水煎服,四剂而瘿减半,再服四剂,而瘿尽消。海藻治瘿之验如此,其他攻坚,不因此而可信乎!

甘　遂

甘遂,味苦、甘,气大寒,有毒,反甘草。入胃、脾、膀胱、大小肠五经。破癥坚积聚如神,退面目浮肿,祛胃中水结,尤能利水。此物逐水湿而功缓,牵牛逐水湿而功速,二味相配,则缓者不缓,而速者不速矣。然而甘遂亦不可轻用也。甘遂止能利真湿之病,不能利假湿之病,水自下而侵上者,湿之真者也;水自上而侵下者,湿之假者也。真湿可用甘遂,以开其水道;假湿不可用甘遂,以决其上泄。真湿为水邪之实,假湿乃元气之虚。虚症而用实治之法,不犯虚虚之戒乎?故一决而旋亡也,可不慎哉!

或问:牵牛、甘遂,仲景张公合而成方,以治水肿臌胀者,神效无比。但牵牛利水,其功甚捷,何必又用甘遂,以牵其时耶?嗟乎!此正张夫子用药之神,非浅学者所能窥也。子不见治河之法乎?洪水滔天,九州皆水也,治水从何处治起,必从上流而先治之,上流疏浚而清其源,则下流无难治也。倘止开决其下流,水未尝不竟精大泄,然而止能泄其下流之水,而上流之水,壅塞存贮于州湖者正多,尾闻气泄,而上游澎湃,民能宁居乎?故治水者必统上下而兼治,人身何独不然?仲景夫子因甘遂于牵牛之中者,正得此意,而通之以利湿也。牵牛性迅,正恐太猛,泻水太急,肢体皮毛之内、头面手足之间,未必肠胃脾内之易于祛逐。加入甘遂之迂缓,则宽猛相济,缓急得宜,在上之水既易于分消,而在下之水又无难于迅决。于是肢体皮毛、头面、手足之水不能少留,尽从膀胱而出,即脾、胃、大小肠内之水,亦无不从大小便而罄下矣。倘止用牵牛,不用甘遂,则过于急迫,未免下焦干涸而上焦喘满,反成不可救援之病。倘止用甘遂,不用牵牛,则过迂徐,未免上焦宽快而下焦阻塞,又成不可收拾之疴。仲景夫子合而成方,所以取效甚神,既收其功,又无其害也。

或问:牵牛性急,甘遂性缓,故合而成功。吾子止言其上、下二焦之利益,尚未言及中焦也,得毋二味合用,可不利于中焦乎?夫牵牛、甘遂合而用之,使上、下二焦之利益者,正所以顾中焦也。下焦阻塞,水必返于中焦而成壅闭矣。上焦喘满,水必流于中焦而成痞胀矣。今用牵牛,并用甘遂,则上、下二焦均利,而中焦有不安然者乎?

或疑甘遂虽性缓,然祛逐水湿,未尝不峻烈也,或用牵牛,又用甘遂,不更助其虐乎?夫甘逐真正之水湿,何患其虐。若非水湿之症,单用甘遂,尚且不可,况益之以牵牛乎?惟其真是水湿,故并用而不相悖也。

或问:《笔峰杂兴》载治转脬,用甘遂末一钱,猪苓汤调下立通,可以为训乎?不可为训乎?夫转脬多由于火,而甘遂大寒,泄之似乎相宜,不知转胞之火,乃肾中之火不通于膀胱,虚火遏抑而不得通,非胞之真转也。人之胞转立死矣,安能久活哉!

白 芨

白芨,味苦、辛,气平、微寒,阳中之阴也。入肺经。功专收敛,亦能止血。败症溃疡、死肌腐肉,皆能去之。敷山根,止衄血。涂疥癣,杀虫。此物近人皆用之外治,殊不知其内治更神,用之以止血者,非外治也。将白芨研末,调入于人参、归、芎、黄芪之内,一同吞服,其止血实神。夫吐血未有不伤胃者也,胃伤则血不藏而上吐矣。然而胃中原无血也,血在胃之外,伤胃则胃不能障血,而血入于胃中,胃不藏而上吐。白芨善能收敛,同参、芪、归、芎直入胃中,将胃中之窍敛塞,窍闭则血从何来?此血之所以能止也。况白芨又不止治胃中之血,凡有空隙,皆能补塞。乌可徒借外治,面不亟用以内治乎?

或问:白芨能填补肺中之损,闻昔年有贼犯受伤,曾服白芨得愈,后贼被杀,开其胸膛,见白芨填塞于所伤之处,果有之乎?此前人已验之方也,何必再疑。白芨实能走肺,填塞于所伤之处。但所言止用一味服之,此则失传之误也。予见野史载此,则又不如此,史言受刑时,自云:我服白芨散五年,得以再生,不意又死于此。人问其方,贼曰:我遇云游道士,自称越人,传我方:白芨一斤、人参一两,麦冬半斤,教我研末,每日饥服三钱,吐血症痊愈。然曾诫我云:我救汝命,汝宜改过,否则,必死于刑。不意今死于此,悔不听道士之言也。我传方于世,庶不没道士之恩也。野史所载如此。方用麦冬为佐以养肺,用人参为使以益气,则白芨填补肺中之伤,自易奏功,立方甚妙。惜道士失载其姓名。所谓越人,意者即扁鹊公之化身也。

白附子

白附子,味甘、辛,气温,纯阳,无毒。云有小毒者,非。此物善行诸气之药,可恃之为舟楫者也。用于人参之中,可开中风之失音;用于茯苓、薏苡仁中,可去寒湿之痹症;用于当归、川芎之中,可通枯血之经脉;用于大黄中,可以去滞而逐瘀。近人未知,止用之外治以减瘢,下治以收囊湿,为可惜也。再其性甚燥,凡气血枯槁,虽有风,似不可用。即痰涎壅塞,而若系有火之症,亦非所宜也。

王不留行

王不留行,味苦、甘,气平,阳中之阴,无毒。主金疮,止血逐痛,催生调经,除风痹、风症、内寒,消乳痈、背痈,下乳止衄,祛烦,尤利小便,乃利药也。其性甚急,下行而不上行者也。凡病逆而上冲者,用之可降,故可恃之以作臣使之用也。但其性过速,宜暂而不宜久又不可不知也。

或问:王不留行止可下乳,是上亦可行之物也?不知乳不能下而下之,毕竟是下行,而非上行。上、中焦有可下者,皆可下通,非下行于下焦,而不行于上焦也。

蒲公英

蒲公英,味苦,气平,无毒。入阳明、太阴。溃坚肿,消结核,解食毒,散滞气。至贱而有大功,惜世人不知用之。阳明之火每至燎原,用白虎汤以泻火,未免大伤胃气。盖胃中之火盛,由于胃中之土衰也,泻火而土愈寒矣。故用白虎汤以泻胃火,乃一时之权宜,而不恃之为经久也。

蒲公英,亦泻胃火之药,但其气甚平,既能泻火,又不损土,可以长服、久服无碍。凡系阳明之火起者,俱可大剂服之,火退而胃气自生。试看北地妇女,当饥馑之时,三五成群,采蒲公英以充食,而人不伤者,正因其泻火以生土也。夫饥饿之人,未有不胃火沸腾者,用之实有相宜,不可以悟蒲公英之有益而无损乎?但其泻火之力甚微,必须多用一两,少亦五钱,始可散邪补正耳。

或问:蒲公英既有大功,自宜多用,以败毒去火,但其体甚轻,不识可煎膏以入于药笼之中乎?夫蒲公英煎膏,实可出奇,尤胜于生用也。而煎膏之法若何?每次必须百斤,石臼内捣烂,铁锅内用水煎之,一锅水煎至七分,将渣沥起不用,止用汁,盛于布袋之内沥取清汁。每大锅可煮十斤,十次煮完,俱取清汁,入于大锅内,再煎至浓汁。然后取入砂瓶内盛之,再用重汤煮之,俟其汁如密,将汁倾在盆内,牛皮膏化开入之,搅均为膏,晒之自干矣。大约浓汁一斤,入牛皮膏一两,便可成膏而切片矣。一百斤蒲公英,可取膏七斤,存之药笼中,以治疮毒、火毒,尤妙。凡前药内该用草一两者,止消用二钱,尤简妙法也。无鲜草,可用干草,干则不必百斤,三十斤便可熬膏取七斤也。

或问:蒲公英止可治疮毒,而先生谓可泻火,岂泻火即所以治疮毒乎?此又不尽然也。夫疮毒虽多成于火,而火症不尽生疮痈。蒲公英妙在善能消疮毒,而又善于消火,故可两用之也。

或问:蒲公英泻火,止泻阳明之火,不识各经之火,亦可尽消之乎?曰:火之最烈者,无过阳明之焰。阳明之火降,而各经余火无不尽消。蒲公英虽非各经之药,而各经之火,见蒲公英则尽伏,即谓蒲公英能泻各经之火,亦无不可也。

或问:蒲公英与金银花,同是消痈化疡之物,二味毕竟孰胜?夫蒲公英止入阳明、太阴之二经,而金银花则无经不入,蒲公英不可与金银花同论功用也。然金银花得蒲公英,而其功更大。盖蒲公英攻多于补,非若金银花补多于攻也。

或问:《图经》载治恶刺及狐尿刺,摘取蒲公英根茎白汁,涂之立瘥,果有之乎?曰:此思邈孙真人自言其效,不出十日痊愈,此则可信者也。但愚见取蒲公英之汁,以涂疮口之上,更须用其根叶一两煎汤,内外合治,更易收功也。狐刺乃狐所伤,亦用茎汁涂之,而更服汤为妙耳。

或问:蒲公英北地甚多,野人取以作菜,未见不生疮毒也。嗟乎!疮毒之成,成于旦夕。野人作羹,能日日用之哉?野人采取之时,半在春间,而疮毒之成,又在夏秋之际,安知春间之毒,不因食此而消乎?

旱莲草

旱莲草,一名鳢肠。味甘、酸,气平,无毒。入肾。能乌须鬓,止赤痢,治火疮。虽能乌须鬓,然不与补肾之药同施,未见取效之捷。煎膏染须鬓,亦必同倍子、明矾为佳。世人动欲变白,而不知其道,毋怪其不效也。夫须发之早白也,虽由于肾水之干燥,亦由于任督之空虚。任督之脉上通于唇口之间,下入于腰脐之内。肾虚而任督未虚者,老年发白而须不白。中年发未白,须先白者,任督之虚也。欲使已白者,重变为乌,必补任督,而更补肾也。然而补任督之药无多,仍宜补肾以生任督。盖任督原通于肾,故补肾而任督之气自生。旱莲草止能入肾,而不能入任督,又何能上通唇口哉?所以必宜与补肾之药同施,方有济耳。

或疑旱莲草入肾,故能变白。今既不能入任督,何能变白哉?然而变白之药,仍不外旱莲草也。是入肾者,其说正,而入任督者,其说非矣。吾子谓其入肾,而不入任督,何也?夫旱莲草之不通任督也,非私说也,予实闻之岐天师之训迪也。谓旱莲草性寒,而任督则喜温而不喜寒,故能降肾中之火,以解其焦枯,而不能暖任督之髓,以滋其润泽也。

灯心草

灯心草,味辛、甘,气寒,无毒。入心、小肠、膀胱经。通阴窍,利小便,除癃闭成淋,消水湿作肿。此物用之以引经,并非佐使之药也。

或问:灯心能除心热,而子不言者,何也?夫灯心能通心而入小肠，心与小肠为表里，既通水道，则小便无壅滞之苦，小肠既通利，而心中之热随之下行，入于膀胱，从前阴而出矣。其实，灯心草不能除心中之热也。

山慈菇根

山慈菇根，味辛、苦，有小毒。消痈疽、无名疔毒，散隐疹、恶疮，蛇虫啮伤，治之并效。此物玉枢丹中为君，可治怪病。大约怪病多起于痰，山慈菇正消痰之圣药，治痰而怪病自可除也。

或疑山慈菇非消痰之药，乃散毒之药也。不知毒之未成者为痰，而痰之已结者为毒，是痰与毒，正未可二视之也。

贯　众

贯众，味苦，气微寒，有小毒。入阳明胃经，亦入心、入肺。祛诸毒，理金疮恶毒，杀三虫，去寸白虫，仍除头风，更破癥瘕，尤祛时气，亦止心疼。此物有毒而能去毒，所谓以毒攻毒也。人家水缸内置贯众一枝，永无疫疬之侵，然须三月一易为妙，否则，味散无益耳。

或曰：解毒用贯众，不可用贯众以祛毒，以贯众能消毒于毒之未至，不能逐散于毒之已成也。是未知贯众矣。贯众实化毒之仙丹，毒未至，可以预防；已至，可以善解；毒已成，可以速祛，正不可以前后而异视之。惟毒来之重，单用贯众，则力薄势绝，必须佐之以攻毒之药，始易奏功耳。

山豆根

山豆根,味苦,气寒,无毒。入肺经。止咽喉肿痛要药,亦治蛇伤虫咬。然止能治肺经之火邪,止咽痛实神。故治实火之邪则可,治虚火之邪则不可也。倘虚火而误用之,为害非浅也。

或问:山豆根泻喉痹之痛既神,凡有喉痛而尽治之矣,而吾子曰宜实火,而不宜于虚火。虚实何以辨之乎?夫虚实亦易分耳。得于外感者为实火,实火者,邪火之实也;得于内伤者为虚火,虚火者,相火之虚也。虽二火同入肺经,而虚实各异。实火宜泻,用山豆根泻之,苦寒以正折之也;虚火宜补,亦用山豆根苦寒以泻其火,则火且更甚,壅塞于咽喉之中而不得泻。必须用桂、附甘温之药,引其火以归源,下热而上热自消也。

羊踯躅

羊踯躅,味辛,气温,有大毒。入脾经。主风湿藏肌肉之里,识识痹麻。治贼风在于皮肤之中,淫淫掣痛。鬼痉蛊毒瘟疮恶毒,并能祛之。此物必须外邪难外越者,始可偶尔一用以出奇,断不可频用以眩异也。近人将此物炒黄为丸,以治折伤,亦建奇功。然止可用至三分,重伤者,断不可越出一钱之外耳。

或问:羊踯躅乃迷心之药,何以子取之而治病?嗟乎!无病之人,服羊踯躅则迷心;有病之人,服羊踯躅则去疾。此反用以出奇,胜于正用之平庸。

淫羊藿

淫羊藿,一名仙灵脾。味辛,气温,无毒。云寒者,误。用不必羊脂炒,亦不必去刺。入命门治男子绝阳不兴,治妇人绝阳不产,却老景昏耄,除中年健忘,益肾固筋,增力强志。补命门而又不大热,胜于肉桂之功,近人未知也。夫男女虽分阴阳,而五脏七腑正各相同,并无小异。男子命门寒则阳不举,女子命门寒则阳不容,非男子绝阳不能生,女子绝阳尚可产也。《本草》言女人绝阴不产者,乃讹写也。淫羊藿补阳而不补阴,取补男女之阳,则彼此之化生不息。阴中有阳,则男子精热而能施,女子亦精热而能受。倘谓补其阴绝,则纯阴无阳,何以生育乎?此等药,中年以后之人,正可朝夕吞服,庶几无子者可以有子。而《本草》又戒久服有损,想因命门有火而言之也。命门有火者,初服即不相宜,又何待日久始有损哉!

或疑淫羊藿,温补命门之火,故能兴阳,然男子有阳道之势,服之翘然兴举,故知其兴绝阳也,若女子,又从何起验之乎?曰:女子亦未尝不可验也。女子无阳,则小腹寒而痛,服淫羊藿则不痛矣。然此又无形,不足以验也,更有有形之物,可以相验。女子无阳,则玉户之内有一物如含花之蕊者,必升举而不可以手指相探,服淫羊藿,则含花之蕊必下降,而手指可探矣。此蕊,即胞胎之门户,受精之口也。寒则缩,而温则伸,犹男子寒则痿,而温则坚也。以此相验,断不爽矣。而予更有说,无阳者,无命门之火也。夫命门之火,原在肾之中,而不在肾外,淫羊藿补命门之火,亦在肾之中,而不在肾之外,亦何必求验于男女阴阳之物哉!

　　或问：补命门之火者，宜于男子，而不宜于妇人，妇人火动，又安可救乎？夫妇人之欲火盛，非命门之火旺，乃命门之火衰。命门火衰，无以安龙雷之火，而火必越出于肝中，以助肝木之旺。肝木旺，则欲火之心动矣。木能生火，又何制哉？往往有思男子而不可得者矣。治方泻肝木之火，乃一时之权宜也。肝木既平，仍宜补命门之火，龙雷而下安于肾宫，而火无浮动之虞，可见妇人亦必须补命门也。妇人既宜补命门之火，安在淫羊藿但宜于男子，而不宜妇人哉！况淫羊藿妇人用之，又不止温补命门也，更能定小腹之痛，去阴门之痒，暖子宫之寒，止白带之湿。岂可疑止利于男子，而不用之于妇科哉？凡用药之权宜，实非一途可论定也。

　　或疑淫羊藿助男子之阳，多用之于丸内，未闻用之于汤剂，不识汤剂中亦可用之乎？曰：凡药用之于汤者，即可用于丸，岂用于丸者，而独不可用于汤乎？世医之不用于汤剂，以体轻而不便入箱中。铎实有煎膏之法，备于药笼中尤便，因附载之。用淫羊藿，每次五斤，略揉碎，以滚水泡缸内三日，大锅煮汁至浓者，先取起，又添水煎之，以色淡为度。去滓，将浓汁再煎如糊，乃用锡锅盛之，再蒸煮如厚糊，少投鹿角胶，取其粘也，候冷切块，晒之，则成胶矣。入汤剂中调服佳甚，入丸亦妙也。

没食子

　　没食子，一名无食子。味苦，气温，无毒。切忌犯铜、铁器。入骨，入肾。益血生精，安神和气，可染鬓发。治疮溃肌肉不生，主腹冷滑利不禁。用之以治骨肉虚寒，实有奇功。故齿牙之病，所不可缺也。其余功效,亦多誉言,然有益无损,不妨久服也。

或问:没食子有雌、雄之分,果有之乎?曰:此好事者言之也。犹小丁香而曰公,大丁香而曰母,其实功用相同,亦何必多其名目哉!

肉 桂

肉桂,味辛、甘、香、辣,气大热,沉也,阳中之阴也,有小毒。肉桂数种,卷筒者第一,平坦者次之,俱可用也。入肾、脾、膀胱、心胞、肝经。养精神,和颜色,兴阳耐老,坚骨节,通血脉,疗下焦虚寒,治秋冬腹痛、泄泻、奔豚,利水道,温筋暖脏,破血通经,调中益气,实卫护营,安吐逆疼痛。此肉桂之功用也,近人亦知用之,然而肉桂之妙,不止如斯。其妙全在引龙雷之火,下安肾脏。夫人身原有二火,一君火,一相火。君火者,心火也;相火者,肾火也。君火旺,则相火下安于肾;君火衰,而相火上居于心,欲居于心者,仍下安于肾,似乎宜补君火矣。然而君火之衰,非心之故,乃肾之故也。肾气交于心,而君火旺;肾气离于心,而君火衰。故欲补心火者,仍须补肾火也。夫肾中之火既旺,而后龙雷之火沸腾,不补水以制火,反补火以助火,无乃不可乎?不知肾水非相火不能生,而肾火非相火不能引。盖实火可泻,而虚火不可泻也。故龙雷之火沸腾,舍肉桂,又何以引之于至阴之下乎?譬犹春夏之间,地下寒,而龙雷出于天,秋冬之间,地下热,而龙雷藏于地,人身何独不然。下焦热,而上焦自寒;下焦寒,而上焦自热,此必然之理也。我欲使上焦之热变为清凉,必当使下焦之寒重为温暖。用肉桂以大热其命门,则肾内之阴寒自散,以火拈火,而龙雷收藏于顷刻,有不知其然而然之神。于是,心宫宁静,火宅倏化为凉风之天矣。然而肉桂之妙,又不止如斯,其妙更在引龙雷之火,上交于心宫。夫心肾,两不可离之物也,肾气交于心则昼安,心气交于肾则夜适。苟肾离于心,则晓欲善寝而甚难;心离于肾,则晚欲酣眠而不得。盖心中有液,未尝不欲交于肾,肾内有精,未尝不欲交于心也,乃时欲交接,而终不能交接者,其故何也? 一由于君火之上炎,一由于相火之下伏耳。试看盛夏之时,天不与地交,而天乃热;隆冬之时,地不与天交,而天乃寒。人身何独不然? 君火热而能寒,则心自济于肾;相火寒而能热,则肾自济于心,亦必然之理也。我欲使心气下交于肾,致梦魂之宁贴,必先使肾气上交于心,致寤寐之恬愉。用肉桂于黄连之中,则炎者不炎,而伏者不伏,肾内之精自上通于心宫,心内之液自下通于肾脏,以火济水,而龙雷交接于顷刻,亦有不知其然而然之神。于是,心君快乐,燥室忽化为华胥之国矣。肉桂之妙如此,其他功用,亦可因斯一者而旁通之矣。

或问:肉桂堕胎,有之乎? 曰:有。曰有则古人产前间用之,而胎不堕者,何也? 曰:肉桂堕胎,乃单用之为君,而又佐之以堕胎行血之药,所以堕胎甚速也。若以肉桂为佐使,入于补气补血之中,何能堕胎乎? 胎前忌用者,恐其助胎气之热,未免儿生之日,有火症之多,非因其堕胎而切忌之者也。

或问:肉桂温补命门,乃肾经之药,而君子谓上通于心,得毋亦心经之药乎? 肉桂非心经之药也。非心经,何以交接于心宫? 不知心之表,膻中也,膻中乃心君之相臣,心乃君火,而膻中乃相火也。相火非君火不生。肉桂,补相火之药。相代君以出治,肉桂至膻中以益相火,而膻中即代肉桂以交接于心。此肉桂所以能通于心,而非肉桂之能至于心也。

或疑肉桂用之于六味汤中,名为七味汤,此后世减去附子而名之也,可为训乎?曰:肉桂用之手六味汤中,暂用则可也,而久用则不可。盖肉温命门之火,而又引龙雷之火而下伏也。暂用之以引雷火,则火下归于肾脏。倘久用之丸中,则力微而不足以温补命门之火,则火仍有奔腾之患。故必与附子同用于丸中,而日久吞咽,则火生而水愈生,水生而火自安,而龙雷永藏,断无一朝飞越之失者也。

或疑肉桂用之于六味丸,补火之不足,然则加麦冬、五味子于其中,以补肺气,势必至补水之有余,似不可以为训也。嗟乎!六味丸加此三味,则又甚神,名为九味地黄丸。唯六味地黄丸增肉桂、五味子,名为都气丸,非仲景夫子之原方也。其去附子,而加北五味子,实有妙义,我今更畅发之。夫都气丸之用肉桂、北五味子也,因五味之酸收,以佐肉桂之敛虚火也。肉桂在六味丸中,仅可以引火之归元,而不能生火之益肾,得北五味子之助,则龙雷之火有所制伏,而不敢飞腾于霄汉,且五味子又自能益精,水足而无不足。肉桂既不必引火之归元,又不致引火之升上,则肉桂入于肾中,欲不生火而不可得矣。此则都气丸之所以神也。至九味地黄丸,又因都气丸而加者也,麦冬补肺金之气,与五味子同用于七味地黄丸中,则五味子又可往来于肺、肾之中,既可以助麦冬而生水,又可以助肉桂而伏火,上下相资,彼此俱益。此又善用地黄丸,愈变而愈神者也。又未可疑非仲景夫子之原方,而轻议之也。

　　或疑肉桂何以必与附子同用于六味地黄丸中,易之以他药如破故纸、沉香之类,何不可者? 曰:肉桂可离附子以成功,而附子断不能离肉桂以奏效。盖附子之性走而不守,肉桂之性守而不走也。虽附子迅烈,入于群阴之内,柔缓亦足以济刚,然而时时飞越,无同类之朋相亲相爱,眷恋有情,未必不上腾于上焦矣。有肉桂之坚守于命门而不去,则附子亦安土重迁,不能飞越。此八味丸中仲景夫子用附子,而不得不用肉桂者,又有此妙义耳。至于破故、沉香之类,虽与附子同性,或虑过于沉沦,或少嫌于浮动,皆不如肉桂不沉不浮之妙也。

　　或疑肉桂用之于八味丸中,经先生之阐扬,真无微不悉矣。但肉桂之于金匮肾气丸,尚未说破,岂即八味丸之义耶? 夫八味丸用肉桂者,补火以健脾也;肾气丸用肉桂者,补火以通膀胱也。虽肾气丸用茯苓至六两,未尝不利水以通于膀胱,然而膀胱之气,必得肉桂而易通,茯苓得肉桂而气温,而水化矣。虽丸中用附子,则肾火亦可通于膀胱,然而附子之性走而不守,无肉桂之引经,未必不遍走一身,而不能专入膀胱,以行其利水之功也。肉桂用于肾气丸,其义又如此矣。

　　或疑肉桂于都气丸中,未必非利小便,何以治水者不用都气,而用肾气丸乎? 夫肉桂虽能入膀胱而利水,不能出膀胱而泻水也。都气丸中以熟地为君,而以茯苓为佐,是补多于利也;肾气丸中以茯苓为君,而以熟地为佐使,是利多于补也。补多于利,则肉桂佐熟地而补水,补先于利,而利不见其损;利多于补,则肉桂佐茯苓而利水,利先于补,而利实见其益。故治水者,必用肾气丸,而不用都气丸也。

或问：肉桂用之于黄柏、知母之中，东垣治膀胱不通者神效，则黄柏、知母前人用之矣，未可咎丹溪也。曰：膀胱热结而小水不通，用黄柏、知母而加之肉桂者，此救一时之意也，用之正见东垣之妙。若毋论有热、无热，而概用知母、黄柏，减去肉桂，即膀胱之水且不能通，又何以补肾哉？夫人生子火而死于寒，命门无火，则膀胱水冻，而水不能化矣。若用黄柏、知母，更加寒凉，则膀胱之中愈添其冰坚之势，欲其滴水之出而不可得，安得不腹痛而死哉！治法用肉桂五钱、茯苓一两，乘热饮之，下喉而腹痛除，少顷而便出。此其故何也？盖膀胱寒极，得肉桂之热，不啻如大寒之得阳和。溪涧沟渠无非和气，而雪消冰泮矣。

或问：肉桂性热，守而不走，当火可引以归于命门之中，但已归之后，不识可长用之否？曰：肉桂性虽不走，补火则火之焰不升，然过于补火，则火过旺，未免有延烧之祸矣。大约火衰则益薪，而火盛宜抽薪也。又不可因肉桂之守而不走，但知补火，而不知损火也。

桂 枝

桂枝，味甘、辛，气大热，浮也，阳中之阳，有小毒。乃肉桂之梢也，其条如柳，故又曰柳桂。能治上焦头目，兼行于臂，调荣血，和肌表，止烦出汗，疏邪散风。入足太阳之腑，乃治伤寒之要药，但其中有宜用不宜用之分，辨之不明，必至杀人矣。夫桂枝乃太阳经之药，邪入太阳，则头痛发热矣。凡遇头痛身热之症，桂枝当速用以发汗，汗出则肌表和矣。夫人身有荣卫之分，风入人身，必先中于卫，由卫而入营，由营卫而入腑，由腑而入脏，原有次第，而不可紊也。太阳病，头痛而身热，此邪入于卫，而未入于营，桂枝虽是太阳经之药，但能祛入卫之邪，不能祛入营之邪也。凡身热而无头疼之症，即非太阳之症，不可妄用桂枝。即初起身热头疼，久则头不疼，而身尚热，此又已离太阳，不可妄用桂枝矣。且桂枝乃发汗之药也，有汗宜止，无汗宜发，此必然之理也。然而有汗之时，仍可发汗，无汗之时，不可发汗者，又不可不辨。伤寒汗过多者，乃用他药以发汗，以至汗出过多，而太阳头痛尚未解，故不可不仍用桂枝以和解，非恶桂枝能闭汗也。伤寒无汗，正宜发汗，乃发汗而竟至无汗，此外邪尽解，不止太阳之邪亦解也。故不可轻用桂枝，以再疏其腠理，非防桂枝能出汗也。知其宜汗、不宜汗之故，辨其可汗、不可汗之殊，用桂枝祛邪，自无舛错，又何至动辄杀人耶？

或谓桂枝发汗，亦能亡阳，何故仲景张公全然不顾？凡有表症未散者，须用桂枝汤，吾甚惧之，而不敢多用也。嗟乎！桂枝解表之药，非亡阳之药也。用桂枝汤而亡阳者，乃不宜解表，而妄用桂枝以表散，遂至变症蜂起，于桂枝何咎哉！

或谓桂枝汤，治寒伤卫之圣药，凡身热而有头痛项强之症，用桂枝汤仍然不除，反加沉重者，又何说也？此必多用桂枝以致此也。夫太阳经者，阳经也。桂枝，热药也。寒气初入于太阳，寒犹未甚，少用桂枝以祛邪，则太阳之火自安，而寒邪畏热而易解。若多用桂枝，则味过于热，转动太阳之火，热以生热，反助胃火之炎，而寒邪乘机亦入于胃，寒亦变为热，而不一解，而太阳之本症仍在也。故用桂枝者，断不可用多以生变，惟宜少用以祛邪也。

　　或疑桂枝汤之治伤寒，以热散寒也。以热散寒，祛寒出外，非祛汗出外也，何以有亡阳之虑？想非伤寒而误用桂枝也。夫用桂枝汤，必须冬日之患伤寒，而又兼头痛项强者，才是寒伤卫之症。伤寒若不是冬天发热，即发热而不头痛项强，皆非伤寒入卫之症，安得不变为亡阳之祸，非桂枝之过也。

　　或疑桂枝汤宜用而不用，以致传入于各经，而头痛项强如故，不识桂枝汤仍可用否？夫寒伤卫，而不速用桂枝以散表，致邪入于里，自应急攻其里矣。但头痛项强如故，此邪犹留于卫也。虽其病症似乎变迁之不定，然正喜其邪留于太阳之经，在卫而不尽入于里，仍用桂枝汤，而少轻其分两，多加其邪犯何经之药，则随手奏功也。不可因日数之多，拘拘而专攻其入里之一经耳。

　　或疑桂枝性热，麻黄性寒，性同冰炭，何以解太阳之邪，而仲景张公且有合用之出奇乎？曰：识得阴阳之颠倒，寒热之异同，始可用药立方，以名神医也。夫人身荣卫之不同也，邪入卫则寒，邪入荣则热，正不可谓荣，卫俱属太阳，混看而不分别也。桂枝祛卫中之寒，麻黄祛营中之热。桂枝、麻黄合用，祛荣、卫寒热之半，又何疑乎！惟邪将入于营，未离于卫，或寒多而热少，或寒少而热多之间，倘分解之未精，治疗之不当，恐不能速于解邪，转生他变耳。然在仲景夫子，桂枝、麻黄合用，立方固未尝不奇而且神也。

　　或疑桂枝散寒邪，散卫中之邪也，一用桂枝，宜卫中之寒邪尽散矣，何以又使其入于营中也？似乎桂枝不能尽散卫中之邪也，不知可别有它药佐桂枝之不足乎？曰：桂枝散卫中之寒，吾虑其有余，而君虑其不足乎？用桂枝汤，而邪入于营者，非桂枝之不足以散卫中之邪,乃迟用桂枝,而邪已先入于荣中,桂枝将奈何哉?此伤寒之病,所以贵疗之早也。

或疑桂枝汤,伤寒症祛邪之先锋也,用之当,则邪易退,用之不当,则邪难解。首先用桂枝汤,何以使之无不当耶?夫治伤寒而不知症,用药未有不误者也。故古人有看症不看脉之论,然而脉亦未可不讲也。仲景夫子论症,未尝不论脉,而无如世人之昧昧也。读仲景夫子伤寒之书,亦何至首先用桂枝汤而有误者乎?南昌喻嘉言尚论仲景夫子《伤寒》之书,卓识明眼,超越前人,近今未有其亚,但其中少有异同。铎不揣再为辩论,庶可免舛错之讥,则自今以后,读伤寒之书,亦何至于昏昧哉!

柏 实 <small>附柏叶</small>

柏子仁,甘、辛,气平,无毒。入心、肝、肾、膀胱四经。聪耳目,却风痹,止疼,益气血,去恍惚虚损,敛汗。治肾冷、腰冷、膀胱冷。尤能润燥,腰肾身体颜面燥涩者,皆治之。兴阳道,杀百虫,止惊怪,安五脏,头风眩痛。亦可煎调,久服不饥,增寿耐老,此药尤佳,乃延生之妙品也。但必须去油用之,否则过润,反动大便。尤宜与补心、肾之药同用,则功用尤神。

柏叶苦涩,止能敛肺,遏吐血、衄血,亦生须发。但非补阳要药,不可与柏子仁同类而并称也。

或疑柏子仁益心而不益肾,以其必去油而用之也,油去则性燥,心喜燥而肾恶燥,非明验耶?噫!以此论药,失之凿矣。夫柏子仁最多油,去油者,恐过滑以动便,非欲其燥以入心,且柏子仁油去之,亦不能尽,肾得之,未尝燥也。凡药皆宜制其中和,何独于柏子仁疑之耶？

或疑柏子仁补心之药，何以补肾火之药反用之耶？夫心肾相通，心虚而命门之火不能久闭，所以跃跃欲走也。用柏子仁以安心君，心君不动，而相火奉令惟谨，何敢轻泄乎？此补心之妙，胜于补肾也。世人但知补肾以兴阳，谁知补心以兴阳之更神哉！

黄 柏

黄柏，味苦、微辛，气寒，阴中之阴，降也，无毒。乃足少阴妙药，又入足太阳。专能退火解热，消渴最效，去肠风，止血痢，逐膀胱结热，治赤带，泻肾中相火，亦能平肝明目，其余《本草》所载功效，俱不可尽信也。盖黄柏乃至阴之物，其性寒冷，止可暂用以降火，而不可长用以退热。试思阴寒之地，不生草木，岂阴寒之药，反生精髓。黄柏有泻而无补，此可必信者也。如遇阴虚火动之人，用黄柏以泻火，不若用元参以降火也。万不得已而黄柏，亦宜与肉桂同用，一寒一热，水火有相济之妙，庶不致为阴寒之气所逼，至于损胃而伤脾也。

或疑丹溪朱公，专以阴虚火动立论，其补阴，丹溪以黄柏、肉桂同用，未尝教人尽用黄柏、知母也。而吾子讥其太过，毋乃已甚乎？嗟乎！人生于火，原宜培火，不宜损火也。火之有余，实水之不足，因水之不足，乃现火之有余。火盛者，补水而火自息，不必去泻火也。自丹溪创阴虚火动之说，其立论为千古之不磨，而其立方不能无弊，用黄柏、知母于肉桂之中，不用熟地、山茱为君，乌可为训乎？

或疑黄柏苦寒泻火，是泻火有余，而补水不足，入于大补阴之内,少用之,以退阴虚之火,不识亦可乎?曰:不可也。黄柏泻火而不补水也。惟是阴虚火大动,用黄柏于大补真阴之药,如熟地、山茱萸、北五味之类,可暂用以退火。倘阴虚而火微动者,亦断不可用。盖阴火之大盛者,退火而火少息;阴火之微动者,退火而火愈起。总之,虚火旺宜泻,而虚火衰宜补也。

或问:知母、黄柏,同是苦寒之药,用一味以泻虚火,未必无功,必要加用二味,与仲景张公并驾齐驱,反致误事,使后人讥之,是则丹溪之失也。嗟乎!虚火之沸腾,乃真水之亏损,用六味以生水制火,尚恐水不能以遽生,而火不可遽制。况用苦寒之黄柏、知母,使水之不生,又何以制火哉?在丹溪欲制火以生水,谁知制火而水愈不生耶?用知母、黄柏之一味,似乎轻于二味并用,然而水一遇寒凉即不生,正不必二味之兼用也。

楮实子

楮实子,味甘,气微寒,无毒。入肾、肝二经。阴痿能强,水肿可退,充肌肤,助腰膝,益气力,补虚劳,悦颜色,轻身壮筋骨,明目,久服滑肠。此物补阴妙品,益髓神药。世人弃而不用者,因久服滑肠之语也。凡药俱有偏胜,要在制之得宜。楮实滑肠者,因其润泽之故,非嫌其下行之速也。防其滑,而先用茯苓、薏苡仁、山药同施,何惧其滑乎?

或问:楮实子入于打老之丸,自是延年之物,何独不言其益算耶?曰:延年益寿,亦在人之服药何如耳。吞添精填髓之神丹,而肆然纵欲,欲其周花甲之年而不得,况楮实子庸庸者乎?苟节房帏而慎起居,损饮食而戒气恼,即不用楮实,亦可长年,余所以略而不谈也。

淡竹叶 附竹茹 竹沥

淡竹叶,味甘、淡,气平寒,阴中微阳,无毒。入心、脾、肺、胃。逐上气咳喘,散阳明之邪热,亦退虚热烦燥不眠,专凉心经,尤祛风痉。

竹茹,主胃热呃逆,疗噎膈呕哕,尤止心烦。

竹沥,却阴虚发热,理中风噤口。小儿大吊惊痫,入口便定。妇人胎产闷晕,下喉即苏。止惊怪却痰。痰在手足四肢,非此不达;痰在皮里膜外,非此不却。世欲以大寒置之。不知竹沥系火烧出沥,佐之姜汁,水火相宜,又何寒哉!以上三味,总皆清痰泻火之药,因其气味寒,不伤元气,可多用,以佐参、苓、芪、术健脾开胃也。

或疑竹叶、竹茹、竹沥,同一物也,何必强分其功效?不知有不可不分者在也。竹叶轻于竹茹,虽凉心而清肺;竹茹轻于竹沥,虽清心而清胃;若竹沥则重于竹叶、竹茹,虽清心而兼补阴也。

或问:古人以竹沥治中风,似于中风皆痰也,痰生于风乎?曰:中风未有不成于痰者也,非痰成之于风也。使果成于风,似外邪之中矣,古人何以复用此甘寒滑利之竹沥,以化消其痰哉?

或问:淡竹叶世疑是草本,是耶非耶?曰:即竹叶耳,但不可用苗竹、紫竹之叶。盖二叶之味多苦,不堪入药,其余诸竹之叶,味皆淡者也,故以淡名之,非草本之叶也。若草本之叶,非是竹叶,乃俗名畅脚青也,其性虽寒,能止咳嗽,然而终不能入心以消痰也。

茯 苓附茯神

茯苓,味甘、淡,气平,降也,阳中阴也,无毒。有赤、白二种,白者佳,亦可用入心、脾、肺、肝、肾五脏,兼入膀胱、大小肠、膻中、胃经。助阳,利窍通便,不走精气,利血仅在腰脐,除湿行水,养神益智,生津液,暖脾,去痰火,益肺,和魂练魄,开胃厚肠,却惊痫,安胎孕,久服耐老延年。

茯神,即茯苓之一种。但茯神抱松木之根而生者也,犹有顾本之义,故善补心气,止恍惚惊悸,尤治善忘,其余功用,与茯苓相同。此二种,利中有补,久暂俱可用也,可君可臣,而又可佐使。惟轻重之宜分,无损益之可论。或谓汗多而阴虚者宜忌,少用之何损哉!或言小便素利者勿服,恐助燥损阴,微用之何妨。初病与久病相殊,而健脾正宜于久病,何必尽去夫茯苓也。丹溪曰:茯苓有行水之能,久服损人。八味丸用之,亦不过接引诸药,归就肾经,去胞中积陈,而以为搬运之功也。夫八味丸有桂、附、熟地、山药之直入于肾,何藉茯苓之引经耶?仲景张夫子用茯苓于八味丸中,大有深意。以熟地纯阴,而性过于腻滞,虽泽泻利水,熟地之滋润已足相制,然而泽泻过于利水,未必健脾以去湿。故亦用茯苓以佐之,利腹脐而又不走气,使泽泻亦不过于渗泄,则泻中有补,助熟地、山药、山茱速于生阴,实非徒为接引而用之也。

或问:茯苓健脾,而张仲景公用之益肾,意者脾肾同治耶?夫茯苓虽亦入脾,而张夫子用之全非取其健脾,止取其益肾耳。夫肾恶而亦恶燥,而亦恶湿,过燥则水干,而火易炽,过湿则邪住,而精难生。用茯苓于六味丸中,泻肾中之邪水,以补肾中之真水也,故与健脾之意全不相干,勿认作脾肾同治也。

或问:茯苓不健脾而益肾,而茯苓实健脾之物也,意者肾健而脾亦健乎? 夫肾健而脾亦健,此六味汤之功用也。茯苓止能益肾以通胃耳,胃为肾之关门,肾气足而关门旺,不可单归功于茯苓也。然而,茯苓之气实先通于胃。夫茯苓下利之物,如何能上行于胃。不知茯苓尤通上下之窍,而胃亦是水谷之海,利水而水不入海,将何注乎? 故下通膀胱,而上通于胃,胃气得肾气之升腾,而胃气有不更开,饮食有不更进乎! 似乎脾健而能容,实亦胃健而能受焉也。

或疑茯苓、泽泻,同是利水之物,而或言过于利水,或言未能健脾,皆是与人相反,谓先生不好奇得乎? 曰:非好奇也。二味实各有功用,不得不分言之耳。泽泻,泻之中有补,表其补之功,则其泻正可用也;茯苓,补中有泻,论其泻之益,则其补亦可用也。凡药有功有过,明辨功过于胸中,自然临症无差也。

或问:六味丸中阐发已尽,不识茯苓于前说之外,尚有异论乎? 前说不足以尽茯苓之义也。仲景夫子用茯苓于六味丸中也,岂特泻肾中之邪水,以补肾中之真水哉。茯苓更能入肾,以通肾中之火气。肾中火气,上通胃而下通膀胱二经。苟无肾火之气以相通,则上水不能入,而下水不能出矣。上水不能入者,非不能饮也,饮水而水之气不消;下水不能出者,非不能容,而水之气不泄不消,而水势必奔迫于中焦,而不能化矣。惟有火气以相通,而上下之水始周流而无滞。六味补肾中之水,而不补肾中之火,则火不能自通于胃与膀胱矣。得茯苓代为宣化,而上下之火得行,何致有不消不泄之虑哉!茯苓用之于六味丸中者,尚有如此妙义也。

又问:茯苓用之于六味丸中,奇义如此,而用之于八味丸中,亦别有意义乎?曰:有。茯苓泻水,亦能泻火。泻水者泻肾中之邪水,则泻火者独不泻肾中之邪火乎?八味丸用桂、附以补火者,补肾中之真火也。然补肾中之真火,而肾中之邪火不去,则真火不生,反助邪火而上升矣。仲景夫子用茯苓于八味丸中,正取其泻邪火以补真火也。桂、附得茯苓之助,无邪火之相干,自然真火之速长。于是火生而脾土得其益,受水谷而能容,胃土得其益,进饮食而无碍,肺气调,而心气降、肝气平矣。

又问:茯苓用之四君子汤与六君子汤,似非尽利水也,何独不言其奇乎?夫茯苓用之于阴药之内,可以出奇;茯苓用之于阳药之间,无以显异。不过佐人参、白术,分消其水湿,以固其脾土而开胃气也。

又问:茯苓用之于都气丸中,亦未见出奇,必得肉桂,而后泻水,安在入肾气丸中即能出奇乎?曰:肾气丸之妙,全在茯苓。茯苓利水,人人知之。利水之中,得群阴之助,更能于补水中,以行其利水之权;得二阳之助,更能于补火之中,以全其化水之神。止利其邪水,而不使波涛泛溢,又不损其真水,而转使热气熏蒸,通上下三焦,消内外二湿,皆茯苓为君之功也。倘以茯苓为臣,而君以熟地,势必中焦阻滞,水积于皮肤而不得直入于膀胱矣,又何以泻之哉?

或问:夏子益集奇异治病之方,有人十指节断坏,惟有筋连无节肉,虫出如灯心,长数寸,遍身绿毛,以茯苓、胡黄连,煎饮而愈,岂亦有义乎? 曰:是湿热出虫耳。茯苓以去湿,黄连以解热,湿热散而虫自死矣。惟是虫身长绿毛,实有秘义。此人必手弄青蛙,戏于池塘之中,绿毛之龟在池内,欲吞之而不可得,故气冲而手,久之而手烂,得至阴之毒而不散,故皮烂而肉腐,生长虫绿毛也。惜吾发异议,无人证之耳。

或问:今人用茯苓,多用人乳浸泡,久制则白色变红,其有益于人乎? 夫补药而用茯苓者,恐纯补之腻滞,故用之通达,使于泻之中,以助其补之力也。若过用乳制,则通利之性全失,一味呆补,反不能佐补药以成功。此近人不知用药之功,而妄为制变,不可以为法也。

槐 实附槐米 槐花

槐实,味苦、辛、咸,气寒,无毒。入大肠。止涎唾,补绝伤,凉大肠之火,消乳瘕,除男子阴疮湿痒,却女人产户痛痒,仍理火疮,且堕胎孕,酒吞七粒,催产尤良。大约槐树枝、叶、花、根,共同治疗而子尤佳。然止可暂用为佐使,而不可久服,久服则大肠过寒,转添泄利之苦矣。

或问:槐实与槐米之功效何如? 夫槐米,即花未开之蕊也,其气味与槐子正同,但子味太重,槐米轻清,入汤剂似胜于槐实,若用入丸药之中,槐蕊不若槐实也。

或问:《太清草木方》中载槐应虚星之精,以十月上己日采子服之,去百病,长生通神。而《梁书》亦言,庾肩吾常服槐实,年七旬余,发鬓皆黑,目看细字,非通神之验耶? 嗟乎! 槐实非长生之药,其性苦寒而属阴,久服则伤脾胃。庾肩吾服之而有效者,必阳旺而非阴虚,实热而非虚热也。

枳　实 附枳壳

枳实,味苦、酸,气寒,阴中微阳,无毒。枳实,本与枳壳同为一种,但枳实夏收,枳壳秋采。

枳壳性缓而治高,高者主气,治在胸膈;枳实性速而治下,下者主血,治车心腹。故胸中痞,肺气结也,用枳壳于桔梗之中,使之升提而上消。心下痞,脾血积也,用枳实予白术之内,使之荡涤而下化。总之,二物俱有流通破结之功,倒壁推墙之用。凡有积滞壅塞、痰结瘕痞,必须用之,俱须分在上、在下。上用枳壳缓治,下用枳实急治,断断无差也。然而切不可单用,必附之补气补血之药,则破气而气不耗,攻邪而正不伤,逐血而血不损,尤为万全耳。

或问:枳壳、枳实同是一种,枳壳乃秋收之物,其味之重,宜厚于枳实,何以不下沉而反上浮也? 不知枳壳之性,愈熟则愈浮。枳壳收金之气,故能散肺金之结气,非枳壳性缓而留中也。

或问:枳实收于夏,其性轻,宜薄于枳壳,何以反峻烈于枳壳,岂其未熟而然乎? 曰:枳实之性,小而猛,大而弱,收于夏,得夏令之威也。脾乃土脏也,宜于夏气,故能下行,而推荡其脾中之积滞,非枳实性急而速行也。

或问:枳实过于迅利,病宜消导者,何不用枳壳之为善乎? 夫枳壳与枳实,不可同用,一治上而一治下。枳壳之功,不如枳实之大。枳实攻坚,佐大黄以取胜,实为破敌之先锋,非若枳壳居中调剂,仅可以攻城内之狐鼠也。

或问：枳实无坚不破，佐之大黄，则祛除荡积之功更神，以之治急，何不可者，而必戒之谆谆乎？夫看症既清，用药之更当，何必顾瞻而不用。惟是病有变迁之不同，人有虚实之各异，苟辨之不确，而妄用枳实，不几杀人乎？我有一辨之之法，腹中疼痛，而不可手按者，可用无疑。倘按之不疼痛，而确是有坚积者，又将何法辨之？辨之于口中之舌，如有红黑者，即用无疑。如此，则何至有失乎？

或问：枳壳治胎气不安，古人入于瘦胎药中，以防难产，何子不言及耶？曰：妇人怀孕，全藉气血以养胎，气血足而易产，气血亏而难产。用枳壳以安胎，必至胎动不安，而生产之时，亦必艰涩。是枳壳非安胎之药，乃损胎之药，非易产之剂，乃难产之剂也。况古人瘦胎饮，为湖阳公主而设，以彼生长皇家，奉养太过，其气必实，不得已而损其有余，则胎易养也。岂执之而概治膏粱之妇乎？膏粱之妇，既不可用枳壳以安胎，况荆布之家，原非丰厚，又胡可损其不足哉？余所以略而不谈也。

或问：枳壳治心下痞满与心中痞痛，何也？盖胃之上口，名曰贲门。贲门与心相连，胃气壅住，则心下亦急而不舒，故痞满也。邪塞于中焦，则欲升不能，欲降不可，必然气逆而上冲，而肝经本郁，又不能条达而开畅，则胁亦胀满，而心中痞痛矣。得枳壳之破散消导，而痞满、痞病尽也去。

女贞子

女贞子，味苦、甘，气平，无毒。入肾经。黑须乌发，壮筋强力，安五脏，补中气，除百病，养精神。多服，补血祛风，健身不老。近人多用之，然其力甚微，可入丸以补虚，不便入汤以滋益，与熟地、枸杞、南烛、麦冬、首乌、旱莲草、乌芝麻、山药、桑椹、茄花、杜仲、白术同用，真变白之神丹也。然又为丸则验，不可责其近效也。

或问：女贞既善黑须，又有诸益，自宜入汤剂中，以收其功，何以不宜乎？夫女贞子功缓，入在汤剂中，实无关于重轻，无之不见损，有之不见益。若必欲入汤剂，非加入一两不可，然而过多，则又与胃不相宜。盖女贞少用则气平，多用则气浮也。

按：女贞子，非冬青也。冬青子大，而女贞子小，冬青子长，而女贞子圆也。若用冬青更为寒凉，尤无功效，未可因《本草》言是一种，而采家园之冬青子以入药也。

或疑女贞子为长生之药，而子以为无足重轻，何以又誉之为变白之神丹乎？曰：余前言其有功者，附之于诸补阴药中为丸，以变白也，后言其无足重轻者，欲单恃之作汤，难速效也。女贞子缓则有功，而速则寡效，故用之速，实不能取胜于一时，而用之缓，实能延生于永久，亦在人用之得宜耳。

厚 朴

厚朴，味甘、辛，气大温，阴中之阳，可升可降，无毒。入脾、胃、大肠。主中风寒热，治霍乱转筋，止呕逆吐酸，禁泻利淋露，消痰下气。乃佐使之药，不可为君臣。盖攻而不补，有损无益之味也，然而善用之，收功正多，未可弃而不用。大约宜与诸药同用，同大黄、枳实，则泻实满矣；同人参、苍术、陈皮，则泻湿满矣；同桂枝，则伤寒之头痛可除；同槟榔、枳实，则痢疾之秽物可去。

同苦药则泻,同温药则补,同和药则止痛,同攻药则除痞,亦在人善用之。倘错认为补益,虚人用之,脱元气矣。

或问:厚朴收功甚多,不补而能之乎?夫疑厚朴为补,固不可。然而,厚朴实攻药,能于攻处见补,此厚朴之奇也。若论其性,实非补剂也。

或厚朴能升清降浊,有之乎?曰:厚朴可升可降,非自能升清而降浊也。用之补气之中,则清气能升;用之于补血之中,则浊气能降。升降全恃乎气血之药,与厚朴何所与哉!

或问:厚朴佐大黄以攻坚,仲景张公入于承气汤中,有奇义乎?曰:承气汤中用大黄者,以邪结于大肠也。大黄迅拂之速,何藉于厚朴?不知大黄走而不守,而厚朴降中有升,留大黄而不骤降,则消导祛除,合而成功,自然根株务绝,无有少留。此厚朴入之大承气汤,佐大黄之义也。

或问:厚朴入于平胃散中,以平胃气,似厚朴乃益胃之品,而非损胃之药。然平胃散,非益胃之品也。彼其命名之意,谓胃之不平者而平之也,是泻胃气之有余,非补胃气之不足。胃气既无所补,又何所益乎?平胃散用厚朴,泻胃实而不补胃虚,人奈何错认为益胃之品哉!

桑白皮 附桑叶 桑椹

桑白皮,味甘而辛,气寒,可升可降,阳中阴也。入手太阴肺脏。助元气,补劳怯虚羸,泻火邪,止喘嗽唾血,利水消肿,解渴祛痰。刀刃伤,作线缝之,热鸡血涂合可愈。

桑叶之功,更佳于桑皮,最善补骨中之髓,添肾中之精,止身中之汗,填脑明目,活血生津,种子安胎,调和血脉,通利关节,止霍乱吐泻,除风湿寒痹,消水肿脚浮,老男人可以扶衰却老,老妇人可以还少生儿。

桑椹,专黑髭须,尤能止渴润燥,添精益脑。此三品相较,皮不如椹,而椹更不如叶也。前人未及分析,世人不知,余得岐伯天师亲讲。老人男女之不能生子者,制桑叶为方,使老男年过八八之数、老女年过七七之数者,服之尚可得子,始知桑叶之妙,为诸补真阴者之所不及。所用桑叶,必须头次为妙,采后再生者,功力减半矣。

或疑桑椹乃桑树之精华,其功自胜于叶,而吾子谓椹不如叶,意者桑叶四季皆可采用,而桑椹必须四月采之为艰乎?曰:甚与叶,功用实同。因椹艰于四季之采用,且制之不得法,功逊于叶多矣。我今备传方法,使人尽知可也。四月采桑椹数斗,饭锅蒸熟,晒干即可为末。桑椹不蒸熟,断不肯干,即干而味已尽散无用,且尤恶铁器。然在饮锅内蒸熟,虽铁锅而无碍也,此皆岐天师传余之秘。同熟地、山茱萸、五味子、人参同用,实益算仙丹,诚恐世人不知制法,所以单言桑叶之奇。盖无椹用叶,功实相同耳。桑椹紫者为第一,红者次之,青则不可用。桑叶采叶如茶,种大者第一,再大者次之,再小者又次之。与其小,无宁大也。过大,则止可煎汤以入药,不堪为丸散矣。洗目,宜取老桑叶,自落者无用矣。

山栀子

山栀子，味苦，气寒，可升可降，阴中阳也，无毒。入于肝、肺，亦能入心。有佐使之药，诸经皆可入之。专泻肝中之火，其余泻火，必借他药引经而后泻之也。止心胁疼痛，泻上焦火邪，祛湿中之热，消五瘅黄病，止霍乱转筋赤痢。用之吐则吐，用之利则利。可为臣佐之药，而不可以为君。虽然山栀未尝不可为君也。当两胁大痛之时，心君拂乱之后，苟不用山栀为君，则拂逆急迫，其变有不可言者矣。用山栀三五钱，附之以甘草、白芥子、白芍、苍术、贯众之类，下喉而痛立止，乱即定，其神速之效，有不可思议者。然则山栀又似君臣佐使而无不宜者，要在人善用之，而非可拘泥也。

或问：山栀子能解六经之郁火，子何以未言，岂谓其性寒不宜解郁乎？曰：山栀子非解郁之药，非因其性寒而略之也。夫郁病非火也，郁之久，斯生火矣。不用香附、柴胡、白芍、川芎之解郁，而遽投山栀子以泻火，则火不能散，而郁气更结矣。然则谓山栀子之解郁尚不可，况谓解六经之郁火乎？独是山栀实泻火之药，安在郁中之火独不降之？然而止可谓是泻火，而终不可谓是解郁也。

或问：山栀子消火，消肝中之火也，何以各经之火俱能消之？曰：山栀子，非尽能消各经之火也。人身之火，止肝中之火有长生之气，肝火不清，则诸火不息；肝火一平，则诸火无不平矣。故泻肝火，即所以泻各经之火也。况又有引经之药，引入于各经之中，火安得而不平哉？

或问：山栀子泻火，能泻膻中之火。膻中，相火也。既泻膻中之火，则肾中之相火无难泻矣。乃用山栀子泻膻中之火而不伤，泻肾中之火而不入，何也？曰：山栀子入肝，泻肝火即泻肾火也。夫肝为肾之子，子虚则母亦虚，子衰则母亦衰，泻肝火即泻肾火，则山栀子乃肾之仇。见仇而肯纳仇乎？此肾之所以不受也。若膻中，乃肝之子也，山栀子泻肝，则肝母之火必遁入于膻中之子矣。膻中惊肝母之受伤，火自不散升泄，母衰而子亦衰，此膻中之所以无伤也。

或问：山栀子每用于伤寒汤中，以之为吐药，仲景张公亦有秘义乎？曰：栀子味苦而泻火，伤寒火旺上焦，用苦寒以泻火，则火性炎上，反击动其火势之腾天，不若因势而上越，随火之气，一涌而出之为得。栀子性本可升，同瓜蒂散用之，则尤善于升，故下喉即吐，火出而邪亦出，因其可吐而吐之也。仲景夫子岂好为吐哉？

或问：栀子亦寒凉之药，子何以不辟之而称道之耶？嗟乎！余非尽恶寒凉也，恶错用寒凉者耳。医道寒热并用，攻补兼施，倘单喜用热而不喜用寒，止取用补而不用攻，亦一偏之医，何足重哉！吾所尚者，宜用热，则附子、肉桂而亟投；宜用寒，则黄柏、知母而急救；宜用补，则人参、熟地而多加；宜用攻，则大黄、石膏而无忌。庶几危者可以复安，死者可以重生，必如此，而医道始为中和之无弊也。

枸杞子 _{附地骨皮}

枸杞子,味甘、苦,气微温,无毒。甘肃者佳。入肾、肝二经。明耳目,安神,耐寒暑,延寿,添精固髓,健骨强筋。滋阴不致阴衰,兴阳常使阳举。更止消渴,尤补劳伤。

地骨皮,即枸杞之根也。性甚寒凉,入少阴肾脏,并入手少阳三焦。解传尸有汗肌热骨蒸,疗在表无汗风湿风痹,去五内邪热,利大小二便,强阴强筋,凉血凉骨。二药同是一本所出,而温寒各异,治疗亦殊者,何也?盖枸杞秉阴阳之气而生。亲于地者,得阴之气;亲于天者,得阳之气也。得阳气者益阳,得阴气者益阴,又何疑乎?惟是阳之中又益阴,而阴之中不益阳者,天能兼地,地不能包天。故枸杞子益阳而兼益阴,地骨益阴而不能益阳也。然而,二物均非君药,可为褊裨之将。枸杞佐阳药以兴阳,地骨皮佐阴药以平阴也。

或疑枸杞阳衰者,尤宜用之,以其能助阳也。然吾独用一味煎汤服之,绝不见阳兴者,何故?恐枸杞乃地骨皮所生,益阴而非益阳也。曰:兴阳亦不同也。阳衰而不至大亏者,服枸杞则阳生。古人云:离家千里,莫服枸杞。正因其久离女色,则其阳不衰,若再服枸杞,必致阳举而不肯痿,故戒之也。否则,何不戒在家之人,而必戒远行之客,其意可知矣。然则吾子服枸杞而阳不兴者,乃阳衰之极也。枸杞力微,安得有效乎!

或问:地骨皮治骨蒸之热,用之不见效者,何也?夫骨蒸之热,热在骨髓之中,其热甚深,深则凉亦宜深,岂轻剂便可取效乎?势必多用为佳。世人知地骨皮之可以退热,而不知多用,故见功实少耳。曰：黄柏、知母，亦凉骨中之热也，辟黄柏、知母，而劝多用地骨皮，何也？不知地骨皮非黄柏、知母之可比，地骨皮虽入肾而不凉肾，止入肾而凉骨耳。凉肾必至泻肾而伤胃，凉骨反能益骨而生髓。黄柏、知母泻肾伤胃，故断不可多用以取败。地骨皮益肾生髓，不可少用而图功。欲退阴虚火动、骨蒸劳热之症，用补阴之药，加地骨皮或五钱或一两，始能凉骨中之髓，而去肾中之热也。

或问：地骨皮用至五钱足矣，加至一两，毋乃太多乎，恐未必有益于阴虚内热之人耳？不知地骨皮，非大寒之药也，而其味又轻清，如用之少，则不能入骨髓之中而凉其骨。大寒恐其伤胃，微寒正足以养胃也。吾言用一两，犹少之辞，盖既有益于胃，自有益于阴矣。

辛　夷

辛夷，味辛，气温，无毒。入肺、胆二经。止脑内风疼、面肿引齿痛眩目，除身体寒热，通鼻塞，止鼻渊清涕，生须发。此物通窍，而上走于脑，舍鼻塞、鼻渊之症，无他用，存之以备用可耳。且辛散之物多用，则真气有伤，变可暂用而不可久服。总之，去病即已，不可因其效甚而纵用之，非独辛夷之为然也。

酸枣仁

酸枣仁，味酸，气平，无毒。入心、肝、胆与胞络四经。宁心志，益肝胆，补中，敛虚汗，祛烦止渴，安五脏，止手足酸痛，且健筋骨，久服多寿。以上治疗，俱宜炒用，惟夜不能眠者，必须生用,或神思昏倦,久苦梦遗者,亦宜生用。可为臣佐,多用尤佳,常服亦妙也。

或问:酸枣仁止能益心,何以补肾之药,古人往往用之乎?盖心肾原不可两治也。因世人贪色者多,仲景夫子所以止立六味、八味,以补肾中之水火宜。然而肾火原通于胞络,而肾水原通于心,补心未尝不能益肾,古人所以用枣仁以安心,即安肾也。且世人入房而强战者,心君不动,而相火乃克其力以用命。心君一移,而相火即懈,精即下泄。可见补心所以补肾,心气足而肾气更坚,不信然哉!

或问:酸枣仁之治心也,不寐则宜炒,多寐则宜生,又云夜不能寐者,必须生用。何其自相背谬耶? 不知此实用药之机权也。夫人不寐,乃心气之不安也,酸枣仁安心,宜用之以治不寐矣。然何以炒用枣仁则补心也? 夫人多寐,乃心气之大昏也。炒用,则补心气而愈昏;生用,则心清而不寐耳。夜不能寐者,乃心气不交于肾也;日不能寐者,乃肾气不交于心也。肾气不交于心,宜补其肾;心气不交于肾,宜补其心。用枣仁正所以补心也。补心宜炒用矣,何以又生用? 不知夜之不寐,正心气之有余,清其心,则心气不足,而肾气乘之矣,此所以必须生用。若日夜不寐,正宜用炒,而不宜用生矣。

或疑枣仁安心,人人知之,安心而能安肾,此则人未知也。曰:枣仁岂特安心以安肾而已乎? 更能安五脏之气。盖心肾安,而五脏有不安者乎? 不必其入脾、入肺、入肝而后能安也。

杜 仲

杜仲，味辛、甘，气平温，降也，阳也，无毒。入肾经。补中强志，益肾添精，尤治腰痛不能屈伸者神效，亦能治足、阴囊湿痒，止小水梦遗。此物可以为君，而又善为臣使，但嫌过燥，与熟地同用，则燥湿相宜，自然无火动之忧也。

或问：肾恶燥，而杜仲性燥，何以入肾以健腰？吾子加熟地尤宜，然亦似熟地之滋肾，终非杜仲之益肾矣。曰：补肾原不必熟地，余用熟地者，不过取其相得益彰也。夫肾虽恶燥，而湿气侵之，腰即重著而不可俯仰，是肾又未尝不恶湿也。杜仲性燥，燥肾中之邪水，而非烁肾中之真水也。去熟地而肾中之燥不相妨，用熟地而肾中之湿亦无碍，盖杜仲自能补肾，而非借重于熟地之助也。

或问：杜仲非燥药也，而吾子谓是燥药，何据而云然乎？曰：论杜仲之有丝，其非燥药也。然而杜仲之燥，正有有丝之不肯断。夫太刚则折，大柔则不肯折矣。杜仲之丝，经火炒则断，其中之柔软为何如，而独谓其性燥者，别有义也。杜仲不经火则湿，经火则燥。不断之丝，非火炒至无丝，则不可为未非受火气迫急而为燥乎？肾恶燥，而以燥投燥，遽入往往动火，我所以教人与熟地同用也。至于肾经中湿，不特宜同熟地并施，且宜生用为妙，并不可火炒。盖肾既有湿，得熟地则增润，反牵制杜仲。一加火，则失其本性，但补而不攻，而湿邪反不得遽散。夫杜仲不炒则湿，何反宜于治湿？盖杜仲燥中有湿，湿非水气之谓也。邪湿得真水而化，生用正存其真气耳。

或问：杜仲补肾，仲景公何故不采入八味丸中？不知杜仲补肾中之火，而有动肾气，动则桂、附不安于肾宫，恐有飞越之虞，故用桂、附，而不用杜仲。然则固不可用乎？肾中有湿气，正宜加用于八味丸中，取其动而能散湿也，又不可拘执不用而尽弃之耳。

或问：杜仲补肾，世人意以破故纸佐之，毋乃太燥乎？杜仲得破故纸，而其功始大，古人嫌其太燥，益胡桃仁润之，有鱼水之喻。其实，杜仲得破故纸，正不必胡桃仁之润也。盖破故纸温补命门之火，而杜仲则滋益肾中之水，水火有既济之美，又何必胡桃之润哉？虽杜仲得胡桃仁之相助，亦无碍其益肾之功，然而，杜仲实无借于胡桃仁也。或云胡桃仁滋破故纸之燥也。夫破故纸用之于他药之中，未见用胡桃仁之助，何独入于杜仲之中而加胡桃仁也。谓非因杜仲而入之，吾不信也。

使君子

使君子，味甘，气温，无毒。入脾、胃、大肠。去白浊，除五痔，杀蛔虫，止泻痢。用之以治小儿伤食生虫者实妙，以其不耗气也。然而大人用，未尝不佳。但宜用鲜，而不宜用陈，用熟而不宜用生。入药之时，宜现煨熟，去壳口嚼咽下，以汤药送之，始能奏功也。

或问：使君子杀虫，小儿食之，往往虫从口出，杀虫者固如是乎？曰：虫在上焦，则虫犯使君子之气味，必上窜而越出。虫从口出，正杀虫之验也，奈何疑之乎？夫杀虫分上、中、下也。虫在上焦者则吐，虫在中焦者则和，虫在下焦者则泻焉也。

山茱萸

山茱萸,味酸涩,气平、微湿,无毒。入肾、肝二经。温肝经之血,补肾脏之精,兴阳道以长阴茎,暖腰膝而助阳气,经候可调,小便能缩,通水窍,去三虫,强力延年,轻身明目。其核勿用,用则滑精难收,实益阴之圣丹、补髓之神药。仲景夫子所以采入于八味丸中,取其固精而生水也。《本经》谓其九窍堪通,而世人疑之者,以其味过于涩,则窍闭而不能开,恐难以通之也。予以为不然。夫人五脏安,则九窍自利,而五脏之内,一脏不安,则四脏因之不安矣。所谓一脏者何?即肾脏也。肾为四脏之本,肾安而四脏俱安。安四脏而利九窍,又何疑乎?山茱萸佐八味以补肾,正安肾以安五脏之药也。五脏既安,而谓九窍之不能利乎?且山茱萸不止利九窍也,三焦七府,无不藉其庇荫,受其滋益。此八味汤中之所必用,而岐伯天师新立补肾诸方,无不用之以救垂绝之症也。

或问:山茱萸入六味丸中,不过佐熟地之生精耳,先生谓其能利九窍,毋乃夸乎?非夸也。熟地得山茱萸,则功始大;山茱萸得熟地,则其益始弘。盖两相须而两相成也。有此二品,则生精而人生;无此二品,则不能生精而人死。山茱萸关人之死生,岂特利九窍而已哉!

或问:补阴之药甚多,何必用山茱萸以佐熟地乎?曰:补阴之药,未有不偏胜者也。独山茱萸大补肝肾,性专而不杂,既无寒热之偏,又无阴阳之背,实为诸补阴之冠。此仲景夫子所以采入于六味中,以为救命之药也。

或问：山茱萸为救命之药，所救者何病乎？吁！天下之死于病者，半好色之徒也。好色者，泄精必多，精泄则髓空，精泄则神散。非用九味地黄汤，以大填补其精，则髓空者何以再满而能步履，神散者何以再返而能摽存哉？虽六味丸中之功效，不止山茱萸之一味，然舍山茱萸之佐熟地，又何生精之速，添髓而益神乎？所谓救命之药，真非虚语耳。

或问：六味丸之妙义，已将各药阐发无遗，不知山茱萸亦可再为宣扬乎？曰：山茱萸乃六味丸中之臣药也，其功必大中诸药，是以仲景公用之耳。山茱萸补肾中之水，而又有涩精之妙，精涩则气不走而水愈生，更使利者不至于全利，而泻者不至于全泻也。虽六味丸中如茯苓、泽泻，亦非利泻之药，然补中有利泻之功，未必利泻无补益之失。得山茱萸之涩精，则所泻所利，去肾中之邪，而不损肾中之正，故能佐熟地、山药，以济其填精增髓之神功也。

或又问子既阐山茱萸用于八味丸中者，非仅补水制火，实补水以养火也。肾中之火，非水不能生，亦非水不能养。火生于水之中，则火不绝；火养于水之内，则火不飞。山茱萸补而且涩，补精则精盛而水增，涩精则精闭而水静，自然火生而无寒弱之虞，火养而无炎腾之祸，助熟地、山药而成既济之功，辅附子、肉桂而无亢阳之失矣。

或问：山茱萸用于六味、八味，妙义如此，未知舍二方之外，亦可独用以出奇乎？曰：人有五更泄泻，用山茱萸二两为末，米饭为丸，临睡之时一次服尽，即用饭压之，戒饮酒、行房三日，而泄泻自愈。盖五更泄泻，乃肾气之虚，则水不行于膀胱，而尽入于大肠矣。五更亥子之时，正肾水主事，肾气行于此时，则肾不能司其权而泻作。山茱萸补肾水，而性又兼涩，一物二用而成功也，非单用之以出奇乎？推之而精滑可止也，小便可缩也，三虫可杀也。单用奏效，又乌能尽宣其义哉！

或疑山茱萸过于涩精，多服有精不出而内败之虞。嗟乎！此犹临饭而防其不能咽也。山茱萸涩精，又不闭精，为补精之独绝，仲景夫子所以用之于地黄丸中。若精不出而内败者，乃人入房精欲泄而强闭，或有老人与大虚之人，见色而畏怯而不敢战，而心又怦怦动也。相火内炎，而游精暗出于肾宫，亦能精不出而内败。服山茱萸，正足以治之焉。有精闭而内败之虞，彼不出而内败者，乃不服山茱萸，致大小便牵痛，欲便不能，不便不可，愈痛则愈便，愈便则愈痛。服山茱萸，而痛与便立愈矣。可见，山茱萸乃治精不出而内败之神药，如之何其反疑之乎？

或疑山茱萸性温，阴虚火动者，不宜多服。夫阴虚火动，非山茱萸又何以益阴生水，止其龙雷之虚火哉！凡火动起于水虚，补其水则火自降，温其水则火自安。倘不用山茱萸之益精温肾，而改用黄柏、知母泻水寒肾，吾恐水愈干而火愈燥，肾愈寒而火愈多，势必至下败其脾，而上绝其肺。脾肺两坏，人有生气乎？故山茱萸正治阴虚火动之神药，不可疑其性温而反助火也。

或又疑山茱萸性温动火，不宜于火动梦遗之症。夫梦遗之症，愈寒而愈遗，何忌于山茱萸乎？山茱萸性涩精，安有涩精而反致遗精乎？盖梦遗而至玉关不闭，正因于肾火之衰也。肾衰，则火不能通于膀胱，而膀胱之水道闭矣。水道闭而水窍塞，水窍塞而精窍反不能寒也，于是，日遗精而不止。然则欲止其精,舍温肾又何以止之乎？人以为山茱萸性温动火,恐不可以治遗精之病。吾以为山茱萸之性,仅温尚不足以助火,恐未能竟治遗精之病也。

或问:缪仲醇阐山茱萸之误,云命门火炽,阳强不痿,忌用茱萸,而先生所谈六味、八味,又似命门火炽者服之无碍,然则仲醇非欤？曰:是仲醇过慎药饵之失也。命门火炽,非山茱萸纯阴之药,又何以制之？既不敢轻用山茱萸,又不能舍山茱萸而他用制火之药,又云当与黄柏同加,则惑矣也。

接骨木

接骨木,味苦、辛,气平,有小毒。入骨节,专续筋接骨,易起死回生。折伤吞酒,风痒汤浴。止用之以接续骨节,产前、产后皆不用。存之以备折伤之需。生接骨木独用之,接骨固奇。然用之生血、活血药中,其接骨尤奇。但宜生用为佳,至干木用之,其力减半,炒用又减半也。盖取其生气则神而已矣。

蔓荆子

蔓荆子,味苦、辛、甘,气温、微寒,阳中之阴,无毒。入太阳经。主筋骨寒热,湿痹拘挛,本经头痛,头沉昏闷,利关节,长发,通九窍,去虫,散风淫,明目,耳鸣乃止,齿动尤坚。此物散而不补,何能轻身耐老？胃虚因不可用,气血弱衰者,尤不可频用也。

或问:蔓荆子,止头痛圣药,凡有风邪在头面者,俱可用,而吾子又以为不可频用,谓其攻而不补也。但药取其去病,能去病,又何虑用之频与不频哉！不知蔓荆子体轻而浮,虽散气不至于太甚,似乎有邪者,俱可用之。然而,虚弱者少有所损,则气怯神虚,而不胜其狼狈矣。予言不可频用者,为虚者言之也。若形气实,邪塞于上焦,又安在所禁之内哉!蔓荆子佐补药中,以治头痛尤效,因其体轻力薄,藉之易于上升也。倘单恃一味,欲取胜于顷刻,则不能也。

或问:蔓荆子入太阳经,能散风邪,何仲景张公不用之以表太阳之风邪,得毋非太阳之药乎?不知蔓荆子入太阳之营卫,不能如桂枝单散卫而不散营,麻黄单散营而不散卫,各有专功。伤寒初入之时,邪未深入,在卫不可引入营,在营不可仍散卫。蔓荆子营卫齐散,所以不宜矣。

猪 苓

猪苓,味苦、甘、淡,气平。降也,阳也,无毒。入肾与膀胱经。通淋消肿满,除湿利小便泄滞,助阳利窍。功专于行水,凡水湿在肠胃、膀胱、肢体、皮肤者,必须猪苓以利之。然而水湿之症有阳有阴,有虚有实,未可一概利之也。倘阴虚之症,轻用猪苓以泻其水,水去阴亦消亡,必有口干舌燥之症。况原无水湿之症,利之则重亡津液,阴愈虚矣。甚则有利小便,欲行点滴而不可得者,非误利之明验乎?虽然水湿之邪既在人身,岂可以阴虚难治,竟置于不治哉?用猪苓利水之药,仍入之阴药中,阴既不虚,而湿亦自利,安在猪苓之不可用乎?

或问:猪苓利水,胡为利水而水不通,且多急闷而不可解,何也?此火蓄膀胱,而上焦之气不升,肺金清肃之令不行于下焦之故也。夫膀胱泻水也,然必得肺金之气清肃下行,而乃水走于阴器而出。猪苓但利水，而不能升上焦之气，上焦有火，过抑肺金，清肃之令不能行于下焦，不用降火之品，而唯从事于利水。所以，用猪苓而不效，非猪苓之不能利水也。

或问：猪苓导水，使火邪从小便而出，是引火邪之下出也，然仲景张公往往用猪苓汤以散邪，何也？盖猪苓之性，不特下走于阴窍，而且兼走于皮毛之窍。仲景夫子用猪苓汤者，恶邪不走膀胱而走皮毛肤，虑亡阳之症，所以用之，即引火邪从皮毛而外出也。然则猪苓不特引水下泄，而亦能引火外泻也。

或问：猪苓利水，何能解口之不渴也？夫小便数而口不渴者，火蓄于膀胱也。火蓄则熬干其水，水沸而为热，所以作渴。用猪苓以利水，实所以泻火，火泻而水独存，则津液通，而上润于口舌之间矣。然则猪苓非利水之药，乃生津之药也。

或疑猪苓为生津之药，终不可为训。曰：猪苓利水尽，则口益干，而欲其口舌之生津，难矣。所谓生津者，止能生于多水之症，而不能生于无水之症。无水之症，泻水则水涸而火起；多水之症，泻水则火降而水升。水既升矣，而津液有不润于口齿者乎？是猪苓之生津，生于利水以去火，而非概生于利水也。

或疑猪苓、泽泻，同是利水之物，而吾子偏分出功用之不同，非好奇耶？曰：猪苓、泽泻用既不同，义自各别，有异言异，有同言同，可好奇之有？

南烛枝叶

南烛，即乌米饭树也。味苦，气平，无毒。入肾。治一切风痰，悦颜色耐老，坚筋骨健行，久服，身轻不饥，多服，发白变黑。

此物草木之王,专益精而变白,老人尤宜服之。味虽苦而不寒,气甚平,有益,乃续命之津,延龄之液也。世人不知用之,殊可惜。春间采嫩叶约二十斤,用蒸笼在饭锅蒸之,虽历铁器无妨。否则,必须砂锅内蒸熟,晒干为末。饭锅不能蒸,可用米煮粥上蒸之亦妙。不蒸熟而阴干者,无用。大约一斤南烛叶末,加入桑叶一斤、熟地二斤、山茱萸一斤、白果一斤、花椒三两、白术二斤,为末,蜜为丸,白滚水送下一两,每日于早晨服之。不特变白甚速,而且助阳补阴,延年益算,鄙意加入人参二两,尤神之神也。倘命门寒者,加入巴戟天斤,殊妙。

南烛叶固佳,而南烛子尤佳,深秋结实,先红后紫,其味甘而酸,入肾、肝二经,胜于南烛之叶。添精益髓,舒筋明目,久服延年。余更有一方,用南烛子者二斤,捣烂,入白果去壳四两,同捣,入山药末一斤、茯苓四两、芡实半斤,同捣为饼,火焙干,为末。入枸杞子一斤、熟地一斤、山茱萸一斤、桑叶末一斤,嫩叶为妙,巨胜子半斤,共为末,蜜为丸。每日早晨,老酒送下五钱,一月白发变黑矣,且能颜色如童子。此方不寒不热,自是生精圣方,修服必有利益也。

或问:变白药多,何吾子独称南烛之子?盖乌须药,多是气苦寒,恐有碍于脾胃。惟南烛气味和平,而子尤加甘温,益肾之余,更能开胃健脾,真变白之神品、滋颜之妙药。牧童采食,辄止饥,此非明验欤!

或问:南烛之黑须,吾子大肆阐扬,然未见子之自验也。曰:吾尚论《本草》,实欲阐发各药之微。南烛黑须,古人有服之而验者,不必铎之自验也。江南人多采之以煮饭,白米辄变为黑,故欲名"乌米饭"，非有据之谈乎！

蜀 椒

蜀椒，味辛，气温、大热，浮也，阳中之阳，有毒。入心、脾、肾之经。却心腹疼痛及寒湿痹疼，杀鬼疰蛊毒并虫鱼毒蛇，除皮肤骨节死肌，疗伤寒温疟，退两目翳膜，驱六腑沉寒，通气脉，开鬼门，乃调关节，坚齿发，暖腰膝，尤缩小便，理风邪，禁咳逆之邪，治噫气，养中和之气，消水肿、黄疸，止肠癖、痢红。多食乏气失明，久服黑发耐老。功用实多，不止书上所载。然而少用则益，多用则转损。入于补阴之药，可以久服；入于补阳之剂，未可常施也。

按：蜀椒功用实胜于近处所产，以蜀椒味轻，转有益也。土产之椒，其辛香倍于蜀产，虽功用少薄，未尝不可用也。大约蜀椒用一两者，土产必须一两二钱，何必专觅蜀椒哉！

或问：蜀椒可以乌须，而乌须之方似可用之也？夫蜀椒未能乌须也，取其引乌须之药，入任、督之路耳。大约乌须药多寒，而蜀椒性热，相倖同用，尤能制阴寒之气，所以易于奏功，而变黑甚速也。但热药宜少用，不可多用耳。

吴茱萸

吴茱萸，味辛、苦，气温，大热，可升可降，阳中阴也，有小毒。入肝、脾、肾之经。主咽塞气不通，散气膈冷气窒塞，驱脾胃停寒，脐腹成阵绞痛，逐膀胱受湿，阴囊作疝剜痛，开腠理，解风邪，止呕逆，除霍乱。仍顺折肝木之性，治吞吐酸水如神。厥阴头疼,引经必用。气猛,不宜多食,令人目瞪口开。久服亦损元气,肠虚泄者尤忌。可逆用之以祛寒,复可顺用之以解热。大约祛寒可以多用,而解热难以多投也。

按:吴萸入四神丸中,以治肾泄,非用之以祛寒耶?然而,四神丸中用吴茱萸者,非尽去寒也,亦借其性燥以去湿耳。夫肾恶燥,而泻久则肾正苦湿也。吴茱萸正喜其燥,以投肾之欢,入诸肾脏以逐其水而外走于膀胱,不走于大肠也。

或疑吴茱萸性热祛寒,恐不可用之以解热,不知从治之道,宜顺而不宜逆。逆其性,致有相格之忧;顺其性,始有相投之庆也。

钩　藤

钩藤,味甘、苦,气微寒,无毒。入肝经。治寒热惊痫,手足瘛疭,胎风客忤,口眼抽搐。此物去风甚速,有风症者,必宜用之。然尤能盗气,虚者勿投。

或问:钩藤为手少阴、足厥阴要药。少阴主火,厥阳主风,风火相搏,故寒热惊痫之症生。但风火之生,多因于肾水之不足,以致木燥火炎,于补阴药中少用钩藤,则风火易散。倘全不补阴,纯用钩藤以祛风散火,则风不能息,而火且愈炽矣。

大腹皮

大腹皮,味辛、苦,气微温,降也,无毒。入肺、脾、胃三经。主冷热诸气,通大、小二肠,止霍乱痰膈醋心,攻心腹大肠壅毒,消浮肿,亦佐使之药。若望其一味以攻邪,则单寒力薄,必至覆亡矣。

或问：大腹皮，即槟榔之外皮也，缪仲醇谓气味所主与槟榔同。而实不同也。大腹皮之功，尤专消肿，然亦必与白术、薏苡、茯苓、车前、桑白皮、人参同用，始有功耳。

槟　榔

槟榔，味辛、苦，气温，降，阴中阳也，无毒。入脾、胃、大肠、肺四经。消水谷，除痰癖，止心痛，杀三虫，治后重如神，坠诸气极下，专破滞气下行。若服之过多，反泻胸中至高之气。善消瘴气，两粤人至今噬之如饴。古人疑其耗损真气，劝人调胃，而戒食槟榔。此亦有见之言，然而非通论也。岭南烟瘴之地，其蛇虫毒气，借炎蒸势氛，吞吐于山巅水溪，而山岚水瘴之气，合而侵人，有立时而饱闷晕眩者，非槟榔口噬，又何以迅解乎？天地之道，有一毒，必生一物以相救。槟榔感天地至正之气，即生于两粤之间，原所以救两粤之人也。况此物降而不升，虽能散气，亦不甚升，但散邪而不散正，此两粤之人所以长服而无伤。至身离粤地，即不宜长服，无邪可散，自必损伤正气矣。

或问：槟榔乃消瘴之物，似宜止治瘴气，何以治痢必须？曰：槟榔虽可治痢，亦止宜于初起，而不宜于久痢也。痢无止法，用槟榔，所以下其积秽也，故初起之痢断须用之。痢久则肠中无积秽之存，若仍如初痢之治法，则虚者益虚，而痢者益痢矣，是久痢断不可用槟榔也。然吾以为初痢亦不可纯用槟榔，用当归、白芍为君，而佐之槟榔，则痢疾易痊，而正气又复不损，实可为治痢之权衡也。

或疑槟榔去积滞,即宜独用之,何以反佐之以当归?当归虽补犹滑,以助其攻也。何以更用白芍之酸收,偏能奏功哉?不知槟榔必得补以行其攻也。夫积滞之不行也,由于气血之干涸。倘徒用槟榔以攻其积滞,则气血愈伤,而瘀秽愈阻而不通,故必须当归以生气血,则大肠自润,有可通之机。然而,肝木克脾,木旺则火旺,火旺必烁干气血。当归所生,不足以济其所克,故必须益之芍药以平肝,则肝不克脾,而芍药酸中又能生血,以助当归之润,故同群共济,以成槟榔之功,然则收之,正所以能其攻也。

五倍子

五倍子,一名文蛤。味辛、酸,气平,无毒。入肾经。疗齿宣疳䘌,及小儿面鼻疳疮,治风癣痒疮,并治大人五痔下血。洗目消赤肿,止疼痛。染须髭变黑。专为收敛之剂,又禁泻痢阳虚,解消渴,生津,却顽疼,去热。百药煎,亦此造成。此药外治之功居多,内治之功甚少,存之以备疮毒之用耳。

或问:五倍子乃收敛之药,用之外治更宜,然而内治以固滑泻,未尝不佳,何子著《本草》,单为外治留之乎?曰:痢无止法,用涩药以止痢,前人所戒。况五倍子止痢,乃不得已而用之,止痢之品甚多,何必借此不可用之药?此铎所以止取外治,而不取内治。

皂荚

皂荚，味辛、咸，气温，有小毒。入足厥阴、手少阴、手太阴三经。理气疏风，搐鼻喷嚏，可救五绝痰迷、中风不语诸症。敷肿痛即除。吐风痰，杀痨虫精物，起风痹，治死肌，利窍开关，破癥堕孕。此物备急用之药，药笼中不可无者也。

或问：皂荚开关之药，单用以取捷乎？夫皂荚之功用，不止此也。凡心疼之病，随愈而随发者，必用皂荚，始可除根，此《本草》所未言也。张夫子曾传余治心痛之方，实有皂荚火炒一两、炒栀子一两、炙甘草五钱、白芍二两、广木香三钱，为细末。老黄米煮粥为丸，如米大，滚水送下即愈，永不再发。是皂荚又可以治心疼也。然而，皂荚非治心疼之药，借其开窍引入于心之中，使诸药直攻其邪也。

或问：皂荚生用乎，抑熟用之乎？皂荚熟用则无益矣，必生用为佳。然而，生用切不可用蛀者。盖皂荚虫尤细，凡研末之时，蛀虫乘开关之际，直入肺中，反成大害。故必须拣不蛀者，研为细末，即包在纸包之内，亦必须常取出经风，以防其再蛀。我有一方，制之最佳，用麝香同包，断无再蛀之理，且又可借麝香之香，引入鼻窍，而开关更灵也。

或问：用皂荚末以治中风，吐其痰而不愈，反成偏枯之症，何也？曰：皂荚用末以吹鼻使中风之人关开，实治方之功也。若入于稀涎散中吐之，非治也。盖近来中风者，皆非真中风，尽由于阴阳水火之虚，或阴虚火炎，煎熬津液，结而为痰，热极生风，猝然仆厥，则愈损其津液矣。津液重伤，经络无水以相养，或气虚而无以相通,安得不变为拘挛偏废之症哉?

或疑《神仙传》载:崔言逢异人传皂荚刺三斤烧灰,调大黄末,以治大麻风,虽将死尚可救。何子注《本草》略之乎? 曰:皂角刺安能救大麻风哉? 此误传也。用此方以救之,是速之死耳。

乌 药

乌药,味辛,气温,阳也,无毒。入足少阴肾经及阳明胃腑。性多走泄,不甚刚强,诸冷能除。凡气堪顺,止翻胃,消积食作胀,缩小便,逐气冲致疼,辟疫瘴时行,解蛊毒卒中,攻女人滞凝血气,去小儿积聚蛔虫。此品功多而效少,盖佐使之至微者也。力微似可多用,然而多用反不见佳。不若少用之,以佐君臣之用耳。

乌药无关轻重,其实过多功少,近人未知耳。产妇虚而胎气不顺者,切不可用,用则胎立堕。人以为顺气用之,谁知乌药能顺胎,惟气血虚而带郁滞者宜之耳。

血 竭

血竭,味辛、咸,气平,有小毒。入肾。治跌打伤损,消恶毒痈疽,专破积血,引脓,驱邪气止痛,外科多用之。然治诸痛,内治实神效。存之以备采用。

血竭内科可用,而近人不敢用之。不知血竭得补气血之药,其功更神。惜人未谙,故再表之也。

沉　香

沉香,味辛,气微温,阳也,无毒。入命门。补相火,抑阴助阳,养诸气,通天彻地,治吐泻,引龙雷之火下藏肾宫,安呕逆之气,上通于心脏,乃心肾交接之妙品。又温而不热,可常用以益阳者也。

沉香温肾而又通心。用黄连、肉桂以交心肾者,不若用沉香更为省事,一药而两用之也。但用之以交心肾,须用之一钱为妙。不必水磨,切片为末,调入于心肾补药中,同服可也。

乳　香

乳香,味辛、苦,气温,阳也,无毒。入脾、肺、心、肝、肾五脏。疗诸般恶疮及风水肿毒,定诸经卒痛并心腹急疼。亦入散膏,止痛长肉。更催生产,且理风邪,内外科皆可用。大约内治止痛,实为圣药,研末调服最神。

或问:诸痛皆属于火,而乳香性温,宜与痛病不相合,何以定诸经之卒痛耶?盖乳香气虽温,而味实苦,温为热,苦为寒。气温则先入于火之中,相合而不相碍;味苦则后居于痛之内,相制而不相违。此所以能定诸痛,而无不宜也。

丁　香

丁香,有雌、雄之分,其实治病无分彼此。味辛,气温,纯阳,无毒。入肾、胃二经,又走太阴肺脏。善祛口舌溃烂,伐逆气殊功。止噫呃气逆、翻胃呕吐、霍乱,除心腹冷疼,暖腰膝,壮阳。

杀痛噩,坚齿。治奶头绽裂,消虫毒膨胀。亦有旋转天地之功,直中阴经之病,尤宜可用之,但不可用之于传经之伤寒也。

世人重母丁香,而轻公丁香,不知何故?谓母丁香能兴阳道也。夫丁香而曰母,其属阴,可知阴不能助阳,亦明矣。丁香公者易得,而母者难求,此世所以重母丁香也。舍易而求难,世人类如是夫!

阿　魏

阿魏,味辛,气平,无毒,热。入脾、胃、大肠。杀虫下恶气,破癥积,辟瘟禁疟,却鬼祛邪,蛊毒能消,传尸可减,乃消毒攻邪之物,宜于外治,而不宜于内治者也。

阿魏以是臭者为佳,无臭气者皆假。然亦有臭者不可用,乃取蒜捣为汁而乱人者也。然我有辨真假之法,臭阿魏投之水中,半沉半浮者上也,浮者次之,沉者假物,而不堪入药也。

没　药

没药,味苦、辛,气平,无毒。入脾、肾二经。消肿突恶疮,痈疽溃腐,破血止痛如神,疗坠堕跌打损伤尤效。亦内、外可用之药,而外治更奇也。没药亦有赝者,尤难辨。辨法亦投之水中,立时色黯者为真,否则假物,无益于用,不如勿用也。

雷　丸

雷丸,味苦、咸,气寒,有小毒。入脾、胃与大肠。胃热可解,力能杀虫。不论各虫,皆能驱逐。男妇皆利,非利男子而不利妇人也。主癫痫狂走，堕鬼胎甚速。遇怪病在腹，无药可治者，加入辄应如响。名曰雷丸者，言如雷之迅、如丸之转也，走而不留，坚者能攻，积者能去，实至神之品。但有小毒，未免损伤胃气，去病则已，不可多服。宜以之逐邪，不宜以之耗正也。

或问：闻雷丸善治奇病，有之乎？雷丸何能治奇病也，用之有理则奇，用之无事则拙。吾深怪世人，无理而欲眩异也。

或问：雷丸可以逐邪，亦可以逐鬼乎？既可逐邪，独不可以逐鬼乎？惟是逐鬼与逐邪少异，逐邪须用攻邪之药为佐，而逐鬼必须用补正之药为君，未可单用攻剂也。

或问：邪与鬼，何分？曰：寒热之有常，此邪气而非鬼祟也；寒热之无常，此邪祟而非邪气矣，然亦不可拘也。天下有鬼祟凭之而无寒热者，亦有寒热未解，而鬼祟先去者。虽曰逐邪用攻邪之药，逐鬼用补正之药，苟能以补正为主，而佐之逐邪、逐鬼也，则无往而非宜也。

或问：雷丸性至急，不识可少制而缓之乎？夫雷丸一制，则无用矣。大凡逐邪之药，正取其迅速，制之则失其性，安能施其功用乎？设于同群之中，而佐之和平之味，则彼此调剂，自得其宜，亦不制之制也。

麦　芽

大麦芽，味咸，气温，无毒。入脾、胃二经。尤化米食，消痰亦效。孕妇勿服，多用恐堕胎元，若止用一二钱，亦无妨。惟大麦煎糖，孕妇切戒。多食极消肾水，必损胎元矣。

或问：麦芽亦米谷之类，何以能消米食？不知麦芽虽与米谷同类,而气味相克,麦钟四时之气,而尤得夏气俱多,米谷则得秋气者也。夏气克秋,米谷逢麦,犹秋得夏气也,安得不消化乎?

或问:麦芽消食,亦能消痰,江北中州之人尤善食面,宜痰食之咸化矣,何以消食多痰之比比乎? 夫麦芽,乃大麦之芽,非小麦之芽也。大麦与小麦性殊,而功用各别,小麦养人而大麦伤人,且麦芽与未发芽之麦,功用亦殊也。未芽之大麦性静,已芽之大麦性动,动则变,变则化矣,又何之疑乎?

或问:小麦亦得夏气,何以不克米谷? 不知小麦虽与大麦同类,而早晚之性实异。大麦得夏之初气,小麦得夏之中气,初气克削,中气和平。故大麦消谷,而小麦养胃,且小麦无须芒,房亦易脱,形体亦甚不同。试看大麦芒能消无形之水肿,而小麦之房不能消湿,非一补一消之明验乎!

赤小豆

赤小豆,味辛、甘、酸,气温而平,阴中之阳,无毒。入脾经。下水,治黄烂疮,解酒醉,燥湿浸手足肿大,疗脚气入脐高突。但专利水逐津,久服令人枯燥,亦可暂用以利水,而不可久用以渗湿。湿症多属气虚,气虚利水,转利转虚,而湿愈不能去矣,况赤小豆专利下身之水,而不能利上身之湿。盖下身之湿,真湿也,用之而效;上身之湿,虚湿也,用之而益甚,不可不辨也。

或问:赤小豆,即家园之红豆乎? 曰:别是一种,其色如朱而发光,头上一点黑如漆。若家园之红豆,名曰红,而色实紫,能疗饥,而不能利水去湿,多食亦败血,功用与赤小豆迥别。切勿以家园之红豆,而错用之也。

白扁豆

白扁豆，味甘，气微温，无毒。入脾、胃二经。下气和中，除霍乱吐逆，解河豚酒毒，善治暑气。佐参、茯、二术，止泻实神。但味轻气薄，单用无功，必须同补气之药共用为佳矣。

或谓白扁豆非固胎之药，前人安胎药中往往用之，何故？盖胎之不安者，由于气之不安，白扁豆尤能和中，故用之以和胎气耳。因和而安，即谓之能安胎也。亦可但单用此味，以安骤动之胎，吾从未见其能安者矣。

或问：白扁豆气味凉薄，亦可有可无之物，先生删药味甚多，何独不删白扁豆？夫扁豆乃五谷中最纯之味，淡而不厌，可以适用者，不止入汤剂也，或入于丸剂，或磨粉而调食，均能益人。况功用不独安胎，尤善种子。凡妇人之不受孕者，半由于任、督之伤也。白扁豆善理任、督，又入脾、胃二经，同人参、白术用之，引入任、督之路，使三经彼此调和，而子宫胞胎自易容物。予所以特登此味，以为毓麟之资，岂漫然而收录乎哉！

乌芝麻

乌芝麻，味甘，气温，无毒。入肾经，并通任、督之脉。功擅黑须，《图经》未载，故近人无知之者。凡黑须髭之药，缺乌芝麻则不成功。盖诸药止能补肾，而不能通任督之路也。唇口之间，正在任督之路，乌芝麻通任督而又补肾，且其汁又黑，所以取神效也。但功力甚薄，非久服多服，益之以补精之味，未易奏功也。

或问：乌芝麻黑须髭，神农未书，《本草》不志，何吾子创言之哉？曰：乌芝麻变白，予亲试而验者。乃不慎色之故，余年四十早衰，须鬓半白，服乌芝麻重黑，后因变乱，不慎酒色复白。可见，服乌须药，必须断欲，不可归咎乌芝麻之无效验焉哉！

或疑乌芝麻即白芝麻同类，未闻白芝麻之润肾，乌芝麻之变白，恐亦好事者之言。不知乌芝麻之变白，实有义也。芝麻性润而汁乌，乌自入肾。既入肾，自能润髭矣，况又通任督之脉乎！然而，乌芝麻之义，又不止此，乌芝麻更能上润于心，使心火不炎，不烧任督之路，引补肾之药至于唇口，故能变白也。

巨胜子

巨胜子，非胡麻也。味甘，气温平，无毒。丹溪盛称之，原有功益也。入心、肾二经。补虚羸，耐饥渴寒暑，填坚髓骨，益气力，长肌肤，明目轻身，延年不老，益元阳，兴阴茎，尤生津液，入口即生，与人参相同。其补益之功，不可思议。惟其体尤轻，内实者正无多也，然亦不必尽是内实者始可用，亦不必尽去其壳，但投之水中，半沉半浮者即可用，将浮者弃去，取出沉与半沉者，用地黄汁泡之一日，晒干，磨末用为妙。此药宜入丸，而不宜煎汤，煎则味不能出也。

或问：巨胜子，胡僧用入桑叶中为丸，果有益乎？此奇方也。先君曾服之，年逾六十，须鬓未白，后不服此药即白，可见此方之奇。盖臣胜子得桑叶更神者。

或问：巨胜子载之《参同契》书中，谓是长生之药。但不知何法服食便可长生？嗟乎！长生，即不死之谓也。世人安有服草木之味，而即能长生者乎！夫欲求长生，舍金丹之法，无他药也。虽然金丹不可得,而巨胜子则易得,胡僧之方虽佳,尚未尽妙。铎有一方,名延景丸,用巨胜子二斤、熟地一斤、山药一斤、桑叶干者二斤,三月尽采之,晒干为末者佳,老叶不可用,茯苓三两、薏苡仁三两、芡实三两、淫羊霍半斤、巴戟天一斤、山茱萸半斤、北五味三两、菟丝子一斤,各为末,蜜为丸。每日白滚水送下五钱,长年可服。如脾气欠健,加白术一斤。气虚,加人参六两、黄芪一斤。阳道欠举,加肉桂三两。此方不寒不热,实延龄妙法,虽治百岁外,尚可服也。是乃南岳道士所传,谓铎最宜服,可登百岁外。铎用是公之天下,愿共珍之。

火麻子

火麻子,味甘,气平,无毒。入阳明大肠经及足太阴脾脏。益气补中,催生下乳,去中风汗出、皮肤顽痹,润大肠风热结涩便难,止消渴而小水能行,破精血而血脉可复。产逆横生易顺,沐发可润。此物性过于润,凡燥结者,可借之以润肠,而脾气虚者,断难多服。至于吞之可以见魅,祝之可以辟瘟,俱非近理之谈,而不老神仙尤为荒诞。产后宜戒,慎勿轻投之也。

或问:火麻子宜于大便燥结之人,《本草》所载其功用,亦果多乎?夫火麻子实有功用,但宜于实症,而不宜于虚症耳。

神　曲

神曲,味甘,气平,无毒。入脾、胃二经。下气调中,止泻,开胃,化水谷,消宿食,破癥结,逐积痰,疗妇人胎动不安,治小儿胸腹坚满。行而不损,与健脾胃之药同用,多寡勿忌。但世人所造神曲之法,欠妙。予师传制法:择六月六日,用白面三斤,苍甘草捣烂取汁一合,以井水调匀,又桑叶十斤,捣研烂,取布沥出汁,再用赤小豆一升磨末,拌面匀,以前二汁拌之成饼,以野蓼盖之十四日,取出纸包之,悬于风处阴干。临时用最佳。由二、三分用至二钱,其效如响也。

或疑制法异于前人,不可为训。不知前人之方过于刻削,惟此方和平,可为攻补之佐使也。

酒

酒,味苦、甘、辛,气大热,有毒。无经不达,能引经药,势尤捷速,通行一身之表,高、中、下皆可至也。少饮有节,养脾扶肝,驻颜色,荣肌肤,通血脉,厚肠胃,御露雾瘴气,敌风雪寒威,诸恶立驱,百邪竟辟,消愁遗兴,扬意宣言,此酒之功也。若恣饮助火,则乱性损身,烂胃腐肠,蒸筋溃髓,伤生减寿,此酒之过也。嗟乎!酒何过哉。知酒之功受其益,知酒之过而防其损,何害于人,况酒又实能愈人之病乎!

或问:酒味甘者多热,味苦者多寒。仲景张公用苦酒,以治咽喉之肿痛与黄汗之淋漓,似乎饮甘香,不若饮苦辣,不致烧肠腐胃耳。

醋

醋,味酸、寒,气温,无毒。入胃、大肠,尤走肝脏。散水气,杀邪毒,消痈肿,敛咽疮,祛胃脘气疼并坚积癥块,治产后血晕及伤损金疮。

按:醋乃食物中必需,用之入药绝少。然亦有不得不用之时,其功用必宜知也。故存之以备稽考矣。

或问:米醋可以入药,不是米醋,亦可入药否?夫醋必米造,始得温热之气,否则,味过于酸,入肝不能收敛,及走筋而缩涩矣,故入药必取米醋。凡吐血,与肢体肚脐出血,与毛孔标血者,用醋二升煮滚,倾在盆内,以双足心泡之,少顷即止血。此则不必米醋,凡米醋皆可用,正取其过酸,易于敛涩而宁谧耳。

冬葵子

冬葵子,味甘,气寒,性滑利,无毒。主五脏六腑寒热、羸瘦五癃,利小便,疗妇人乳难内闭。久服,坚骨长肌肉。冬葵子本非佳品,然药笼中必备者,以其能顺胎也。横生倒产,子死腹中,必藉此以滑之也。

或问:冬葵子治难产,未见神效,何子独取之?曰:冬葵子治难产,亦要人必用之耳。当横生倒产之时,或却一足下而一足不下,或于一臂伸而一臂不伸,欲开产门而儿头未顺也,不可遽用柞木枝以先启产户,以针利之而儿已死,疾痛不知,徒刺无益。若不用冬葵子以助其胞胎之顺利,又何以救危亡于顷刻乎?然而,徒用冬葵子,不知加入人参、当归、川芎之类,补气血以生水,则胞胎干涸,亦本能活利顺生,变危为安也。

生　姜

生姜,味辛、辣,大热。通畅神明,辟疫疠,且助生发之气,能祛风邪。姜通神明,古志之矣。然徒用一二片,欲遽通神明,亦必不得之数。或用人参,或用白术,或用石菖蒲,或用丹砂,彼此相济,而后神明可通,邪气可辟也。

生姜性散,能散风邪,伤风小恙,何必用桂枝。用生姜三钱,捣碎,加薄荷二钱,滚水冲服,邪即时解散,真神妙方也。

或问:生姜发汗,不宜常服,有之乎?曰:生姜四时皆可服,但不宜多服,多服散气,岂特发汗哉!

或问:生姜辛散,既能散气,似不宜常服,然而多服则正气受伤,少服则正气无害,又不可过于避忌,坐视而不收其功也。至于偶受阴寒,如手足厥逆,腹痛绕腹而不可止,不妨多用生姜,捣碎炒热,熨于心腹之外,以祛其内寒也。

干 姜

干姜味辛,炮姜味苦,皆气温大热,半浮半沉,阳中阴也。解散风寒湿痹、鼻塞头痛、发热之邪者,干姜也;调理痼冷沉寒、霍乱腹痛吐泻之痰者,炮姜也。盖干姜治表,而炮姜温中。其所以温中者,炮姜止而不动,能固正于内也。虽然姜性大热而辛散,俱能散邪补正,安在炮制而异宜。干姜散邪之中,未尝无温中之益;炮姜固正之内,未尝无治表之功。但干姜散多于温,而炮姜固多于散耳。

或问:干姜用之于理中汤中,佐附子以成功,岂有妙义乎?曰:无妙义,仲景夫子不用之矣。理中汤,理中焦也。虽有白术是理中焦之药,然气味与附子温热之性尚不相同,故又用干姜之辛热,与附子同性,专顾中焦,则附子亦顾恋同气而不上越,共逐中焦之寒,以成其健脾还阳之功也。

或问：伤寒门中有姜附汤，其用干姜之义，想亦与理中汤同意？曰：姜附汤中用人参，似与理中汤相同，而孰知别有意义。理中汤，理中焦；姜附汤，治下焦也。附子领人参直入于至阴之中，专祛腹中之寒，而驱外皮肤之寒邪，则未遑驱逐。加干姜走而不守，如大将亲捣巢穴，而偏裨旁掠于外，自然内外肃清，远近安奠也。倘止用附子、人参，未尝不可奏功，然而攻彼失此，仲景夫子所以必加入干姜，使同队而并逐也。

或问：四逆汤亦用干姜，其义岂有异乎？夫四逆汤之用干姜，又非前二条之意。四逆汤，乃救逆也。救气之逆，必须同群共济，故用附子、肉桂为君，必用干姜为副，否则，气逆而不能遽转矣。

或问：干姜用之白通汤中以通脉，吾惧其散气，则脉随气而散矣，又何以通脉哉？嗟乎！脉非气通，又用何物以通之？干姜原非通脉之药，正取其通气耳，气通则脉通矣。夫脉之不通者，乃寒凝而不通，非气绝而不通也。用干姜以散寒，寒气散，脉气有不通乎！

或问：干姜既能通气，用干姜足矣，何以又用葱耶？曰：葱性亦散气者也。单用干姜，恐通气有余而通脉则不足，单用葱，恐通脉有余，而通气又不足。合而用之，气通又不伤脉，脉通又不伤气，两相济而成功，何伤气之足忧乎！

或问：干姜炒熟入于健脾药中，谓能补脾以生气，然乎？曰：干姜温热，原有益于脾气，何在炒熟始能补土以生气。但干姜性走，脾气不独受其惠。一经炮制，则干姜守而不走，独留于脾中，诸经不得而夺之，自然较生用更效也。

白芥子

白芥子,味辛,气温,无毒。入肝、脾、肺、胃、心与胞络之经。能去冷气,安五脏,逐膜膈之痰,辟鬼祟之气,消癖化疟,降息定喘,利窍明目,逐瘀止疼,俱能奏效。能消能降,能补能升,助诸补药,尤善收功。近人不知用白芥以化痰,而频用半夏、南星以耗气,所不解也。

白芥子善化痰涎,皮里膜外之痰无不消去,实胜于半夏、南星。半夏性燥而烁阴,南星味重而损胃。独白芥子消化痰涎,又不耗损肺、胃、肝、心之气,入于气分而实宜,即用于血分而亦当者也。

或疑白芥子止能消膜膈之痰,而不能消胃肺之痰,似乎消肺之痰必须贝母,消胃之痰必须半夏也。而谁知不然。夫膜膈之痰,统胃、肺而言之也。胃、肺中之膜膈,尤善藏痰者也。白芥子消膜膈之痰,是有痰之处无不尽消,况且肺、胃浅近之间,岂有反不能消之理?试看疟疾,正痰藏于膜膈之中也。用白芥子一两,炒为末,米饮为丸,一日服尽,而久疟顿止,非消痰之明验乎!疟止之后,神气不倦,非消痰而不耗气之明验乎!故白芥子消痰,实胜于贝母、半夏,谁谓肺、胃之痰不能消也。

或谓白芥子虽消膜膈之痰,未必气之不耗,天下安有消痰之药而不耗气者乎?曰:白芥子实不耗气,能安五脏。耗气则五脏不安矣,岂有五脏安而耗气者乎?其余消痰之药,或安肺而不安胃,或安胃而不安肺,总不如白芥子之能安五脏也。此所以实胜于各消痰之药耳。

或疑白芥子消痰而不耗气,然用之而痰仍未消,是消膜膈之痰,未可全信也。曰:白芥子止可消膜膈之痰,而肾中之痰,不能消也。服白芥子而仍有痰者,宜补其肾,肾足而痰自化,何疑白芥子非消膜膈之痰乎?

或疑白芥子消阴分之痰,不消阳分之痰,然乎?曰:非也。芥子阴分、阳分之痰,无不尽消,不必分阴阳也。但肾经水泛火沸之痰不能化,余则尽消而无疑矣。

或问:白芥子即芥菜之子,人食芥菜,觉消食之甚多,是白芥子大能消食,似未可多食也。谁知芥菜消食,而芥子消痰,各不相同,不可疑其菜,而戒其子也。

或疑白芥子消膜膈之痰而不耗气,发明几无遗议,但不知膜膈之痰在于何处?曰:在胃脘之上下之中,而不在胃脘上下之外。虽痰分五脏六腑,要皆存于胃脘膜膈之中。白芥子善消膜膈之痰,亦于胃脘中消之,岂各入五脏六腑而后消之乎?

莱菔子即萝卜子

萝卜子,味辛、辣,气温,无毒。入胃、脾二经。却喘咳下气甚神,解面食至效。治风痰,消恶疮,善止久痢,除胀满亦奇,但宜少少用之。补气之药得之,而无大过之忧;利湿之剂入之,而有善全之妙。多服则损气,久服则伤阴也。

或疑萝卜子能治喘胀,然古人用之于人参之中,反奏功如神。人参原是除喘消胀之药,莱菔子最解人参,何以同用而奏功乎?夫人参之除喘消胀,乃治虚喘虚胀也。虚症反现假实之象,人参遽然投之,直至其喘胀之所未能骤受,往往服之而愈喘愈服者有之。虽所增之喘胀,乃一时之假象,少顷自然平复,然终非治之之善。少加萝卜子以制人参,则喘胀不敢增,而反得消喘消胀之益,此所谓相制而相成也。

或问:萝卜子专解人参,用人参而一用萝卜子,则人参无益矣。此不知萝卜子,而并不知人参者也。人参得萝卜子,其功更补。盖人参补气,骤服气必难受,非止喘胀之症也。然得萝卜子,以行其补中之利气,则气平而易受。是萝卜子平气之有余,非损气之不足,实制人参以平其气,非制人参以伤其气也。世人动谓萝卜子解人参,误也。

瓜 蒂

瓜蒂,味苦,性寒,有小毒。凡邪在上焦,致头目、四肢、面上浮肿,与胸中积滞,并下部有脉、上部无脉者,皆宜用瓜蒂以吐之也。

或问:瓜蒂可疗黄疸,吾子略而不言,何也?夫黄疸之症,多从下受,用瓜蒂吐之,是从上疗之也,似乎相宜。然而,黄疸乃湿热壅于上、中、下三焦,下病而止治上,将置中焦于不问乎?此瓜蒂不可治黄疸亦明矣。余所以作缺疑之论矣也。

或问:瓜蒂能去鼻中息肉,子亦不论,是何说乎?曰:鼻中生息肉者,因肺中之热也。用瓜蒂以吐去痰涎,则肺热除,而鼻火亦泄,似乎相宜。然而,肺热虽移热于鼻,上吐以泄鼻中之火,势必中伤肺中之气。肺气既伤,胃气自逆,肺心反动其火,火动鼻中,更添热气,前之息肉未消,而后之息肉又长矣。予所以削而不道也。至于瓜蒂性易上涌,不宜轻用,不独鼻中生息肉也。若胸中无寒，胃家无食，皮中无水，心中无邪，以致诸虚各症，均宜慎用，误用则祸不旋踵矣也。

葱

葱，味辛，气温，升也，阳也，无毒。入足阳明胃经，及手太阴肺脉，疏通关节，祛逐风邪，理霍乱转筋，治伤寒头痛，杀鱼肉之毒，通大小肠，散面目肿浮，止心腹急痛，去喉痹，愈金疮折伤血出疼，捣烂炒热，傅之血止。安娠妊，塞衄血，除脚气奔豚之邪，疗蛇伤蚯蚓之毒，功专发散，食多神昏。病属气虚，尤勿沾口。可为佐使，而亦可为君臣。大约为佐使者内治也，为君臣者外治也。外治宜多，内治宜少也。葱有益而亦有损。益者，通气而散邪；损者，昏目而神夺也。北人喜食葱，往往坏目，习俗使然，不能禁耳。葱善通脉，仲景夫子所以制通脉汤也。盖葱空中而善通气，通气即通脉也。温其里之寒，解其表之热，故脉之不通者即通。世人疑用葱以散邪，则失用葱之意矣。

韭附韭子

韭，味辛微散，气温性急。温中下气，归心益阳，暖膝胫，和脏腑，除胸腹疢癖痼冷，止茎管白浊遗精，活血解毒。少用则有益于肾，多食则有损于心，蜜食杀人，不可不戒。韭子善止遗精，功胜于叶，然亦不可多用也。

或问：《神农本草》云病人可久服韭，而吾子曰不可多食，岂神农非欤？嗟乎！《神农本草》因传世既久，远落误传耳。夫韭性辛温，尤善通利。虽曰益肾，未免消多于补，多食能令人神昏，正伤心之明验。此予所以戒之也。

蒜

大蒜，味辛，气大温，有毒。入五脏。解毒去秽，除疟辟瘟，消肉消食，止吐止泻。外治涂足心，可以止衄。此物亦可救急，但不宜多食，过食损胃脾之气耳。

古人云：蒜有百益，其损在目。然而损不止在目也。耗肺气，伤心气，动胃气，消脾气，伐肾气，触肝气，发胆气，此人之未知也。但有损而有益，祛寒气，辟臭气，止逆气，解毒气，除疟气，消肉气，此则人之所知也。两相较之，损多而益少，未可谓益百而损一也。

卷之五　羽集

橘　皮^{附陈皮 青皮}

橘皮，味辛、苦，气温，沉也，阴中之阳，无毒。陈皮治高，青皮治低，亦以功力大小不同也。入少阳三焦、胆腑，又入厥阴肝脏、太阴脾脏。

青皮，消坚辟，消瘟疟滞气，尤胁下郁怒痛甚者须投，却疝疏肝，消食宽胃。橘红名陈皮，气味相同，而功用少缓，和中消痰，宽胁利膈。用之补，则佐补以健脾；用之攻，则尚攻以损肺。宜于补药同行，忌于攻剂共用。倘欲一味出奇，未有不倒戈而自败者也。

或问：陈皮留白为补，去白为攻，然乎？此齐东之语也。陈皮与青皮，同为消痰利气之药，但青皮味厚于陈皮，不可谓陈皮是补而青皮是泻也。

或问：陈皮即橘红也，子何以取陈皮而不取橘红？夫陈皮之妙，全在用白，用白则宽中消，若去白而用红，与青皮何异哉？此世所以留白为补，去白为攻之说也。其实，留白非补，和解则有之耳。

或问：世人竞尚法制陈皮，不知吾子亦有奇方否？曰：陈皮制之得法，实可消痰，兼生津液，更能顺气以化饮食。市上贸易者非佳，惟姑苏尤胜。然又过于多制，惟取生津，而不能顺气。

余有方更妙,用陈皮一斤,切,不可去白,清水净洗,去其陈秽即取起。用生姜一两,煎汤一碗,拌陈皮晒干。又用白芥子一两,煮汤一碗,拌陈皮晒干,饭锅蒸熟,又晒干。又用甘草、薄荷一两三钱,煎汤,拌陈皮,又晒干,又蒸熟晒干。又用五味子三钱、百合一两,煎汤二碗,拌匀又蒸晒。又用青盐五钱、白矾二钱,滚水半碗拌匀,又蒸熟晒干。又用人参三钱,煎汤二碗,拌匀蒸熟晒干。又用麦门冬、橄榄各一两煎汤,照前晒干,收藏于磁器内。此方含在口中,津液自生,饮食自化,气自平而痰自消,咳嗽顿除矣。修合时,切忌行经妇人。

或问:陈皮用之于补中益气汤中,前人虽有发明,然非定论,不识先生之可发其奇否? 夫补中益气汤中用陈皮也,实有妙义,非取其能宽中也。气陷至阴,得升麻、柴胡以提之矣。然提出于至阴之上,而参、芪、归、术,未免尽助其阳,而反不能遽受。得陈皮,以分消于其间,则补不绝补,而气转得益。东垣以益气名汤者,谓陈皮而非谓参、芪、归、术也。

桃核仁

桃仁,味苦、甘,气平,苦重于甘,阴中阳也,无毒。入手足厥阴经。主瘀血血闭,血结血燥,癥瘕邪气,杀小虫,除卒暴,通润大便,活血通经止痛。苦以破滞血,甘以生新血。花味苦,三月三日采,阴干者佳,然亦不必拘泥。总以布单盛之,自落者俱可用,花摘者,转无功效也。杀鬼疰,令人好颜色,除水肿石淋,利大小便,下三虫。溃酒服之,能除百病也。

桃仁,即能花所结之子,而攻补实殊,其故何也? 盖桃花,仙种也。仙者阳之极,鬼乃阴象,阳能辟阴,故能却鬼。桃花得仙人之气而生,随风飘堕,其气发扬,故利益之功多。桃仁则不然,花瓣已谢,其气已尽,树中津液全注精于桃肉,所存之仁,无非阴气,即少有微阳,仅可自守以传种,又何能变攻为补乎?故一木而彼此不同。从来《本草》不言,而余独发异议者,实之本岐天师之教我也。桃花瓣自落者佳,然制之不得法,亦徒然也。布单盛贮,须于日下晒干。然而一日不能干也,必须夜间用扇煽干为佳。盖花瓣得风则香,得火则死,故不可火焙。若夜间天自有风,不必扇煽,第二日再晒,无不干者。干则用砂瓶盛贮,俟泡酒时入之佳绝也。

或问:桃仁用之于承气汤中,泻肠中之血乎,抑泻脾中之邪也?顾桃仁泻血,何待问哉!但谓泻血而不泻邪,则是又不可。夫血之所以瘀者,邪瘀之也;血之所结者,邪结之也。泻血即所以泻邪,泻邪即所以泻血,原不可分视之也。况用之于承气汤中,纯是散邪之药,谓其散血而不散邪,得乎?独是桃仁长于散血,而短于散邪,用之于承气汤中,毕竟散瘀结之血是其专功也。

或疑桃仁散血而不散邪,何以邪结之症用之,奏功如响?不知瘀血之症,邪结之也。桃仁攻坚而散血,则邪无巢穴,何以能聚,故血散而邪亦散。其实,桃仁散血而不能散邪也。

杏　仁

杏仁,味甘、苦,气温,可升可降,阴中阳也,有小毒。专入太阴肺经。乃利下之剂,除胸中气逆喘足,止咳嗽,坠痰,润大肠,气闭便难,逐痹散结。研纳女人阴户,又治发痒虫疽。虽与桃仁同是利气下血之药，其中亦有分别。东垣分杏仁治气、桃仁治血，似乎明晰，而不知杏仁未尝不治血，桃仁未尝不治气也。如大便闭结，气闭者，桃仁亦能开；血闭者，杏仁亦能下。惟真阳真阴虚者，二物俱不能通。所谓其阳与阴者，乃肾中之真火真水，非气血之谓也。真火衰，则大肠冰冻，非桂、附不能温；真水竭，则大肠枯槁，非熟地、山茱不能生。桃、杏之仁，又何能润泽而下降，况加陈皮以耗散其气血乎！

或问：杏仁利气而不下血，而子以为未尝不可血，古人亦曾见之乎？嗟乎！杏仁下血，仲景夫子用杏仁汤非乎？盖消血于利气之中，实有神功耳。

木　瓜

木瓜，味酸，气温，无毒。入手太阴、足厥阴之经。气脱能固，气滞能和。平胃以滋脾，益肺而去湿，助谷气，调荣卫，除霍乱，止转筋，祛脚气，禁水利。但可臣可佐使，而不可以为君。乃入肝益筋之品，养血卫脚之味，最宜与参、术同施，归、熟并用，生者可以辟邪也。

或疑木瓜可以为君，治霍乱转筋实神。不知木瓜非君药，霍乱非香薷不能转其逆，木瓜不过助香薷而回筋，不去香薷而返气。且香薷无参、术，则返逆之气亦不能骤顺也。谁谓木瓜是君药哉！

或问：木瓜利气，故能转逆，然有用木瓜而不能定逆者，岂木瓜不能利气乎？曰：木瓜未尝不利气也，因用之未当耳。木瓜无君主之药，愈利气而愈无成功。盖木瓜宜于补中利气，而不宜散中利气也。

乌　梅

乌梅味酸,气平,可升可降,阳也,无毒。收敛肝气,固涩大肠,止血痢,安虫痛。乃止脱之药,备之以敛滑脱可也。

按:乌梅止痢断疟,每有速功。然效速者,取快于一时,往往有变生久病而不能愈,不可不慎也。世有夏日将乌梅作汤以止渴者,腹中无暑邪者,可以敛肺而止渴。倘有暑邪未散,而结闭于肠胃之中,及至秋冬,不变为痢,必为疟矣。乌梅治回厥,蛔上入膈,故烦而呕,用之即定矣。

大　枣

大枣,味甘,气温,无毒,阳也,降也。入五脏。通九窍,和百药,养脾胃,益气,润心肺,生津,助诸经,补五脏。惟中满及热疾忌食,齿疼并风疾禁尝。乃调和之品,非补益之味。《本经》曰其补者,亦因其调和之故也。

按:大枣,仙人遗种,故其味独异于凡枣,善能调和五脏之气也。虽非补益,要亦无损。吾浙诸暨,往往枣实有大如鸡蛋者,真仙种也。得其解者食之,实能益暮,惜不可多得耳。

龙眼肉

龙眼肉,味甘,气平,无毒。入脾、心二经。解毒去虫,安志定神,养肌肉,美颜色,除健忘,却怔忡。多服强魂聪明,久服轻身不老。此物果中之尤益人者。入药,不过脾、心二脏。若泡酒服,大有补滋之益。同补气、补血之酒,泡酒为佳也。

或问:龙眼肉煎汤服之,宜食其肉,恐有滑肠之损?不知龙眼非滑肠也。但戒多食,未免大肠欠实耳。

或问:龙眼肉何以用之于归脾汤内,岂以其补脾也?夫归脾汤何物,非健脾之药,而必藉龙眼肉哉!龙眼肉实能调和诸药,使之分送于心、肝、脾、胃之中,不但专入心、肝也。

榧 子

榧子,味甘、少涩,气温。入胃、脾、大肠之经,又入肺。主五痔,杀三虫,坚筋骨,调荣卫。药笼中断不可缺之品。杀蛔虫,而又不损气血,用之实能奏功。惟有火病肠滑者不宜,然暂服一二次,亦复何害。

按:榧子杀虫尤胜,但从未有用入汤药者,切片用之至妙。此物吴越最多。余用入汤剂,虫痛者立时安定。亲试屡验,故敢告人共用也。

或疑榧子过于杀虫,未有杀虫之品而不耗气血者。吾谓凡杀虫之物,多伤气血,惟榧子不然,以榧子杀虫子无形也。无形之味,杀寓于生之中,虫不知其杀,而贪食丧生自死耳,脏腑正伤也。脏腑既无所伤,气血又何伤之有!

枇杷叶

枇杷叶,味苦,气平,无毒。入肺经。止咳嗽,下气,除呕秽不已,亦解口渴。用时去毛,但止用之以止阴虚之咳嗽,他嗽不可用也。

枇杷叶凌冬不凋,自是益阴妙药,但制之不得法,反动其嗽。盖叶上尤毛多,必须以水洗去,不可少带一毫始妙。否则,毛入喉中,无益转有害矣。

郁李仁

郁李仁,味酸、苦,气平,降也,阴中阳也,无毒。入肝、胆二经,去头风之痛。又入脾,止鼻渊之涕。消浮肿,利小便,通关格,破血润燥,又其余枝。虽非当施之品,实为解急之需也。

关格之症,最难开关,郁李仁善入肝,以调逆气,故能通达上下,不可不备也。

莲　子附藕 花心

莲子,味甘涩,气平、寒,无毒。入心、脾、肝、肾四脏。养神定志,能交君相二火,善止泄精,精心气,去腰疼,禁痢疾。

花心,益肾,涩精,固髓。

藕,甘寒。主血多验,治瘀血,逐散不凝,止吐衄溢妄行,破产后血积烦闷,解酒却热,治金疮生肌。

按:莲子、花、藕,俱能益人,而莲子之功尤胜。世人谓莲子不宜食心,恐成卒暴霍乱。不知莲子去心用之,全无功效,其妙全在于心,不特止产后消渴也。莲子之心,清心火,又清肾火。二火炎,则心肾不交;二火清,则心肾自合。去莲心,而止用莲肉,徒能养脾胃,而不益心肾矣。莲子心单用入之于参、苓、芪、术之中,治梦遗尤神,取其能交心肾也。故用莲子断不可去心,一去心,则神不能养,而志不能定,精泄不能止,而腰痛不能除矣。

或问：莲子清心汤，前人用之，未闻用心也。曰：莲子而不用心，此清心汤之所以不效也。前人制方，未必不单用莲心，岁久失传，人不知用，致清心汤神效竟为无用之方。此铎所以三叹也。原世人用清心汤者，用莲子心一钱以清心，未有效应如响者矣。石莲子，树上生者，不可入药也。

芡　实

芡实，味甘，气平，无毒。入脾、肾二经。主湿痹，止腰膝疼痛，益精，令耳目聪明，强志补中，除暴疾，久食延龄益寿。视之若平常，用之大有利益。可君可臣，而又可佐使者也。其功全在补肾去湿。夫补肾之药，大都润泽者居多，润泽则未免少湿矣。芡实补中去湿，性又不燥，故能去邪水而补神水，与诸补阴之药同用，尤能助之以添精，不虑多投以增湿也。

或问：芡实平平无奇，而子偏誉之为益精补中之药，何也？曰：芡实不特益精，且能涩精，补肾至妙药也，子不信其功效乎？夫芡实与山药并用，各为末，日日米饮调服，虽遗精至衰惫者，不旬日而精止神旺矣。至平之药，而实有至奇之功，非世人所能测也。

或问：芡实性实平淡，吾子誉其功用，不识益肾补精之外，更有何病可大用乎？曰：芡实，无症不可大用，而尤可大用者，开胃气耳。胃气大开，何病不藉之以得利？平而实奇，淡而无厌，殆芡实之谓乎！

或问：芡实平淡无奇而益人，若此，何不日食之作饭乎？曰：芡实虽不可作饭，然日用之固宜。我有一方，在家、作客，两食之而咸宜。方用芡实二斤、山药二斤、白糯米四斤、白糖一斤、花椒二两,去核,各为末。每日白滚水冲调服一两,最能开胃生精,并无梦遗之病,可服至百岁也。

或疑芡实但能止精,而不能益精,虽精止即是益精,而终不可谓精得芡实而生也。曰:芡实岂但止精哉!夫遗精之病,必能补而后能止。使芡实不能益精,又何能止精?况芡实不但止精,而亦能生精也。去脾中之湿痰,即生肾中之真水。芡实益精,又何疑乎!

甘　蔗 附砂糖

甘蔗,味甘,气平,无毒。入脾、肺、大小肠。绞汁入药,养脾和中,解酒毒,止渴,利大小肠,益气,驱天行热,定狂。

砂糖,杀疳虫,润肺,除寒热,凉心。多食伤齿。二味糖,不可入诸药中。唯蔗可用者,取其生气以止热,自易生津耳。

蔗浆,止渴,亦权宜之法,多饮又不相宜,恐过多生痰耳。

甘蔗,世人皆以为性热,不敢多食。不知甘蔗甘平而兼微寒,能泻火热,润燥之妙品也。

覆盆子

覆盆子,味甘,气平、微热,无毒。入五脏命门。拯疴益气,温中补虚,续绝,安和五脏,悦泽肌肤,疗中风发热成惊。治肾伤精竭流滑,明目黑须,耐老轻身。男子久服轻身,女人多服结孕,益人不浅,而医家止入于丸散之中,而不用于汤剂之内。谁知覆盆子用之汤剂,更效应如响,其功不亚于肉桂。且肉桂过热,而覆盆子微热,既无阳旺之虞,且有阴衰之益。虽不可全倚之为君,而实可大用之为臣,不可视为佐使之具也。

或疑覆盆子一味为末,酒送亦能兴阳,非君药乎?曰:单味服之,终觉效轻。止可与阳微衰者,为助阳之汤,而不可与阳大衰者,为起阳之剂。盖覆盆子必佐参、芪,而效乃大,必增以桂、附,而效乃弘,实可臣而不可君之品也。

或疑覆盆子亦可为君,而子必以为臣,然吾见古人有配二、三味而成功者,亦独何欤?曰:覆盆子遇补气之药,不可与人参争雄;遇补血之药,不可与当归争长;遇补精之药,不可与熟地争驱;遇补脾之药,不可与白术争胜。殆北面之贤臣,非南面之英主也。故辅佐赞襄,必能奏最以垂勋,而不能独立建绩矣。

或疑覆盆子兴阳实有功,而吾子必贬之为臣使之药,意谓必与人参同用为佳,然天下之人安得尽用人参也?曰:覆盆子何必尽用人参,归、熟、芪、术,何者不可并用乎!

金樱子

金樱子,味甘、微涩,气平、温,无毒。入肾与膀胱之经。涩精滑,止梦遗遗尿,杀寸白虫。此物世人竞采以涩精,谁知精滑,非止涩之药可止也。遗精梦遗之症,皆尿窍闭而精窍开。不兼用利水之药以开尿窍,而仅用涩精之味以固精门,故愈涩而愈遗也。所以用金樱子,必须兼用芡实、山药、莲子、薏仁之类,不单止遗精而精滑反涩。用涩于利之中,用补于遗之内,此用药之秘,而实知药之深也。

或问:金樱子乃涩精之药,先生谓涩精而精愈遗,必加利水之药同治,其论实精。但恐利多而精不能涩,意者治遗精者,多用金樱子为君,少用利药为佐使乎？曰:利水过多,亦非治遗之妙法,必须补多于涩之中,涩多于利之内,自然精足而不遗,尿窍开而精窍闭也。

或问:金樱子凌冬而色愈有神,其得于金气者深矣。金能生水,似能益精而不止涩精也。不知金樱子非益精之物,使金樱子益精,则必涩精而无不效矣。唯其止能涩精,而不能益精,所以愈涩而愈遗也。

金樱子内多毛及子,必去之净,方能补肾涩精。其腹中之子,偏能滑精,煎膏不去其子,全无功效。

木　通

木通,即葡萄根也。味苦涩,气微寒。入膀胱。逐水气,利小便。亦佐使之药,不可不用,而又不可多用。多用泄人元气。

或疑木通利水,去滞气,亦有益之品,何先生谓是泄人元气？曰:木通利水,何异于猪苓？但嫌其苦寒损胃,非若淡泻之无害也。胃气既伤,元气必耗,故用之为佐使,则有功无过。倘多用之为君,则过于祛逐,元气必随水而走,安得不耗哉！

山　楂

山楂,味甘辛,气平,无毒。入脾、胃二经。消宿食,除儿枕痛,去滞血,理疮疡,行结气,疗癫疝,健脾胃,祛臌胀。煮肉少加,须臾即烂,故尤化肉食。此伤诸肉者,必用之药也,佐使实良。

或问:山楂止消肉食,并治儿枕作痛者神效,未闻他有功绩

也。曰:山楂功用,实不止此。大约消食理滞,是其所长;祛臌
胀、疗癫疝,是其所短。

或疑山楂有功有过,未可见是伤肉食而概用之也。曰:山楂
之功,全在于消肉物。使伤肉食者忌用,又用何物以化之乎?夫
山楂之过,在于消肉之过伤,以消其脏腑之气也。然能用山楂于
补气、补血之中,不特善于消肉,而更且善于利气。是山楂之功
过,全在用之有方与无方耳。

或疑山楂之功过甚轻,何必危言而戒?曰:山楂之功用虽
轻,然用于气旺阳健之人,正不觉其损,而用之于气馁血衰之子,
实有见其伤也。

胡桃肉

胡桃肉,味甘,气温,无毒。入肾经。润能生精,涩能止精,
更益肾火,兼乌须发,愈石淋。实温补命门之药,不必佐之破故
纸,始愈腰疼。尤善安气逆,佐人参、熟地、山药、麦冬、牛膝之
类,定喘实神。世人但知为食物,而不知用入于补剂,其成功更
奇也。

胡桃补肾,尽人知之,但多食亦有生虫,世人不识也。或谓胡
桃杀虫,子反谓生虫,得无误耶?夫胡桃杀虫,乃胡桃之油者也。
凡虫得油即死,故油胡桃杀虫。若胡桃未油者,乌能杀虫?古人
取胡桃加硼砂,以治痞癥者,非取其杀虫也,乃取其引入于下焦至
阴之处耳。若与补药同施,则不能生虫,而反得其大益矣。

橄　榄

橄榄，味酸、甘，气温，无毒。入肺、胃、脾三经。生津开胃，消酒，解鱼毒，化鱼鲠，亦备急之需，药笼中不可不备者也。连肉敲碎核，煎汤用之。

白　果

白果，味甘、少涩，气微寒。入心经，通任、督之脉，至于唇口。有毒，多食至千者死。治白浊，精心。性不能乌须发，然乌须发必须用之，引乌黑之汁至于唇口之间以变白也。此从来《本经》之所未言。

白果不可多用，然小儿又最宜食之。盖小儿过餐水果，必伤任督之脉，五日内，与十枚熟食，永无饱伤之苦，并不生口疳之病。

或疑白果有损无益，先生谓能补任督之脉，此从前注《本草》者并未言及，何说之创乎？嗟乎！神农尝百草，安能尽尝，则注《本草》者，何能尽注？所望于后人之阐发者实多。况白果补任督，又铎闻之于纯阳吕祖之教，以治舍弟选之子丙郎，而亲效者乎！盖丙郎多食水果，脾胃两困，越中儿科治之不效。适吕祖鸾降，训铎用六君子汤加白果十枚治之，不旬日痊愈。请问用白果之故。吕祖曰：丙郎乃伤任督脉也，非白果不效，故用之耳。志之以见铎之立论，非无本之学也。

或谓白果小儿最不宜食，有食之口吐清水而死者。曰：凡物不宜多服，安能独咎于白果？白果，少用则益于任督，多用则损于胞络。口吐清水者，过清其心也。胞络为心之相臣，胞络损而心亦损矣。然必心气原虚，而又食白果至数百枚者，始有此祸，非食数十枚，便致如此也。

或疑白果清心，多食则过于清心矣，安得而不伤乎？然而心不畏清也，仍是过清胞络耳。倘胞络火旺者，食数百枚，正复相宜。唯胞络素虚寒者，实宜戒耳。

白果，方中所用极少，唯治哮喘方有用白果者，取其能涤胃中饮食之积也。

丹　砂 附水银 轻粉

丹砂，味甘，气微寒，生饵无毒，炼服杀人。入心经。镇养心神，通调血脉，杀鬼祟精魅，扫疥瘘疮疡，止渴除烦恼，安魂定魄。水银，即丹砂火煅而出之者也，止可为外科之用。轻粉，又从水银而再变者也，亦外科所需。此三物，至毒者水银，其次轻粉，又其次则丹砂也。盖水银、轻粉经火百炼而成。丹砂未经火者，秉南方至精之气，可借以安神定魄，然亦止可少服以获益也。轻粉功专收敛，世人治杨梅风毒，用之以图速效，谁知毒未宣扬，遽用轻粉以敛毒，顾目前片刻之快，变成终身难治之疮，鼻落身腐而死，可不慎哉！

或问：轻粉之毒，多成于杨梅疮，不识有何药可救？近人多以土茯苓救之，然未见其收功也。曰：轻粉之毒，非服丹砂，则毒不能出。盖轻粉即丹砂之子也，子见母即化矣。但服丹砂则有法，用丹砂一斤，切不可火煅，须觅明亮者，研末，水飞过，用茯苓末二斤，生甘草三两，为末，共拌匀。每日用白滚水调服三钱，不须一月，轻粉毒尽散，而结毒痊愈矣。

或问：丹砂，古之真人每借之飞丹炼石，引纳清和，配以金铅，按之法象，合成金丹而成变化。青霞子及太清真君炼法，皆载之《丹经》，而录之各《本草》也，先生略而不言，何也？曰：丹法难言，非有形之物也。古之真人，不过托言丹砂、黑铅，以喻其金丹之妙也，何尝取丹砂而烹炼之哉！夫丹砂最恶者火也，得火则有大毒。有唐以来，上而人主，下而缙绅，服烹炼丹砂之药，未有不烂肠裂肤而死者。又安能长变化飞腾升举哉！此余所以略而不存也。

或问：缪仲醇注疏《本草》，谓久服水银，神仙不死之说，必得铅华相合，乃能收摄真气，凝结为丹，即道家所谓太阳流珠，常欲去人，卒得金华，转而相合之旨也，吾子以为然乎？否乎？曰：此缪仲醇不知丹决而错认之也。金丹大道，岂藉后天有形之物而成哉！况水银生用、炼用，无非有毒，大非丹砂可比，尤不可服，古今来服水银而死者比比。夫水银入耳则脑烂，岂入脏腑偏能有益乎！此不必辨而自明者也。

或问：丹砂能消鱼、龙、蛇、鳖之毒，有之乎？曰：有之。但生用则不能消毒耳。盖鱼、龙、蛇、鳖之毒，中于人身内外者，用丹砂煮熟作汤，或火煅为末服之，则毒气尽消。丹砂生用则无毒，而熟用则有毒，以毒攻毒，故能奏功独神耳。

阳起石

阳起石最难得真，必得真者，依法配合方验，非云母石之根也。明透者佳。味甘，气平，有毒。入命门。治肾气乏绝，阴痿不举，破血瘕积凝腹痛，去阴囊湿痒，驱子宫冷寒。此物虽温补命门，而制之不得法，反能动燥，受害无穷。金石之药，所以不及草本之味。然亦有时不可不服金石药者，乃阴寒无火之人，又加天厌之客也。天厌之客，为天所厌绝。吾人行医，必欲使其阳道修伟，不几受逆天之愆乎？不知医道之大，实能参赞天地之穷。苟人心悔悟，上至格天，而竟无法以挽回，使其天厌终身，后嗣绝灭，亦失爱育之至仁也。故吾注《本草》，不得不阐发阳起石之奇。盖此物制之得宜，实可使天厌者重新再造，非草本之药可比也。其法用阳起石一两，先用驴鞭肉汁煮三炷香取起，白炭火烧红，即于驴鞭汁淬之七次，而阳起石可用矣。同驴肉汁入于人参、芪、术、茯神、菟丝子、龙骨、熟地、枸杞、山茱萸、杜仲、破故纸之中，自然重新长肉，改换筋膜，内阳既兴，外阳亦出，必非从前细小之势矣。倘舍驴鞭之汁煅炼阳起石，虽亦能取效，止可兴平常之阳，不能兴天厌之阳也，且口干舌燥，亦所不免，非疮疡生，即消渴患矣。

或问：阳起石，但知其兴阳，未闻其能改造天厌，先生之论自应奇绝，但未知曾有验之否？曰：天有缺陷，炼石可以补天，岂人有缺陷，炼石独不可以补人乎？其有验有不验者，因人有善不善也。阳起石之能改造天厌，又何必过疑哉！

或问：先生伤人死于贪生，戒丹砂之不可轻用，何于阳起石而表扬其奇，似乎有导淫之失矣。曰：吾尚论《本草》，功过不掩。丹砂实有过，予不敢隐；阳起石实有功，予亦不敢没。至人之生死，人自取之，于余何讥焉？

禹余粮

禹余粮,味甘,气寒,无毒。入脾、胃、大肠。疗血闭瘕癥,上赤白漏下,除寒热烦满、咳逆邪伤。经曰:重可去怯。禹余粮之重,正镇固之剂,可用之止滑也。但止可暂用以固脱,不可久服以延年。《本经》言耐老轻身,予不敢信。

或问:禹余粮,传大禹治水之时,弃粮于山中,乃成此物,故凶荒之时,可掘而服食以救饥,果有之乎?曰:此好事者之言也。禹余粮乃山中之土,异于凡土则有之,岂能疗饥以活命?夫饥馑之民,肠胃未有不虚弱者也。用禹余粮之重物以充饥,非充饥也,正所以速之死耳。

吕仙曰:远公注《本草》,悯禹余粮之不可救荒,请命于我。我嘉远公善心之无穷也,传一法以救饥。遇凶荒之年,朝东方日出时,心中注定于太阳,不必朝对太阳也。用口开吸太阳之气,自觉为我吞入,咽下腹中一口,口中漱津一口,咽送腹中,如此七次,不必再咽。但饮滚水、食青草,再不死矣。此救饥之妙法也,特志之。

石 膏

石膏,味辛、甘,气大寒,体重而沉降也,阴中之阳,无毒。生用为佳,火煅不灵。入肺、胃、三焦。能出汗解肌,上理头痛,缓脾止渴。风邪伤阳,寒邪伤阴,皆能解肌表而愈。胃热多食,胃热不食,唯泻胃火而痊。祛痰火之积,止胃脘之痛,发狂可安,谵语可定,乃降火之神剂,泻热之圣药也。仲景张夫子以白虎名之,明示人以不可轻用,而非教人之不用也。乃世人畏之真如白虎,竟至不敢一用,又何以逢死症而重生,遇危症而重安哉?夫石膏降火,乃降胃火,而非降脏火也;石膏泻热,乃泻真热,而非泻假热也。辨其胃火真热,用石膏自必无差。而胃火初起之时,口必作渴,呼水饮之必少快,其汗必如雨,舌必大峭,虽饮水而口必燥,眼必红,神必不安。如见此等之症,确是胃火而非脏火,即可用石膏而不必顾忌。而真热者,舌必生刺,即不生刺,舌胎必黄而有裂纹,大渴呼饮,饮水至十余碗而不足,轻则谵语,大则骂詈,见水而入,弃衣而走,登高而呼,发狂不知人,此真热也,即可用石膏大剂灌之,不必疑虑。倘或口虽渴而不甚,与之水而不饮,言语虽胡乱而不骂詈,身虽热而不躁动,上身虽畏热而下身甚寒,皆假热之症,即不可轻用石膏矣。以此辨火热,万不至杀人,奚必畏之如虎,看其死而不救也。盖石膏实救死之药,因看症不清,遂至用药有误,救死之药反变为伤生之药矣。今即辨之明,自必用之确也。

或问:用石膏以治真正胃火,单用石膏可矣,何以张仲景先生必加入人参、麦冬者乎?曰:胃火之盛者,胃土之衰也。泻胃火,未有不伤胃土者也。伤胃土,必伤胃气矣。加人参于石膏汤中,非助胃火,乃顾胃土也。胃土不伤,则胃气不丧,似乎可不顾肺气矣。然而胃火升腾,必伤肺金,用人参以顾胃,而不用麦冬以养肺,则胃子必救肺金之母,以泄胃气,则胃气仍损,虽用人参,犹之无用也。故又加麦冬,同人参并用,以助石膏之泻火。火泻而肺金有养,不耗气于胃土,则胃气更加有养。此所以既用石膏,而又加人参,既用人参,而又加麦冬也。

或问：石膏泻胃火，又加知母以泻肾火，何为耶？盖胃火太盛，烁干肾水。用石膏以泻胃火者，实所以救肾水也。然而，胃火既烁肾水，肾水若干，相火必然助胃火以升腾矣，胃火得相火而益烈。单泻胃火，而相火不退，则胃火有源，未易扑灭，愈加其焰矣。泻胃火，而即泻相火，则胃火失党，其火易散，大雨滂沱，而龙雷不兴，其炎热之威自然速解。此所以用石膏以泻胃中之火者，必用知母以泻肾中之火也。

或疑石膏既泻胃火，又用知母以泻肾火，用麦冬以安肺火，宜乎火之速退而热之尽解矣，何以用白虎汤往往有更甚者？曰：嗟乎！此又非白虎汤之故，乃不善用白虎汤之故也。火势不同，有燎原之火，有延烧之火。延烧之火，其势已衰；燎原之火，其势正炽。以救延烧者救燎原，势必愈为扑灭，而愈增其光焰矣。人身之胃火亦不同，有轻有重。轻者，如延烧之火，少用白虎汤，即可解其热；重者，如燎原之火，非多用白虎汤，不足以灭其氛。倘以治轻者治重，安得不添其火势之焰天乎！非变为亡阳，即变为发狂矣。

或疑石膏比为白虎，明是杀人之物，教人慎用之宜也。今又云火重者，非多用石膏不可，吾恐又启天下轻用石膏之祸，未必非救人而反害人也。曰：嗟乎！论证不可不全，论药不可不备，天下有此症候，即宜论此治法。乌可因石膏之猛，避其杀人之威，而不彰其生人之益乎？石膏实有功过，总在看症之分明，不在石膏之多寡。若看症之误，多用固杀人，而少用亦未尝不杀人。若看症之确，少用固救人，而多用亦未尝不救人。然则人亦辨症可也，何必忌用石膏哉！

或又疑石膏可多用以救人之生，先生不宜从前之过虑矣，毕竟石膏宜少用而不宜多用也。曰：石膏原不宜多用。石膏大寒，戒多用者，乃论其常；胃火大旺，戒少用者，乃论其变。存不可多用之心，庶不至轻投以丧命；存不宜少用之心，庶不至固执以亡躯。知不宜多用，而后可多用以出奇，庶几变死为生，反危为安也。

或疑石膏泻燎原之火，自宜多用以泻火矣，然而过多又恐伤胃，若何而使胃不伤，火又即熄之为快乎？曰：燎原之火，即生于地上，胃中之火，即起于土中。以石膏而救其胃中之火，即如用水而救其燎原之火也。然而，燎原之火以水救之，而无伤于地；胃中之火以石膏救之，必有伤于土。盖土即胃土也，胃土非火不能生，奈何反用水以灭之乎？然而胃火之盛，非胃中之真火盛，乃胃中之邪火盛也。邪火，非水不可灭，故不得已大用石膏，以泻其一时之火也。又胃火之盛，乃胃土之衰也，胃火既盛，而胃土愈衰，胃土既衰，复用寒凉以泻火，火衰而胃土更衰矣。故泻火之中，即宜补土之为急。倘徒泻其火，未有不土崩者矣。治法宜人参同用于石膏之中，大约用石膏十之七者，人参用十之三，相济而相施。火既易熄，而胃土又不伤，断无有亡阳之祸者也。

或疑石膏泻胃火，有用至一两，而仍不解，几几有发狂之变，又将何药以解之乎？曰：舍石膏，再无别法也。夫发狂之病，此胃火热极，不可以常法治者也，必须用石膏至二三两，加人参亦必二三两。又不可拘于前说，用石膏十之七，而人参用十之三也。盖火盛之极者，土衰之极也，不用人参以补元气，而唯用石膏以救其火炎，未有不败者也。此等之病，必登高而歌，弃衣而走,见水而入,大骂大叫,神欲外越,此呼吸存亡之秋,不得不以变法治之。倘服前药而少安,便有生机,否则,虽多用石膏、人参,亦何以救之哉?

或疑发狂之病,往往有少用石膏,多用人参而愈者,又是何故?曰:发狂有虚火、邪火之不同。邪火之发狂,必须多用石膏、人参,以挽回于俄顷;虚火之发狂,又宜专用人参,以定乱于须臾。岂特石膏必宜少用,且断断不可共用也。苟虚实、邪正之不明,而用药一错,未有不下喉即杀人者。而虚实、邪正,何以辨之?要不能舍验舌之法,而另求辨症也。正虚而发狂者神乱,而舌必润滑;邪实而发狂者神越,而舌必红黄,且燥极而开裂纹也。以此辨症,又何误乎!

或疑石膏定狂,定胃中之火也,何以即能定心中之狂乎?不知心中之狂,乃起于胃中之火也。救胃火,正所以救心狂也。夫心乃火脏,胃火宜非所畏。乃胃火热而心发狂者,如本是同舟之人,一时劫夺,变出非常。苟不诛讨,则心宫何安乎?此救狂必泻火也。

或疑寒凉之药多能杀人者,无过石膏,即黄柏、知母,亦不同其类。屏黄柏、知母而不弃石膏,何也?曰:石膏,乃救死之药也。胃火热极,非石膏不能降。胃火不降,必变发狂而死矣,用石膏救之,死症立变为生。彼用石膏而杀人者,非胃火而妄用之也。夫人身之火,最烈者,胃火与肾火也。胃火宜泻,而肾火宜补。不用石膏以泻胃火,而反用石膏以泻肾火,安得而不杀人乎!但肾火与胃火补泻之不同,乃宜补而用泻,亦因黄柏、知母降肾火之说而误之也。寒凉之药,未尝不生人,彼误用之而杀人，与石膏何过乎！

　　或又疑屏黄柏、知母之并用，是知母不可助寒凉以杀人矣，先生偏称知母助石膏能生人，抑又何也？曰：胃火之盛，原宜直降胃火，用石膏，不宜再用知母。然而胃火之所以盛，由于肾水之衰，水虚而不能制火也。胃火既盛，势必烁干肾水，水尽而火势焰天，人即立亡矣。用石膏以泻胃火者，正所以急救肾火也。但徒救肾水，而肾火增热，势必冒火仍旺，而不遽熄。故又用知母，以暂退其肾中之火，则胃火无党，庶几易于扑灭也。此石膏必用知母之相助，乃一时权宜之计，而非永久之图也。

　　或问：石膏能泻胃火，胃火既泻，何必又用知母？先生偏誉知母助石膏之有功，似亦偏说也。曰：石膏泻胃火以救肾水，不能泻胃火以泻肾火也。胃为肾之关门，胃火息而肾火犹盛，是关门路平烽熄，而内火焚烧，岂是安宁之象。故泻胃火，即宜泻肾火也。泻肾火，非知母不可，尤妙知母不唯止泻肾火，且能泻胃火，所以同石膏用之，则彼此同心，顾肾即能顾胃，不比黄柏专泻肾而不泻胃也。

　　或问：白虎汤发明真无微不晰，而石膏用之于大、小青龙汤中，尚未议及，岂白虎能杀人，而青龙否乎？曰：龙性难驯，用之不当，其杀人同于白虎。夫同一石膏也，何以分称龙、虎，亦在人用之何如耳。用之于热散之中，则名青龙；用之于寒散之中，则名白虎。石膏大凉，用于热之内，则能解热，而不畏其凉；用于寒之内，过于大凉，虽能退热，而常生其变。似乎白虎之汤，猛于青龙也。然而，邪在胃，非白虎不可解热；邪未入胃而将入于胃，非青龙不可解热也。惟是石膏得桂枝、麻黄，势善升腾，用之青龙汤中,止可少而不可多,有异于白虎汤中,石膏可以重加也。

或问:青龙汤有大、小之名,分在石膏之多寡乎?曰:石膏不可多用,不独小青龙汤也。小青龙之别于大青龙者,以方中用芍药也。龙性虽难驯,得芍药之酸收,则石膏不能升腾矣,盖芍药所以制石膏也。譬如小龙初长头角,惟恐伤人,畏首畏尾,故以小名之。世人但知石膏之猛,谁知加入芍药,则石膏正无足忌乎!惟小青龙之用石膏,不得其宜,亦有祸害,但不若大青龙无制之横耳。

又问:大青龙既然过横,何不加入芍药乎?曰:此又不可也。邪在荣卫之间,将趋入于阳明,非大青龙之急用,断不能行雨以散热。若加入芍药之酸收,则风云不能际会,未免收敛有余,而优渥不足。此仲景夫子特制大青龙汤,雨以沛之,毋单尚凉风之习习也。

硫 黄

硫黄,味酸,气温、大热,有毒。至阳之精,入肾。能化五金奇物,壮兴阳道,益下焦虚冷,元气将绝者甚效。禁止寒泻,或脾胃衰微,垂命欲死者立效。坚筋骨,去心腹疹癖,却脚膝冷疼,仍除格拒之寒。此物纯阳,专伏纯阴之气,化魄生魂,破邪归正,其功甚巨,故有将军之号。然而,其性大热,用之不得其宜,亦必祸生不测,必须制伏始佳。此物用寒水石制之大妙,世人未知也。硫黄十两,研为末,加入寒水石一两,亦研为末,和在一处,以水化之,寒水化而硫黄不化也,候其水干,然后取出用之,自无他患。

或疑硫黄大热,寒水大凉,取之相制,似乎得宜,然而用硫黄正取其纯阳也,以寒水制之,阳不变为阴乎?不知寒水制硫黄,非制其热,制其毒也。去毒则硫黄性纯,但有功而无过,可用之而得其宜也。

赤石脂

赤石脂,味甘、酸、辛气温,无毒。入脾与大肠。凡有溃疮,收口长肉甚验。能止血归经,养心气,涩精,住泻痢。此亦止涩之药,内外科俱不可缺者也。

赤石脂,禀土金之气,而色赤则象离火,寒邪之下痢白积者,似可涩之。若大热暴注滞下,全是湿热,似宜祛暑祛积,未可用此以止涩之也。

或问:赤石脂酸涩之味,过于收敛,似不可轻用?曰:病有泄泻太滑者,非此不能止。有不可不用之时,亦不宜慎重而失之也。

寒水石

寒水石,味辛、甘,气寒,无毒。入胃经。却胃中大热,五脏伏热亦可祛解,并解巴豆、丹石诸毒。兼治伤寒劳复,散积聚邪热,止烦闷喉痹。消渴可除,水肿可去。此物存之以解热毒,亦药笼中不可少之味也。

或问:寒水石解胃中之大热,是其功与石膏正复相同,何以泻胃中之热用石膏,而不用寒水石乎?曰:寒水石虽解胃中大热,然不可与石膏并论。寒水石却胃中大热,但能下行,而不能外散。若石膏,则内、外、上、下无不可以泻火也。

或问:寒水石同是解热之药,而谓不可与石膏并论,岂更有他义耶？曰：寒水石可以泻有余之邪热，而不可泻不足之虚热，此则与石膏同也。更有与石膏异者，石膏泻湿热，而寒水石止可泻燥热耳。故诸湿肿满属脾者，最宜忌之也。

或问：寒水石，近人用之于药中者绝少，似亦可删之品，而先生收之，何也？曰：燥症之不明于天下也，久矣，而润燥之药，又无多几味。余独存寒水石者，所以救燥热之病也。

石钟乳

石钟乳，味甘，气温，无毒。主咳逆上气，疗脚弱冷疼，安五脏，百节皆通，下乳汁，九窍并利，解舌痹渴，补下焦，止遗精，益气强阴，通声明目，久服育子。亦须制伏，方可入药。雷公之制自佳，非研万遍，断不可轻用。

钟乳石专能化精。凡人精少者，最宜用之，然亦必须用之于补药中，始能奏效，否则亦徒然也。

或问：钟乳石得火有大毒，先生谓入药必须制伏，经火煅耶？不经火煅耶？曰：钟乳石断不可经火，研极细末，另用牡丹皮煮汁泡三日，去汁用之最佳，无毒而获大益。

或问：钟乳石以明亮者为佳乎？抑杂色者皆可用之乎？曰：用钟乳石，所以化精也。化精自取明亮者，始能入肾。其治诸病，虽杂色亦可用也。

或问：石钟乳，其气慓疾，令阳气暴充，饮食暴进，世人未免恃之为淫佚之资。谁知精气暗损，石气独存，孤阳转肆，益精之谓何？李时珍戒人久嗜，有益于世不浅，而吾子不言及，何也？曰：人有强弱之不同。火衰之人，必须服钟乳以益精，而火盛者，不特不可久服,而并且不可暂服也,时珍备言之矣,余何必再宣哉!

代赭石

代赭石,味苦而甘,气寒,无毒。入少阳三焦及厥阴肝脏。治女人赤白崩漏带下,暨难产胎衣不下,疗小儿疳疾泻痢惊痫,并尿血遗溺惊风,入腹可愈。经曰:怯者,惊也。怯则气浮,重剂以镇之,代赭之重,以镇虚逆也。孕妇忌服,恐堕胎元。此物有旋转乾坤之力,药笼中以备急用,断难轻置。

代赭石虽能旋转逆气,然非旋覆花助之,亦不能成功,二味必并用为佳。

或问:代赭石体重以定逆,何以能逆耶?曰:代赭石非能转逆也,旋覆花实能转逆耳。然则转逆用旋覆花足矣,何以又用代赭石乎? 不知旋覆花虽能止逆,而不能定逆。用旋覆花以转其逆,复用代赭石以定之,则所转之气,不至再变为逆也。

滑 石

滑石,味甘,气大寒,性沉重,降也,阴也。无毒。入足太阳。利九窍,津液频生。行六腑,积滞不阻。逐瘀血而解烦渴,分水道以实大肠,上气降火,实有奇功。此药功专滑利,凡有火积在膀胱者,非此不能除。故夏月犯暑口渴者,必须用之以解,似乎滑石乃止渴之圣药。然而,滑石非止渴之药也,藉其利膀胱而去湿热耳。夫湿热积于膀胱,则火必上升而作渴,利其湿热,则火随湿解,而膀胱之气化自行。膀胱之气化既行,则肺气清肃,不生火而生阴,而津液自润矣。此滑石所以利尿而止渴也。然而渴症不同,有内火而渴,有外火而渴。犯暑而渴者,乃外来之火,而湿郁于膀胱也;阴虚而渴,乃内起之火,而湿流于膀胱也。倘亦用滑石以利其湿热,湿不能去,而转添其燥热也。盖外火可泻,而内火宜补,未可概以滑石而轻利其湿也。否则,转利转虚,益犯虚虚之戒,不可不慎耳。

或疑滑石性急,甘草性缓,相合成散,缓急得宜,似乎泻火至神,消暑至易矣。然而有泻火而火愈增,消暑而暑益炽者,何也?夫天水、六一,本一方也。然而此方止可泻火之已燃,而不能泻火之未发,能消暑之既盛,而不能消暑之将残,盖滑石有形之物,安能消火于无形?滑石甚重之物,安能泻暑于不重?各有所长,即各有所短耳。

或疑滑石利水,何以伤寒热病亦用之,而得解其邪?盖滑石性速。最能逐邪从膀胱下泄,犹恐过于迅速,佐之以甘草之缓,使其少迟于逐邪,反能祛邪之尽出,从小便而下泄,水去而火亦去也。

或又问:天水散逐邪最速,何以上焦之邪偏去之迟耶?曰:滑石下行而不上行者也,虽佐以甘草之缓,止能少留于中焦,而不能少留于上焦也。上焦既不能留,又何能逐邪哉?

或又问:滑石既能利水,则膀胱之邪必能迅逐之矣,何以有时逐膀胱之邪,反成胀满迫急之病乎?曰:此下焦之虚热,膀胱无水而强利之也。夫膀胱有水,则滑石利之可也。无水而强利之,不犹向无衣者而索衣,无食者而索食乎?其窘迫之状为何如哉!盖滑石止可泻实火之邪水,而不可泻虚火之邪水也。

朴 硝 附硝芒 皮硝 玄明粉

朴硝,味苦、辛、咸,气寒,降也,阴也,有毒。青白者佳,黄赤杀人。诸石药毒能化,六腑积聚堪祛。润燥粪,推陈致新。消痈肿,排脓散毒,却天行疫痢,破留血闭藏,伤寒发狂,停痰作痞。凡有实热,悉可泻除。又善坠胎,孕妇忌用。

芒硝,即朴硝之再煎者。消痰癖,通月经延发,漆疮可敷,难产子胞可下,洗心肝明目,涤肠胃止疼。经云:热淫于内,治以咸寒,佐以苦寒。仲景夫子所以用大黄、芒硝相须为使也。

皮硝,乃硝皮而出之者也。止可用之以洗目,则老眼可复明,洗阴囊可以去湿,洗痔疮可以却疼,余无可用。

玄明粉,微祛虚热,亦消老痰。以上四味,除皮硝乃外治之药,余俱内治之药也。硝性最紧,朴硝第一,芒硝次之,玄明粉又次之,俱宜救急而不可救缓,以之治实病则宜,以之治虚病则失。虽玄明粉能退虚热,似可治虚,然亦止可暂治虚热,而不可久治虚寒也。

或疑朴硝不可用,用芒硝以佐大黄,似乎平善矣,而用之不得当,往往杀人。不识单用大黄而不用硝石,亦可乎?曰:大黄,下药也。用大黄,似可不用芒硝,然而伤寒之邪传在脏中,常有一刻不可再停之势。大黄不得芒硝,则其势不速,非好用芒硝也。用芒硝以助其迅扫之机,邪去而正始存,安可徒用大黄而不用硝石哉!

或问:芒硝佐大黄,其势更急,使大黄迅逐趋下,吾恐邪气反不尽去也。曰:邪在上焦,用药宜缓;邪在下焦,用药宜急。肠中既有硬粪,不迅逐趋下,则谵语能定乎？子疑芒硝佐大黄,虑其势甚急,而余犹恐其不急,致邪之不去也。

或问:芒硝佐大黄,不过助其急也,岂别有义乎？曰:芒硝佐大黄,亦能制大黄之猛。盖大黄性速,而芒硝之性更紧于大黄。大黄转不敢恃其威,而过于逐北,反有彼此牵制之益,故功成更神也。

或问:芒硝佐大黄而成功,岂不能佐大黄而致败,何子但言其功,不言其过乎？曰:嗟乎！孟贲、乌获之将,骁勇绝伦,用之不得其宜,有不跋扈者乎！唯是宜用而用之耳。用之得宜,则成功于扫荡;用之不得其宜,则致败于崩摧。谁谓芒硝但有功而无过哉！

花蕊石

花蕊石,治诸血证神效,最化瘀血,以酒调服,男女俱同。止可酒调服一分,瘀血即化为黄水,诚劫药之至神,化瘀血之至捷也。外调亦验极,金疮口敷上即合。产后血晕,舐舌即安,真有不可思议之妙。故特存之以备急用也。然用不可过二分,多则反有害矣。

花蕊石最难制,非研至无声,断不可轻用。盖此物愈细愈妙。若无瘀血停滞于腹者,不可服。不由内伤血凝,胸膈作痛如一片横住,以致火炎血溢,因而吐血者,亦不可轻用之以内治之也。

矾　石

矾石,味酸,气寒,无毒。去鼻窍之肉,除骨髓之热,劫喉痹,止目痛,禁便泻,塞齿疼。洗脱肛而涩肠,敷脓疮而收水,吐风痰而通窍,平痈肿而护膜。外治甚效,而内治亦神,然可暂而不可常者也。

或疑矾石味酸,宜敛毒而不宜化毒,何以痈疡之症用之,毒易化耶?不知矾石之化毒,正在味酸。矾石,有形之物也,然入之汤药之中,则有形化无形矣。存酸之味于散之中,即行散于酸之内,既消毒而又不散气,此功效之所以更神也。

或问:岐伯有云:久服矾石,必伤人骨,有之乎?曰:矾性最急而且燥,能劫水,故不利骨与齿耳,盖齿亦骨之余也。肾水虚者,断不可轻用,恐已耗而又耗也。

磁　石

磁石,味苦,咸,无毒。一云:平甘,温涩。乃铁之母也。火煅七次,醋淬七次,研细,水飞过始可用。专杀铁毒,除大热烦满,去周痹酸疼。绵裹治耳聋,药和点目瞖。强骨益肾脏,通骨节,消痈疽,逐惊痫风邪,祛颈核喉痛。炼水旋饮,令人有娠。若误吞针入喉,急取系线服下,引上牵出其针,殊效。此物体重,乃去怯之剂也。药笼中亦不可缺,故存之。

磁石能治喉痛者,以喉乃足少阳、少阴二经之虚火上冲也。磁石咸以入肾,其性镇坠而下吸,则火易归原矣。火归于下,而上痛自失。夫肾乃至阴寒水之脏,磁石色黑而入水,故能益肾而坚骨,生精而开窍,闭气而固泄也。

铅 附铅霜　黄丹　自然铜

铅,味甘,无毒。禀北方壬癸阴极之精,性懦而滑,色黑而锱。镇心安神,主鬼疰瘿瘤,止反胃呕吐。蛇蝎伤毒,灸熨亦良。

铅霜,止惊怪呕逆,解酒毒,消痰,疗胸膈烦闷,逐中风痰实。

黄丹,膏敷金疮,生长肌肉住痛。入药治痫疾,收敛神气,镇惊除毒热,止反胃吐逆。

自然铜,亦铅之类,未炼矿者也。火煅醋淬,研细末。治跌损,接骨续筋,疗折伤,散血止痛,热酒调服,立建奇功。若非煅成,切勿误服。

以上四种,用之得宜,俱可活人,用之失宜,均能杀人。盖铅性至寒,非大热、实热之病不可用。铅霜更甚于铅,尤宜慎用。黄丹力轻于铅,然外科可以多用,而内治亦不宜多用也。自然铜,乃治折伤之神药,然而老弱之人,亦宜少用。盖老人孤阳而少精,弱人气虚而少血。跌损之病,虽尚接续,然必以生地、当归、川芎、牛膝之类为君臣,少加自然铜为佐使,则取效既捷,而精血又复不伤。倘止投自然铜,以求速效,绝不加入补血、补精之味,则火煅之物,其性大燥,以燥助燥,必生大热,况又是老弱之人,何能胜此乎?骨虽接续,而变病即生,其祸有不可胜状者矣。

或问:缪仲醇疏黑铅谓天一生水,中含生气,为万物之先,金丹之母,八石之祖,五金之宝,壬金为清,癸水为浊,清为阳气,浊为阴质,阳气为生,阴质有毒,范以法象,招摄阴阳,烹炼得宜,是成丹药,饵之仙去等语,是黑铅炼服,果可羽化乎?嗟乎!此缪仲醇误读丹经,私臆而妄注也。夫黑铅性沉,镇坠阳气,使火入阴分,或治阳气垂绝,阴阳将离等症,实有奇功。欲其换骨出神,飞霄冲汉,乌可得哉!

盐

盐有五色之异,惟青盐尤佳。味咸,气寒,无毒。堪洗下部蜃疮,能吐中焦痰癖,苏心腹卒痛,塞齿缝来红,驱蚯蚓毒伤,杀鬼蛊邪疰。少用,接药入肾;过多,动咳伤金。定血损筋,黑肤失色。水肿宜忌,咳嗽须禁矣。

青盐益气,去气蛊,明目,却目疼,止吐血,坚筋骨,尤胜各盐。尤能益人,以咸走肾也。况盐能软坚,故又补而兼攻。肾有补而无泻,故肾虚者不忌盐。然水肿之人,肾亦虚也,何以忌盐乎?似乎盐亦泻肾也。不知水肿之病,乃土克水也。土克水,惟宜恶土,而何以恶水。水,阴物也;土,亦阴物也。盐补肾必补阴,故走肾而必兼走脾。水肿之病,乃阴虚之至也。盐补肾,自然直入于肾。然而脾亦欲得盐以相资,盐不得已欲分味以与脾,而肾又不肯与脾也。于是,肾与脾相战,而水症不能愈,即愈者,必且重发而不可救,以脾之益怒而不可解也。然则水肿之忌盐,非盐之泻肾亦明矣。

或问:《内经》有云:盐走血,血病无多食盐,多食则脉凝泣而色变。盐非咸乎,吾子何以未言也?曰:人生斯世,不能舍五味而资生。不食盐,安能增益肾水乎?况吐血、衄血、便血之后,所亏者,正咸之味也。使禁之而不食咸,又将何物以助其生血、生精乎？然则《内经》之言不足尽信乎？亦非也。盖《内经》言其常，而余言其变。况《内经》亦止教人无多食咸，非教人尽忌夫盐也。今世医人，一见血症，毋论其虚实初久，一概禁人不得食盐，与水肿禁盐相同，往往人益病而血愈多。此过忌盐之失，予所以因问而增入之，原人勿固执《内经》以治血症也。

虎　骨虎睛　虎肉　虎脂

虎骨，味辛，气微热，无毒。诸骨皆可用，而胫骨最良。治风痹，补膝酸，杀邪疰，止上焦惊悸。

虎睛，能定魂魄。

虎肉，益力，止呕恶尤灵。

虎脂，涂发即生，不必豹脂也。

按虎骨皆能去风健步，不必皆胫骨也。然而必用胫骨始佳，非因其去风健步也，盖虎乃至阴之精，最能补肺金而生气力。虎属金，而肺亦属金，同气相感，补肺实有至理。用虎骨于补阴之中，原能生精添髓，而胫骨尤奇者，虎之全力藏于胫，尤得金之刚气也。

或疑虎骨非健筋骨之药，不若用虎睛之能定魂魄也。夫虎骨健骨而不健筋，虎睛定魄而不定魂，未可混言之也。盖虎之力出于骨，以健骨补人之弱骨何凝？虎属金，人魄亦属金，以金气定金气，又何疑耶？唯是虎之二物，单用则全然不效，必须用之于补气、补精之中，始能收功，非虎骨不能健骨，而虎睛不能定魄也。

尚有虎肚烹制为君，治噎如神，屡试方备载。

青皮、陈皮、白术、香附、南星、半夏、砂仁、大腹皮、五灵脂、厚朴、白茯苓、苏子、白芥子、皂角末、神曲、川芎、枳壳、石膏、当归身、麦门冬、桑白皮、桔梗、木香，以上各一两，沉香、柴胡、藿香、五味子各五钱，丁香、苍术各三钱，黄连二钱，槟榔一个，共研末。先用鲜虎肚一个，去内垢，不入水，老陈酒洗净，好米酒糟浸三日，去糟，将虎肚入新瓦上下两片合定，用缓火焙干。和前药末，同杵数千槌，神曲糊为丸，如梧桐子大。每服用三十丸，用萝卜子五分、麦芽五分，同煎汤送下。

此方即名虎肚丸，专治噎病并翻胃。诸药大都行气，未免过于迅利，然而，噎食由痰固胸膈，非此不开。妙在每服止用三十丸为度，数甚少，取其开关神速，而又不损伤元气。所谓有斯病，服此药也。如服后噎病瘥，可即宜改服大补气血之药，而切不可仍服此丸。是方得自闽中司理叶公，叶有戚衰老病噎，人言虎肚丸可疗，制服随愈，因刻方传送，列叙其故。余兄弟初成此丸时，业师母虞久噎，服之寻愈。其邻姬四十余丧子成噎气，与之病已，且孕生一子。后余媪亦患此症，而药已尽，偶三伏曝书，于帽药中检丸可两许，与服至半，遂瘥。余家孟制施此丸三十年，无不神效。敢附兹论，以垂永久焉。金孝芑识。

又虎臀大骨髓入药为丸，壮阳益精，能使须发黑者不白，白者重黑，名滋阴百补丸。

大怀生地八两，醇酒浸透软，砂锅内柳枝作甑，上摊生地，下入水酒，蒸一炷长香时，取出晒干，照前仍浸蒸，晒干，凡九次；白云苓去皮，取白肉，水淘浮去赤筋沫，晒干，又乳汁和成饼，阴干三两；用牛膝硬枝者，去芦，浸酒洗净，四两；川杜仲，去粗皮，净酥油炙断丝，四两；西枸杞子，酒淘净，晒干，四两；山茱萸肉，酒洗净，晒干，四两；淮山药，甘草水浸，晒干，四两；北五味子，酒洗净，晒干，二两；南牡丹皮，去骨，酒淘净，晒干，三两；泽泻，去毛，净盐水洗，晒干，三两；绵山黄芪，去头尾，蜜炙，晒干，四两；天花粉，酥油炙，二两；虎尻尾连背正中大骨长髓，用酥油四两研匀，砂锅内溶化，后入炼蜜内同用。以上诸药修合，忌妇人、鸡犬，择天月德合日，共为细末，重罗罗匀，炼蜜二斤，同虎髓、酥油调匀，捣数千杵，丸如桐子大。每日空心服一钱或钱半，淡盐汤送下。

是方得之太原范道人。余弱冠游三晋相遇时，年已古稀，童颜漆髯，飘飘如仙。问其所由。曰：凝神导气其功迟，节欲服药其功速。道人有虎髓丸实佳，今录方并药半料奉赠。余携归会友。李若霖，年仅四十，须髯早霜，即以道人丸转赠服之，岁余白复变黑。余奇其方，又药皆王道滋补，尽人固可服也。因付梓以公同好，请尝试之。金孝芑识。

余与水部员外心韩张公相友善，偶谈曾在松署得一豹，阖署共食，食其头及髓中髓者，觉五体发胀。惟一人食其双精，遂致遍身发挣，不能坐卧，两目睁而不合，双睛突出，直瞪欲出眶，三日而后平复。可见虎豹之雄健，至死其肉尤烈。若识者以之共补药调剂为丸，未必不大生精力，惜不可多得，故亦少所试。《本草》未之言及，姑存其说，以待博物之君子也。金孝芑识。

象　皮

象皮，味甘，气平，无毒。专能生肌长肉，定狂止呕吐如神，世人未知也。其皮最难碎，人身怀之三日，研之则如粉矣。世人止用之外科神效，而不知入之内治尤奇也。

或问：象皮性最易收敛，尤能长肉，为金疮之要药，用之外治宜也，用之内治，恐非所宜，而子曰定狂止呕吐，何也？夫象皮气味和平，调和五脏，实能无迕耳。

白马茎

白马茎，味甘、咸，气平，无毒。悬壁阴干，务过百日。用酒煮干，晒干用。专益阳道修伟，添精益髓，绝阳可兴，小阳可长，然必加入人参、白术、山茱萸、麦冬、杜仲、熟地、枸杞、柏子仁、淫羊藿、枣仁、当归、黄芪、白芥子、茯神、牛膝之类，同用尤灵，否则平平也。

或疑白马茎之可以兴阳，已属怪谈，子又曰长阳，不更怪乎？曰：嗟乎！何怪也。天地生一物，必供人之取用。人有一缺陷，必生一物以补苴。白马茎之长阳，正天生之以补人世之缺陷也。天下男子不能种子者，非尽由于命门之寒，亦非由于肾水之不足，往往阳小而不足以动妇女之欢心，而所泄之精，隔于胞胎之门者甚远，不能直射入其中，则胎不结而无嗣以绝者比比也。世人不知其故徒用补阳之药，而阳实未衰也，徒用补之药，而亦未亏也。服药终身，叹息于无可如何，不重可悲乎！铎亲受异人之传，不将此等秘旨广传人世，不几负上天生物生人之至意乎！故罄加阐扬，使天下万世，无子者尽有子也，余心乃大慰矣。然此长阳之说，为救无子者也。倘有子者，窃鄙人之言，修合春方，单以长阳眩奇，以助人之淫欲，受天诛击，则非铎之咎也。

牛　黄

牛黄，味苦，气平，有小毒。入肝经。专除筋病，疗小儿诸痫、惊吊客忤、口噤不开。治大人癫狂发痉、中风痰壅不语，除邪逐鬼，定魄安魂，聪耳明目。孕妇忌服，因堕胎元。盖性大寒，止可少服，不宜多用。宜与人参同用，以治小儿诸病，戒独用牛黄，反致误事耳。

或问：中风不宜服牛黄，恐其引风入脏，有白面入油之喻，固可服乎？曰：牛黄治中风，乃治真正中风也。世间真正中风者绝少，此牛黄之所以不可服也。真中风之病，其人元气不虚，从无痰病，平素必身健，且系少年，一时中风，乃猝然之症，非气血之虚，风入而生痰也。其症必眼红口渴，吐痰如块，或如败絮，其色必黄，必非清水，口欲吐而吐不出，手必捻拳不放，躁动不安者，乃真正中风也。世间真正中风者绝少，此病万人中生一二也，可用牛黄治之。其余俱作虚治，切戒妄用牛黄。原是寒虚，又益之以寒药，轻则变成半肢之风，重则痰厥，丧亡顷刻矣。是牛黄不可治假中风，非真中风之不可服也。

或疑牛黄丸功效甚多，而其功尤多于治小儿，子谓用牛黄，必须用人参，岂防牛黄之生变乎？曰：嗟乎！牛黄丸乃杀小儿之丸，非救小儿之药也。自钱乙创造牛黄丸，治小儿惊痫吐泻等症，杀过小儿无算。铎欲救之，而苦未能也，今幸逢岐天师之教。凡用牛黄一丸，即用人参五分，煎汤共饮。杀人之丸，无不变为生人之药。始悟钱君立方之时，原教人用人参送之，后人略去人参，此所以杀人无算也。凡我同志，幸加意于用参，以挽回牛黄之失,则阳德必承阴福,子嗣必昌矣。

或问:牛黄有用之以治水蛊,可乎?曰:牛黄消痰开窍之物,非祛湿利水之品也,似与治水蛊者无涉,然而亦有用之以成功者。盖水入于心胞之宫,非牛黄不能化,牛黄专能入于心胞也。虽然心胞容水,久必化痰。牛黄化痰而不化水,是牛黄乃非利水之药,乃消痰之物耳。治水蛊而效者,化其心胞之痰也。心胞痰散,而心胞外之水自不敢入于心胞之内,然后以治肾利水之药治其本源,则水蛊之症可消也。然则谓牛黄之能治水蛊,亦无不可耳。

山羊血

山羊血,味咸,气寒。入肺、心二脏。专活死血,故五绝之死可救。大约止消用一分,酒化开,用葱管,入口衔之,含药酒,乘人气送下喉中,少顷即活。无血,磨山羊角一分,亦入酒中,乘人气如前法送下,亦活。但山羊必须四目者乃真,真活命仙丹也,否则,功减半耳。

或疑山羊血亦羊类也,何以神效至此?夫山羊四目者,神羊也,世间最不易得,用之救死者,实可重生。两广山羊,非四目者,然亦有功于世,但不能如四目者之更神。余曾在栝苍陈使君署中得一羊,实四目者,当年未知取血,取其双角,至今在家。角亦异于凡羊,磨角救人,功实神效。志之以见山羊实有四目云。

驴 溺

驴溺,味辛,气寒,有小毒。入脾、胃、大肠之经。专能杀虫,能治反胃,然必黑驴之溺始可用,否则不堪入药也。夫反胃乃肾经之病,驴溺非补肾之剂,何以能止反胃? 不知反胃之症不同,有湿热郁有脾胃之间,上吐而下不泻,久则湿热生虫,得食则少减,失食则必痛,痛甚则上吐矣。此等之反胃,非止肾经之病也,必须用驴溺顺而下之,则虫即化为水,从大肠而化,所以安然止吐。反胃定,仍须用六味地黄汤调理,则痊愈矣。否则,肾气甚衰,不能润肠而下达,大肠细小,不易传送,水谷仍留在脾,湿热再积,复生虫矣。其反胃又安能愈哉?

阿　胶

阿胶,味甘辛,气平、微温,降也,阳也,无毒。入太阴肺经,及肝、肾二脏。止血止嗽,止崩止带,益气扶衰,治劳伤,利便闭,禁胎漏,定喘促,止泻痢,安胎养肝,坚骨滋肾,乃益肺之妙剂,生阴之灵药,多用固可奏功,而少用亦能取效。唯觅真者为佳。

或疑阿胶煎膏,必取阿井之水,黑驴之皮以煎之,然而安得尽取黑驴之皮,彼地取杂驴皮以煎膏,亦可用乎? 曰:阿胶原取阿井之水,非必取黑驴之皮也。阿井生东方,取其天一生水,且其性急而下趋,清而且重,乃济水之所注,取其去浊以祛逆痰也。用驴皮者,驴性最纯,而皮则取其外现于皮肤,原不必取黑以走肾也。夫水入于肾,而皮走于肺,肺主皮毛,故用皮也。前人尚黑驴皮者,谓黑属水,以制其热则生风之义,反为蛇足矣。

或问:阿胶益肺生阴,安得真者而用之? 曰:阿胶出于东阿者即真,不必问真假。东阿之水,皆济水之所注也。

或问:近人阿胶,多加药品同煎,想更有益乎? 曰:阿胶之妙,全在济水。若加药味杂之,更失其义。本欲加药味以取益,谁知反因药味而失利乎？世人强不知以为知，半是此类也。

熊　胆

　　熊胆，味极苦。治男妇时气热蒸，变为黄疸，疗小儿风痰壅塞，发出惊痫。驱五痔杀虫，敷恶疮散毒。痔漏涂之，立建奇功。此物至寒，能退大热，可一用，而不可再用者也。存之以治火热而兼湿病者。

　　熊胆必取人熊者始佳，人熊之胆长八寸，余胆不过长五、六寸耳。

　　昔舍下演戏，邻人陈姓子年十三，侧楼观看，与同伴揪跌，误从楼遮阳堕下石板，仅闻一声，急视之，则两目反张出血，鼻口耳皆振出血。其父抱归，尚有微气。有人云得熊胆酒服可治，余取家藏熊胆五分，研碎，调陈酒一大碗灌下，少顷即苏。次日，跳跃如初，至今未明其义。然亲试目击，因录之以俟识者也。金孝芑识

鹿　茸　附鹿角　鹿胶　鹿角霜　鹿肾　鹿血

　　鹿茸，味甘、咸、苦、辛，气温，无毒。益气滋阴，扶肢体羸瘦，强志坚齿，止腰膝酸疼，破留血隐隐作疼，逐虚劳洒洒如疟，治女人崩中漏血，疗小儿寒热惊痫，塞溺血泄精，散石淋痈肿。

　　鹿角，味淡，气温。逐鬼辟邪，轻身益气，续绝伤，强筋骨，消痈疽，愈恶疮，止妇人梦与鬼交，令病者招实鬼话。

　　鹿胶，止痛安胎，大补虚羸，疗跌扑损伤，治吐衄崩带。

　　鹿角霜，专止滑泻。

鹿肾,补中以滋肾元。

鹿血,调血脉,止腰疼。滚酒调热服,生服误。

鹿一身皆益人者也,而鹿茸最胜。凡阳痿而不坚者,必得茸而始能坚,非草木兴阳之药可比,但必须用茸为妙。如不可得茸,用三寸长之毛角亦佳,犹胜于鹿角胶也。夫鹿乃阳兽,而世人转讥东坡之误,真不善读书者也。《本经》言麋属阳者,乃传写之误也。麋乃鹿之小者,鹿乃麋之大者,亦非也。麋鹿同形,而种实各别,麋小而鹿大者,尚是从形而分别之也。麋体生来是小,而老亦不大,鹿则老而弥大也。东坡谓鹿在山而麋在泽,亦非。麋实生于山也。夏至鹿角解,冬至麋角解,亦非阳退阴退之义。鹿,阳兽也,夏至则一阴生,阳得阴而生新,则旧者自去,故鹿角至夏至而解也;麋,阴兽也,冬至则一阳生,阴得阳而生新,则旧者难留,故麋角至冬至而解也。天地之道,阴阳两相根也,阳得阴而阳生,阴得阳而阴长。麋、鹿之角,亦何独不然?只因《本经》传写之误,以致人错认鹿为麋也,予不得不辨之,然而人终不信也。予更有辨麋之法,麋有四目,非目在眼上也,前腿外臁之间有似目者二处,有则麋而无则鹿,至易辨也。鹿茸益阴,然亦无大效,不必取之以入药。世人有麋、鹿合而成膏,以治阴阳之虚则可耳。然而用麋、鹿为膏,又不若用鹿胎,加之人参、熟地、山茱、山药、茯苓、牛膝、柏子仁、巴戟天、肉苁蓉、炒枣仁、甘草、白术、麦冬、沙参、五味子、杜仲、破故纸、黄芪、当归,为全鹿丸之更妙也。用大鹿为全鹿丸者误。鹿胎为丸,大能生先天之气,益后天之母,健脾生精,兴阳补火,至神之丸,奈世人未识耳。

或疑鹿茸白者,非鹿茸也,乃麋茸也,必以紫者为佳,果然乎？曰：鹿茸不论紫白，大约角上毛短者为鹿茸，角上毛长半寸者为麋茸，最细而又多毛。然而天下鹿茸多而麋茸少。盖麋种雄最少，而雌最多，遇鹿则交，世人未知，因识之，以辨鹿、麋之分，最易别也。

犀　角

犀角，味苦、酸、咸，气寒，无毒。人身怀之，为末。入阳明。杀钩吻、鸩、蛇毒、山瘴溪毒，百毒皆除。尸疰、鬼疰恶邪，狐魅、精神诸邪尽遣。伤寒温疫，能解热烦。疮肿、痈疽，专破脓血。镇肝明目，定神安心。孕妇忌服，恐消胎气。此物乃佐使之神药，不可不用，而又不可多用者也。盖犀角属阳，其性喜走而不喜守，守者气存，走者气散。用犀角者，不过欲其走达阳明之经也。然而犀角不特走阳明也，如有引经之药，各经皆能通达。倘无邪气，孟浪多用，耗散各脏之气，势所不免。气散则血耗，血耗则火起，未有不变生他病者矣，故无邪热之症，断不可多用。

或疑犀角入阳明而散热，岂入阳明而散气乎？曰：犀角入阳明，原该散热，而不该散气，然有热则散热，无热必散真气矣。今真气既散，反生内热矣。故犀角善用则解热，不善用又安能解热哉？

或问：犀角有通天之功，信乎？曰：谓犀角通天者，通人之巅顶也。犀角，阳明经之药，由鼻而升于头，而下环于唇口之间，故凡有头面之火，不得藉之为使，令其自下而上也。

羚羊角

羚羊角,味咸、苦,气寒,无毒。专走肝经。解伤寒寒热在肌肤,散温风毒伏于骨内,安心气,除魇寐惊梦狂越,辟邪气,祛恶鬼。小儿惊痫,产妇败血,皆能治之。此物亦备用,以待变者也。

羚羊角,不可轻用之药,宜于治实症,而不宜于治虚症。

或问:羚羊角,别本载久服强筋骨,轻身,起阴益气,利丈夫,似乎为强阳助气之品。缪仲醇谓火热则阴反不能起,而筋骨软。咸寒入下焦,除邪热,则阴自起。气自益,筋骨强,身轻也。仲醇之言,未尝非是,然而羚羊角实不能补虚。仲醇亦因《本草》载有利益之语,故曲为解之云,终不可据之,以望其滋补也。

麝　香

麝香,味辛,气温,无毒。辟蛇虺,诛蛔虫、虫蛊痫痓,杀鬼精,殴疫瘴,胀急痞满咸消,催生堕胎,通关利窍,除恍惚惊怖,镇心安神,疗痈肿疮疽,蚀脓逐血,吐风痰,启寐魇,点目去膜止泪。亦外治居多,而内治甚少也。

或问:麝香能消水果之伤,然乎?曰:麝香何能消水果,但能杀果木之虫耳。食果过多,胸中未有不生虫者也。生虫则必思果,思果则必多食果矣,初食之而快,久食之而闷。前人用麝香,而食果之病痊,遂疑麝香之能消果也,谁知是杀虫之效哉!

或问:近人治风症,多用麝香以透彻内外,而吾子不谈,岂治风非欤?曰:风病不同,有入于骨者,有入于皮肉者,有入于脏腑者,未可一概用麝香而走窜之也。盖风入于骨髓者,不得已而用麝香,使攻邪之药直入于骨髓,祛风而外出,此治真正中风也。其余风邪不过在脏腑之外,肌肉之间,使亦用麝香引风入骨,反致变生大病而不可救药矣。至于世人不知禁忌,妄用麝香,以治小儿急、慢之惊,往往九死一生,可不慎哉!

或疑麝香既不可以治风病,而前人用之,岂皆非欤? 曰:前人用麝香以治风症者,不过借其香窜之气,以引入经络,开其所闭之关也。近人不知前人立方本意,毋论关闭、关开,而一概皆用,以致引风入骨,使风之不出,无风而成风症,为可憎耳。

驴 鞭

驴鞭者,驴之外肾也。味甘,气温,无毒。最能长阳,然而单服此一味,绝不效。盖驴鞭非长阳之物也,止能展筋耳。夫阳道之细小也,乃人肝胆之不足,而筋不能舒耳。驴鞭展筋,筋展则阳道宜于修伟矣。然而,驴鞭止能展身内之筋,而不能展身外之筋,必得龙骨、阳起石合用,则外之筋乃展。外筋既展,而谓阳不能展乎?

或疑驴鞭亦寻常之物,而称其功用之奇,岂因其驴势之伟长,因疑可以展阳耶? 此亦无征不可信之说也。曰:驴鞭不能展阳,余先言之矣。因其与龙骨、阳起石同用,而有相得之验也。夫龙骨得驴鞭而化,龙骨得阳起石而兴,三者配合,始建奇功,缺一而无功也。虽然舍人参、芪、术、菟丝子、熟地补阳补阴之药,而唯三者之配合也,奇功又何以建哉!

獭肝

獭肝,味甘、平、咸、微热,无毒。痉病传尸,一门传染者悉效;产劳发热,三时虚汗者殊功。上气咳嗽堪除,鬼毒瘟疠能遣,疗蛊疫,治冷劳,却鱼鲠,消水胀。乃痨瘵中必需之药,不可不先备也。取得之时,以酒煮干焙燥,藏之磁器中,经年不坏。

痨瘵之症,久则生虫,用鳗鱼之类,亦可杀虫,何以必用獭肝?盖痨虫之种类不同,而治法之制伏。亦宜各别。用獭肝以制虫者,其虫必食鱼而得之者也,其虫绝似鱼类,故取獭以制鱼也。若鳗鱼亦鱼类,安能以鱼制鱼哉!

或问:用獭以制鱼类之虫,自是确义,但不知同是痨瘵之症,何易知其虫之似鱼,以用獭肝哉?不知痨虫不同,而辨法实易。凡生鱼类之痨虫者,遇天雨,则胸膈间必怦怦自动,听水声则惊,饮茶水则快,大便必滑,日间肠胃必有微动,而夜则安然者也。闻鱼腥则喜,看网缯鱼笱之类,必孛然色变。此等之症,必须用獭肝入药,始可制之,否则无益。

腽肭脐

腽肭脐,味咸,气大热,无毒。疗痃癖尪羸,并脾胃劳极,破宿血结聚及腰膝寒酸,辟鬼气,禁梦与鬼交,逐魅邪,止睡被魅魇,祛冷积,益元阳,坚举阳管不衰,诚助房术要药。因多假,又雌多于雄,雌者绝无功效。雄者固兴阳道,然而不配之参、术、熟地、山药、山茱、杜仲、肉桂、巴戟天、肉苁蓉之类,功亦平平无奇。世人好异,动言兴阳必须腽肭脐,谁知药品中多有胜之者,如鹿茸、海马之类，未尝不佳。

腽肭脐，鱼也，而人误认海豹为腽肭脐，所以兴阳无大效，转不如鹿茸、海马之能取胜也。腽肭脐，生于东海之中，最灵而善藏，能先知人捕取，故世人绝无有得之者。其形并不如狗，鱼首，身无鳞甲，尾如鱼，有四掌，少异于鱼。曰海狗者即海豹，而掌则与腽肭脐相同。海豹乃兽身，毛如豹，掌有毛，而腽肭脐无毛也。腽肭脐真者，闻其气即兴阳，正不必吞服耳。至海豹性亦淫，亦能兴阳，故土人以海豹充腽肭，所以功薄而效轻，博物君子必有以辨之。

或问：腽肭脐今人并无有见之者，先生又从何处见之，而辨且如是之分明耶？曰：古人之书可考也，何必亲见腽肭脐。余虽未见，而海豹则数见之。古人云：腽肭脐，鱼也。余所见者，乃兽也。非海豹而何，况其身绝似豹乎？吾故知今之所用者，皆非真也。世情好异，谓不可得之物，必然功效实奇，往往弃人参、鹿茸于不用，而必欲得腽肭以为快。及得伪者，修合药饵，朝夕知服，未见其奇。不悟其腽肭之伪，而自叹其阳道之衰，虽助之而无用也。吾深为世人惜之矣。

或疑腽肭脐，即海豹脐下之势也，古人讳言势而言脐耳。余以为不然。腽肭脐实鱼身，而非兽身也。东海之滨，岂无其种？然而绝无有获者，使吾言无征，不可慨叹乎！虽然予之注《本草》也，辨其理也，理真而义自确。百世之下，倘有人得之，取吾言而证之不诬，始信吾先见之明也。

猬　皮

猬皮,味苦,气平,无毒。主五痔血流大肠,理诸疝痛引小腹,治胃逆,塞鼻衄,开胃气,消痔,腹胀痛可止,阴肿痛能祛,亦备用之物也。

或问:刺猬,食其肉,当去骨,误食之,令人瘦劣,诸节渐小,有之乎?曰:嗟乎!凡骨误食俱能瘦人,不独猥骨也。

雀　卵

雀卵,味酸,气温,无毒。益男子阳道,易致坚强,常能固闭,补阴扶阳之妙药。然亦必入人参、白术、杜仲、蛇床子之内则有功,否则亦平常也。

雀卵益阳,取其淫气也。然雀卵至小,多取则伤生,亦非延生续嗣之道。不得已则用之,不可因其兴阳固精,穷日夜之力而频用之,亦犯造物之忌也。

鼠　骨 附鼠胆

鼠骨,取其脊骨,烧灰存性,擦齿可以重生。然亦必辅之熟地、榆树皮、当归、青盐、枸杞子、骨碎补、细辛、没石子之类始效。

鼠胆,滴耳中,实效应如响。然胆最难取,必将鼠养熟,乘其不知觉之时,一旦击死,取则有胆,否则无胆也。

鼠胆,治耳聋。余亲见治一小儿,将胆汁滴入耳,痒甚,忽有一虫走出,长半寸,四足,遍身鳞甲,色正白也。此虫名为环耳虫,专食人髓。幸小儿速治即愈,否则虫入于脑,则头痛如破,终身之病也。鼠胆治耳聋，效捷如此，因志之。

或问：鼠骨生齿，乃有人试之而不验，各《本草》多称其功，而吾子亦同声附和，何也？曰：鼠骨实能生齿，但人用之不得法耳。捕鼠之时，戒莫出声，得鼠之时亦然，养之数日，使鼠不惧人，一时击死，亦勿言语，去其皮而取其骨，火锻入药中。擦齿之时，亦勿言语，自然频擦而频生也。咎鼠骨之不生齿，不其误乎！鼠性最怯，其啮物，每乘人之不觉，故其功用，亦不可使其知也。且鼠性又最灵，一闻人声，必寂然不动。齿通于骨，人语言必启其齿，齿动而鼠骨之性不走于齿矣，又何能生齿哉！

伏 翼 附夜明沙

伏翼，即蝙蝠也，白者第一，红者次之，灰色者不可用。逐五淋，利水道，明双目，拨翳膜。久服延年无忧，令人喜乐媚好。用血点眼，夜视有光。

夜明沙，即蝙蝠粪，炒酒服下，可下死胎。蝙蝠得白者，人之补气血之药，可延年至百岁之外，无如不可得也。我识之于书者，实闻之岐天师之秘传也。

白蝙蝠不可得，粤西有红蝙蝠，古人取之以作媚药。盖白者延龄，而红者反助火也。助火必至动火，火动必至精泄。然则红蝙蝠，终非益人之物也。

或问：蝙蝠安得白者用之，即红蝙蝠亦难得，不识灰色者，可权用以修合药饵乎？夫蝙蝠岁久，则得至阴之气。彼灰色者，不过数十年之物耳，何可合药。倘腹下色红，则有百岁之久矣，亦可用之，然终不如红者更奇，而白者更神也。

或疑伏翼非长生之物,即色白是千岁之品,无益于补剂,何足取重?远公注《本草》,故将举世所绝无者,特神奇其说,恐不可信也。曰:白蝙蝠之可以延年,乃吾师传铎自服之方,余泄之以示世也。夫伏翼得至阴之气,活数百年而不死,其常也。凡物长年者,皆服之延龄,如鹿龟之类非耶,何独于伏翼疑之?况伏翼至羽毛皆白,自是千岁之物,配以药物,自可难老,此理之所必然也。夫色白者不可得,而色红者粤西实有之,古人曾取为媚药,是补阳之明验也。红者既可以补阳,岂白者独不可以补阴乎?余注《本草》,何品不可出奇,而必取伏翼以神其说哉!虽然白蝙蝠之方,吾师传铎自服,余自信之,正不必人之尽信也。

蜜

蜜,味甘,气平、微温,无毒。益气温中,润燥解毒,养脾胃,却痫痉,止肠癖,除口疮、心腹猝痛,补五脏不足,通大便久闭。此采百花而酿成,自然补益。但可丸药中用之,入汤剂内,止润大肠也。

或问:蜜有黄、白之分,其功用同乎?曰:世人以白蜜为上。不知采黄花则蜜黄,采白花则蜜白。黄胜于白,而世人未知也。盖花黄者得中州之气,花白者得西方之气耳。

蝉　蜕

蝉蜕,去目内翳膜,并侵睛胬肉。小儿痘疮,用之以护目,断不可少之药也。

或问:蝉蜕护目,去目内翳膜,有之乎?曰:有。但宜知所以用之。蝉蜕护目者,护痘疮未出之目,非护痘疮已坏之目也。凡痘疮现头面甚多者,须护其目。先用蝉蜕入于发表之中,则双目断无出痘之理。若已见点于目中,又何能救之使消哉!

或问:蝉蜕消翳于目中,宜乎目中之翳无不消之矣,而谓止能护目,使翳之不生,不能消已成之翳。是蝉蜕非消翳之品乎?曰:蝉蜕消翳,古人盛称之,岂无所验而云然。古人谓消翳者,消凡目之翳,非消痘疮之翳也。凡目之翳,可少用之以成功,痘疮之翳,虽多用之亦无益也。

五灵脂

五灵脂,味甘,气平,无毒。功专生血止血,通经闭,又治经行不止,去心疼,并疗血气刺痛,祛血痢肠风,逐心腹冷气,定产妇血晕,除小儿疳蛔,善杀虫,又止虫牙之痛。药笼中亦不可缺也。

或问:五灵脂长于治血,不识诸血症可统治之乎?夫五灵脂长于行血,而短于补血,故瘀者可通,虚者难用耳。

蜗 牛

蜗牛,味咸,气寒,有小毒。杀虫,主贼风口眼喎斜,治惊痫筋脉拘挛,收脱肛,止消渴。此物治病亦神,用必须制。用甘草些须,同火炒焙干,存于药笼中,以治前症实奇。

蜗牛善杀虫,以蜗牛活者投麻油中,自化为油,以油涂虫疮,效如神。

或问:蜗牛治杨梅疮毒有神,何子之不言也?曰:蜗牛解毒,而气过寒凉,杨梅热毒,似乎相宜,然则杨梅热毒,实出诸肾,用蜗牛未免直入肾中以泻火,火去而寒留,往往有阳痿不振,不能生子之忧。予所以略而不言也。

蝎

蝎,味甘、辛,有毒。疗小儿风痫,手足抽掣,祛大人中风,口眼喎斜,却风痰耳聋,解风毒瘾疹。然不可多服,以其辛而散气也。少少用之,以治喎斜之症,正相宜耳。

蝎毒伤人,每有痛入心者,以蜗牛涂上即安。

或问:全蝎可治漏疮,何子略之?夫全蝎何能消漏也。治漏疮者用之,必药用蜈蚣、川山甲,使之相制而相成耳。

九香虫

九香虫,味甘、辛,气微温。入肾经命门。专兴阳益精,且能安神魄,亦虫中之至佳者。入丸散中,以扶衰弱最宜,但不宜入于汤剂,以其性滑,恐动大便耳。

九香虫亦兴阳之物,然外人参、白术、巴戟天、肉苁蓉、破故纸之类,亦未见其大效也。

或问:九香虫产于西蜀,得其真者为佳,近人不知真假,何能奏效?曰:九香虫不止西蜀有之,江南未尝不生。但生于江南者,无香气耳,无香气者即无效。

蜚 虻

蜚虻,味苦,气微寒,有毒。逐瘀血血闭,寒热酸惭。止两目赤疼,眦伤泪出。通血脉九窍,治喉痹,破积血,癥瘕痞坚亦治。

此物视之可憎,用之以治瘀血症,实救命之药也,药笼中断宜预备。

畜血之症,必须水蛭以消之,否则瘀血硬痛,必变发黄之症。今人畏惧水蛭,谢绝不用。当以虻虫代水蛭,则畜血病可解也。

或问:蜚虻食人之血,何仲景夫子以治伤寒之症? 曰:伤寒之变症不同,失于不汗,有气结、血结之病。气结,可用草木之药以散气,而血结,必须蜚虻、水蛭以散血也。但气结与血结,何以辨之? 气结者,小便必不利;血结者,小便必利也。

又问:血结者,必须用蜚虻矣,然何以知是血结之病? 曰:大约气结、血结,身大热,肠中俱有燥屎作痛。但血结者,止小便利,异于气结也。舍蜚虻,又何物以散其瘀血哉!

僵 蚕

僵蚕,味咸、辛,气平,无毒,升也,阴中阳也,逐风湿殊功,口噤失音者必用,拔疔毒极效,肿突几危者急敷。主小儿惊痫夜啼,治妇人崩中赤白,止阴痒,去三虫,灭黑黚及诸疮瘢痕,面色令好。散风痰并结滞痰块,喉痹使开,驱分娩,罢余疼,解伤寒后阴易。功用虽多,而不宜多服,少为佐使可也。

或问:僵蚕功多,亦有过乎? 夫僵蚕安得无过。多服则小腹冷痛,令人遗溺,以其性下行,利用而成寒也。

晚蚕蛾 附蚕沙

晚蚕蛾,气温,微咸,略有小毒。其性最淫,强阳道,交接不倦,益精气,禁固难来。敷诸疮灭瘢,止尿血,暖肾。

蚕沙,即晚蚕之屎,其性亦温。治湿痹、瘾疹、瘫风,主肠鸣热中泄泻。按晚蚕蛾胜于春蚕者,以其性淫也。务须择雄者用之,雌则无效。盖雄则气温,勤于交合,敏于生育故耳。但亦宜丸散,而不宜汤剂,嫌其过于动也。

晚蚕蛾兴阳而又不动火,似可多用,然亦宜同人参、白术、归、芪之类,用之为佳。盖无阳则气不能举,而气虚则阳亦不能久振也。

桑螵蛸

桑螵蛸,味咸、甘,气平,无毒。主女人血闭腰痛,治男子虚损肾衰,益精强阴,补中除疝,止精泄而愈白浊,通淋闭以利小便,又禁小便自遗。此物最佳,苦难得真者。二、三月间,自于桑树间寻之,见有花斑纹子在树条上者,采之,用微火焙干,存之。若非桑树上者,无效。或云加桑白皮佐之者,非。

桑螵蛸,三吴最多。土人不知采用,舍近求远,可胜三叹。

或问:桑螵蛸,乃螳螂之子,何以异于他树耶? 不知螳螂食桑叶而生子,其功自是不同。此物可种,采子入于桑树之间,每年其子必多,不数年即繁,又不坏桑树,而又可以采其子,至便法也。

白头蚯蚓

蚯蚓,味咸,气寒,有小毒。颈白者佳,盐水洗用。治温病大热狂言,疗伤寒伏热谵语,并用捣烂绞汁,井水调下立瘥。兼治小水不通,蛊毒卒中,杀蛇瘕蛔虫,消肾风脚气,又疗黄疸,行湿如神。人或被蛇咬伤,盐水浸之即解。

治屎封,悍犬咬毒,仍出犬毛殊功,尤治毒疮。蚯蚓乃至微之物,实至神之物也。大热发狂之症,与其用白虎汤以泻之,不若用蚯蚓浆水以疗之。盖石膏虽泻火,而能伤胃;蚯蚓既泻火,而又不损土。蚯蚓生于土中,土为蚯蚓之母,子见母而自安故也。

或问:蚯蚓治发狂如神,此何故?曰:蚯蚓善泻阳明之火,而又能定心中之乱,故一物而两治之也。

又问:用蚯蚓,何故必用地浆以佐之?盖地浆取北方至阴之气,泻阳明至阳之气也。且蚯蚓得土而性安,毒以攻热,而不毒以生毒,相制以成奇功也。

又问:蚯蚓有毒,以治发狂之症,万一毒发,不益助狂乎?曰:发狂之症,得毒而转有生机,盖火热逢寒毒而自化。用蚯蚓以泻热,正取其毒气之入心,而后可以解热也。热解而狂自定,此巧治之法也。

蟾酥

蟾酥,去毒如神,以毒制毒也。消坚破块,解瘀化痈。虽皆外治之功,而药笼中断不可缺。

蟾酥有大毒,似不宜服,而诸家皆云可服,不可信也。虽曰以毒攻毒,亦宜于外治,而不宜于内治也。

蝌蚪

蝌蚪,蛤蟆子也。治火伤与汤火伤,捣烂敷之即止痛,如皮破,且无伤痕。同桑椹汁染须亦佳,但必须加入冰片耳。

白花蛇

白花蛇，味甘、咸，气温，有毒。蕲州者佳。止风痛，如癞麻风，至须发脱落，鼻柱将塌者，必须服之。其余如鹤膝鸡距，筋爪拘挛，肌肉皮毛诸风，断不可服。盖白花蛇性窜，上行而不下走，解上焦之风而不解下焦之风，解阳分之毒而不解阴分之毒也。

或问：白花蛇虽异于凡蛇，然蛇终是毒物，以毒攻毒，不畏损伤肠胃乎？曰：诚哉是言。风症尽有祛风之药，何必食蛇以去风。不论是否癞麻风，俱觅蛇食之，信邪不信正，人情大都如斯，可叹也。

鱼 鳔

鱼鳔，味甘，气温，入肾经。专补精益阴，更能生子。近人多用此为种子之方，然而过于润滑，必须同人参补阴之药同用为佳。

鱼鳔胶，绝似人之精，其入肾补精，不待言矣。恐其性腻滞，加入人参，以气行于其中，则精更易生，而无胶结之弊也。

龟 甲<small>附千岁灵龟</small>

龟甲，味咸、甘，气平，有毒，阴中阳也。专补阴衰，善滋肾损，复足真元，漏下崩带并驱，癥瘕痎疟咸却，伤寒劳复，或肌体寒热欲死者殊功，腰背酸疼，及手足重弱难举者易效，治小儿囟门不合，理女子湿痒阴疮，逐瘀血积凝，续筋骨断绝，补心轻身，益气资智。

千岁灵龟，身上五色全具，额端骨起似角，和身用之最能延龄。按龟乃至阴之品，活用全身，死用龟板。用全身而加入参、术之中，则其毒自解。惟死龟板取之煎膏，必须用灼过者，名曰败龟，则毒随火化可用。倘若用自死者煎膏，未有不毒者也。龟年尤长，何能自死，非受蛇伤，必为毒中。用之入药，得免无损，幸矣。安望其补益哉！

千岁灵龟，何能易见，非德高道重者，断不可得也。铎著《本草》，既知千岁之龟可以延年，乌敢隐而不告乎？夫千岁灵龟，自知趋避，岂肯轻露于沙洲、塘渚之间，以招人之物色，轻投于鼎镬之中？然而天地之大，实有此种，使道德之贤，无心获之，而助其益算之丹也。苟得千岁之龟，而不知修合之法，终属无益。铎受异人之传，并将制法奇方附后，方名千岁灵膏。千岁灵龟一个，纸包，用火煨死。然后，以桑木用水煮熟，约一昼，连身甲捣碎。入人参一斤，白术二斤，熟地二斤，桑叶二斤，山茱萸、薏仁、茯苓、巴戟天各一斤，五味子四两，柏子仁六两，杜仲半斤，各为末，同龟捣烂，加蜜为丸。每日白滚水服五钱，服后，精神还少，须发重乌，寿至百岁外，犹身如少年也。

或问：龟至灵，人有放龟而延龄者，乌有食龟而延年者乎？况又是千岁之龟，其灵更甚，食之作祟，未必不反促其寿也。曰：世间安得此千岁之龟哉！一旦为人所获，此天厌之也。夫龟寿万年，深藏于江湖之内，原不于人以易得，况千岁之龟，尤钟至灵之气，世俗人生之事尚且深知，岂己身生死反不知之乎？即数宜为人所得，其必有趋避之方，以脱手难。然而可以趋避而趋避不能者，必深获罪于天而不可逭耳。夫龟潜于渊，何罪之有？不知物性好淫,淫心一动,托其至灵之气,以迷惑夫男女,盗人之精气以私益其躯壳,或淫极而杀心生,久耳唯知取乐,而不知修省,天安得而不加诛戮哉?然而上帝好生,杀长生之物,置之于无用之地,何若助修德之士作延龄之丹。此异人之传铎,而铎又不敢倖获,而公传之天下,使道高德重者,为益算之资也。

或谓介虫三百六十,而龟为之长,神灵变化,凡入药中,勿令中湿,则遂其变化之性,而成癥瘕于腹中。先生制龟之方,乃用水煮,万一生瘕,奈何?曰:用滚水煮熟,安能作祟,况又用桑柴以制之乎?然而用龟以补阴者,正取其有神也,盖方中多是补心之药。夫心藏神,而龟性有神,借其气以相通,心肾两接,水火有既济之妙也。

鳖　甲

鳖甲,味咸,气平,无毒。醋炙用之。散痃癖癥瘕及息肉、阴蚀、痔疟,除痨瘦骨蒸,并温疟往来寒热,愈肠痈消肿,下瘀血堕胎。

肉,性亦不冷,项下有软骨,亦不必检去。鳖甲善能攻坚,又不损气,阴阳上下,有痞滞不除者,皆宜用之。但宜研末调服,世人俱炙片,入汤药中煎之,则不得其功耳。

或疑鳖肉补阴,鳖甲攻坚,一物而相反,恐未必然之说也。夫鳖原阴物,以阴补阴,又何疑乎?君之所疑者,以鳖甲之攻坚也。不知鳖性善藏,凡小有隙地,鳖必用甲以钻入之。是其力全在于甲,故用甲以攻坚,原有至理,非私臆也。

或问:鳖甲可多用乎?曰:虽其性善攻,而其味仍补。但肉则补多而攻少,甲则攻多而补亦多也。

或问:鳖甲善杀痨虫,有之乎?曰:不杀痨虫,何以能除痨瘵骨蒸?骨蒸之病,何以有虫乎?盖虫得湿热而自生,非尽由于传染,因热而得汗,因汗而又热,绝似潮汐之无差,阴阳之有准,安得而不生虫乎?且此虫又不生于肠胃之间,偏生于骨髓之内,不用鳖甲,安得入至阴之中,引群阴之药以滋其髓乎?倘止大补其阴,而不用杀虫之味,则所生之髓,止足供虫之用。然杀虫之药又多耗髓,虫死而骨髓空虚,热仍未去。热未去,而虫又生,病终无已时也。鳖甲杀虫,而又补至阴之水,所以治骨蒸之病最宜。

或问:鳖甲杀骨中之虫,不知助之何药,杀虫而又补髓也?曰:杀骨中之虫,止消鳖甲一味足矣,所佐之补阴者宜商。铎受异人之传,欲与天下共商之。方用鳖甲一斤,醋炙,益之地骨皮半斤,丹皮四两,熟地一斤,山茱萸半斤,地栗粉半斤,白芍、白术、薏仁各四两,玄参三两,北五味子二两,沙参六两,各为末,山药一斤,为糊,打为丸。久服虫尽死,而骨蒸亦愈。铎观其方,妙在用鳖甲为君,地栗粉、山茱萸为佐使,以攻杀其内外之虫。又妙在群阴之药不寒不热,凉骨中之热,即生骨中之精,补攻兼施,似可常服而收功者也。世不少明眼之人,必能知此方之妙也。

或疑龟甲可以煎膏,而鳖甲独无煎膏者,岂不可为膏乎?然而龟、鳖实皆阴物,何以古人绝无有论及之者?曰:鳖甲不可作膏,前人亦尝论及,但惜略举其端而不畅论,今请大彰其义。夫龟与鳖,虽同是阴类,而性实不同。龟性喜出,而鳖性喜入,龟性静而不动,而鳖性动而不静。故龟长于补而鳖长于攻,龟可为膏以滋阴,而鳖可为末以攻坚也。滋阴者,可以久服受益,攻坚者,可以暂用成功。虽鳖甲入之补阴之中、攻坚之内，未尝不可久用以滋阴，而终不可如龟之煎膏单用之而常服，此古人所以取龟作膏，而独弃鳖甲也。

蛤蚧

蛤蚧，味咸，气平，有小毒。主肺虚声咳无休，治肺痿，定喘止嗽，益精血，助阳道，血咯不已，逐传尸痨瘵，祛著体邪魅，仍通月经，更利水道。至神功用，全在于尾，尾损则无用也。然亦必得人参、麦冬、五味子、沙参乃奇。

蛤蚧生于西粤者佳，夜间自鸣声至八九声者为最胜。捕得之须护其尾，尾伤即有毒，所断之尾反可用也。

蛤蚧，善能固气，含其尾急趋，多不动喘，故止喘实神。

蝼蛄

蝼蛄，即土狗也。味咸，气寒，无毒。《本草》言其利水，宜分上下左右，然亦不必拘也。通身用之以利湿，神效。此物兼能接续骨伤，治口疮乳毒亦效，但不宜与虚人，因其性急过利也。

鳗鱼

鳗鱼，味甘，气寒，有毒。杀诸虫，调五脏，除五痔，逐腰背之风湿浸淫，治男女骨蒸痨瘵，兼疗脚气，产户虫疮，并崩漏不断者，多食最效。骨烧熏床上衣箱，百虫皆死。非补益之药，然食之杀虫，使尸虫尽绝。痨瘵重生，又不可为，非补也。大约于丸散中，同补阴药修合为佳耳。

鳗鱼治痨瘵,自是杀虫,然必须淡食为佳。盖咸则尽入于肾中,而淡则无经不达也。

或问:鳗鱼亦杀痨虫,何以不同鳖方共治?曰:鳖与鳗,虽同是杀虫之物,而性各别,鳖喜攻入,而鳗喜攻出也。虽二物亦可同用以出奇,然用之以治骨蒸,宜分用而不宜同用。一欲出,一欲入,两相拂意,反相忘其杀虫矣。况骨内之虫,驱外出而杀之,不若攻入内而尽诛之也。故用鳗又不若用鳖之更胜。倘单用鳗鱼作食以杀虫,此鳖又不若鳗鱼之功也。盖鳖肉但补而不攻耳。

或问:鳗鱼杀虫而不补精,何以能愈骨蒸之病,岂杀虫即可以愈骨蒸乎?曰:鳗鱼实止杀痨虫,而骨蒸之病可痊愈者,必胃健能食,有滋补之味也。倘胃气不开,又无填精降火之药,徒恃鳗鱼之杀虫也,亦何益乎!

鳝 鱼

鳝鱼,味甘,大温,无毒。入脾、肾二经。补中益气,且更兴阳,散湿气,去胡臭,又生津止渴生力。血涂口眼,能止㖞斜,为急救之需也。又治火丹赤肿,出鳝血涂之效。

或问:鳝鱼与黄芪同用,能益气力,有之乎?曰:有之。然必须鳝头上有冠者,用之始效。

螃 蟹

螃蟹,味咸,气寒,有毒。散血解瘀,益气养筋,除胸热烦闷,去面肿㖞僻,愈漆疮,续筋骨。风疾人食之,其病复发。怀孕妇食下,令人横生。此物最不利人,而人最喜噬。然得此以解散胸热,亦有可取。若入药,则止用之于跌损之内也。

或问:蟹爪主破胞堕胎,岂以其爪性过利乎?曰:蟹性最动,而爪尤动之至者。子死腹中,胞不能破,用之实神,正取其动也。

海　马

海马,亦虾属也。入肾经命门。专善兴阳,功不亚于海狗,人未知也。更善堕胎,故能催生。

海马之功用,不亚腽肭脐,乃人尚腽肭而不尚海马,此世人之惑也。谁知海马不论雌雄,皆能勃兴阳道。若腽肭脐,必须用雄者始效,贵价而买,乃是赝物,何若用海马之适用哉!

或问:海马以何地生者为佳?海马沿海多生之,而最能兴阳者,山东第一,广东次之。盖山东尤得生气也。阳气之生,尤能种子耳。

文　蛤

文蛤,味苦、咸,气平寒,无毒。利水堕痰,驱胁急腰疼,除喉咳胸痹,收涩崩中带下,消平鼠瘘痔疮。仲景夫子用之于伤寒方中,亦取其利水走肾,堕痰软坚也。

牡　蛎

牡蛎,味咸,气平、微寒,无毒。左顾者良,火煅末用。入少阴肾经。软积癖,消结核,去胁下硬,泻热掀肿,益精,遗尿可禁,敛阴汗如神,摩宿血,消老痰,绝鬼交,收气滞。但止可为佐使。佐之补则补,佐之攻则攻,随药转移,不能自主也。

或疑牡蛎乃涩精之药,先生独削而不谈,何也？曰:盖牡蛎涩精,而精愈遗,虽非牡蛎之故,殊不知牡蛎涩精,而精必利而后可止,非涩精之可止也。

或谓牡蛎非涩药也,使牡蛎为止涩之药,如何仲景张公伤寒书中载大病瘥后,腰以下有水气者,用牡蛎泽漆散之乎？曰:嗟乎！大病之后,水不能下行,原宜用补以消水。但伤寒经汗、吐、下之余,元气不能骤生,补之则功缓,故宜因势利导,而用泽泻。又恐水势甚大,单用泽泻未免太泄其水,而元气随水而尽泄。故用牡蛎于利之中以涩之也。利中带涩,则水泄而元气无亏,是泄中有补之道存焉,真善用利耳。谁谓牡蛎非涩药哉！

或疑牡蛎既可于利中用涩,安在止精不可与利水并用耶？曰:水可于利中用涩,而精不可于涩中兼利也。盖精愈涩而愈遗,补精而带涩,则徒补无益,故遗精之病,断不可用牡蛎耳。然亦有用之而效者,乃玉关大开,不得已而用之,以闭精于一时,而终不可恃之为长服之剂也。

真 珠

真珠,气寒,无毒。镇心神,润颜色。点目去膜,塞耳治聋,治小儿惊痫,尤堪止渴,亦能坠痰。然内治绝少,存之以为外治之需。

真珠,生肌最良,疮毒中必用之药。然内毒未净,遽用真珠以生肌,转难收口。

水　蛭

水蛭,味咸、苦,气平、微寒,有毒。炒黄黑色用之。善祛积瘀坚瘕。仲景夫子用之为抵当汤丸,治伤寒之瘀血发黄也。治折伤,利水道,通月信,堕妊娠,亦必用之药。蓄血不化,舍此安除乎!

或问:蓄血之症,何故必用水蛭?盖血蓄之症,与气结之症不同,虽同是热症,而气结则热结于膀胱,血蓄则结于肠胃。气结之病,可用气药散之于无形;血蓄之症,非用血物不能散之于有形也。水蛭正有形之物,以散其有形之血耳,何必过惧哉!

或问:水蛭即水田内之蚂蝗,食人血,最可恶之物也。仲景夫子偏用之治伤寒瘀血,不识有何药可以代之乎?曰:血瘀蓄而不散,舍水蛭实无他药之可代。水蛭不可得,必多用虻虫代之。然而虻虫终不及水蛭之神,今世畏之而不敢用,谁知此物并不害人耶?

或问:水蛭至难死,又善变化,能一身而化为千万,宜世人疑而不敢用也,先生谓并不害人,此则难信也。曰:水蛭制之不得法,则难死而能生;制之得法,则不生而永死。取水蛭之干者,用铁刀细切如小米大,文火炒至黄黑色,有烟起取出,不可放在地上,不得土气,又安能重生而变化哉!故用之同瘀血一团,从大便中尽出,得其效最捷,何至有害乎!

或问:炒制水蛭,万一不得法,其性犹存,则一留肠腹之中,安得而不害人乎?曰:何畏之极也。予有解之之法,用水蛭之汤,加入黄土二钱同服,即水蛭不死,断亦无害。盖水蛭以土为母,离土则无以为养。与土同用,既善于解瘀血之结,即随土而共行,永无留滞腹肠之虞矣。

龙 骨 附龙齿 紫稍花

龙骨,味甘,气微寒,阳也。虽有雌雄,无分功效,但色黑者不可用。必须火煅研末,水飞过,始可用之。闭塞滑泻之大肠,收敛浮越之正气,止肠风下血,及妇人带下崩中,塞梦寐泄精,并小儿惊痫风热,辟鬼疰精物,除肠痈内疽,固虚汗,缩小便,散坚结,消癥瘕。

龙齿,定心安魂,男妇邪梦纷纭者,尤宜急服。

紫稍花,乃龙精而沾于水草而成者,世无真物,真则兴阳。

或问:龙善变化,何以山中往往有龙骨,任人取携,血骨淋漓,绝不见有风云雷雨之生,龙不蠢然一物乎?曰:君误认龙骨为真乎?世间所用之龙骨,乃地气结成,非天上行雨之龙也。夫神龙见尾而不见首,首且不使人见,岂百体听人之采取乎?惟龙骨乃地气所结,不能变化,所以取之而无碍耳。

或又问:龙骨既为地气所结,宜得地气之深,性当属阴,而不当属阳矣,何龙齿安魂而不安魄耶?曰:虎属阴,而龙属阳,龙为火,而虎为金,不易之道。龙生于地下,宜为阴,则虎为生于地上,亦可为阳乎!万物皆生于天地之中,无阴则阳不生,无阳则阴不长。虎生于地上,未尝不得阳之气;龙生于地下,亦未尝不得阴之气也。然而虎得阳而生,而虎终不可谓阳之精;龙得阴而生,而龙终不可谓阴之精也。夫阳气者,生气也;阴气者,杀气也。生气属木,而人身之肝气应之;杀气属金,而人身之肺气应之。肺中藏魄,肝中藏魂。魂动,似宜用虎睛以相制;魄飞,似宜用龙齿以相伏。何以用虎睛制魂而魂愈动,用龙齿制魄而魄愈飞也? 盖魂动者,阳气动也,以阳引阳而魂始归;魄飞者,阴气飞也,以魄招魄而魄始降。龙齿正得阳气,故能安魂;虎睛正得阴气,故能镇魄。谁谓龙骨生于地,即属阴物哉!

　　或问:龙骨制法,古人有用黑豆煮汁以泡之者,或用酒浸一宿而用之者,或用香草汤洗过,捣粉,绢袋盛之,入于燕子腹中,悬井上一宿而用之者,或用醋淬而研末用者,毕竟何法制最佳?曰:皆可用也。用燕子制者最神。盖燕子为龙之所喜,龙得燕而动。龙骨遇燕子,自然流动,而无过涩留肠之害矣。

海螵蛸

　　海螵蛸,味咸,微温,无毒。主女子漏下赤白,经行血闭,阴蚀肿痛。又治妇人寒热癥瘕,惊风入腹,环腹痛,去目肿浮翳,收疮口腐脓,治哮症最神效,亦药笼中宜备之物。

　　或问:海螵蛸即乌贼鱼骨,他本云服之令人有子,先生何不言也? 曰:男子肾虚则精涸,女子肝伤则血枯,皆非有子之兆。乌贼鱼骨虽入肝肾,不能大补其精血,徒藉此物,即终年饱食,又何能生子哉!

紫河车

紫河车,味甘,气大温,无毒。入五脏七腑。初产者良,亦不必尽拘。焙干可用,不可洗去筋膜,洗去反不佳,以泄其元气也。疗诸虚百损,痨瘵传尸,治五痨七伤,骨蒸潮热,喉咳喑哑,体瘦发枯,吐衄赤红,并堪制服,男女皆益。世有埋藏地下,久化为水,名曰河车水,则无功效矣。祛狂祛疫,亦虚言也。

或问:紫河车乃胞衣,儿已脱离于胞,则胞中元气尽泄,胞宜无用矣,何以古来《本草》尽称其补益,而神农乃尊之为上品乎?曰:人之初生,先生胞而后生人。及胞之破,先产人而后下胞,是胞乃先天之母气,亦后天之父气也。故儿虽脱离于胞,而阴阳之气未散,仍存于胞也。人得此胞而生身体,自然可得此胞而生气血也。或者曰:胞在腹中,则元气未漓,胞落地下则元气尽失。总之,胞是先后天之父母,又安能生无根之气血乎?虽然胞成于阴阳之气,是胞即阴阳之根也。凡花木之根,得土气而重生,人身何独不然?胞入于脾胃之中,自然生气勃发,况又益之以补气、补血、补精之品,则气得根而再壮,血得根而再溢,精得根而再满矣。古人所定大造丸,尚未得天地之奥,服之效验亦是平常,遂疑紫河车非出奇之物,弃而不用,为可惜也。铎蒙岐天师秘传乾坤化育丹,用熟地、人参、白术为君,用当归、山茱萸、巴戟天为臣,用茯苓、苁蓉、枸杞子、麦冬、北五味、山药、芡实、柏子仁、枣仁、巨胜子、牛膝为佐,用沙参、甘菊、覆盆子、远志、莲子心、附子为使,以治下寒无火、元阳不举之客,绝非大造丸功效可比。铎虽不尽载分两,而智者见君臣佐使之分明,亦可意会而心得之也。

或疑紫河车既为先天之母、后天之父,与紫河车同生之脐带,又何独非乾坤化育之丹乎?曰:脐带之功,虽不及于紫河车,而补益之功,大非草木可比。盖脐带为接续之关,实性命之根蒂也。儿虽堕地,已离于胎元,而先天之祖气尚未绝于带内。凡气弱者,可接之以重壮;气短者,可接之以再延;气绝者,可接之以再活。后天既老,得先天而再造者,其斯之谓乎!然修合服食之不得其法,终亦不能获效。铎受奇方,共传于世,名为造化丹。用脐带二十条,文火焙干为末,入人参、黄芪、白术、玄参、沙参、五味子、麦冬、山茱萸、熟地、沙苑蒺藜、菟丝子、淫羊藿、巴戟天、炒枣仁、远志、砂仁、茯神、肉桂、枸杞、当归、杜仲、牛膝之末,共蜜捣为丸,每日吞食,其方如此,其分两可酌定矣。倘照方修服,必返少为童也。

或疑紫河车乃大热之物,食之最能动火,凡阴虚火动之人,恐不宜食耳。曰:紫河车大温,非大热也,阴虚火动,正宜食之。盖火动由于水衰,水衰者精少也。紫河车乃生人之母,即生精之母也。精生于温,而不生寒,大寒不生精,而大温至生精也,况紫河车又生精之母气乎?其相得之宜,不啻如水银之见金。倘以大热凝之,不治阴虚火动之人则惑矣。

或疑紫河车为生精之母气,亦因其藏子而言之也。夫儿已堕矣,破釜安能煮物乎?曰:紫河为生人之母,子虽生,而母气未绝也。母能生子,自是阴阳之至理,况紫河车天性温热,温热之物,未有食之而不生精者也,况又是先天之母气乎!

人 乳

人乳,味甘,气平、寒,无毒。酒调服良,口吮更妙。入肺、胃、脾、肾。补精血,益元阳,肌瘦皮黄、毛发焦槁者速觅,筋挛骨痿、肠胃秘涩者当求。健四肢,荣五脏,明眼目,悦容颜,安养神魂,滑利关格。

或问:人乳即血也。乳通则经闭,非明验乎?曰:以乳为血则可,以乳为经则不可也。子生而乳通,乳通而身旺,其故何欤?产妇未有不血亏者,血亏则宜无乳,何以生子不三日而乳即下通?是人乳非血,可知矣。虽然以人乳为非血,则又不可,乳乃水也,血亦水也。血化为乳,自是至理。而余曰:人乳非血所生,乃气生之也。产妇至二、三日,止有气存,气存自能生血,生血而后能生乳,故遗气而但言血,此余之所以辨也。至女子月信,乃血之余也,血满则溢,血少则止,血枯则闭。故经之有无,视血之盛衰也。世往往有壮健之妇,上通乳而下又通经;羸弱之女,下断经而上断乳。血有余者,上既能升,而下亦能降;血不足者,下不能降,而上又何能升哉?故以乳为血则可,以乳为月经之上升而成汁者,断断不可也。总之,气行则血行,气足则血足,气血行则乳行,气血足则乳足。血能下降为经,而经不能上升为血,犹之气能上变为乳,而乳不能上升为气也。然则人乳乃气血所生,其补益气血,何必言辞之辨哉!

或问:乳乃气变而成,安得遽生其乳?吾疑乃血生而非气生,经助血以生乳,而非气行经以变乳也。曰:乳乃有形之物也,而血与经亦皆有形,有形安得化有形哉?惟气乃无形,无形者,有形之母也。无形之气,以生有形之乳,不必再辨。惟是经助血以生乳,非气行经以变乳之说,不可不辨也。子谓血即经,而经即血也。谁知血之有余,则流为经,而经之有余,不能反为血。盖经乃败血,非活血也。活血则能助气以生乳,而败血不能变经而生血。经既不能变血,又何能生乳哉?然而人身之血有限,而乳房之汁无穷,此或疑为经之助血以生之,不知实气之行经而变之。气行则血行,血行则血无瘀滞之忧,而有变化之妙,上通于乳房而成乳,不下走于阴窍而为经。此实有大道存焉,而非一偏之见,可以私臆之也。

或又问:乳即是气所成,何以乳有清乳、浓乳之别,非血虚之故乎?曰:此正气虚之故也。气虚则血虚,故乳汁清,儿食之必有黄瘦之忧;气旺则血旺,故乳汁浓,儿食之必有肥白之喜。世有妇人生子自乳,第二月又怀子者,正气足而能纳精,血旺而能荫胎也。然而所乳之子必然多病,即或肥白,而长年者常少。正见血有余而气不足也。气之生乳,不益可见乎!

或问:气化乳,而色白者宜也,今曰气血同化而成乳,血色赤而乳色白,又何变之耶?曰:乳色之白,正见气变乳之验也。气生血而成赤,气生乳而成白,是乳乃气未变之血也。气变血而腥,气变乳而甘者,又是何故?经曰:饮入于胃,游溢精气,上输于脾,脾气散精,上归于肺,肺通水道。食气入胃,浊气归心,淫精于脉,脉气流经,经气归于肺。故饮食之气,虽遍输于五脏七腑，而其先入者必归于肺，而化其津液也。乳房在于肺之间，所以生乳最先，而色白者虽气之色，亦肺之色也。肺属金，而金色白，又何疑乎？倘是血化为乳，毋论色赤者不能变白，而血亦何能遽变为乳，以供小儿日夜之吞咽乎？惟气则易生而易化，然而气之所化者，又资于胃土之生也。土之味甘，乳得胃土之气，故其味亦甘。又乳房为胃土之室，胃气生乳，而乳归胃，更无可疑。小儿得乳则生，生于胃气也。然则人苟食乳，又何独不生气血乎？气者，得于天之阳也；血者，得于地之阴也。阴有质而阳无质。天气下降，则霪雨盈川，而天之气未尝耗也。故人之气至，即生津液，血能耗而气不能耗，似乎食乳不若食气之为妙。不知乳乃气之初气，不比血之终气也。是以食乳之功效，不亚于采先天无形之气也。

胎　发

胎发，乃血之嫩苗。老景得之，甚补衰涸。至于血余，补阴甚捷，诸血症服之即止。其余《本经》所载，未见其效也。凡用，俱须洗净，烧灰存性，入汤剂调服。盖发之味苦，发之气温，有益无损，故取之以为止血救急之味也。

童　便附秋石

童便，气凉，无毒。彻清者良。祛痨热咳嗽，止鼻红吐衄，治跌扑伤损，疗产后败血攻心。难产胎衣不下，毒蛇、痰犬咬伤，俱可治之。

秋石，人童便而煎熬法炼者也。无分男女，皆可有益也。滋肾水，返本还元，养丹田，归根复命，安和五脏，润泽三焦，消咳逆稠痰，退骨蒸邪热。积块较坚堪用，膨胀代盐可尝。明目清心，延年益寿。此二种，治病实佳，所谓臭腐出神奇也。但秋石可以多用，而童便不宜多吞也。

或问：童便，治吐血甚神，不识可长服否？曰：童便可暂饮，而不可久服也。虽曰服寒凉，百不一生，服童便，百不一死，然童便气凉，多服未免损胃。

或问：童便而煎熬秋石，毕竟何者为佳？夫秋石阴阳之炼不同，以阴炼者为第一。但阴炼气臭，不若阳炼之无气臭也。然而阴炼得法，实不臭也。我有一法传世，取童便，十五岁以下者俱可用。每一桶，用水二桶合之，盛于缸内，上用净布铺在缸上，下用竹架之，不使布之沉底，露一宿，取布晒于烈日之下，布上即结成霜，以鹅翎扫之，即成秋石矣。但布须浮于童便水上，不可使其竟沉，要布湿而又不干为妙。一桶童便，可取秋石二两。盖童便得水，其性反浮，又得水则尽化去其臭气。非异人之传，安得此异法哉！凡童便，积旬日皆可用，惟一合井水，必须一日即取其霜，久则无用也。

或问：人有服自己之小便者，名曰反元汤，亦有益乎？夫吐血之症，其气必逆，用反元汤，以逆而平其逆也，服之有功。倘未尝失血，其气原无逆症，服之反致动逆，与童便之功，实有不同耳。

浣裤汁

浣裤汁,解箭毒,并治伤寒,女痨、阴阳易俱效。男用女,女用男,剪下对阴处才灵。童男女者,力强易效。月经布烧灰,解药箭毒神验。此等物不可存于药笼,必致诸药不效,然不可不知以救世病也。

阴阳易之病甚多,有男易男、女易女者,又不可不知。男则交男而易男,女同净桶而交子女。又不可男用女,女用男之浣裤汁也。须男用男、女用女,治之可耳,要无不神效者也。

月 水

妇人月水,治女劳复最神。经衣灰可止血,方士取首经,入之茯苓之中,为延龄神药,且能治痨损。此物至神之药,亦至秽之物也。上士用之以得仙,非至神乎?凡世人修合丸散,兴至吉祥事,及小儿出痘生疮,皆避忌。如犯之,吉变凶,药不灵,疮痘变坏,非至秽乎?然而至秽之物,出于至神之内也。盖经水者,天癸之水也。女子二七而天癸至,任脉通,太冲脉盛,而经水时下。故此水为天一所生,乃先天之气所成,后天之气所化,无形而变为有形也。所以上应月,下应潮,一月一行,与海与太阴相合也。阴中至阳,能补阴生阳。方士美其名曰红铅,其实即首经也。是至神之物,何以又成为至秽乎?盖月水未出于儿门,则月水含至阳之气。月水一出于儿门,则月水成至阴之形,纯阳而变为纯阴,全是杀气而非生气矣。生气可亲,而杀气难犯,又何疑乎？此所以成为秽物耳，非因其出于儿门而谓秽也。

或问：月水既是秽物，方士取入茯苓之中以接命，不知首经与寻常月水，又何以不同？曰：首经虽出儿门，而阳犹未化，不比寻常月水，尽化为阴，故可用之以接阳。且痨瘵微躯，往往多祟凭其身，正欲借秽以逐祟，以祟最恶秽也，所以用之相宜耳。

或问：经水可治女劳之复，其义何居？曰：此前人之所未发也。女劳之复，热毒而入于无病之人，原不必用风散解热之品，以伤人之元气。故用经水之布，浣其汁而饮之，引其热而下行，则其毒易出。盖经水原是下行之物，不肯留住于腹中，引热下行，所以最速，非取其补阴中之精也。

或问：经水既是行物，何以又能止血耶？凡血得厌秽之物皆能止，经水正秽物也，故用之而效。金疮箭镞，古人皆用之，亦此意耳。